眼表疾病临床系列

图解角膜病诊疗

Corneal Atlas : Diagnosis and Treatment

主　审　孙旭光

主　编　曾庆延　李绍伟

副主编　张明昌　陈　蔚　晋秀明　赵　敏

编　者（按姓氏笔画排序）

王从香　王育红　王浩宇　牛晓光　乔　晨　任　毅

刘　畅　许　荣　孙旭光　李绍伟　吴立平　吴尚操

张　涛　张明昌　陈　茜　陈　蔚　陈　馨　陈铁红

陈翔熙　林　琳　明　维　周奇志　赵　敏　赵泽林

柯　兰　柯丽莎　涂惠芳　秦　姣　晋秀明　夏　莹

徐　梅　唐细兰　梁　锐　谌　丹　程建宏　鲁　静

曾庆延　谢华桃　雷晓华　窦泽夏

插　图　潘　莉　柯　兰

秘　书　明　维　乔　晨

人民卫生出版社

图书在版编目（CIP）数据

图解角膜病诊疗 / 曾庆延, 李绍伟主编. —北京:
人民卫生出版社, 2020

（眼表疾病临床系列）

ISBN 978-7-117-29785-1

Ⅰ.①图… Ⅱ.①曾…②李… Ⅲ.①角膜疾病－诊
疗－图解 Ⅳ.①R772.2-64

中国版本图书馆 CIP 数据核字（2020）第 023115 号

人卫智网　www.ipmph.com	医学教育、学术、考试、健康， 购书智慧智能综合服务平台	
人卫官网　www.pmph.com	人卫官方资讯发布平台	

图解角膜病诊疗

主　　编: 曾庆延　李绍伟
出版发行: 人民卫生出版社（中继线 010-59780011）
地　　址: 北京市朝阳区潘家园南里 19 号
邮　　编: 100021
E - mail: pmph @ pmph.com
购书热线: 010-59787592　010-59787584　010-65264830
印　　刷: 北京盛通印刷股份有限公司
经　　销: 新华书店
开　　本: 787×1092　1/16　印张: 26
字　　数: 633 千字
版　　次: 2020 年 3 月第 1 版　2020 年 3 月第 1 版第 1 次印刷
标准书号: ISBN 978-7-117-29785-1
定　　价: 238.00 元

打击盗版举报电话: **010-59787491**　E-mail: **WQ @ pmph.com**
质量问题联系电话: 010-59787234　E-mail: zhiliang @ pmph.com

主编简介

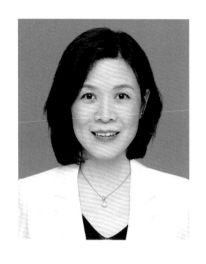

曾庆延

主任医师，眼科学博士，博士研究生导师。武汉爱尔眼科医院汉口院长、角膜眼表疾病科主任，武汉市红十字会爱尔眼库主任。

湖北省眼科学会常务委员，中国非公医疗机构眼科专业角膜病专委会副主任委员，中国医师协会眼科医师分会委员兼眼表与干眼学组委员，海峡两岸医药卫生交流协会眼科学专业委员会眼表与泪液疾病学组委员，武汉医师协会眼科分会副主任委员，爱尔眼科医院集团角膜病学组副组长，爱尔角膜病研究所副所长，*CORNEA*杂志中文版编委，《眼科实践与研究》杂志编辑部主任。

本科毕业于华中科技大学同济医学院，先后于山东省眼科研究所、第二军医大学获眼科学硕士、博士学位。新加坡国立眼科中心、日本庆应义塾大学访问学者。多年来一直从事角膜病、眼表疾病及屈光手术领域的临床及基础研究，在复杂角膜眼表疾病、干眼、圆锥角膜等诊治上有较深的造诣，完成各类角膜移植手术 2 000 余台，是国内率先开展飞秒激光角膜移植手术、角膜胶原交联术以及干眼门诊的专家之一，相关成果多次在欧洲白内障屈光手术眼科协会年会（ESCRS）做大会发言。

主编眼科专著《临床角结膜病图谱》《临床眼科手术学》，参编眼科专著 6 部，参译 1 部，主编眼科科普书籍 1 部。在国内外眼科专业杂志发表论文 70 余篇，主持参与国家及省级自然科学基金 2 项，其他省市级课题十余项，获专利 3 项，获省科技进步一等奖。

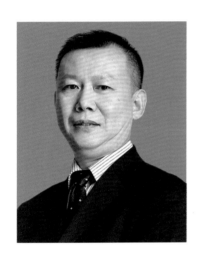

李绍伟

教授，主任医师，中南大学爱尔眼科学院博士研究生导师。爱尔眼科医院集团北京爱尔英智眼科医院 CEO（首席执行官）、爱尔眼科医院集团学术委员会副主任委员、角膜病学组主任委员、爱尔角膜病研究所所长。

第二届中国医师协会循证医学专业委员会眼科学组委员，亚洲干眼学会中国分会委员，中国非公医疗机构眼科专业角膜病专委会主任委员，中国医师协会眼科医师分会眼表与干眼学组委员。中华医学会眼科学分会第八届青年委员及白内障学组委员，《眼科》杂志编委。

主要专注于角膜病、白内障等的临床和基础研究工作。完成各类疑难白内障手术 4 万余例，角膜移植手术 7 000 余例。改进了角膜内皮移植手术方法，在国内率先开展了飞秒激光角膜移植手术并首先制定了飞秒激光角膜移植手术规范，创造性提出了上皮瓣下胶原交联技术。总结了中国人高度近视眼人工晶状体计算经验公式（LSW1 公式）并得到广泛采用，国际上首创了晶状体前囊膜保护角膜内皮的飞秒白内障手术技术等。

致力于白内障和角膜移植防盲推广工作，组织爱尔眼科集团角膜病学组和爱眼基金共同发起了"你是我的眼"角膜盲症救助计划，集慈善救助、防盲和角膜捐献宣传、角膜病手术医生培训为一体，三年来共实施 400 余例慈善角膜移植手术，为西部地区建立角膜病中心 4 个。该项活动荣获第十六届（2019）中国慈善榜"十大慈善项目"。

在国内外发表论文 110 余篇，主编参编专著 5 部，承担国家省级部级等课题 22 项，并获各级奖励 13 项。

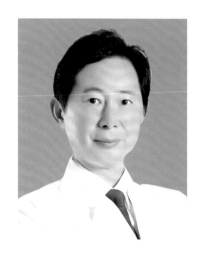

张明昌

武汉协和医院眼科主任，二级教授，博士研究生导师，中华医学会眼科学分会委员，中国医师协会眼科医师分会常委兼眼表与干眼学组副主任委员，湖北省眼科学会主任委员，武汉市眼科学会名誉主任委员，教育部高等学校教学指导委员会眼视光医学专业教学指导分委员会委员，亚洲干眼学会委员，海峡两岸医药卫生交流协会眼科学专业委员会常委兼眼表与泪液疾病学组副组长，中华医学会眼科学分会角膜病学组委员。湖北省眼视光专业委员会副主任委员。*Cornea*（《角膜》）杂志中文版副主编，《中华眼科杂志》等十余种杂志编委。国家重点研发计划首席科学家。

承担国家科技重点专项、国家自然基金、湖北省自然基金重大项目等十余项课题，发表学术论文 150 余篇。于世界顶级医学杂志 *Lancet*（《柳叶刀》）杂志发文 1 篇。主编《眼科手术要点难点及对策》，主译《KANSKI 临床眼科学》，副主编《医院临床操作技术大全》，参编《中华眼科学》、高等院校《眼科学》研究生及八年制教材及实习指导等书籍十余部。2010 年在世界上首先开展组织工程板层角膜移植术，为促进我国组织工程角膜在世界上首先上市起到了历史性作用，论文发表在移植专业世界排名第一杂志上。2017 年在世界上首先开展组织工程角膜内皮移植术，2018 年开展世界首例异体唇腺移植术。获得中国优秀眼科医师奖、眼科创新奖及 2018 年中国最美眼科医生。

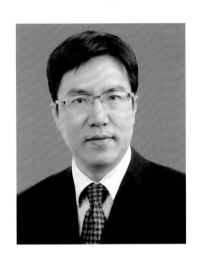

陈 蔚

教授，主任医师，博士研究生导师，复旦大学医学院临床医学博士，哈佛医学院 SCHEPENS 眼科研究所博士后，温州医科大学附属眼视光医院副院长、角膜病中心主任兼博鳌超级医院眼科中心主任，中国医师协会眼科医师分会眼感染学组副主任委员，第九、十、十一届中华医学会眼科学分会角膜病学组委员，第一届浙江省眼科青年委员会副主任委员，亚洲角膜病学会会员，亚洲干眼学会创始理事，《中华眼视光学与视觉科学杂志》编委，《亚太眼科学杂志》编委。入选浙江省卫生高层次创新人才。

在国际上独创了闭合式穿透性角膜移植、闭合式穿透联合白内障手术，手法湿剥深板层移植术，主编了中华医学电子音像出版社出版的《深板层角膜移植手术》，"深板层角膜移植的相关系列研究"入选了我国近五年角膜病"十大研究进展"。在国内开展第一例大气泡辅助的后弹力层前膜内皮移植（PDAEK），在博鳌超级医院常规开展特许进口的波士顿一型和二型人工角膜移植手术。

主持科技部重点研发计划课题和三项国家自然科学基金面上项目。发表 SCI 第一或通讯作者 SCI 收录文章三十五篇，入选 F1000 论文一篇，受 WOC、ASCRS、ACS、APJO 等国际会议邀请演讲二十次，是国际权威眼科杂志 *IOVS*, *BJO*, *JCRS*, *Cornea* 等十余个期刊的审稿人。

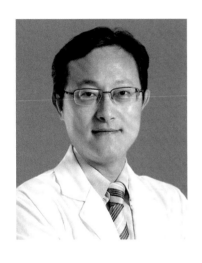

晋秀明

主任医师，博士研究生导师，现任浙江大学医学院附属第二医院眼科中心角膜和眼表专科主任，中华医学会眼科学分会角膜学组委员，中国医师协会眼科医师分会角膜病学组委员，浙江省角膜病诊治技术指导中心副主任，中国非公医疗机构角膜病学组副组长，全国防盲技术指导组眼库管理专家委员会委员，浙江大学附属第二医院眼库执行主任。

1995年毕业于温州医学院眼视光专业，2002年在山东省医学科学院获得眼科学硕士学位，2007年在浙江大学获得眼科学博士学位。已经从事眼科临床、教学及科研工作30余年，尤其专注于角膜和眼表疾病的临床和基础研究，在 *Cornea*，*Xenotransplantation*，*Frontier in immunology* 等眼科主流杂志和免疫学杂志发表SCI收录论文30余篇，主持国家自然科学基金面上项目和浙江省自然科学基金等多项科研项目。

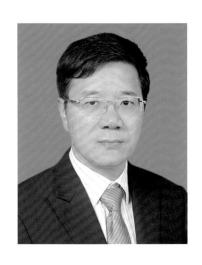

赵 敏

重庆医科大学附属第一医院眼科教授，主任医师，重庆市眼库主任。现任重庆眼视光眼科医院院长。中华医学会眼科学分会角膜病学组委员，海峡两岸医药卫生交流协会眼科学专业委员会委员，亚洲干眼学会中国分会委员，川渝眼库联盟理事长，重庆市光学学会副理事长，重庆市光学学会视光学专委会主任委员，重庆市医师协会眼科医师分会角膜病学组组长，国家自然科学基金评审专家。

从事眼科临床、科研、教学工作30余年，获国家自然科学基金、科技部及重庆市科技攻关项目等多项科研资助，以第一或通讯作者发表论文90余篇，获得重庆市科技进步奖及国家发明专利等成果。临床专业特长：角膜病及眼表疾病，师从我国著名角膜病专家陈家祺教授，在感染性角膜病、重度干眼诊治以及角膜移植、眼表重建等方面积累了丰富的临床经验，是该领域的知名专家。

序

由曾庆延、李绍伟两位教授主编的《图解角膜病诊疗》是一本很有特色的专著。全书包括疾病篇与治疗技术篇，分为 11 章，其主要特点是用大量的图片，深入浅出地介绍了各种角膜与眼表疾病的病因、临床表现与特点、诊断与治疗要点，还介绍了各种角膜与眼表手术的适应证、手术方法与注意事项，各种药物治疗与非药物治疗要点。本书的图片质量很好，而且内容全面，使临床医师通过直观的图片展示更好地理解文字的内容。要收集这么多的图片，是一项巨大的工程，凝聚了所有作者的心血。

作为经验丰富的角膜病专家，庆延教授与绍伟教授在完成大量的角膜病诊疗与角膜移植手术的同时，在此领域做了很多创新性的工作，同时，他们也花费大量的时间培养年轻医师以及进行科普宣传，推动了我国角膜疾病的发展。几位副主编均是我国角膜病领域的著名专家，他们的工作十分繁忙，在紧张的临床工作之余还共同编写了这样一本有价值、高质量的专著，是十分难能可贵的，令人敬佩。我热烈祝贺此书的出版，相信读者一定会喜欢此书。

刘祖国

厦门大学眼科研究所所长
教育部长江学者特聘教授
亚洲干眼学会主席
海峡两岸医药卫生交流协会眼科学专业委员会
中国医师协会眼科医师分会眼表与干眼学组组长
2019 年 12 月于厦门

前　言

角膜位于眼球最前端，非常容易受到外伤、感染以及过敏等因素的侵扰，故角膜病是临床最常见眼病之一。绝大多数角膜病如果早期得到及时正确的诊治，可以获得良好的预后，不会导致角膜盲，更不需要接受相对昂贵且供体材料匮乏的角膜移植。但中国角膜病学组流行病学调查显示，中国约有角膜病患者3 000多万，其中角膜盲患者302万，居我国致盲性眼病第二位。之所以有如此庞大的角膜盲患者群体，原因在于我国从事角膜病专业医生相对匮乏，且主要集中在大中城市教学医院，而角膜病患者多位于经济欠发达、卫生条件欠佳的农村、基层。如何让广大眼科医生尤其是基层医生快速有效地掌握常见角膜疾病的诊疗技术，提升角膜病早期诊疗水平，对于降低我国角膜盲患者数量将起到重要作用。

本书编写宗旨为提升广大眼科医生尤其是基层医生对常见角膜病的诊断能力和处理水平，故全书注重实用性、普及性，采用图解形式，用精炼、条理性的文字，将63种常见角膜病的临床特点、诊断方法、治疗经过转归以及24种角膜眼表治疗技术简洁扼要地呈现出来，精选1 100余幅高清图片，以图说话、图文并茂、生动入微。编写队伍特别邀请了我国角膜病相关领域的资深专家及其团队，撰写内容详尽体现了大家宝贵丰富的临床经验及最新文献进展，专业、规范、前沿兼具。值得一提的是，本书编者除了在各自负责的章节精益求精外，为了使图解能最好地体现疾病特点、治疗技术或转归，照片选取充分体现了开放共享的精神，在本书相当章节之中可以见到由不同编者提供的精选图片，也可谓本书特色之一。希望编者们的合作努力能给读者提供实用有效的帮助。

本书能够出版面世，要衷心感谢各位编者的努力与辛苦付出。书中部分病例图片由济南爱尔眼科医院韩旭光医生、兰州爱尔眼科医院邢华平医生和长沙爱尔眼科医院李宽舒医生提供，在此一并致谢。特别感谢主审孙旭光教授的策划、鼓励与悉心指导，本书如果能使读者有所受益，很大程度上得益于他的心血付出。感谢配合诊治和资料收集的患者们的信任与理解。最后诚挚感谢人民卫生出版社在本书立项、编审、出版过程中给予的指导和支持。

本书是各位编者临床经验的总结呈现，个人观点、体会难免有不全、不确甚至谬误之处，还望得到各位读者、专家与同行的指正。

编　者

2020年1月6日

目　录

疾　病　篇

治疗技术篇

疾 病 篇

第一章 感染性角膜病

第一节 单纯疱疹病毒性角膜炎

一、概述

单纯疱疹病毒性角膜炎（herpes simplex keratitis，HSK）是由单纯疱疹病毒（herpes simplex virus，HSV）感染引起的一种严重角膜炎症，分为原发感染和复发感染。

【病因学】

1. 病原学　单纯疱疹病毒为 DNA 病毒，分为 HSV-1 和 HSV-2 两个亚型，眼部感染主要为 HSV-1。

2. 诱发因素

（1）感冒、发热、疲劳、焦虑、月经、手术、冷风和强紫外线照射等可能诱发复发。

（2）局部及全身长期糖皮质激素应用，如滴眼、吸入、外用软膏等途径[1]。

（3）呼吸系统疾病，如哮喘，心血管疾病[1]。

（4）个体易感性，如特应性体质和 HLA 遗传特点。

【临床表现与分型】

1. 多为单侧，少数累及双眼或先后受累。

2. 根据病变累及部位及病理过程，分为原发感染和复发感染。

角膜复发感染类型包括：

（1）感染性角膜上皮炎。

（2）坏死性角膜基质炎。

（3）免疫性角膜基质炎。

（4）角膜内皮炎。

（5）神经营养性角膜病变。

二、原发性眼疱疹感染

【临床表现】

1. 常见于儿童或年轻人，主要在 6 个月至 6 岁之间发病。

2. 有发热症状及面部疱疹，眼红、流泪、视力下降。

临床检查有面部、眶周及眼睑皮肤水疱（图 1-1-1，图 1-1-2），以及滤泡性结膜炎，常为自限性，可为儿童原发感染的唯一表现。

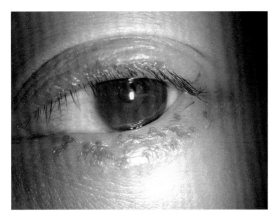

图 1-1-1 原发性眼疱疹感染
眼周上下睑多处水疱,皮肤红肿,结膜轻度混合性
充血,角膜尚透明

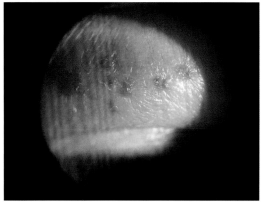

图 1-1-2 原发性眼疱疹感染
上睑数个水疱,部分溃破,部分已结痂

3. 角膜受累后主要表现为点状角膜上皮病变、树枝状角膜炎,很少侵犯基质层。

4. 原发性感染后,病毒在三叉神经节潜伏,日后在诱发因素作用下可复发。

【诊断】

临床诊断主要依据典型病史和体征,病因诊断需要依靠实验室病毒检查。

【治疗】

1. 病程自限性。病情迁延的患者口服阿昔洛韦片可缩短病程。

2. 有角膜感染者,给予 0.1% 阿昔洛韦滴眼液点眼,或 0.15% 更昔洛韦眼用凝胶,每日 3～4 次,疗程 2～3 周。

3. 皮肤感染可外用更昔洛韦眼用凝胶,每日 2 次,减少病毒对眼表的侵犯可能。

三、复发性眼部感染

(一)感染性角膜上皮炎

为病毒直接侵犯角膜上皮细胞引起的病变。

【临床表现】

1. 早期表现为树枝状角膜炎,病变多位于角膜中央区,也可位于周边角膜。呈边缘灰白隆起的树枝状改变,枝端膨大;进一步发展,或因局部滥用糖皮质激素可致病变扩展融合成地图状角膜炎,病灶呈地图状,边缘同树枝状角膜炎,可呈明显的灰白色隆起浸润缘(图 1-1-3～图 1-1-5)。

2. 病变区角膜知觉减退。

【诊断】

临床诊断主要依据典型病史和体征,实验室病毒检查可供参考。实验室检查主要包括:PCR 病毒 DNA 检测、组织培养及免疫学检测。

【治疗】

1. 局部点用 0.1% 阿昔洛韦滴眼液,或 0.1% 更昔洛韦滴眼液,每 2h 1 次,或 0.15% 更昔洛韦眼用凝胶,每日 4 次,根据炎症控制情况,逐渐减少次数,疗程 2～3 周(图 1-1-6,图 1-1-7)。

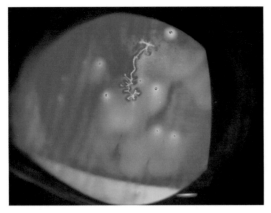

图 1-1-3　单纯疱疹病毒性树枝状角膜炎
角膜中上方树枝状浸润,枝端球形膨大,树枝基底
部荧光素着色

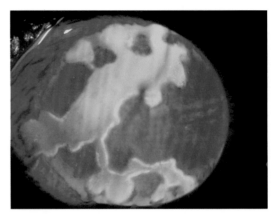

图 1-1-4　单纯疱疹病毒性地图状角膜炎
角膜中央至周边地图状浸润,边缘呈树枝状,枝端
膨大

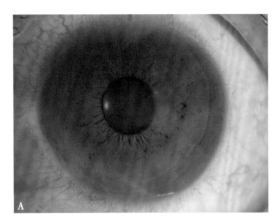

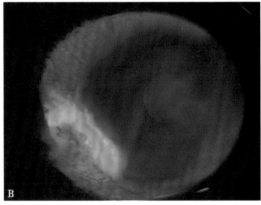

图 1-1-5　单纯疱疹病毒性边缘性地图状角膜炎
A．角膜周边地图状浸润,侵及相邻结膜,局部结膜混合性充血;B．该眼荧光素染色溃疡边缘呈树枝状,角
结膜均着色

　　2．用无菌棉签清除病变区角膜上皮,有助于减少病毒载量。
　　注意点:局部禁用激素。因其他原因全身使用激素者,需全身同时给予抗病毒治疗。

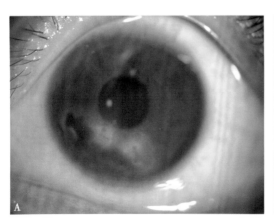

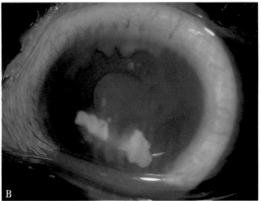

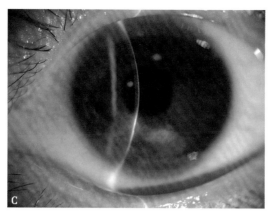

图 1-1-6　单纯疱疹病毒性地图状角膜炎　药物治疗前后
A、B. 角膜中下方两处地图状浸润,荧光素染色阳性。治疗方案:
0.15% 更昔洛韦眼用凝胶每日 4 次,0.3% 玻璃酸钠滴眼液每日 4 次;
C. 药物治疗 2 周后上皮修复,浅基质轻度混浊,稍变薄

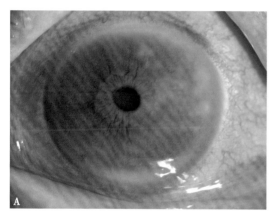

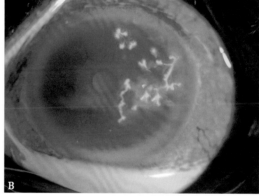

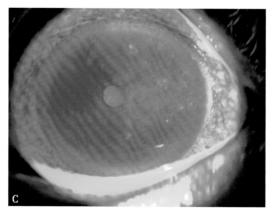

图 1-1-7　单纯疱疹病毒性树枝状角膜炎　药物治疗前后
A、B. 角膜颞上多处小树枝浸润,荧光素染色阳性。治疗方案:
0.15% 更昔洛韦眼用凝胶每日 4 次,0.3% 玻璃酸钠滴眼液每日 4 次;
C. 药物治疗 10 天后上皮基本修复,荧光素染色少许点状着色

（二）坏死性角膜基质炎

角膜基质病毒损伤和免疫炎症反应引起。

【临床表现】

1. 反复发作病史，特别是在一定诱因后容易复发。

2. 一个或多个致密灰白色角膜浸润灶（图 1-1-8～图 1-1-10），常伴基质层新生血管长入，可伴上皮缺损或溃疡形成。反复发作的患者可出现角膜基质变薄、脂质变性、角膜融解甚至穿孔。

3. 部分患者可伴前葡萄膜炎和眼压升高。

4. 病变区角膜知觉减退。

注意点：存在角膜溃疡者应进行激光共聚焦显微镜检查，或实验室病原学检查排除真菌、细菌、阿米巴等感染。

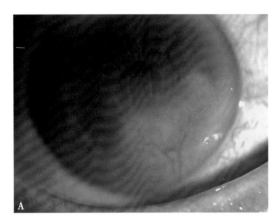 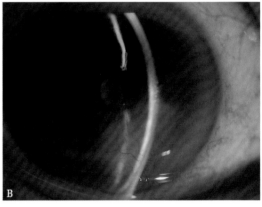

图 1-1-8　单纯疱疹病毒性坏死性角膜基质炎　药物治疗前后

A. 鼻下方角膜基质灰白混浊，水肿增厚，基质层数根粗大新生血管长入，后弹力层皱褶。治疗方案：0.15% 更昔洛韦眼用凝胶每日 4 次，1% 醋酸泼尼松龙滴眼液每日 4 次，1% 环孢素滴眼液每日 4 次，0.3% 玻璃酸钠滴眼液每日 4 次，口服阿昔洛韦片 0.2g，每日 5 次；B. 药物治疗 1 周，基质水肿混浊明显减轻，深基质尚存混浊变性，基质内仍可见新生血管，较前变细。后续治疗方案：1% 醋酸泼尼松龙滴眼液每日 3 次，每周减 1 次，3 周后停用；余滴眼液 1 个月后逐渐减量；口服阿昔洛韦片 0.2g，每日 4 次，维持 3 个月以上

【诊断】

临床诊断主要依据典型病史体征，实验室病毒检查可供参考。

【治疗】

1. 局部药物治疗

（1）抗病毒药物：给予局部抗病毒治疗，0.1% 阿昔洛韦滴眼液，或 0.15% 更昔洛韦眼用凝胶，每日 4 次，直至角膜炎症控制再减量维持。

（2）糖皮质激素：对上皮完整的患者，可谨慎使用糖皮质激素，如 1% 醋酸泼尼松龙或 0.1% 地塞米松滴眼液，每日 3～4 次，炎症控制后应逐渐减少次数，或改用 0.1% 氟米龙滴眼液每日 2～3 次，逐渐减量，持续 2～3 个月。

（3）免疫抑制剂：1% 环孢素滴眼液，或 0.1% 他克莫司滴眼液，每日 2～3 次，可与激素

联用可减少激素用量和时间（1 个月左右可停药）。对上皮不完整病例可先用免疫抑制剂，上皮修复后再加用激素。

（4）促进角膜上皮修复的药物：如不含防腐剂玻璃酸钠滴眼液、硫酸软骨素滴眼液等。

（5）降眼压药物：伴随眼压升高者，加用降眼压药物，禁用缩瞳剂和前列腺素衍生物。

2. 全身药物治疗

（1）对合并虹膜睫状体炎及反复发作的患者，联合全身用抗病毒药物，如阿昔洛韦片 0.2g，每日 5 次，1～2 周后改为每日 4 次，持续数月。

（2）多次发作考虑长期口服阿昔洛韦片 0.4g，每日 2 次，口服 1 年以上可减少 50% 复发。

3. 手术治疗

（1）溃疡持续不愈合甚至穿孔患者可行单层、多层羊膜移植术或板层角膜移植术，联合生物胶及绷带镜应用（图 1-1-9）。

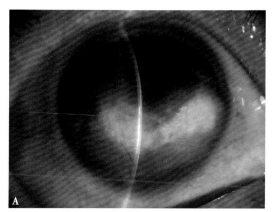
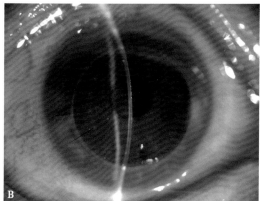
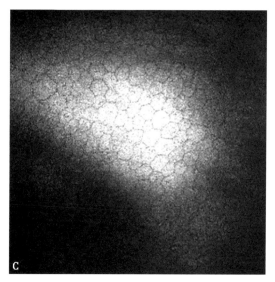

图 1-1-9　单纯疱疹病毒性坏死性角膜基质炎　深板层角膜移植前后

A. 角膜基质灰白混浊变性，混浊区中可见脂质胆固醇样结晶沉积，基质层粗大新生血管长入；B. 该眼行深板层角膜移植术后 2 年，植片透明，其下植床透明，瞳孔区下方弹力层两处细小皱褶，裸眼视力 0.6；C. 该眼术后 2 年激光共聚焦显微镜检查角膜内皮细胞排列整齐，形态尚可，未见炎症细胞

注意点：尽量避免在炎症活动期行穿透性角膜移植术，会大大增加术后排斥及感染复发风险（可参见第十章第二节角膜穿孔修补术，第十章第三节羊膜移植手术）。

（2）严重影响视力者，在尽量稳定炎症后，考虑行穿透性或深板层角膜移植术（图1-1-9，图1-1-10）。

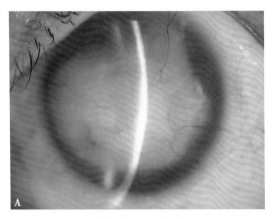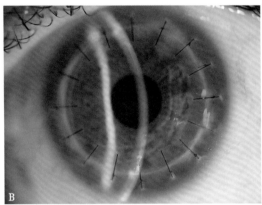

图 1-1-10　单纯疱疹病毒性坏死性角膜基质炎　穿透性角膜移植前后

A. 角膜大范围混浊变性，无明显水肿，大量粗大新生血管长入，前房中深，虹膜瞳孔不清；B. 该眼行穿透性角膜移植术后3个月，角膜植片透明无水肿，周边植床混浊及新生血管明显减轻

注意点：

1. 尽可能采用深板层角膜移植术以减少术后排斥、慢性内皮失功风险，术前需采用激光共聚焦显微镜及前节OCT评估炎症对角膜后弹力层及内皮影响。术中小穿孔可行前房注气（图1-1-11）。部分病例存在后弹力层皱褶，未严重累及瞳孔区仍可行深板层手术，皱褶会随时间延长逐渐减轻（图1-1-12）。

2. 术后长期口服阿昔洛韦片可减少病毒复发。

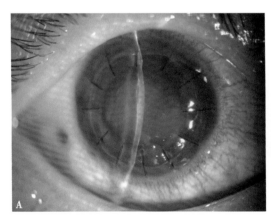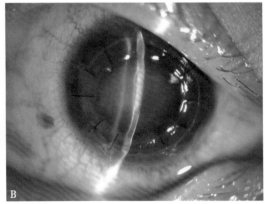

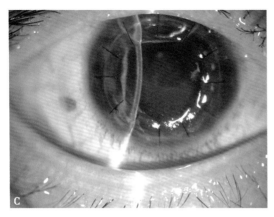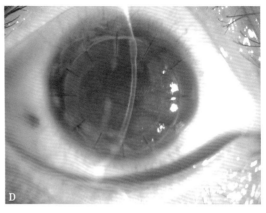

图 1-1-11 深板层角膜移植术后双前房

坏死性角膜基质炎患者，深板层角膜移植术中中央偏颞侧植床小穿孔，无菌空气形成前房

A. 深板层角膜移植后第 4 天，角膜植片中央水肿加重，中央偏颞上方可见植片与植床间裂隙，为双前房；B. 加压包扎观察 1 天，植片水肿加重，双前房向中央扩展，当日行前房注气术；C. 前房注气术后第 2 天，植片透明，无双前房，前房上方空气残留；D. 前房注气术后第 3 天，角膜透明，植片植床贴附良好，前房空气吸收

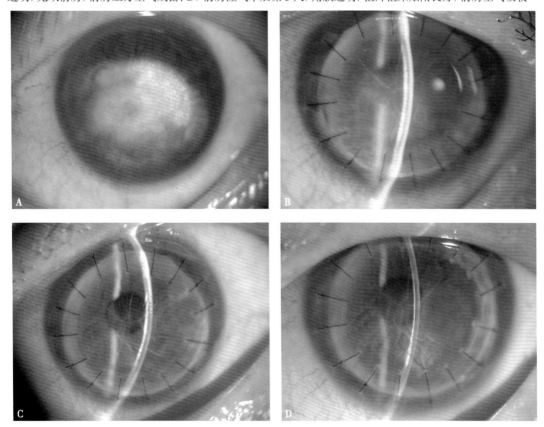

图 1-1-12 深板层角膜移植术后植床皱褶

患者，女，43 岁，左眼坏死性角膜基质炎

A. 左眼角膜中央基质致密混浊，颞上方基质脂质变性，下方基质大量新生血管长入；B. 深板层角膜移植术后 1 周，角膜植片轻度水肿，植床轻度灰白混浊水肿，多量皱褶；C. 术后 3 个月，角膜植片透明，植床轻度灰白混浊，后弹力层皱褶较前平复；D. 术后 1 年，角膜植片透明，瞳孔区植床较前透明，后弹力层皱褶进一步减轻。裸眼视力 0.5

（三）免疫性角膜基质炎

是基质内病毒抗原引起的免疫炎症反应。

【临床表现】

1．反复发作病史，特别是在一定诱因后复发。

2．角膜中央或旁中央区混浊水肿，伴随基质浸润，后弹力层皱褶，相应病变区内皮面可见KP（图1-1-13），一般角膜上皮完整。反复发作者可见基质斑翳。

3．水肿可表现为圆形、弥漫性、环形等形态，病灶周围可有 Wessley 免疫环。

4．可伴前葡萄膜炎和眼压升高。

5．角膜知觉减退或消失。

6．重者可伴随新生血管长入、角膜脂质变性，甚至发展为坏死性角膜基质炎。

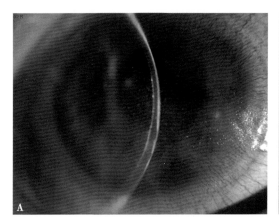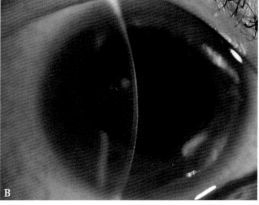

图 1-1-13　单纯疱疹病毒性免疫性角膜基质炎　药物治疗前后

A．患者有反复发作 3 年病史，近半个月加重，角膜中央混浊水肿，基质不均匀混浊，内皮面大量灰白点状、尘状 KP。治疗方案：0.15% 更昔洛韦眼用凝胶每日 4 次，1% 醋酸泼尼松龙滴眼液每日 4 次，1% 环孢素滴眼液每日 4 次，0.3% 玻璃酸钠滴眼液每日 4 次，1% 阿托品凝胶每日 1 次，静脉滴注更昔洛韦注射液 0.3g，每日 1 次；B．该眼药物治疗 1 周，角膜水肿基本消退，内皮面少量色素性 KP，瞳孔药物性散大，部分后粘连。后续治疗方案：1% 醋酸泼尼松龙滴眼液每日 3 次，每周减 1 次，3 周后停用；阿托品凝胶改为短效散瞳药物活动瞳孔；余滴眼液 1 个月后逐渐减量；口服阿昔洛韦片 0.2g，每日 4 次，维持 3 个月以上

【诊断】

临床诊断主要依据典型病史和体征，实验室病毒检查可供参考。

【治疗】

1．局部药物治疗（图 1-1-14）

（1）抗病毒药物：给予 0.1% 更昔洛韦滴眼液，或 0.15% 更昔洛韦眼用凝胶，每日 4～6 次，直至角膜炎症控制再减量维持。

（2）糖皮质激素药物：首先给予 1% 泼尼松龙或 0.1% 地塞米松滴眼液，每日 4～6 次，炎症控制后应逐渐减少次数至每日 2～3 次，或改用 0.1% 氟米龙滴眼液每日 3～4 次，减量维持治疗持续 2～3 个月。妥布霉素地塞米松眼膏，每晚 1 次。

（3）免疫抑制剂药物：对于不能应用糖皮质激素的患者，可首先选用 1% 环孢素滴眼液，或 0.1% 他克莫司滴眼液，每日 3～4 次；或与激素联用，以便减少激素用量和时间（1 个月左右可停药）。

（4）降眼压药物：伴随眼压升高者，加用降眼压药物，禁用缩瞳剂和前列腺素衍生物。

2. 全身药物治疗

（1）对合并虹膜睫状体炎及反复发作的患者，联合全身用抗病毒药物，如更昔洛韦注射液静脉滴注 0.3g，每日 1 次，或口服阿昔洛韦片 0.2g，每日 5 次，1 周后改为 0.2g，每日 4 次，持续数周至数月。

（2）多次发作考虑长期口服阿昔洛韦片 0.4g，每日 2 次，口服 1 年以上可减少 50% 复发。

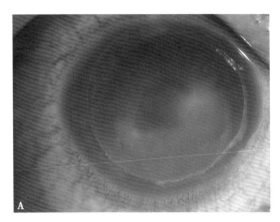
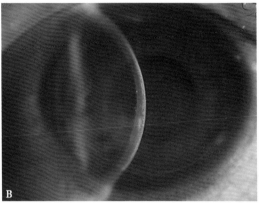
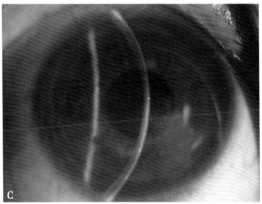

图 1-1-14　单纯疱疹病毒性免疫性角膜基质炎　药物治疗前后

5 年前行双眼 LASIK 手术，右眼红痛 1 周，无外伤揉眼史

A. 右眼结膜中度混合性充血，角膜中央盘状混浊水肿，可见 LASIK 瓣边缘灰白隆起；B. 该眼裂隙下可见角膜中下方基质水肿明显，瓣下局限性浸润，内皮面可见灰白点状 KP。治疗方案：0.15% 更昔洛韦眼用凝胶每日 4 次，1% 醋酸泼尼松龙滴眼液每日 4 次，0.1% 他克莫司滴眼液每日 4 次，0.3% 玻璃酸钠滴眼液每日 4 次，静脉滴注更昔洛韦注射液 0.3g，每日 1 次，共 7 天，之后口服阿昔洛韦片 0.2g，每日 4 次；C. 该眼抗病毒及免疫抑制药物治疗 4 个月，药物逐渐减量，角膜水肿基本消退，中下方角膜浅基质残留轻度混浊，内皮面色素性尘状 KP

（四）角膜内皮炎

是病毒抗原引起的内皮免疫炎症反应，活化病毒也参与其病变过程。根据 KP 的分布及基质水肿形态分为盘状、弥漫性和线状内皮炎。

【临床表现】

1. 反复发作病史，特别是在一定诱因后复发。

2．角膜后灰白脂状 KP，相应区域基质与上皮水肿（图 1-1-15）。部分病例水肿严重、范围大，初次难以发现 KP，水肿消退后方可见 KP，并随着炎症消退而逐渐消失。部分严重病例可见 KP 聚集成角膜后灰白致密斑块伴前房积脓（图 1-1-16）。

3．常伴前葡萄膜炎和眼压升高。

4．严重的病例可出现内皮细胞功能失代偿及大泡性角膜病变（图 1-1-17）。

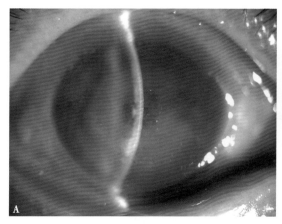
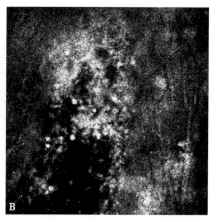
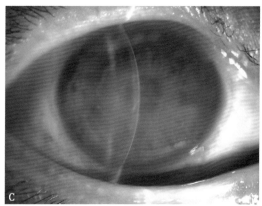
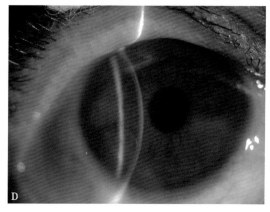

图 1-1-15　单纯疱疹病毒性角膜内皮炎　药物治疗前后

A．全角膜灰白水肿，中央 7mm 区为重，内皮面大量灰白脂状 KP 沉着，主要形成环状，瞳孔区及下方周边亦见；视力手动 / 眼前 50cm；B．该眼激光共聚焦显微镜检查可见内皮面大量点片状高信号附着，内皮面不平整，细胞形态不清；C．该眼给予全身静滴更昔洛韦注射液，局部点用 0.1% 更昔洛韦滴眼液、0.1% 他克莫司滴眼液、1% 醋酸泼尼松龙滴眼液及 0.3% 玻璃酸钠滴眼液，均每日 4 次，治疗后 7 天，角膜中央盘状水肿，后弹力层皱褶，内皮面散在灰白脂状 KP；D．更昔洛韦注射液静滴 7 天后改口服阿昔洛韦片 0.2g，每日 4 次，1% 醋酸泼尼松龙滴眼液每日 3 次，每周减 1 次，该眼治疗后 19 天，角膜水肿完全消退，角膜透明

【诊断】

临床诊断主要依据典型病史和体征，实验室病毒检查可供参考。

【治疗】

1．局部药物治疗（图 1-1-15）

（1）抗病毒药物：给予 0.1% 更昔洛韦滴眼液，或 0.15% 更昔洛韦眼用凝胶，每日 4～6 次，直至角膜炎症控制再减量维持。

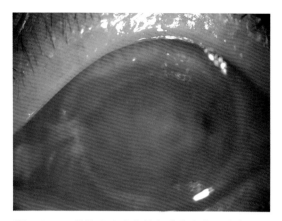

图 1-1-16　单纯疱疹病毒性角膜内皮炎　前房积脓
全角膜混浊水肿,角膜上皮完整,内皮面弥漫性灰
白 KP,前房下方 1mm 积脓

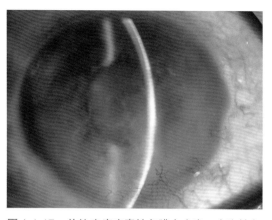

图 1-1-17　单纯疱疹病毒性角膜内皮炎　大泡性角
膜病变

患者该眼反复红视力下降 5 年,加重 5 个月,药物治
疗 3 个月后,角膜中下方仍持续水肿,上皮下水泡
成,提示局部内皮功能失代偿

（2）糖皮质激素药物:首先给予 1% 泼尼松龙或 0.1% 地塞米松滴眼液,每日 4～6 次,
炎症控制后应逐渐减少次数至每日 2～3 次,或改用 0.1% 氟米龙滴眼液每日 3～4 次,减量
维持治疗持续 2～3 个月。妥布霉素地塞米松眼膏,每晚 1 次。

（3）免疫抑制剂药物:对于存在角膜上皮缺损等情况不能应用糖皮质激素的患者,可首
先选用 1% 环孢素滴眼液,或 0.1% 他克莫司滴眼液,每日 3～4 次;或可与激素联用,以便减
少激素用量和时间,如 0.1% 他克莫司滴眼液联合 0.1% 氟米龙滴眼液,每日 4 次,水肿减轻
后糖皮质激素每周减 1 次,可在 1～1.5 个月内停用。

（4）降眼压药物:伴随眼压升高者,加用降眼压药物,禁用缩瞳剂和前列腺素衍生物。

2. 全身药物治疗

（1）对合并虹膜睫状体炎及反复发作的患者,联合全身用抗病毒药物,如更昔洛韦注射
液静脉滴注 0.3g,每日 1 次,或口服阿昔洛韦片 0.2g,每日 5 次,1 周后改为 0.2g,每日 4 次,
持续数周至数月。

（2）多次发作考虑长期口服阿昔洛韦片 0.4g,每日 2 次,口服 1 年以上可减少 50% 复发。

（五）神经营养性角膜炎

是由于上皮基底膜损伤、泪液功能紊乱、神经营养障碍以及抗病毒药物毒性等多种因
素引起的角膜病变。

【临床表现】

1. 表现为睑裂区持续性角膜上皮缺损,圆形或椭圆形溃疡,边缘光滑增厚隆起,无灰白
色上皮浸润缘,表面较清洁。

2. 抗病毒治疗无效,甚至导致病变加重,可合并角膜基质溶解穿孔。

3. 角膜知觉减退或消失,患者出现症状与体征分离现象。

4. 激光共聚焦显微镜检查,患眼上皮下神经纤维密度降低、变细甚至消失,对侧眼神经
纤维密度高于患眼,但仍低于正常眼[2]。

【诊断】

临床诊断主要依据病史、典型体征和角膜神经的检查。角膜神经检查的主要方法：角膜知觉（神经功能检查）和激光共聚焦显微镜检查（神经结构检查）。

【治疗】

1．应停用所有可能导致角膜毒性的局部用药。

2．给予不含防腐剂的人工泪液，如无防腐剂玻璃酸钠滴眼液，每日4～6次，或小牛血提取物眼用凝胶，每日3～4次，或20%～40%自体血清，每日4～6次。

3．角膜上皮缺损或溃疡迁延的患者，可配戴治疗性绷带镜治疗。**注意点**：一般每2周更换1次镜片；晚间涂抗生素眼膏，如妥布霉素眼膏或加替沙星眼用凝胶。

4．必要时考虑行羊膜移植、结膜瓣遮盖以及睑裂缝合术（图1-1-18）（部分参见第十章第三节羊膜移植手术，第十章第十节睑裂缝合术）[3]。尽可能避免角膜移植手术。

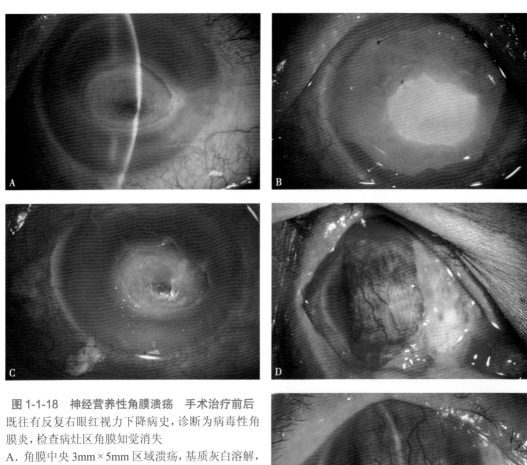

图1-1-18 神经营养性角膜溃疡 手术治疗前后
既往有反复右眼红视力下降病史，诊断为病毒性角膜炎，检查病灶区角膜知觉消失
A．角膜中央3mm×5mm区域溃疡，基质灰白溶解，中下方暴露后弹力层，溃疡面尚清洁，边缘灰白增厚隆起；B．该眼药物治疗无效，行生物胶辅助多层羊膜移植术；C．该眼羊膜移植术后10天，羊膜脱落，溃疡面无明显缩小，中下方仍暴露后弹力层；D．该眼行结膜瓣遮盖术，术后3天，结膜瓣充血，在位良好；E．该眼结膜瓣遮盖术后2周，结膜充血明显减轻，结膜瓣在位良好，变薄，隐约透见前房

注意点：

1. 上述复发性角膜感染的各种类型可相互转化或并存，如上皮型可发展成基质型，免疫性基质炎转化成坏死性基质炎，以及角膜上皮感染与免疫性基质炎同时存在，几种类型并存称混合型。

2. 对于混合型的治疗，应该抓住主要矛盾，梯次性治疗，如角膜基质型患者同时发生上皮炎症时，应先集中治疗上皮感染，谨慎应用糖皮质激素，待上皮感染控制后，再集中治疗基质炎症。

3. 某些情况下，单纯疱疹病毒性角膜炎还可合并其他病原体感染，如细菌、真菌等，此时病灶往往转变成化脓性病灶，前房积脓明显，病情往往迁延不愈。因此应及时进行微生物检查，以便及时给予针对性处理。

（曾庆延）

参 考 文 献

1. McDonald EM，Patel DV，McGhee CN. A prospective study of the clinical characteristics of patients with herpes simplex and varicella zoster keratitis，presenting to a New Zealand emergency eye clinic. Cornea，2015，34（3）：279-284.

2. Moein HR，Kheirkhah A，Muller RT，et al. Corneal nerve regeneration after herpes simplex keratitis: A longitudinal in vivo confocal microscopy study. Ocul Surf，2018，16（2）：218-225.

3. Versura P，Giannaccare G，Pellegrini M，et al. Neurotrophic keratitis: current challenges and future prospects. Eye Brain，2018，10：37-45.

第二节　带状疱疹病毒性角膜炎

带状疱疹病毒性角膜炎（herpes zoster keratitis，HZK）为水痘 - 带状疱疹病毒活化后引起的角膜感染。带状疱疹病毒潜伏在神经节，在诱发因素存在的条件下，病毒活化后可导致全身许多部位感染，其中约15%的患者有眼部表现，最常出现在鼻睫状神经节支配区域。

【病因学】

1. 病原学　水痘 - 带状疱疹病毒为 DNA 病毒。

2. 诱发因素　多见于中老年人，劳累、手术、外伤，以及长期应用免疫抑制剂等。

【临床表现】

1. 病史　常前期有发热史，或其他诱发因素存在。

2. 症状　一侧面部皮肤疼痛，疼痛可先于水疱出现。出现皮疹同时或之后出现眼畏光、流泪、视力下降。

3. 体征

（1）不超过中线的单侧水疱性皮疹，愈合后留下瘢痕。鼻尖出现水疱提示鼻睫状神经受累，为眼部受累的征兆（图 1-2-1，图 1-2-3）。

（2）眼部受累常表现为眼睑皮炎、结膜炎、虹膜睫状体炎、角膜炎和巩膜炎。

（3）角膜病变包括：

1）浅层点状角膜炎。

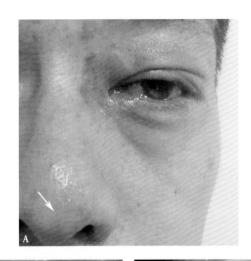

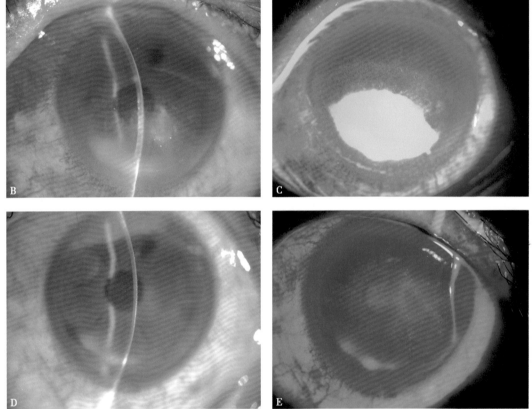

图 1-2-1　左侧面部带状疱疹合并带状疱疹病毒性角膜炎　药物治疗前后

A. 自额部至鼻中线的面部瘢痕，注意鼻尖部受累（白色箭头所示），皮肤色素沉着；B、C. 患者左眼结膜中度混合性充血，角膜中下方水肿，后弹力层皱褶，鼻下方基质致密灰白浸润。该眼荧光素染色可见角膜上皮大片缺损。治疗方案：全身静脉滴注更昔洛韦 0.3g，每日 1 次，共 1 周，肌内注射维生素 B_1、B_{12}，0.15% 更昔洛韦眼用凝胶每日 4 次，0.1% 他克莫司滴眼液每日 4 次，0.3% 玻璃酸钠滴眼液每日 4 次，0.3% 氧氟沙星眼膏每日 4 次；D、E. 药物治疗半个月后，结膜轻度充血，角膜水肿消退，鼻下方基质条形混浊，浸润减轻，荧光素染色阴性

2）微小树枝状角膜炎（树枝无末梢球形膨大）（图 1-2-2，图 1-2-3）。

3）钱币状角膜炎（图 1-2-4）。

4）角膜基质炎（图 1-2-1）。

5）角膜脂质变性（图 1-2-5）。

6）盘状角膜炎。

7）角膜内皮炎。

8）约 50% 患者出现神经营养性角膜炎。

（4）角膜知觉明显减退或消失。

（5）严重者可继发性青光眼、视网膜炎和视神经炎等。有些患者的角膜病变可迁延不愈达 1 年以上。

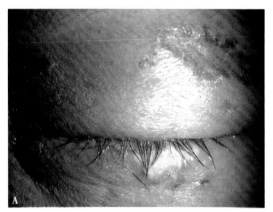
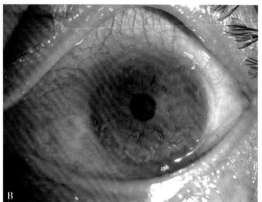
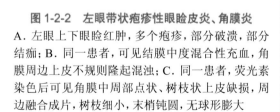

图 1-2-2　左眼带状疱疹性眼睑皮炎、角膜炎
A. 左眼上下眼睑红肿，多个疱疹，部分破溃，部分结痂；B. 同一患者，可见结膜中度混合性充血，角膜周边上皮不规则隆起混浊；C. 同一患者，荧光素染色后可见角膜中周部点状、树枝状上皮缺损，周边融合成片，树枝细小，末梢钝圆，无球形膨大

【诊断】

主要依据典型病史体征，实验室检查可供参考。

【治疗】（图 1-2-1，图 1-2-3）

1. 全身药物治疗　眼带状疱疹病毒感染应尽早（72h 内最佳）应用全身抗病毒治疗，如阿昔洛韦片 0.4～0.8g，每日 5 次，持续 7～10 天；或泛昔洛韦片 0.25g，每日 3 次，共 7 天；或伐昔洛韦片 1.0g，每日 3 次，共 7 天；全身用药具有预防或减轻眼部病变的作用[1]。

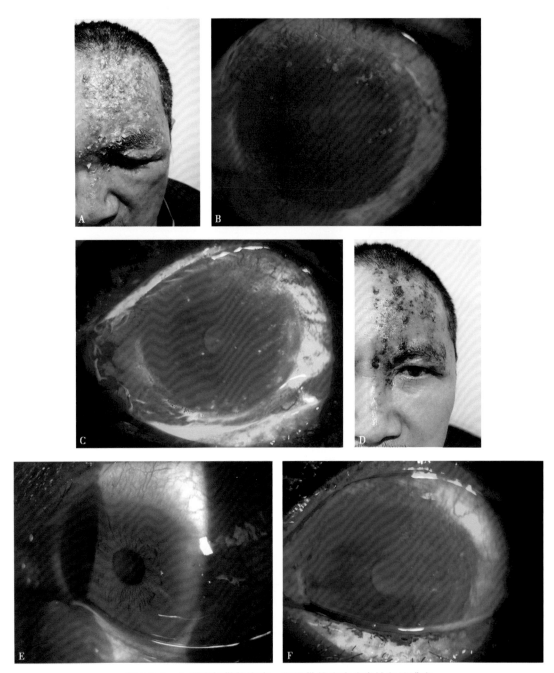

图 1-2-3 左侧面部带状疱疹 左眼带状疱疹病毒性角结膜炎

A. 左侧颜面部遍布疱疹, 红肿部分溃破, 部分结痂, 向上累及额部及头顶, 向下累及鼻尖; B. 同一患者, 左眼结膜中度充血, 荧光素染色后可见角膜周边部点状、小片状上皮缺损, 部分连成线状; C. 抗病毒药物(全身及局部更昔洛韦)治疗 3 天后左眼角膜上方颞侧及下方周边大量点线状上皮浸润, 较前发展; D. 继续抗病毒治疗 1 周后左侧面部红肿减轻, 疱疹大部分结痂; E、F. 左眼抗病毒治疗 1 周后结膜充血减轻, 角膜基本透明, 荧光素染色仅颞侧少量点状着染

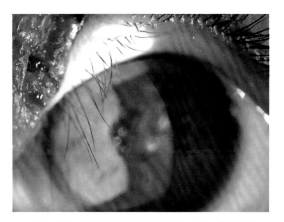

图 1-2-4　带状疱疹病毒性眼睑皮炎、角膜炎
左眼睑皮肤溃破结痂，结膜轻度充血，角膜基质不均匀点片状混浊

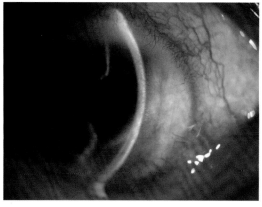

图 1-2-5　带状疱疹病毒性角膜基质炎
角膜中深基质混浊，部分累及内皮面，呈现脂质变性样改变，周边角膜新生血管长入

2. 局部药物治疗

（1）感染性角膜上皮病变的治疗主要为局部点用 0.15% 更昔洛韦眼用凝胶，每日 4 次，同时应用抗生素眼膏预防混合感染。人工泪液如 0.1% 玻璃酸钠滴眼液，每日 4~6 次。肌内注射或口服维生素 B_1、维生素 B_{12}。

（2）对于角膜基质炎及盘状角膜炎的患者，如果角膜上皮无缺损，可抗病毒的同时，局部给予糖皮质激素如 0.1% 氟米龙或 1% 泼尼松龙滴眼液，以及免疫抑制剂如 1% 环孢素滴眼液治疗，好转后应逐渐减量。

（3）出现虹膜睫状体炎者给予 1% 阿托品眼用凝胶散瞳、糖皮质激素或非甾体类抗炎药物点眼，如 0.1% 双氯芬酸钠滴眼液，或 0.1% 溴芬酸钠滴眼液，每日 3~4 次。

（4）对于神经营养性角膜病变应首先停用局部抗病毒药物、糖皮质激素、非甾体抗炎药物。加用 20%~40% 的自体血清，配戴治疗性绷带镜治疗。

3. 手术治疗

（1）神经营养性角膜病变患者必要时行羊膜移植术或睑裂缝合术。

（2）后期严重角膜散光或基质瘢痕影响视力者，可在病情完全稳定后行硬性角膜接触镜配戴、准分子激光治疗性或屈光性角膜切削术、板层或穿透性角膜移植术[2]。

术后注意点：

（1）术后需要口服抗病毒药物，预防病毒复发。

（2）角膜移植术后易出现上皮愈合延迟、糜烂、溃疡等，尤其在术后应用糖皮质激素治疗的阶段，应密切关注眼表状况，给予优质人工泪液或自体血清、配戴绷带镜等，促进角膜上皮稳定修复。

【预防】

目前 FDA 批准两种用于预防成人带状疱疹的疫苗（Zostavax 和 Shingrix），建议 50 岁以上无禁忌证成人均可使用，可降低约 50% 带状疱疹和带状疱疹眼病的发生概率，减轻严重程度，但也存在激活潜伏病毒，加重眼病的风险[3]。

（曾庆延）

参 考 文 献

1. Fan S，Stojanovic D，Malvankar-Mehta MS，et al. Treatment of herpes zoster ophthalmicus：a systematic review and Canadian cost-comparison. Can J Ophthalmol，2018，53（2）：117-123.
2. Hassan OM，Farooq AV，Soin K，et al. Management of Corneal Scarring Secondary to Herpes Zoster Keratitis. Cornea，2017，36（8）：1018-1023.
3. Gibbons A，Galor A. Current vaccines for the prevention of herpes zoster. Curr Opin Ophthalmol，2018，29（4）：355-359.

第三节 腺病毒性角膜结膜炎

腺病毒性角膜结膜炎（adenoviral keratoconjunctivitis）是由腺病毒感染导致的角膜和结膜炎症，具有高度传染性，常在夏秋季流行，也可以散发，传染方式为接触传染。通常双侧发病，或双眼先后发病。

【病因学】

腺病毒为 DNA 病毒，目前已发现有 100 多个血清型，引起流行性角膜结膜炎者主要为 D 组的 AdV8、AdV19 及 AdV37 亚型[1]。

【临床表现】

1. 病史和症状

（1）有接触红眼病患者或近期有上呼吸道感染史，之后出现双眼先后发生的眼红、异物感、流泪、较多分泌物等表现。

（2）发病 2 周后出现角膜炎症，可表现为视力下降。

2. 体征

（1）眼睑水肿，眼睑结膜充血明显，可见大量滤泡，球结膜混合充血及水肿，部分病情严重患者可出现结膜膜状物（假膜）及耳前淋巴结肿大（图 1-3-1，图 1-3-2）。

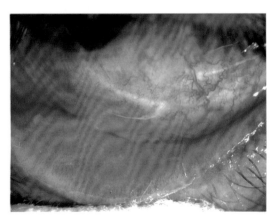

图 1-3-1 腺病毒性结膜炎
病程 3 天，球结膜充血水肿，结膜囊多量黏性分泌物，下睑结膜见大量滤泡增生

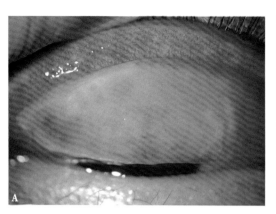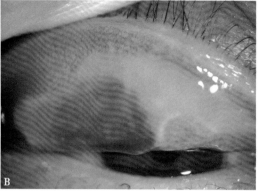

图 1-3-2 腺病毒性结膜炎
A. 上睑结膜有灰白膜状物形成；B. 同一患者，结膜膜状物不易擦去，擦除部分有出血

（2）角膜炎症主要表现为角膜上皮和上皮下散在的点状、钱币状浸润，呈散在分布，一般在起病 2 周左右出现，可持续数月甚至数年（图 1-3-3，图 1-3-4）。

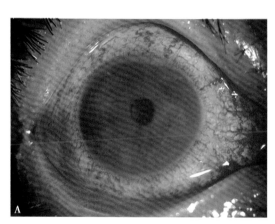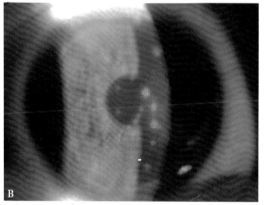

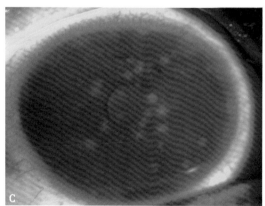

图 1-3-3 腺病毒性角结膜炎 眼红流泪 5 天
A. 可见结膜重度混合性充血，角膜透明，上皮稍混浊；B、C. 同一患者，治疗 7 天后，结膜充血减轻，角膜出现大量上皮下点状、钱币状浸润，荧光素染色阴性

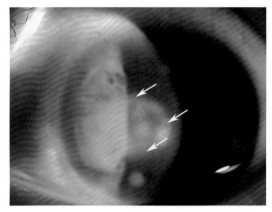

图 1-3-4　腺病毒性角结膜炎　病程 2 个月，未规范
治疗，多个钱币状病灶有融合趋势（白色箭头所示）

有些患者在发病早期即可出现角膜上皮糜烂、丝状病变或鱼鳞状病变，通常不累及角膜基质层（图 1-3-5，图 1-3-6）。

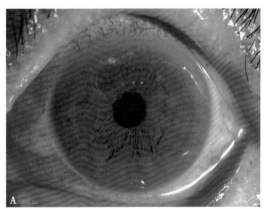
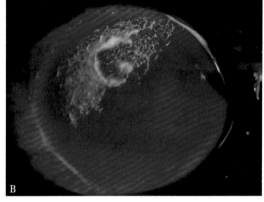

图 1-3-5　腺病毒性角结膜炎
A. 左眼结膜混合性充血，角膜上方上皮混浊，可见丝状物；B. 荧光素染色可见鼻上方角膜上皮鳞状物附于角膜表面，荧光素染色阳性

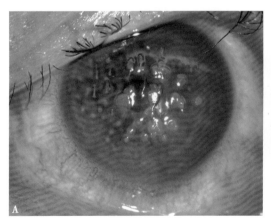
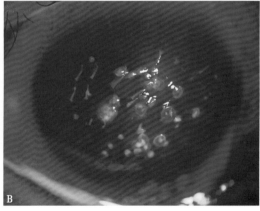

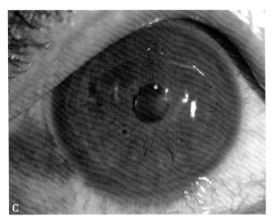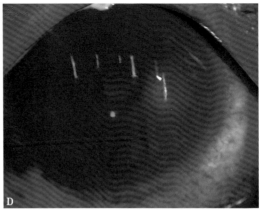

图 1-3-6　腺病毒性角结膜炎　病程 5 天

A、B. 左眼结膜混合性充血,角膜表面多量丝状物附着,部分基底部上皮呈圆形灰白改变,荧光素染色阳性;
C、D. 同一患者,右眼结膜轻度混合性充血,角膜表面少量丝状物附着,荧光素染色阳性

（3）部分治疗不彻底的患者可形成腺病毒的潜伏,形成慢性感染,角膜炎症可反复发作。

【诊断】

1. 一般临床诊断依据接触史、典型临床表现即可确立。

2. 实验室检查可帮助确定病因,检查方法包括:结膜分泌物涂片可见大量单核细胞,多聚酶联反应检测腺病毒(感染期阳性率可达 90% 以上)。

3. 近年,国外已上市眼用腺病毒检测免疫试剂盒,利用胶体金法从泪液中直接检测病毒抗原。

【治疗】

本病具有一定自限性,治疗主要目的是缩短病程、减轻症状及预防并发症,一般只需局部用药。

1. 抗病毒药物　如 0.1% 更昔洛韦滴眼液每日 4～6 次,或 0.15% 更昔洛韦眼用凝胶,每日 4 次,连续应用 2～3 周后减为每日 1～2 次,维持治疗至结膜炎症完全消失。

2. 人工泪液　如无防腐剂 0.1% 玻璃酸钠滴眼液,每日 4～6 次。

3. 有角膜上皮缺损的患者,局部可联合使用抗生素滴眼液,如 0.5% 左氧氟沙星滴眼液,每日 4 次,预防继发性细菌感染。

4. 睑结膜假膜需定时清除,并可使用糖皮质激素减轻炎症,如 0.1% 氟米龙滴眼液,每日 4 次,减少结膜瘢痕形成。但是对于幼儿患者,应避免过度清除假膜,造成结膜出血,增加继发性感染的可能性。

5. 对角膜上皮下浸润的患者,可在应用抗病毒药物的同时,加用低浓度糖皮质激素,如 0.02% 氟米龙滴眼液,或 0.1% 氟米龙滴眼液,初始治疗每日 3～4 次,减轻浸润(图 1-3-7)。激素使用时需缓慢减量,在角膜病变完全消失后,可每日 1 次,持续 2 周,预防复发。

6. 免疫抑制剂　对于结膜炎症已经消退,角膜上皮或上皮下病变迁延,以及容易反复发作,糖皮质激素滴眼液治疗效果不佳或出现激素性青光眼的患者,可以给予 1% 环孢素滴眼液,每日 2～3 次,或 0.1% 他克莫司滴眼液,每日 2～3 次,逐渐减量,用以控制或消除角膜上皮下浸润,改善视力。

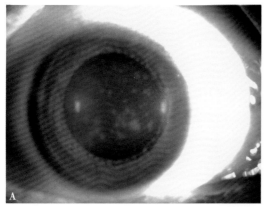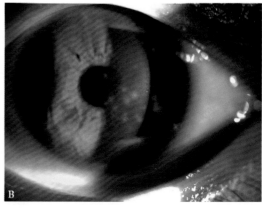

图 1-3-7　腺病毒性角结膜炎　病程 1 个月

A. 角膜上皮下大量点状混浊浸润；B. 0.02% 氟米龙滴眼液每日 4 次，治疗 1 周，上皮下浸润灶数量明显减少

注意点：

（1）免疫抑制剂滴眼液可单独应用，或与糖皮质激素联合应用，或交替应用，以便缩短糖皮质激素使用时间，尤其适用于眼压偏高患者[2, 3]。

（2）治疗过程中，免疫抑制剂也应缓慢减量，在角膜病变完全消失后，再每日 1 次，巩固治疗 2 周后停用，以预防角膜炎症复发。

（牛晓光　曾庆延）

参 考 文 献

1. 王旌，赵蓉，童晓维，等. 异源双链泳动分析法对流行性角膜结膜炎致病腺病毒分型的研究. 中华实验眼科杂志，2014，32（11）：1030-1035.

2. Asena L，Şıngar Özdemir E，Burcu A，et al. Comparison of clinical outcome with different treatment regimens in acute adenoviral keratoconjunctivitis. Eye（Lond），2017，31（5）：781-787.

3. Berisa Prado S，Riestra Ayora AC，Lisa Fernández C，et al. Topical Tacrolimus for Corneal Subepithelial Infiltrates Secondary to Adenoviral Keratoconjunctivitis. Cornea，2017，36（9）：1102-1105.

第四节　细菌性角膜炎

细菌性角膜炎（bacterial keratitis）指由细菌引起的角膜感染性炎症。细菌性角膜炎常出现角膜上皮的缺损以及基质的坏死，若得不到及时有效的治疗可导致不同程度的视力下降，甚至发生角膜穿孔、眼内炎等严重并发症。

【病因及发病机制】

1. 病原学　引起细菌性角膜炎的病原体种类繁多，其常见病原体可分为 5 组：革兰氏阳性球菌、革兰氏阴性球菌、革兰氏阳性杆菌、革兰氏阴性杆菌和耐酸菌（表 1-4-1）。

2. 诱发因素　角膜防御屏障（如眼睑、泪膜、角膜上皮）的破坏以及细菌在角膜的黏附共同导致细菌性角膜炎的发生发展。近些年由于角膜接触镜和屈光手术的普及，细菌性角膜炎较为常见。此外，眼睑功能异常，如睑内外翻、倒睫等均可引起细菌性角膜炎。在我国危险因素中最为重要的是外伤、配戴角膜接触镜、眼部手术（表 1-4-2）。

表 1-4-1 细菌性角膜炎致病菌

	金黄色葡萄球菌
	凝固酶阴性葡萄球菌
	表皮链球菌
革兰阳性球菌	肺炎球菌
	产碱链球菌
	草绿色链球菌
	厌氧链球菌（不常见）
	莫拉菌属
革兰阴性球菌	淋病奈瑟氏球菌
	脑膜炎奈瑟球菌
革兰阳性杆菌	白喉棒状杆菌（罕见）
	类白喉
	不动杆菌属
	大肠埃希菌
	肺炎克雷伯菌
革兰阴性杆菌	变形杆菌
	铜绿假单胞菌
	厌氧菌
耐酸菌	分枝杆菌、诺卡氏菌

表 1-4-2 细菌性角膜炎危险因素 [1]

眼外伤
配戴角膜接触镜
角膜屈光手术
干眼及眼表疾病
眼睑畸形
角膜移植（缝线松动，不包埋线结）
长期使用类固醇类药物
免疫功能低下及全身免疫抑制治疗
糖尿病等全身代谢性疾病

3. 发病机制

（1）毒力因子：包括各种酶类、毒素等。不同细菌引起细菌性角膜炎的机制有所差异。绿脓杆菌可以通过释放蛋白酶，迅速导致基质溃疡，且具有出现角膜穿孔的高风险。释放内毒素的革兰氏阴性菌，即使在自身死亡崩解后，也可以通过释放的毒素持续破坏角膜。

（2）炎性相关物质：角膜上皮细胞有 Toll 样受体的表达，炎症介质等细胞因子和趋化因子可通过刺激 Toll 样受体激活加重炎症反应。

【临床表现】

细菌性角膜炎的临床表现与感染细菌的种类密切相关。其发病急骤，多在感染后 1～2 天发病，常有角膜外伤或配戴角膜接触镜等诱发因素存在。

1. 症状 患者多有视力下降、眼红、眼痛、畏光、流泪，球结膜及眼睑水肿、充血，患侧头痛，清晨睁眼时有大量脓性分泌物粘连眼睑。

2. 体征 眼部检查可见眼睑水肿、痉挛，球结膜水肿，睫状充血或混合性充血，早期角膜上出现上皮溃疡，周围组织水肿，随着疾病进展，病灶形成溃疡混浊，底部有污秽浸润，当毒素渗入前房，可出现虹膜睫状体炎、前房积脓等。

不同细菌感染会有一些相应的临床特征：

（1）革兰氏阳性细菌：多为圆形或椭圆形的局限性脓肿病灶，伴有灰白基质浸润和周边上皮水肿。

肺炎球菌（图 1-4-1）感染会出现特征性的以外伤为中心，向角膜中心进展的匐行性溃疡。

金黄色葡萄球菌（图 1-4-2）感染与链球菌相似，但炎症反应较重，可出现严重的基质脓肿和角膜穿孔，常伴有前房积脓；葡萄球菌感染溃疡多位于周边部，为圆形或新月形溃疡灶。由于抗生素的早期应用，目前典型的金黄色葡萄球菌角膜炎并不多见。

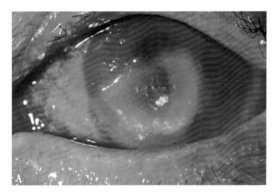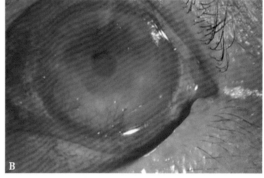

图 1-4-1 肺炎球菌性角膜溃疡

左眼树枝划伤后眼红疼、畏光流泪、视力下降 10 余天，误诊为真菌性角膜炎。角膜刮片培养结果为：肺炎球菌
A. 左眼角膜鼻下方溃疡溶解，表面为那他霉素药物沉积；B. 该眼 0.5% 左氧氟沙星滴眼液和 0.3% 妥布霉素滴眼液交替点眼，治疗 1 个月后溃疡基本愈合，下方溃疡病灶周围见新生血管长入

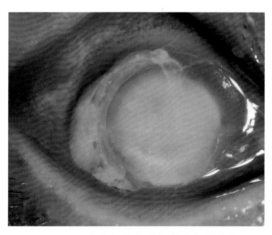

图 1-4-2 金黄色葡萄球菌所致角膜溃疡

（2）革兰氏阴性杆菌：如铜绿假单胞菌，其所致的角膜炎，病情发展极为迅速和严重，眼部刺激征明显，角膜呈现迅速进展的浸润和黏液性坏死（图 1-4-3），分泌物多为黄绿色，胶质状，伴有明显的前房积脓[2]。抗菌药强化治疗后角膜组织可迅速修复（图 1-4-4）。

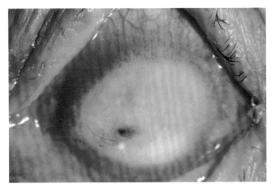

图 1-4-3 铜绿假单胞菌性角膜溃疡
患者异物入眼后眼红眼痛伴视力下降 3 天,热泪流出
1 天,培养结果为铜绿假单胞菌感染,由于已穿孔,后
续接受治疗性角膜移植

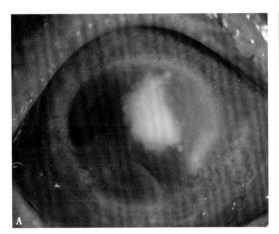
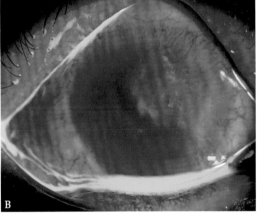
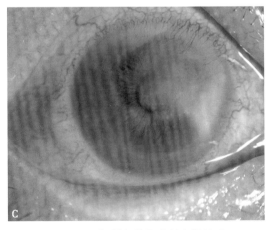

图 1-4-4 铜绿假单胞菌性角膜溃疡
患者,女,59 岁,1 个月前行右眼翼状胬肉切除术,右眼异物感、畏光 1 周余
A. 角膜溃疡灶位于瞳孔区,致密,基质局部水肿,角膜刮片培养提示铜绿假单胞菌;B、C. 根据药敏试验
结果使用 5% 头孢他啶配制液局部冲击治疗后 1 周,溃疡面明显好转

（3）革兰氏阴性球菌：如少见的淋病奈瑟氏球菌，其导致的角膜炎，往往起病急，发展迅速，很快导致角膜穿孔（图1-4-5）。

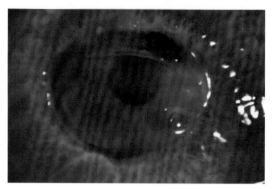

图1-4-5　淋病奈瑟氏球菌性角膜炎

患者眼红伴大量脓性分泌物10天，曾经诊断为"急性结膜炎"，予以抗生素治疗无好转，视力持续下降，追问病史：有尿道流脓，结膜囊培养：淋病奈瑟菌。予以全身抗生素联合局部抗生素治疗后好转

【诊断】

1．临床诊断　根据危险因素、急性起病、发展迅速和角膜化脓性病灶，临床诊断可以建立。但由于感染细菌种类的不同，角膜状况的差异以及抗生素、糖皮质激素药物等的使用，导致临床表现可不典型，故需要依靠实验室病原学检查进行确诊。

2．实验室检查　最常用有效的辅助检查是角膜刮片行细菌学检查，取材位置为溃疡灶边缘及基底部，革兰氏及吉姆萨染色后油镜下观察，同时进行细菌培养和药敏试验。刮片阳性率往往高于细菌培养，可帮助指导初始用药方案（图1-4-6）。

3．激光共聚焦显微镜在排除真菌和棘阿米巴感染中有重要作用[3]。

【治疗】

因细菌性角膜炎进展较为迅速，并可出现角膜穿孔、眼内炎等严重并发症，故临床诊断后应作为急症进行积极治疗。

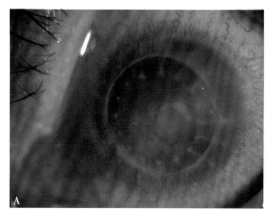
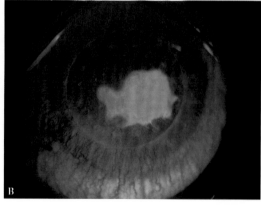

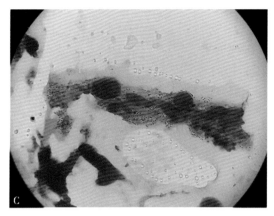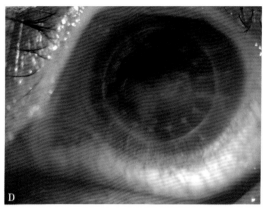

图 1-4-6　肺炎球菌性角膜溃疡治疗前后(该病例资料照片由曾庆延医生提供)

圆锥角膜患者深板层角膜移植术后 2 年,眼红不适 3 天

A、B. 角膜植片中央不规则上皮缺损伴基质浸润,病灶颞上方条形灰白致密浸润;C. 角膜病灶刮片吉姆萨染色后油镜下观察,大量成对球菌,外有荚膜包裹,革兰氏染色示革兰阳性球菌;D. 同一患者给予 0.5% 左氧氟沙星滴眼液强化治疗,3 天后角膜溃疡基本修复。细菌培养结果证实为肺炎球菌,左氧氟沙星、万古霉素均敏感

1. 局部药物治疗

(1)抗菌药物治疗:最主要的治疗方法为局部使用广谱抗生素控制感染,清除病原菌。对于溃疡灶大于 3mm、累及瞳孔、伴前房积脓者应给予强效广谱抗生素强化治疗,初始药物选用详见表 1-4-3[4]。点眼频率为:前 30min 每 5min 点眼 1 次,之后 2h 每 15min 点眼 1 次,然后每 30～60min 点眼 1 次,持续 24h。48h 病情无好转应根据药敏结果及时调整治疗方案(图 1-4-7)。

表 1-4-3　细菌性角膜炎初始治疗方案[4]

致病菌	抗生素	局部用药浓度	结膜下注射剂量
不能确定致病菌 / 有多种致病菌感染	头孢菌素联合	50mg/mL	100mg/0.5mL
	妥布霉素	9～14mg/mL	20mg/0.5mL
	或喹诺酮类	3～6mg/mL	
革兰阳性球菌	头孢唑林	50mg/mL	100mg/0.5mL
	万古霉素	20～50mg/mL	25mg/0.5mL
	喹诺酮类	5～6mg/mL	
革兰阴性杆菌	妥布霉素	9～14mg/mL	20mg/0.5mL
	头孢他啶	50mg/mL	100mg/0.5mL
	喹诺酮类	3～6mg/mL	
革兰阴性球菌	头孢曲松	50mg/mL	100mg/0.5mL
	头孢他啶	50mg/mL	100mg/0.5mL
	喹诺酮类	3～6mg/mL	
分枝杆菌	克拉霉素	10mg/mL 0.03%	
	莫西沙星 / 加替沙星	5～6mg/mL	
	阿米卡星	20～40mg/mL	20mg/0.5mL

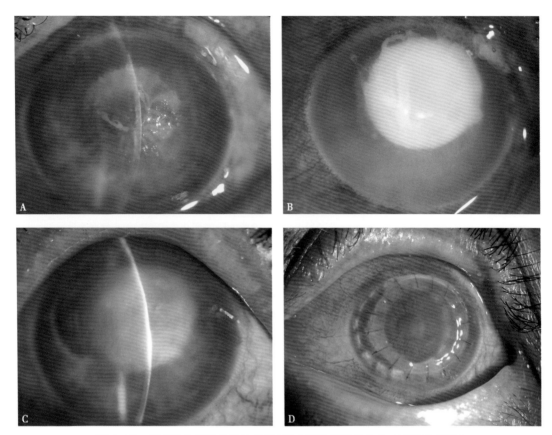

图 1-4-7　细菌性角膜溃疡治疗前后（该病例资料照片由曾庆延医生提供）

取异物后眼红不适 2 天

A. 角膜中央 5mm×5mm 基质浸润溃疡，伴基质水肿，后弹力层皱褶。角膜刮片染色见革兰阳性球菌；B. 门诊抗细菌药物治疗 2 天，眼红眼痛加剧，角膜溃疡浸润明显加重；C. 入院后给予 5% 万古霉素配制液、0.5% 左氧氟沙星滴眼液强化抗细菌治疗，1.5 个月后病情基本控制，基质混浊瘢痕形成；D. 药物治疗 3 个月后行深板层角膜移植术，术后半个月，植片透明

附：局部用抗生素配制方法[4]

头孢唑林　50mg/mL

1. 在 1g 头孢唑啉注射用粉剂中加 9.2mL 人工泪液。

2. 充分溶解。取 5ml 溶解液加入 5mL 人工泪液中，配制成浓度为 50mg/mL 的溶液。

3. 放置于 4℃冰箱，有效期 7 天。点用前充分摇匀。

万古霉素　50mg/mL

1. 在 500mg 万古霉素注射用剂中加 10ml 人工泪液，配制成浓度为 50mg/mL 的溶液。

2. 放置于 4℃冰箱，有效期 7 天。点用前充分摇匀。

妥布霉素　14mg/mL

1. 抽取 2mL 妥布霉素注射液（40mg/mL）。

2. 将 2mL 加入商品化妥布霉素滴眼液（5ml）中，配制成浓度为 14mg/mL 的溶液。

3. 放置于 4℃冰箱，有效期 7 天。点用前充分摇匀。

（2）抗炎药物治疗：感染控制后期，适当使用糖皮质激素和非甾体抗炎药减轻局部炎症反应，如 0.02%～0.1% 氟米龙滴眼液，每日 2～4 次，酌情增加。伴随免疫性炎症者，可加用 0.1% 他克莫司滴眼液，每日 4 次（图 1-4-8）。

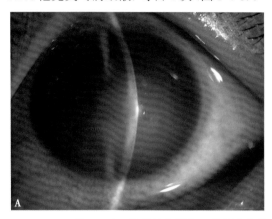 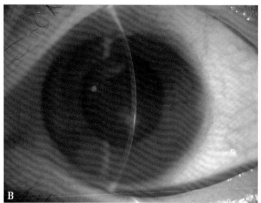

图 1-4-8　细菌性角膜炎　药物治疗前后（该病例资料照片由曾庆延医生提供）

患者，男，9 岁，飞虫入左眼后视力下降 4 天。裸眼视力 0.4

A. 左眼角膜中央偏颞侧大范围混浊水肿，瞳孔边缘部位可见灰白浸润灶，达深基质层，角膜刮片染色可见大量革兰氏阳性球菌，眼部泪液 pH 值检测为 7；考虑为细菌性角膜炎合并免疫相关炎症；B. 治疗方案：0.5% 左氧氟沙星滴眼液和 0.3% 妥布霉素滴眼液 1h 1 次，0.1% 他克莫司滴眼液及 0.3% 玻璃酸钠滴眼液，每日 4 次，全身静脉滴注氢化可的松注射液，每日 1 次，磷霉素钠注射液每日 1 次，共 4 天。4 天后角膜水肿消退，仅余颞下方基质混浊灶，浸润明显减轻；视力 1.0

2. 手术治疗

（1）对于药物无法控制，病情进展迅速的角膜炎患者，应果断采取手术治疗，如结膜瓣覆盖、板层角膜移植术和穿透角膜移植术等。

（2）对于绿脓杆菌性角膜炎，早期进行板层角膜移植，可很好地控制疾病的发展。

（3）角膜胶原交联术也可用于治疗浅中层细菌感染，有杀灭病原体及控制角膜胶原溶解作用（图 1-4-9）。

（4）感染控制，但溃疡持续不愈合，可行角膜胶原交联或羊膜移植术，帮助溃疡修复（图 1-4-10）。

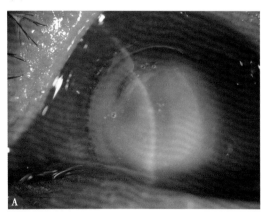 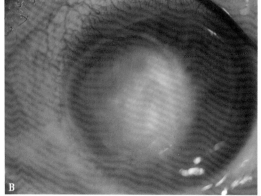

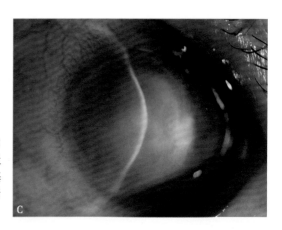

图 1-4-9　细菌性角膜溃疡　角膜胶原交联术前后
（该病例资料照片由曾庆延医生提供）
A. 角膜大范围溶解溃疡，鼻上方达深基质层。角膜刮片提示大量革兰氏阴性杆菌；B. 药物治疗 2 天无效，行角膜胶原交联术。术后 3 周，角膜溃疡基本修复，基质轻度浸润水肿；C. 角膜胶原交联术后 5 周，角膜上皮完整，基质瘢痕，浸润水肿基本消失

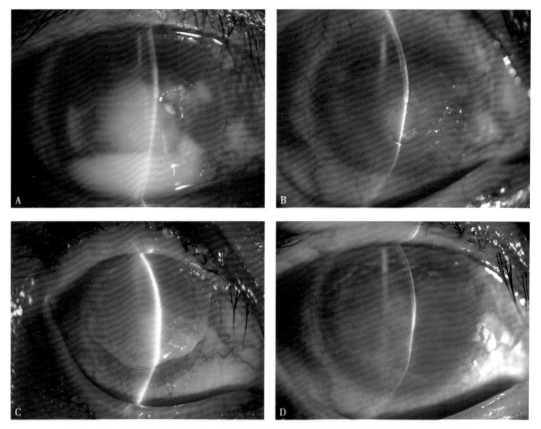

图 1-4-10　细菌性角膜溃疡　羊膜移植前后（该病例资料照片由曾庆延医生提供）

患者女，48 岁，右眼红痛 1 个月，糖尿病病史
A. 角膜中央溃疡，基质浸润，前房大量积脓伴瞳孔区灰白脓性渗出，细菌培养为表皮葡萄球菌；B. 该眼抗细菌治疗 1 个月，角膜仅中央 3mm 上皮缺损，基质轻度浸润，前房下方线状积脓。激光共聚焦显微镜提示炎性细胞数量少，浅基质神经纤维不可见；C. 该眼考虑感染控制，存在神经营养不良因素，行羊膜移植术；D. 该眼羊膜移植术后 1 个月，羊膜溶解吸收，角膜上皮修复，基质斑翳变薄，前房无积脓

（林　琳　晋秀明）

参 考 文 献

1. O'Neill EC，Yeoh J，Fabinyi DC，et al. Risk factors，microbial profiles and prognosis of microbial keratitis-associated endophthalmitis in high-risk eyes. Graefes Arch Clin Exp Ophthalmol，2014，252（9）：1457-1462.

2. Shen EP，Hsieh YT，Chu HS，et al. Correlation of Pseudomonas aeruginosa genotype with antibiotic susceptibility and clinical features of induced central keratitis. Invest Ophthalmol Vis Sci，2014，56（1）：365-371.

3. Ahn M，Yoon KC，Ryu SK，et al. Clinical aspects and prognosis of mixed microbial（bacterial and fungal）keratitis. Cornea，2011，30（4）：409-413.

4. American Academy of Ophthalmology External Disease and Cornea Panel. Infectious Diseases of the External Eye：Microbial and Parasitic Infections. San Francisco：American Academy of Ophthalmology；2016-2017.

第五节 真菌性角膜炎

真菌性角膜炎（fungal keratitis）是由不同类型真菌菌属直接感染角膜所致的角膜炎症。在我国，真菌性角膜炎是常见的角膜感染性疾病之一。与多数发展中国家一样，我国的真菌性角膜炎多与植物性外伤相关。

【病因学】

常见导致角膜感染的真菌菌属包括：

1. 镰刀菌（图 1-5-1）。

2. 曲霉菌（图 1-5-2）。

3. 青霉菌（图 1-5-3）。

4. 弯孢霉菌（图 1-5-4）。

5. 念珠菌（图 1-5-5）。

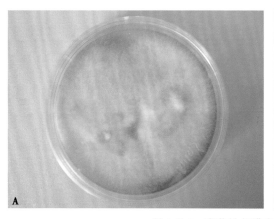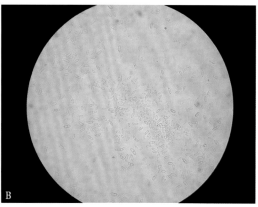

图 1-5-1 真菌性角膜炎致病菌种 - 茄病镰刀菌

A. 沙氏培养基上生长菌落正面为灰白色细绒毛状，稍隆起，皱褶形成，背面略显黄色；B. 该培养基取材镜检显示大量如腊肠或镰刀状孢子，两端较钝（×400）

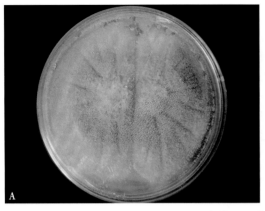
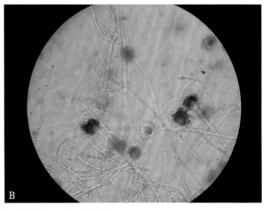

图 1-5-2 真菌性角膜炎致病菌种 - 黄曲霉菌

A．沙氏培养基上生长菌落底部为灰白色，上有大量黄色绒状、尘状物生长，部分高达培养皿盖内面，开盖后菌落易在空中飘散；B．该培养基取材镜检显示菌丝细长，头端形如烧瓶膨大，上有大量黄色圆形小孢子呈放射状附着（×400）

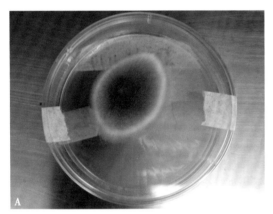
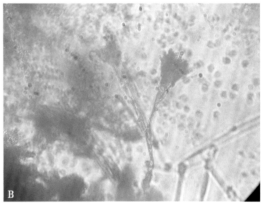

图 1-5-3 真菌性角膜炎致病菌种 - 青霉菌

A．沙氏培养基上生长菌落正面为青绿色，呈绒状生长，底部为白色；B．该培养基取材镜检显示菌丝直且细长，头端形如扫帚状散开，上有大量淡绿色圆形小孢子呈放射状附着（×400）

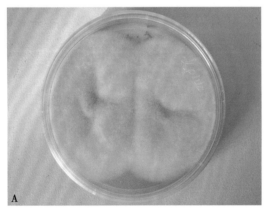
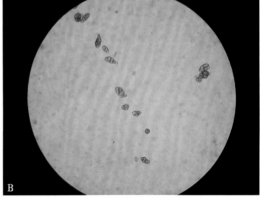

图 1-5-4 真菌性角膜炎致病菌种 - 链格孢霉菌

A．沙氏培养基上生长菌落正面为灰白色，呈细密绒状生长，底部为黄褐色，部分呈现年轮状改变；B．该培养基取材镜检显示菌丝常短小，孢子呈黄褐色，短棒状，顶端延长成喙状，内有分隔（×400）

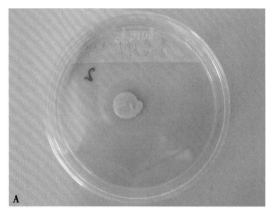
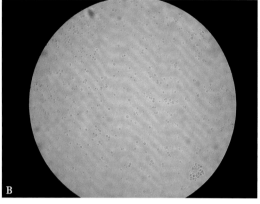

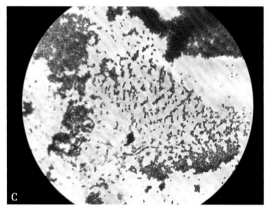

图 1-5-5 真菌性角膜炎致病菌种——白念珠菌

A. 沙氏培养基上生长菌落生长缓慢,正面为黄白色奶油状,略高于培养基平面,底部常为黄白色;B. 该培养基取材镜检常无菌丝,孢子为半透明细小球状,散布于整个视野(×400);C. 行吉姆萨染色镜检示部分孢子成串排列,结成长链,部分可见分支,为假菌丝(×400)

前四者为丝状真菌,是角膜炎主要致病菌,常见于植物性外伤后。近年来镰刀菌性角膜炎的发病率呈增高趋势,占真菌性角膜炎感染菌45%~70%;曲霉菌感染的发病率有下降趋势。念珠菌为酵母菌类,常见于有慢性角膜病变、长期使用糖皮质激素、术后的角膜层间感染或长期配戴角膜接触镜的患者。

【临床表现】

1. 病史 植物性外伤史、田间劳作史、接触镜配戴史、激素长期使用史等,病史对诊断有重要提示意义。

2. 症状 发病较慢,有症状与体征分离,即眼痛、畏光、流泪等自觉症状较其体征改变轻。

3. 体征

(1)菌丝苔被和伪足:是真菌感染特征性体征。

1)菌丝苔被表现为致密灰白色隆起病灶,如牙膏或干酪状,干燥无光泽,较硬,与健康区分界清楚(图1-5-6),易被刀片刮下,镜检可见大量真菌菌丝。

2)毛刺样伪足为病灶边缘基质层中放射性灰白混浊,形如小树枝状,是真菌菌丝向四周扩展的表现(图1-5-7)。

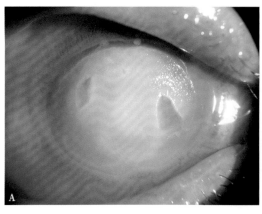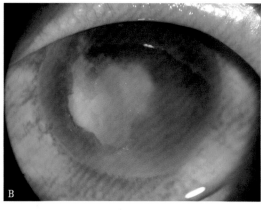

图 1-5-6　真菌性角膜炎——菌丝苔被

A. 全角膜灰白干酪状物附于角膜表面,稍隆起,可见 2 处片状缺损;边界清楚,与周围组织有沟状分界;

B. 角膜中央偏鼻侧可见大片灰白牙膏状物隆起,边界清楚,可见沟状凹陷

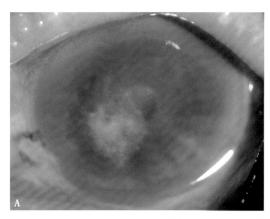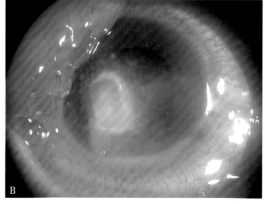

图 1-5-7　真菌性角膜炎——毛刺样伪足

A. 角膜溃疡周边大量小树枝样浸润向周围基质扩展,呈羽毛状,尤以鼻侧为显著;B. 角膜溃疡周边细小树枝状浸润,向周围基质扩展约 2mm

（2）内皮斑和前房积脓:病变向眼内发展时,可出现内皮面粥样混浊,比 KP 大,多位于病灶周围或下方,称为内皮斑。严重时内皮斑和前房积脓相连,前房积脓多较黏稠,不易移动,有时可呈尖向上的丘陵状。内皮斑以及与内皮斑相连的前房积脓是真菌性角膜炎较为典型的体征（图 1-5-8）。

（3）卫星灶和免疫环:较为少见。

4. 实验室检查

（1）角膜病灶刮片细胞学检查,10% 氢氧化钾湿片法发现真菌菌丝即可确诊（图 1-5-9）。

（2）真菌培养:常规培养基有沙氏培养基,可进行菌种鉴定和药物敏感试验（图 1-5-10,图 1-5-11）。

（3）激光共聚焦显微镜检查:为活体角膜非创伤性检查方法,可以观察到角膜中真菌菌丝,阳性率高达 90% 以上。尤其对角膜深基质中乃至内皮面菌丝检查有独到优势（图 1-5-12）[1]。

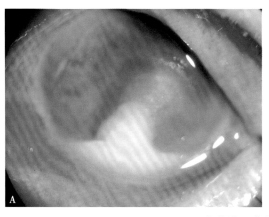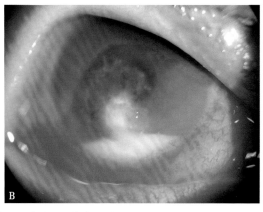

图 1-5-8 真菌性角膜炎——内皮斑、前房积脓

A. 板栗刺扎伤患者，可见角膜中央浸润灶，近浸润灶下方内皮面可见稠厚灰白苔状物与前房积脓相连；

B. 角膜中央灰白溃疡，前房可见中央略朝上的三角形积脓，尖端与溃疡灶下方相连

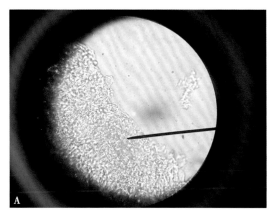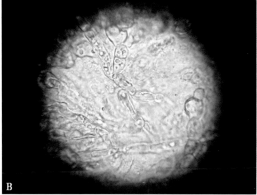

图 1-5-9 真菌性角膜炎病灶刮片镜检（KOH 湿片法）

A. 视野内大量真菌菌丝，呈长短不一的树枝状结构，密集堆积，多数内有分隔（×100）；B. 该片高倍镜下可见数根真菌菌丝，呈树枝状结构，菌丝内有分隔及孢子样结构，部分有分支（×400）

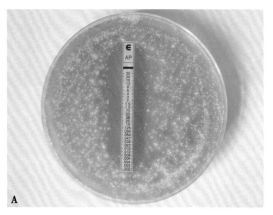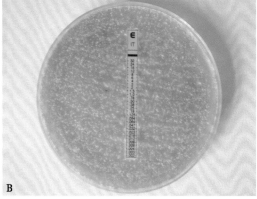

图 1-5-10 真菌药物敏感试验方法——E-test 法

A. 试剂条药物为两性霉素 B（AP），条中数值指示添加的药物浓度梯度。试剂条周围形成明显抑菌圈，0.008mg/mL 处试剂条周围少许菌落，为 MIC 值，判读结果为敏感；B. 试剂条药物为伊曲康唑（IT），试剂条周围未形成抑菌圈，MIC 值＞32mg/mL，判读结果为耐药

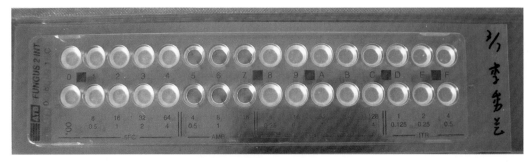

图 1-5-11 真菌药物敏感试验方法——ATB-FUNGUS2 法判读结果

0 号孔:上下 2 个杯凹为未添加药物的空白对照组,可见真菌生长良好

1～4 号孔:上下 8 个杯凹为不同浓度(0.5～64mg/mL)的 5- 氟胞嘧啶(5-FC),真菌均生长,判读结果为耐药

5～7 号孔:上下 6 个杯凹为添加不同浓度(0.5mL～16mg/mL)的两性霉素 B(AMB),杯凹中真菌生长完全被抑制,MIC 值 <0.5mg/mL,判读结果为敏感

8、9 号孔:A～C 上下 10 个杯凹为添加不同浓度(0.25～128mg/mL)的氟康唑(FCA),各杯凹真菌均生长良好,MIC 值 >128mg/mL,判读结果为耐药;D～F 上下 6 个杯凹为添加不同浓度(0.125～4mg/mL)的伊曲康唑(ITR),杯凹中亦均有真菌生长,MIC 值 >4mg/mL,判读结果为耐药

注:试验菌株与图 1-5-10 中 E-test 法为同一菌株,两种药敏试验方法结果具有高度一致性

(4)病理检查:角膜移植切除病变组织或角膜病灶部分切除活检行病理检查 PAS 染色,可显示角膜组织中真菌菌丝(图 1-5-13)。

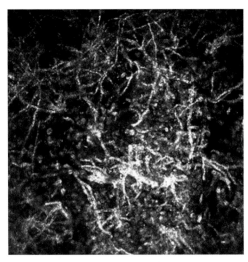

图 1-5-12 真菌性角膜炎激光共聚焦显微镜检查图像

浅基质可见大量树枝状高亮度结构,纵横交错,部分见分节状改变

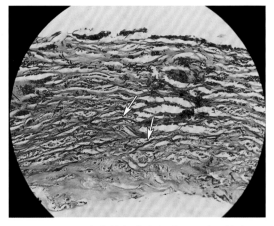

图 1-5-13 真菌性角膜炎角膜组织病理检查

患者行板层角膜切除术,可见角膜组织中大量紫红色树枝状结构(白色箭头所示),长短不一,方向基本平行于角膜胶原结构,培养证实为镰刀菌属(PAS 染色,×400)

【诊断】

1. 植物性外伤史结合典型角膜体征可供参考。

2. 角膜刮片、真菌培养、激光共聚焦显微镜检查、组织病理学检查任一阳性即可确诊。

【治疗】

1. 药物治疗

（1）局部抗真菌药物治疗：点用 5% 那他霉素滴眼液（镰刀菌首选）、0.15%～0.25% 两性霉素 B 配制液（曲霉菌及念珠菌首选）及 1% 伏立康唑配制液（主要针对耐药曲霉菌），每 30～60min 1 次，连续 1～2 周，以后逐渐减少维持 4～8 周。伏立康唑可与上述两种药物联用，有协同效应[2]。

（2）全身抗真菌药物治疗：严重患者全身应用氟康唑注射液静滴，200mg 每日 1 次，首次剂量加倍，或口服伊曲康唑 200mg，每日 1 次，疗程 3 周。耐药曲霉菌可全身应用伏立康唑补充剂量。

（3）散瞳及睫状肌麻痹剂：减轻睫状肌痉挛、防止虹膜后粘连。用 1% 阿托品眼膏、滴眼液或复方托吡卡胺滴眼液。

注意点

（1）应根据临床治疗效果和药敏结果调整治疗方案。

（2）对严重病例考虑行角膜移植手术者不用阿托品，可用短效散瞳药物如复方托吡卡胺活动瞳孔。

（3）无晶状体眼或人工晶状体眼的患者，如有大量前房积脓者谨慎散瞳，避免脓液进入后房。

（4）禁用糖皮质激素点眼。

附：局部用抗真菌药配制方法

两性霉素 B 2.5mg/mL
1. 将 10mL 灭菌注射用水加入 25mg 注射用两性霉素 B 中。
2. 充分溶解。配制成浓度为 2.5mg/mL 的溶液，放入避光容器中（性质不稳定，见光易分解）。
3. 放置于 4℃冰箱，有效期 3 天。点用前充分摇匀。
伏立康唑 10mg/mL
1. 将 20ml 灭菌注射用水加入 0.2g 注射用伏立康唑中。
2. 充分溶解。配制成浓度为 10mg/mL 的溶液。
3. 放置于 4℃冰箱，有效期 7 天。点用前充分摇匀。

2. 手术治疗

（1）角膜板层切除术：有菌丝苔被存在者，可行角膜病灶板层切除术，有助于去除菌丝及坏死组织，提高药物渗透性，增强疗效（图 1-5-14）。

（2）角膜胶原交联术：浅层角膜感染可考虑角膜胶原交联术，深基质感染、有内皮斑者效果常常不佳[3]（图 1-5-15）。

（3）基质/前房注药治疗：角膜深基质脓肿或内皮脓肿者可给予 5～10μg/0.1mL 两性霉素 B 或 50～100μg/0.1mL 伏立康唑基质联合或前房内注射，根据前房反应及角膜状况 5～7 天可重复进行（图 1-5-16）。

（4）角膜移植：严重病例上述治疗无效者可考虑角膜移植。对于术前检查无明显内皮斑者、严重前房积脓，术中剖切至深基质后其下组织干净、无浸润及内皮斑者，尽可能采用深板层角膜移植，尤其是大植片者，可明显降低术后排斥反应发生风险（图 1-5-17）。

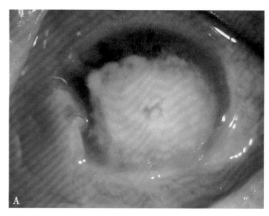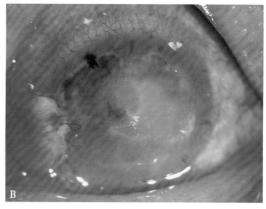

图 1-5-14 真菌性角膜炎 药物联合板层切除术治疗前后

A．角膜病灶表面干酪样坏死隆起，周围伪足样浸润，前房下方约 1mm 积脓。治疗方案：角膜板层切除术联合药物治疗（5% 那他霉素滴眼液 1h 1 次，0.5% 左氧氟沙星滴眼液 2h 1 次，0.3% 玻璃酸钠滴眼液每日 4 次）；B．治疗 2 周，角膜中央约 3mm×5mm 上皮未愈合，中央基质轻度浸润，余大部分基质透明，前房积脓消失

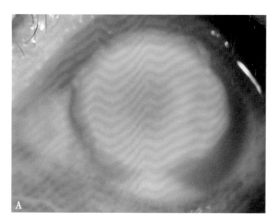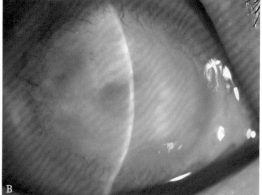

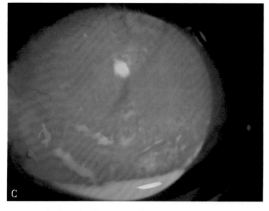

图 1-5-15 真菌性角膜炎 角膜胶原交联联合药物治疗前后

A．角膜 9mm×9mm 基质溶解溃疡，前房下方积脓呈中央朝上的三角形，尖端与角膜病灶相连。患者拒绝行角膜移植术。治疗方案：角膜胶原交联治疗联合药物治疗（0.25% 两性霉素 B 配制液 1h 1 次，1% 伏立康唑配制液 1h 1 次，0.3% 玻璃酸钠滴眼液每日 4 次）；B、C．治疗后 5 周，角膜基质灰白色混浊，仅上方小片浸润，周围水肿不明显，角膜周边新生血管长入，前房积脓消失；荧光素染色可见约 1mm×1mm 着染

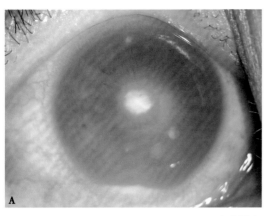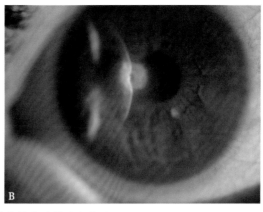

图 1-5-16　真菌性角膜炎前房注药治疗前后

板栗刺扎伤 3 个月反复眼红痛，伤后曾行角膜异物取出。视力眼前指数

A. 角膜中央见 3mm×3mm 圆形白色基质混浊浸润，并见角膜伤道，周围角膜轻水肿，可见多处混浊灶；中央浸润灶内皮面可见内皮斑，前房下方积脓 1mm；B. 两性霉素 B 10μg/0.1mL 基质 + 前房注射后 3 周，视力 0.25，角膜中央见 2mm×2mm 圆形白色基质混浊，中央凹陷变薄，周围水肿不明显，前房未见积脓

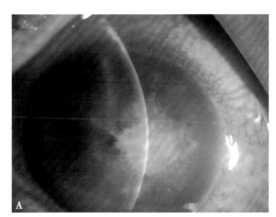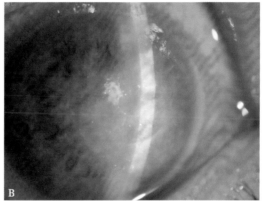

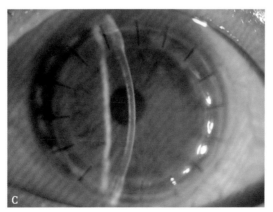

图 1-5-17　真菌性角膜炎　深板层性角膜移植前后

A. 左眼角膜中央偏颞下方致密灰白浸润，周边大量伪足样结构；B. 药物治疗联合角膜板层切除术后 1 周，上皮缺损面积减小，基质浸润稍变淡，但有向周边扩展趋势，颞侧已近角膜缘；C. 深板层角膜移植术后 1 个月，角膜植片透明，层间无浸润，前房清

如感染累及全层则需行穿透性角膜移植甚至全角膜移植术,术中用两性霉素 B、伏立康唑或氟康唑液冲洗前房,清除房角、虹膜及晶状体表面脓苔,减少感染复发风险,并行虹膜周边切除术,预防瞳孔阻滞性青光眼的发生(图 1-5-18)。

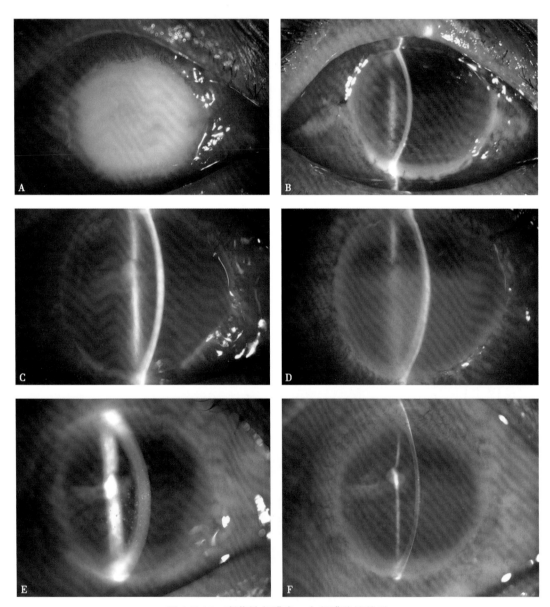

图 1-5-18 真菌性角膜炎 全角膜移植前后

A. 真菌性角膜炎患者,全角膜溃疡溶解,中央区近穿孔;B. 全角膜移植术后第一天,角膜植片尚透明,前房深,大量血性炎性渗出,下方可见血平面,虹膜视不清;C. 抗真菌及细菌治疗 1 周,前房渗出大部分吸收,下方少量积血,瞳孔区虹膜广泛后粘连,晶状体混浊;D. 全角膜移植术后 1 个月,未使用全身局部糖皮质激素,角膜缘血管怒张,植片下 2/3 混浊水肿,为免疫排斥反应;E. 抗免疫排斥反应治疗后,植片水肿消退,透明,中下方内皮面多量灰白点状 KP,晶状体灰白混浊;F. 全角膜移植术后 2 年,近半年点用他克莫司滴眼液每日 2 次,植片透明,内皮细胞密度 768 个 /mm²

（5）结膜瓣遮盖术：周边病灶可首选结膜瓣遮盖术（图 1-5-19）。其他由于各种原因不能接受角膜移植者亦可考虑。病情控制且稳定后可二期行角膜移植术（图 1-5-20）。

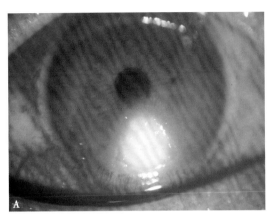
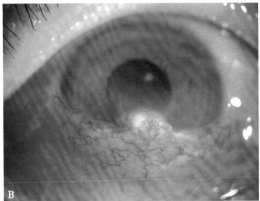
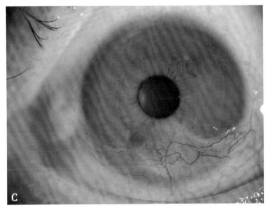

图 1-5-19　真菌性角膜炎　结膜瓣遮盖手术前后

A. 角膜下方 4mm×5mm 致密灰白溃疡灶，下方角膜周边新生血管长入；B. 结膜瓣遮盖术后 2 周，结膜瓣在位，角膜缝线已拆除，角膜中央偏下方基质仍见浸润，感染尚未完全控制，继续抗真菌治疗；C. 术后 3 个月，结膜无明显充血，角膜下方可见结膜瓣明显回退，角膜大部分透明，未见浸润水肿

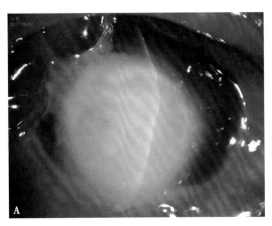
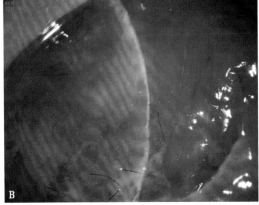

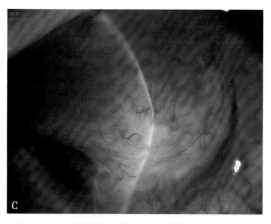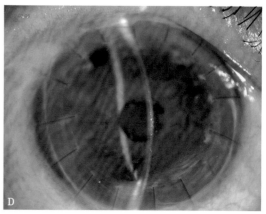

图 1-5-20　真菌性角膜炎　结膜瓣遮盖术后二期穿透性角膜移植术（该病例资料照片由陈蔚医生提供）

A. 真菌性角膜炎患者予以 5% 那他霉素滴眼液、0.25% 两性霉素 B 滴眼液及 1% 伏立康唑滴眼液联合点眼 1h 1 次，口服伊曲康唑 200mg，每日 1 次，病灶持续扩大，下方累及角膜缘；B. 行全角膜结膜瓣覆盖术，术后 1 天，缝线在位，感染尚未完全控制，继续抗真菌治疗；C. 结膜瓣遮盖术后 1 个月余，结膜无明显充血，角膜下方可见结膜瓣少许回退，鼻侧及颞侧近角膜缘处角膜透明，病情得以控制，予行角膜移植以恢复视力；D. 穿透性角膜移植术中保留患者角膜缘结构，术后 17 个月，角膜植片透明

3. 围术期处理

（1）术后常规应用抗真菌药物点眼每日 4～6 次，共 1～1.5 个月。抗生素滴眼液预防感染，每日 4 次，1～2 周。穿透性角膜移植、大植片者术后 1 周加用免疫抑制剂（1% 环孢素滴眼液或 0.1% 他克莫司滴眼液），每日 4 次，预防排斥反应发生。

（2）真菌感染角膜移植术后禁用激素，前房反应严重者手术当晚静滴短效激素如氢化可的松 100mg 1 次。一般在术后 1 个月确认感染无复发再局部加用激素（1% 醋酸泼尼松龙滴眼液或 0.1% 地塞米松滴眼液），1 个月后逐渐减量。大植片、偏中心者全身口服激素（醋酸泼尼松片 40mg，每日 1 次，每周减 5mg）。

（3）术后早期注意眼压观察与处理。

（4）有复发迹象者应加强抗真菌药物点药频率，或行结膜下注射，复发灶位于深基质或前房内者可行基质或前房注药，可重复进行，效果良好。严重者可能需更换植片（图 1-5-21）。

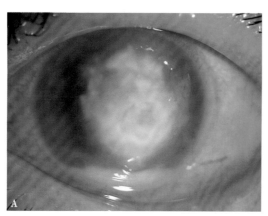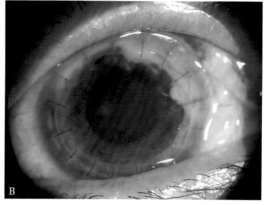

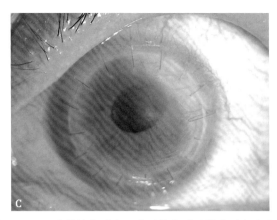

图 1-5-21　真菌性角膜炎　穿透性角膜移植术后复发处理

A.角膜中央偏颞侧 8mm×8mm 致密灰白溃疡,部分近穿孔,前房下方黏稠积脓;B.穿透性角膜移植术后 1 个月,加用局部糖皮质激素后颞上方房角处出现灰白脓肿,相应植床处浸润,给予两性霉素 B(10μg/0.1mL)植床基质联合前房注药;C.两次注药(间隔 5 天)后前房脓肿消失,12~3 点新生血管长入植床及植片边缘,颞上方植片轻度水肿

(曾庆延)

参 考 文 献

1. Cheng J,Zhai HL,Wang JY,et al. Clinical features and treatments of retrocorneal fungal infection. Zhonghua Yan Ke Za Zhi,2017,53(10):758-765.

2. Sradhanjali S,Yein B,Sharma S,et al. In vitro synergy of natamycin and voriconazole against clinical isolates of Fusarium,Candida,Aspergillus and Curvularia spp. Br J Ophthalmol,2018,102(1):142-145.

3. Shetty R,Nagaraja H,Jayadev C,et al. Collagen crosslinking in the management of advanced non-resolving microbial keratitis. Br J Ophthalmol,2014,98(8):1033-1035.

第六节　棘阿米巴角膜炎

棘阿米巴角膜炎(acanthamoeba keratitis,AK)是致病性自生生活阿米巴角膜炎中最为常见的一种感染,具有慢性、进行性、疼痛性特点。

【病因学】

与眼部感染相关的主要为致病性自生生活阿米巴,包括两个属:即棘阿米巴科的棘阿米巴属和双鞭毛阿米巴科的耐格里属,其中棘阿米巴属为导致角膜感染的最常见阿米巴原虫。棘阿米巴有滋养体和包囊两种生存形式,两者在一定条件下可以相互转化。棘阿米巴有许多基因型,其中最常导致角膜感染的为 T4 型。

【临床表现】

1.病史　常有外伤、配戴角膜接触镜、接触污水、角膜异物进入等病史,起病一般比较缓慢,多单眼发病。

2.症状　初期仅有轻微的异物感,眼红等,且视力一般不受明显影响。随着病情发展,症状逐渐加重,出现畏光,流泪,眼疼痛及视力下降,部分患者眼部疼痛剧烈,与角膜体征严重程度不成比例,出现症状与体征分离现象。

3. 体征

（1）早期：表现为点状、假树枝状角膜上皮浸润，或反复上皮糜烂，以及放射性角膜神经炎。易被误诊为病毒感染，抗病毒治疗无效，且反复加重，糖皮质激素治疗后可先好转，很快会迅速加重发展为角膜溃疡（图1-6-1）。

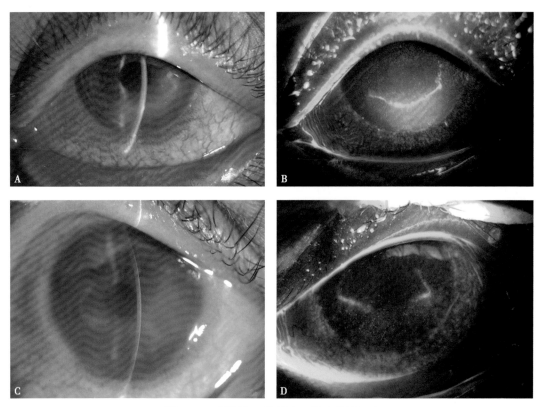

图 1-6-1　棘阿米巴角膜炎　治疗前后（1）

患者女，16岁，角膜塑形镜配戴史，左眼眼红不适10天

A、B. 左眼结膜混合性充血，角膜下方条形混浊浸润水肿；荧光素染色示角膜上皮线状缺损。激光共聚焦显微镜检查未见阿米巴包囊；C、D. 抗病毒治疗3周，患者自觉症状减轻，结膜充血减轻，角膜中下方不均匀浸润，稍水肿；荧光素染色示鼻颞侧角膜上皮两条半环形缺损。激光共聚焦显微镜检查仍未见阿米巴包囊

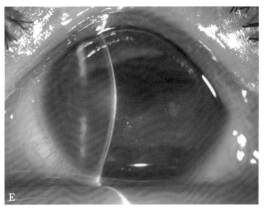

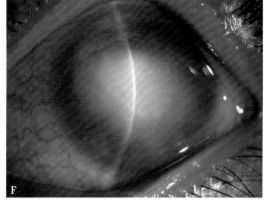

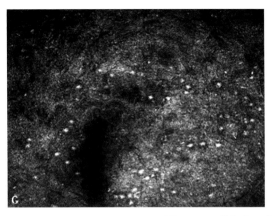
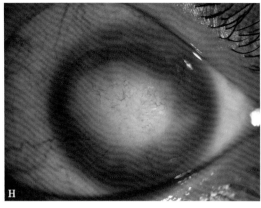

图 1-6-1 棘阿米巴角膜炎 治疗前后（2）

E. 继续抗病毒及 0.1% 他克莫司滴眼液治疗 3 周，结膜充血减轻，颞侧混浊不明显，角膜鼻侧仍见浸润，鼻下方基质新生血管长入；F. 加用 0.02% 氟米龙滴眼液治疗 1 个月无明显变化，加用 0.1% 地塞米松妥布霉素滴眼液治疗 3 天，角膜浸润加重，中央 3mm 区溃疡形成，周边基质大量新生血管长入；G. 激光共聚焦显微镜查见角膜基质散在大量阿米巴包囊，中央呈致密高反光；H. 给予角膜胶原交联联合抗阿米巴药物治疗，2 个月后结膜充血减轻，角膜混浊浸润范围减轻，上皮修复

（2）进展期：随着病情发展，形成盘状角膜溃疡，直径常大于 5mm。40% 患者出现环形角膜基质浸润，浸润区上皮可完整或缺损[1]（图 1-6-2）。

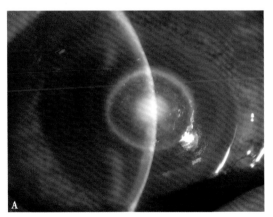
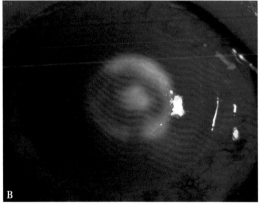

图 1-6-2 棘阿米巴角膜炎

患者，男，45 岁，右眼红不适 3 天

A. 右眼结膜混合充血（++），角膜中央环形灰白混浊，范围约 4mm×4mm，中央角膜深基质灰白混浊浸润；B. 该眼荧光素染色可见环形浸润灶处部分着色；C. 角膜溃疡处刮片行吉姆萨染色，视野中央可见双壁结构包囊（箭头所示），包囊内可见深蓝色致密核及核仁（×400）

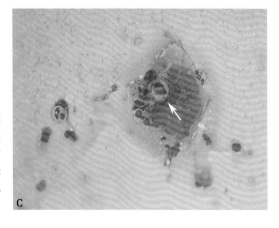

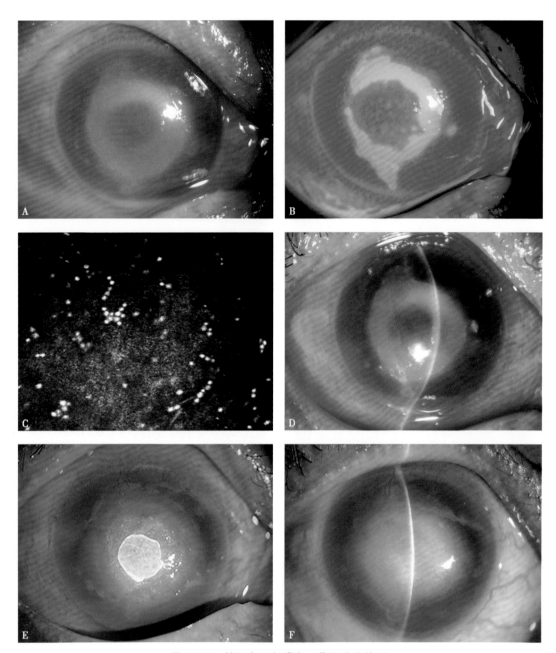

图 1-6-3　棘阿米巴角膜炎　药物治疗前后

患者,女,45 岁,有鱼塘水入眼史,眼红不适 1 周

A. 右眼结膜中度混合性充血,角膜中央 7mm 环形浸润,环形灶颞下方周边 6 点、7:30 点、8 点可见 3 处大小不等圆形混浊灶,前房下方 1mm 灰白积脓;B. 该眼荧光素染色可见环形浸润区上皮呈反 C 形缺损,向下延伸到 6 点处;C. 激光共聚焦显微镜可见角膜基质内大量成对、成串、成簇圆形高亮灰白反光结构,为阿米巴包囊;D. 治疗方案:0.04% 氯己定配制液、0.04%PHMB 配制液均每小时 1 次,0.3% 玻璃酸钠滴眼液每日 4 次,妥布霉素眼膏每晚 1 次,治疗 3 天角膜水肿稍减轻,浸润边界较前清晰,前房 6 点处线状积脓;E. 抗阿米巴治疗 3 个月,角膜中央 7mm 区混浊水肿,3mm 区角膜浅层变性,药物沉积;F. 治疗 7 个月,药物逐渐减量,结膜轻度充血,角膜中央 8mm 混浊,水肿不明显,上皮修复,上方基质新生血管长入

（3）晚期：角膜出现深基质溃疡，直径常大于8mm，部分患者角膜溃疡边缘区出现沟状溶解。可伴有明显的前房积脓，角膜变薄甚至穿孔。

（4）并发症：可并发前葡萄膜炎、巩膜炎、继发性青光眼和白内障等。

4．实验室检查

（1）角膜刮片细胞学检查：角膜病灶刮片吉姆萨染色后细胞学检查，显微镜下可观察到棘阿米巴包囊和滋养体（图1-6-2C）。

（2）角膜激光共聚焦显微镜检查：激光共聚焦显微镜检查可查见阿米巴包囊（图1-6-1G，图1-6-3C）。

（3）阿米巴培养：利用Page培养基培养5～10天，可见阿米巴滋养体和包囊（图1-6-4）。

（4）角膜组织病理学检查：角膜移植或活检，组织病理学检查见阿米巴包囊。

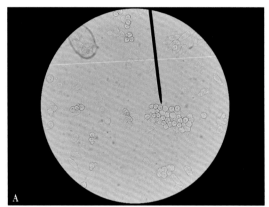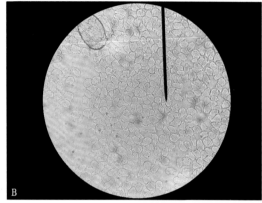

图1-6-4　培养的棘阿米巴包囊及滋养体(×400)

A. 包囊；B. 滋养体

【诊断】

1．临床诊断　临床诊断依据：

（1）危险因素存在，如外伤、角膜接触镜配戴，污水溅伤等。

（2）起病及发展缓慢，一般1周左右才出现明显临床表现。

（3）典型的角膜体征，如放射性神经炎、角膜环形浸润等。

注意点：早期患者的体征不典型，多数类似病毒感染或免疫反应，在怀疑阿米巴感染时，避免给予糖皮质激素诊断性治疗，以免加重病情，使后续治疗十分困难。

2．病因学诊断　角膜刮片细胞学检查、角膜激光共聚焦显微镜检查、阿米巴培养及病理学检查，任何一项检查观察到典型病原体均可确立诊断；仅一项检查可疑阿米巴，需要进行其他方法的检查；在实验室检查结果均为可疑时，需要密切结合临床及时作出判断。

【治疗】

棘阿米巴角膜炎的成功治疗主要取决于早期诊断与药物联合治疗。临床诊断一经确立，应即刻开始给予治疗。

1．药物治疗

（1）局部抗阿米巴药物[1]：目前临床常用于治疗棘阿米巴角膜炎的药物有四类：双胍类阳离子消毒剂、氨基糖苷类、芳香二咪类和咪唑类，通常联合用药。

　　双胍类阳离子消毒剂中氯己定（洗必泰）和聚六亚甲基双胍（PHMB）是目前最有效杀灭阿米巴滋养体和包囊的药物，为临床治疗首选。常用浓度为 0.02%～0.04%。

　　最初 3 天每 1h 1 次，昼夜点药，之后改为白天每 1h 1 次，夜间用妥布霉素眼膏或夫西地酸眼胶，1 周后改为每 2h 1 次，持续 2～4 周后逐渐减量，一般药物疗程需持续 6 个月以上。随访期间可用激光共聚焦显微镜观察基质中包囊密度，提示病情转归，指导调整药物[2]。

　　（2）局部对症治疗：散瞳以减轻前房反应。眼压高者给予降眼压药物。

　　（3）全身用药：对于进展期或晚期患者，可加用口服特比萘芬 250mg，每日 1 次，共 1～2 周，或口服伊曲康唑胶囊 100mg，每日 1 次，持续 1～2 周。

　　注意点：糖皮质激素能加重角膜炎严重程度，在疾病早期和进展期应避免使用。

　　2. 手术治疗

　　（1）早期可行角膜病灶清创术，有利于药物穿透。

　　（2）角膜胶原交联对角膜浅中基质阿米巴角膜炎也能起到一定控制作用（图 1-6-1）。

　　（3）对病情严重或进展迅速、药物治疗无效以及晚期患者，可根据病灶范围和深度选择板层、深板层或穿透性角膜移植术。

　　注意点：术后需继续抗阿米巴治疗，疗程不小于 3 个月。

（陈铁红　曾庆延）

参 考 文 献

1. 孙旭光，王智群. 阿米巴角膜炎诊断与治疗. 北京：人民军医出版社，2016.

2. Wang YE，Tepelus TC，Gui W，et al. Reduction of Acanthamoeba Cyst Density Associated With Treatment Detected by In Vivo Confocal Microscopy in Acanthamoeba Keratitis. Cornea，2019，38（4）：463-468.

第二章 非感染性角膜病变

第一节 暴露性角膜炎

暴露性角膜炎（exposure keratitis）是由于角膜失去眼睑保护而暴露所导致的角膜上皮干燥、脱落，甚至继发感染的角膜病变。

【病因学】

1. 眼睑缺损。

2. 眼睑位置异常（如睑外翻、手术源性上睑迟滞或眼睑闭合不全）。

3. 眼球突出，如甲状腺相关眼病或眼眶肿瘤。

4. 面神经麻痹、深麻醉或昏迷所致的眼睑闭合不全。

5. 神经退行性变，如帕金森病。

【临床表现】

1. 病史 常有上述疾病或手术史。

2. 症状 眼红、畏光、流泪、异物感；如果患者合并神经营养性角膜炎，可无明显疼痛等症状。

3. 体征

（1）眼睑闭合不全或瞬目不全（图 2-1-1）。

（2）眼睑畸形或位置异常（图 2-1-2）。

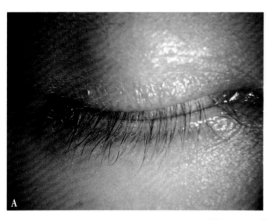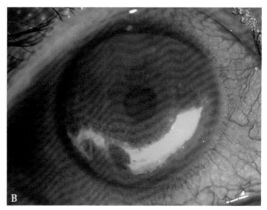

图 2-1-1 暴露性角膜炎

A. 车祸后昏迷 1 周患者，苏醒后发现眼睑仍闭合不全；B. 该眼结膜中度混合性充血，角膜下部上皮条形大片缺损

（3）病变多先始发于下 1/3 的角膜。病变初期，角膜、结膜上皮干燥、粗糙，暴露部位的结膜充血、肥厚，角膜上皮病变由点状上皮糜烂逐渐融合成大片的上皮缺损，病变迁延时，可形成角膜基质溃疡甚至角膜穿孔。

（4）后期角膜新生血管形成。

（5）继发感染时，则出现化脓性角膜溃疡。

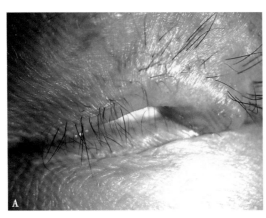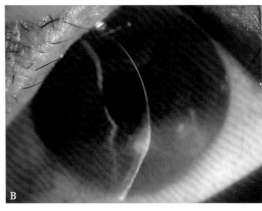

图 2-1-2　暴露性角膜炎

A. 外伤后眼睑畸形患者，眼睑闭合不全 1 年余；B. 该眼鼻下方角膜基质混浊变性，4～8 点周边新生血管长入角膜内 3～4mm

【诊断】

临床诊断主要依据典型病史、眼睑及角膜体征。

注意点：临床中应注意排除患者是否存在继发性角膜感染。对于角膜基质有浸润或病灶不清洁者，应行激光共聚焦显微镜检查，或实验室病原学检查排除真菌、细菌、阿米巴等感染。

【治疗】

治疗的主要原则为尽快去除暴露因素、保护角膜及促进修复以及预防继发性感染。

1. **手术治疗**　暴露性角膜炎的治疗关键是尽快处理导致角膜暴露的眼睑异常。根据角膜暴露原因及程度，选择做睑缘缝合术、结膜瓣遮盖术、眼睑缺损修补术、眼睑植皮术等。如上睑下垂矫正术所造成的严重暴露性角膜炎，应立即手术处理恢复眼睑闭合功能（图 2-1-3）。

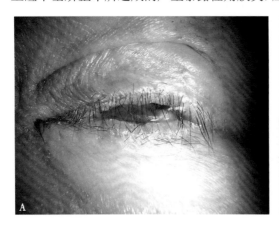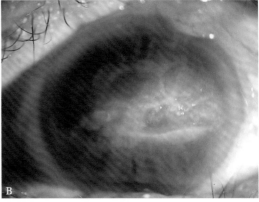

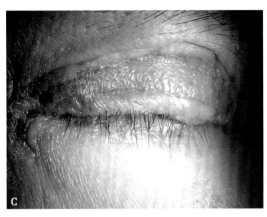
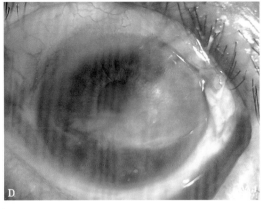

图 2-1-3　暴露性角膜炎　手术治疗前后

沙眼患者,曾行多次睑内翻倒睫矫正术

A. 上眼睑瘢痕,闭合不全;B. 该眼角膜中央基质大片混浊,不规则溃疡,明显变薄;C. 该眼行眼睑植皮手术,术后 1 个月,眼睑闭合基本良好;D. 眼睑植皮术后 1 个月,角膜溃疡修复,眼表炎症基本消失

　　(1)睑裂缝合术:保守治疗无效或效果不佳,可同时进行睑缘的部分缝合术,即仅缝合颞侧睑缘或中央 1/3 部分的睑缘(图 2-1-4)。

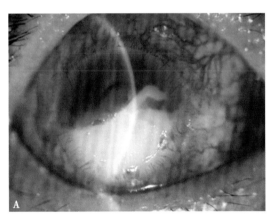
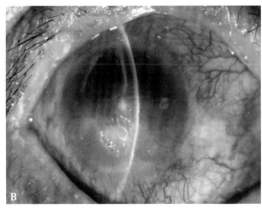

图 2-1-4　暴露性角膜炎　手术治疗前后

患者,男,右侧面神经麻痹,引起眼睑闭合不全

A. 结膜混合充血,下方角膜出现溃疡,灰白色基质浸润,新生血管长入,前房积脓约 6mm;B. 该患者给予右眼临时性睑缘缝合术,同时抗生素眼膏涂眼,术后 7 天复查时可见角膜溃疡明显缩小,基质浸润减轻,角膜新生血管长入,前房积脓约 1.5mm

　　(2)结膜瓣遮盖术:对于持续性眼睑闭合不全、溃疡长期存在的患者,可行结膜瓣遮盖术(图 2-1-5)。

　　(3)羊膜移植术:对于不适于结膜瓣遮盖,或希望不破坏结膜完整结构的患者,可以选择羊膜遮盖术,在促进溃疡愈合的同时,可减轻眼表炎症,尤其适于持续性上皮缺损、无菌性溃疡患者。

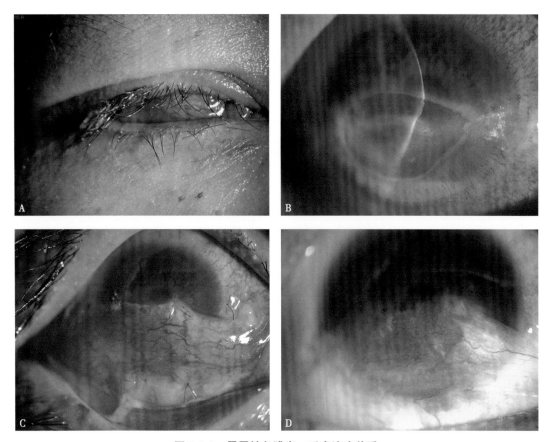

图 2-1-5 暴露性角膜炎 手术治疗前后

A. 面瘫患者，眼红 2 个月，药物治疗无效，就诊时眼睑闭合不全严重；B. 该眼结膜中度混合性充血，角膜中下方 5mm×7mm 上皮缺损，基质浸润，前房下方 2mm 积脓；C. 该眼行桥状结膜瓣遮盖术；D. 术后 1年，结膜无充血，结膜瓣在位，菲薄半透明状态，视力 0.5。眼睑仍存在轻度闭合不全

（4）角膜移植术：如果溃疡进展导致角膜穿孔时，需采取角膜移植术。术后需缝合眼睑以保护角膜植片。

2. 药物治疗

（1）保护角膜及促进角膜修复：使用不含防腐剂较为黏稠的人工泪液或凝胶，如 0.3%玻璃酸钠滴眼液，小牛血去蛋白提取物眼用凝胶等，每日 4～6 次。

（2）胶原酶抑制剂：当出现角膜基质溶解时，可联合使用胶原酶抑制剂，如 2% 乙酰半胱氨酸滴眼液每日 4～6 次或四环素眼膏每日 2～3 次。

（3）预防继发性细菌感染：氧氟沙星、夫西地酸或妥布霉素眼膏每日 4 次，晚间睡前 1 次。

（4）散瞳：当合并前房炎症，尤其是前房积脓时，需使用散瞳剂及睫状肌麻痹剂，有利于炎症吸收及缓解疼痛。

3. 其他物理治疗方法

（1）戴湿房镜：减少眼表泪液蒸发。

（2）角膜接触镜、巩膜接触镜[1,2]：临床应用期间注意同时给予人工泪液凝胶，晚间抗生素眼膏，并注意密切随访，根据情况每 2～3 周更换镜片（图 2-1-6）。

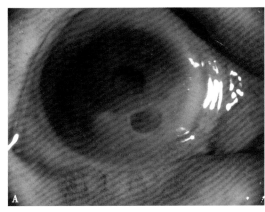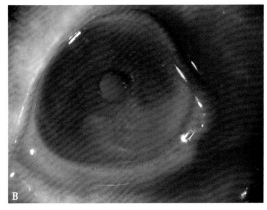

图 2-1-6 暴露性角膜炎 绷带镜治疗前后

患者因上睑下垂矫正术后眼睑闭合不全，发生暴露性角膜炎，病情迁延导致角膜溃疡形成

A. 鼻下方角膜 3mm 区域上皮缺损，边缘稍隆起，缺损区角膜基质尚清洁，角膜周边下方上皮灰白混浊；

B. 药物治疗的同时，配戴角膜绷带镜 1 周，角膜上皮基本修复

（陈铁红 曾庆延）

参 考 文 献

1. Zaki V.A non-surgical approach to the management of exposure keratitis due to facial palsy by using mini-scleral lenses.Medicine（Baltimore），2017，96（6）：e6020.

2. Grey F, Carley F, Biswas S, et al.Scleral contact lens management of bilateral exposure and neurotrophic keratopathy.Cont Lens Anterior Eye，2012，35（6）：288-291.

第二节　神经营养性角膜病变

神经营养性角膜病变（neurotrophic keratopathy，NK）是指由于角膜感觉神经损伤而导致的角膜营养障碍、知觉减退、角膜病变迁延不愈的一种疾病。

【病因学】

角膜感觉传导通路中的任何部位损伤均可导致神经营养性角膜病变的发生[1]。

1. 角膜神经分支的损害　如病毒感染、屈光手术、角膜移植手术、化学或热烧伤、眼表用药（麻药、噻吗洛尔、非甾体抗炎药）、慢性眼表炎症、长期戴角膜接触镜及角膜营养不良等。

2. 三叉神经及其分支睫状长神经的损害　如三叉神经的外伤、肿瘤（特别是听神经瘤）、手术（如射频热凝术治疗三叉神经痛）、放疗、单纯疱疹病毒和带状疱疹病毒感染及视网膜光凝损伤。

3. 脑干的损伤　如卒中、脑血管病、多发性脊髓硬化、脱髓鞘疾病及延髓空洞症等。

4. 可导致全身感觉神经功能减退的疾病　糖尿病、麻风病等。

5. 先天性角膜无知觉。

【临床表现】

1. 病史　一般均存在导致三叉神经角膜分支及其他节段损伤的病因。

2. 症状　眼红、异物感，无疼痛或疼痛轻微，视力下降。

3.体征

（1）角膜知觉减退或完全丧失，可伴有同侧面部知觉减退或完全丧失。

（2）早期有睫状充血，角膜表面失去光泽，睑裂区角膜出现点状、线状上皮糜烂。继续发展形成角膜中央或偏下方上皮缺损（图2-2-1），病程迁延者可发生无菌性溃疡，该溃疡呈横椭圆形，表面清洁，边缘光滑略隆起，周边无明显基质浸润（图2-2-2）。严重者发生角膜融解、继发感染或穿孔[2]。

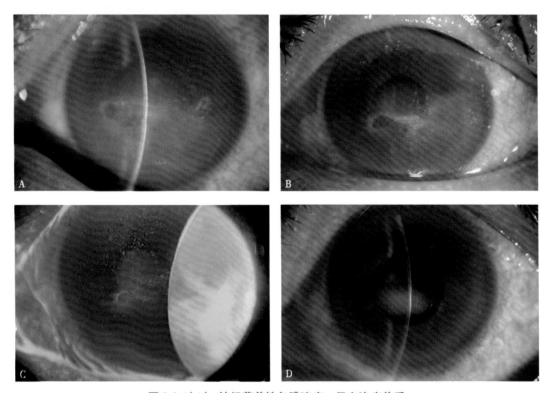

图2-2-1（1） 神经营养性角膜溃疡 保守治疗前后

既往有鼻咽癌放疗病史，糖尿病史，左眼红痛2个月

A.左眼角膜中央2mm×5mm横形溃疡，边缘灰白增厚隆起，溃疡基底部轻浸润；B.戴绷带镜联合自体血清、氧氟沙星眼膏治疗2天，溃疡面明显缩小，仅鼻下方1.5mm×1.5mm上皮缺损；C.继续治疗12天，上皮基本修复；D.持续使用人工泪液、神经营养药物，10个月后复查，角膜中央云翳，稍变薄，上皮完整，眼表仍较干燥

（3）并发虹膜睫状体炎，严重者出现后弹力层皱褶及前房积脓。

（4）可有三叉神经或面神经受损的表现：眼睑及面肌阵发性痉挛，口角歪向患侧，睑裂变小。

4.激光共聚焦显微镜检查 可发现角膜神经纤维数量减少、变细，甚至缺如。

【诊断】

1.依据病史、症状、典型角膜病变体征及角膜知觉检查可以诊断。

2.结合角膜共焦显微镜检查发现角膜神经形态减少或缺如可以确诊。

注意：对于迁延性角膜溃疡的患者在诊断中需注意排除继发性感染的可能。

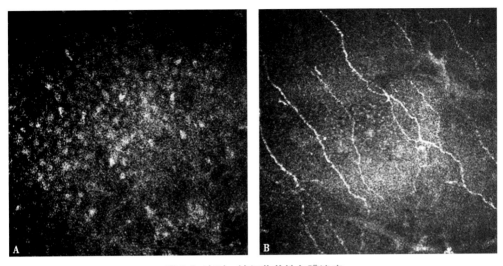

图 2-2-1（2） 神经营养性角膜溃疡

为图 2-2-1（1）患者初诊时激光共聚焦显微镜图像

A. 左眼角膜溃疡外区域可见基底膜层面上皮下神经纤维消失；B. 该患者对侧眼可见正常走行的上皮下神经纤维

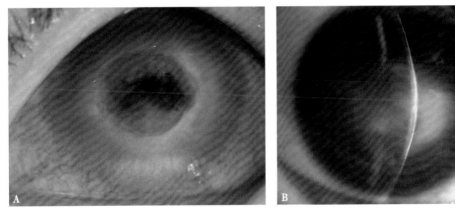

图 2-2-2 神经营养性角膜溃疡

患者为先天性小脑萎缩，面部及角膜知觉丧失

A. 患者左眼角膜中央 6mm×6mm 溃疡，边缘灰白隆起增厚，溃疡达深基质层，前房下方 3mm 积脓；B. 患者右眼角膜中央基质混浊，新生血管长入

【治疗】

1. 病因治疗 尽可能积极治疗导致神经损害的原发疾病。

2. 药物治疗

（1）无防腐剂人工泪液，如 0.1% 玻璃酸钠滴眼液或 0.3% 玻璃酸钠滴眼液每日 4～6 次；小牛血去蛋白眼用凝胶每日 3～4 次；严重者可给予 20%～40% 自体血清（配制方法见本节末附），每日 6～8 次。

（2）抗生素：如 0.3% 氧氟沙星眼膏预防感染，每日 1～2 次。注意晚间睡前需涂抗生素眼膏一次。

（3）糖皮质激素：在角膜上皮缺损修复后，可酌情应用低浓度激素减轻炎症反应，如0.02%～0.1%氟米龙滴眼液每日2～3次。

（4）全身给予口服维生素 A、C、B_1 和 B_{12} 药物辅助治疗。

3．物理性治疗

（1）患眼加压包扎（注意：每次连续包扎不要超过48h）。

（2）医用胶带封闭睑裂，由于随时可以打开胶带，所以这种方法可不影响点药。

（3）配戴角膜绷带镜（注意同时点用自体血清的患者，晚间须涂抗生素眼膏或凝胶，以预防感染，并每周更换镜片）。

4．手术治疗

（1）羊膜移植：适合角膜溃疡表浅且无继发感染的患者。

（2）结膜瓣遮盖：疗效肯定，术后并发症少，但是对眼球外观有影响（图2-2-3）。

（3）睑裂缝合术：如以上方法未能奏效，可行暂时性或永久性睑裂缝合术，可减少泪液蒸发、降低泪液渗透压，从而有效地帮助溃疡愈合。待原发病治愈及角膜知觉恢复后，再剪开缝合的睑裂（图2-2-4）。一般先考虑部分睑裂缝合术，这样既不影响用药，又利于观察病变的变化；对于严重深基质溃疡或长期迁延不愈的溃疡可采用全睑裂缝合术。

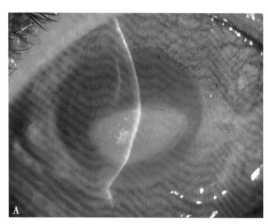
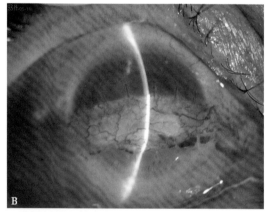

图2-2-3　神经营养性角膜溃疡　手术治疗前后
A. 腔隙性脑梗死病史半年，角膜中下方椭圆形溃疡，基质灰白浸润，角膜知觉减退；B. 行结膜瓣遮盖术后溃疡愈合

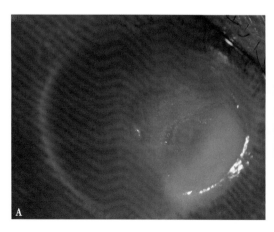
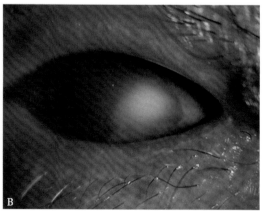

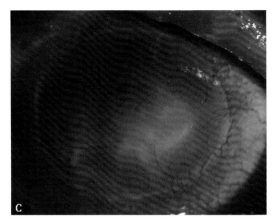

图 2-2-4 神经营养性角膜溃疡 手术治疗前后
脑梗死病史半年，右侧面部和左侧身体麻木感，眼红和视力下降 1 个月
A. 角膜鼻下象限边界清晰溃疡，基质浸润；B. 行羊膜移植术无效后，行鼻侧永久性睑裂缝合；C. 1 个月后剪开缝合睑裂，角膜溃疡愈合

（4）角膜移植术：术后应配戴高透氧的角膜绷带镜，或进行睑裂缝合保护角膜，此类患者术后角膜创口愈合迟缓，需要延迟拆线时间[3]，但应注意观察，及时拆除松脱的线结，防止松脱线结产生刺激症状，以及导致感染的发生。

附：自体血清简要配制方法[4]

1. 材料　无添加剂的灭菌真空采血管，离心机，灭菌药瓶，生理盐水。

2. 病人准备　前一天低盐低脂饮食，防止高血脂不易分离血清。干眼患者采血前 30～60min 可饮水 500～1 000mL，以扩大血容量得到更多血清。儿童、孕妇、高龄患者一般不作为被采血者。

3. 采血　肘静脉采血，一般可采 40～80mL，以满足 1 个月用量。

4. 静置　采取的新鲜血液采血管直立于试管架上，室温或 4℃冰箱静置 2～3h 再离心。

5. 离心　普通低速离心机，转速 3 000～4 000 转/min，离心时间 >10min，离心力在 2 000～3 000g 之间。

6. 稀释和分装　均在超净工作台上进行。根据病情需要配制 20%、33%、50%、100% 不同浓度血清，一般用 0.9% 生理盐水按比例稀释，也可用 0.1% 或 0.3% 玻璃酸钠滴眼液稀释。一次抽取血清稀释后分装，分装眼药瓶必须是未开封的新药瓶，每瓶装 2～3mL 为宜。分装后贴上标签，注明患者信息、配制日期及用法。

7. 保存　分装后立即避光冷冻保存。4℃最长可保存 1 个月，−20℃可保存 3 个月。但一般建议在 −20℃连续保存 1 个月内使用，更有利于其有效成分保持。

8. 使用　使用前从 −20℃冰箱取出放于 4℃解冻，完全解冻后再置于室温下可使用。复温使用后置于 4℃冰箱避光保存，不可再放入 −20℃冰箱。每瓶血清使用时间最好不要超过 3 天。

（鲁　静　曾庆延）

参 考 文 献

1. 吴元，晏晓明. 神经营养性角膜病变. 国际眼科纵览，2008，32（4）：277-280.

2. Dua HS，Said DG，Messmer EM，et al. Neurotrophic keratopathy. Prog Retin Eye Res，2018，66：107-131.

3. Mantelli F，Nardella C，Tiberi E，et al. Congenital Corneal Anesthesia and Neurotrophic Keratitis：Diagnosis and Management. Biomed Res Int，2015，2015：805876.

4. 刘祖国. 干眼. 北京：人民卫生出版社，2017：139-145.

第三节　上方角膜缘角结膜炎

上方角膜缘角结膜炎（superior limbic keratoconjunctivitis，SLK）是发生在上睑结膜、上方球结膜及角膜缘的炎性疾病，其主要表现为上方球结膜充血、水肿，上方角膜缘浸润，同时可伴有浅层点状角膜病变和角结膜纤维化。

【病因】

SLK 的病因尚未明确，目前认为：

1. 上方球结膜松弛　上方球结膜的松弛可能在发病机制中起一定作用。

2. 机械摩擦理论　瞬目时上方球结膜不断与上睑结膜面摩擦，从而导致慢性炎症。

3. 自身免疫性疾病　部分患者同时有全身性疾病，如甲状腺功能异常，干眼和眼表慢性炎症。

【临床表现】

1. 病史与症状

（1）病史：中年女性常见，双眼发病，个别患者可单眼发病。多呈周期性发作，可持续1～10年。

（2）症状：无特异性症状，患者常有轻微眼磨疼、异物感、干涩、畏光等。

2. 体征

（1）上方球结膜局部充血：充血区域呈倒梯形，同时伴有结膜水肿；靠近角膜缘的球结膜上皮角化、肥厚，有的甚至出现堤防状外观（图 2-3-1）。

（2）上睑结膜细小的天鹅绒样乳头。

（3）球结膜及邻近角膜荧光素、丽丝胺绿、孟加拉玫瑰红染色阳性。

（4）上方角膜缘区浸润，荧光素染色呈阳性，部分患者出现角膜上皮有丝状物形成。

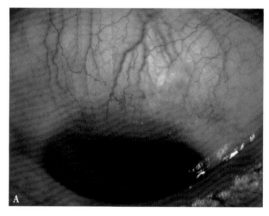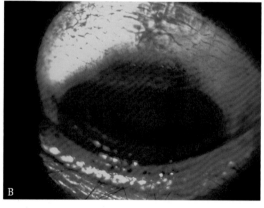

图 2-3-1　上方角膜缘角结膜炎（该病例资料照片由曾庆延医生提供）

A. 上方球结膜局部充血，增厚隆起，血管长入；B. 上方肥厚球结膜荧光素染色阳性

【诊断】

临床诊断主要依据典型病史及上方球结膜和角膜缘体征。实际工作中，诊断 SLK 后，应请内分泌科会诊，排除相关疾病，如甲亢等。

【治疗】

1. 药物治疗

（1）眼表润滑剂：一般选用不含防腐剂人工泪液，如 0.1% 玻璃酸钠滴眼液每日 6～8 次，或维生素 A 眼用凝胶每日 3～4 次。对于严重或短期内反复发作的患者，可选用 20% 自体血清每日 4～6 次。

（2）糖皮质激素：局部使用低浓度糖皮质激素滴眼液，如 0.1% 氟米龙或 0.5% 氯替泼诺滴眼液每日 3～4 次。

（3）免疫抑制剂：对于糖皮质激素治疗效果不佳者，可给予 1% 环孢素滴眼液，每日 4 次；0.1% 他克莫司滴眼液每日 2～3 次[1]。

（4）抗组胺药物：轻度病变可选用肥大细胞膜稳定剂，如 0.1% 富马酸依美斯汀滴眼液，每日 4 次。

2. 物理治疗　对于症状严重者，在药物治疗的同时可配戴大直径角膜绷带镜。

3. 手术治疗

（1）泪道栓：对于伴有水液缺乏型干眼的患者，补充人工泪液治疗效果不佳者，可行泪道栓植入。建议选用可吸收泪小管或泪点栓。

（2）手术（图 2-3-2）：药物治疗无效的患者，为了消除或减轻摩擦产生的机械作用，可以采用：

1）单纯结膜切除术。

2）结膜切除联合羊膜移植。

3）结膜烧灼术。

4）冷冻疗法。

5）结膜固定缝合。

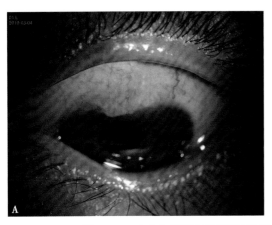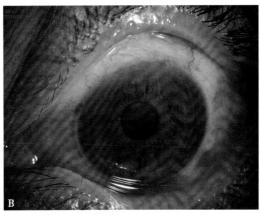

图 2-3-2　上方角膜缘角结膜炎（该病例资料照片由陈蔚、赵泽林医生提供）

患者，女，43 岁，既往有甲状腺功能亢进病史，左眼红肿 1 年就诊

A. 左眼上方结膜充血伴结膜下纤维组织增生，并长入角膜约 2mm；予 0.1% 氟米龙滴眼液，每日 4 次，妥布霉素地塞米松眼膏睡前 1 次，加替沙星眼用凝胶每日 3 次，治疗 2 周后行手术治疗；B. 患者左眼结膜下增生组织切除并冷冻术后 3 月，因眼红 3 天复诊，可见左眼颞侧结膜下少许出血，上方结膜无充血，上方结膜创口平整，角膜透明

近年来有报道显示，高频无线电波治疗伴有球结膜松弛症的 SLK，方法简单、安全有效 [2]，可迅速增加上方球结膜张力，缓解症状。

（徐 梅 赵 敏）

参 考 文 献

1. Kymionis GD，Klados NE，Kontadakis GA，et al. Treatment of superior limbic keratoconjunctivitis with topical tacrolimus 0.03% ointment. Cornea，2013，32（11）：1499-1501.

2. Ahn JM，Choi CY，Seo KY. Surgical approach with high-frequency radiowave electrosurgery for superior limbic keratoconjunctivitis. Cornea，2014，33（2）：210-214.

第四节　Thygeson 浅层点状角膜炎

Thygeson 浅层点状角膜炎（Thygeson superficial punctate keratitis）是 1950 年由 Thygeson 首次报道并以其名字命名的疾病，临床表现的特点为双眼角膜浅层出现粗糙点状混浊，呈有不同形态的荧光素着色，具有反复发作倾向 [1]。

【病因学】

Thygeson 浅层点状角膜炎的病因尚未明确。可能与病毒感染有关；有研究表明其与免疫应答相关的抗原 HLA-DR3（human leukocyte antigen-DR3）相关，可能具有一定遗传倾向 [2]。

【临床表现】

1. 病史与症状

（1）病史：病程迁延数月或数年，反复发作，病情轻重不一，有时可自行消退。

（2）症状：双眼突发性流泪、灼痛、畏光、异物感等，急性发作期眼部刺激症状明显。

2. 体征

（1）双眼角膜上皮散在粗糙点状混浊，数目多少不等，外形近似圆形，多局限于角膜上皮层内，表面微隆起，常始见于角膜中央区，荧光素染色阳性（图 2-4-1 和图 2-4-2）。

（2）少数病例可出现角膜上皮下混浊，推测可能与抗病毒药物使用有关。

（3）角膜点状混浊治愈后，一般角膜不留任何瘢痕。

（4）结膜无充血或轻微充血，前房无炎症反应。

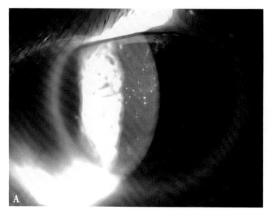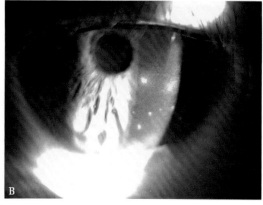

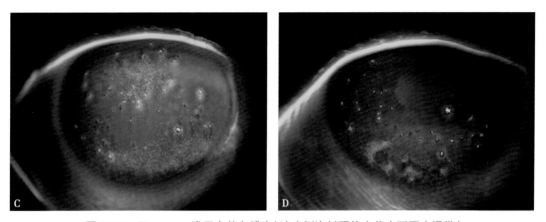

图 2-4-1 Thygeson 浅层点状角膜炎（该病例资料照片由曾庆延医生提供）

患者眼痛不适 3 个月，点用抗病毒药物 2 个月

A、B. 患者双眼角膜中央区上皮多个灰白点状粗糙隆起，隆起点附近上皮亦呈弥漫性混浊状态；C、D. 患者双眼角膜点状混浊区荧光素染色阳性，并可见混浊点隆起于角膜表面

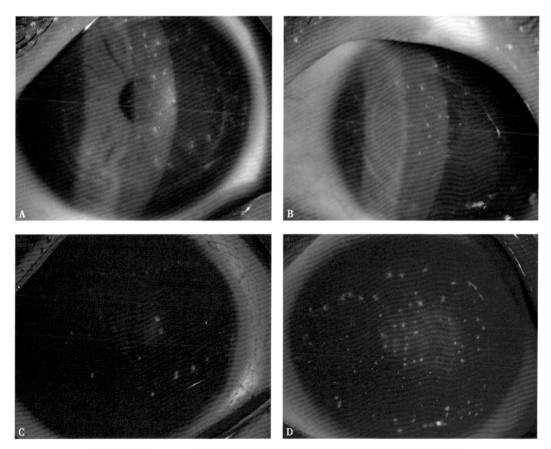

图 2-4-2 Thygeson 浅层点状角膜炎（该病例资料照片由曾庆延医生提供）

A、B. 患者双眼角膜上皮层多量灰白细点状混浊病灶，稍隆起于角膜表面，球结膜充血不明显；C、D. 同一患者双眼角膜上皮灰白点状病灶荧光素染色阳性

临床上对抗生素类药物治疗无效，而糖皮质激素局部应用可明显减轻症状和体征。一般用药1～3周临床表现消失，但停药后易复发。

3. 辅助检查　激光共聚焦显微镜观察发现，在病灶区可见主要局限于上皮层内、簇集的高反光圆点，以及上皮下大量活化的朗格汉斯细胞，上皮层下神经纤维层密度下降（图2-4-3）[3]。

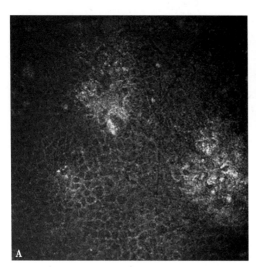 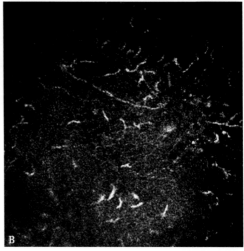

图2-4-3　Thygeson浅层点状角膜炎激光共聚焦显微镜下改变（该病例资料照片由曾庆延医生提供）
A. 患者右眼角膜上皮层内、簇集的高反光圆点灶；B. 上皮下大量活化的朗格汉斯细胞，上皮下神经纤维密度显著降低

【诊断】
临床诊断主要依据典型病史和角膜体征。

【治疗】
Thygeson浅层点状角膜炎的治疗以局部药物治疗为主（图2-4-4）。

1. 糖皮质激素　一般选用低浓度糖皮质激素治疗，如0.1%氟米龙滴眼液或0.5%氯替泼诺滴眼液，每日3～4次，根据病情逐渐减量，角膜体征全部消失后，糖皮质激素滴眼液每日1次巩固治疗1周再停用，以减少复发。

2. 免疫抑制剂　对于病情严重，或糖皮质激素治疗效果不佳，或停药即复发的患者，可给予0.1%他克莫司滴眼液每日2～3次治疗，根据病情可以与糖皮质激素滴眼液联合应用，也可单独应用，有研究表明0.1%他克莫司滴眼液点眼能长期有效控制Thygeson浅层点状角膜炎，一般耐受性良好，无明显局部或全身副作用[4]。但是实际临床应用时，仍应该注意以下几点：

（1）儿童患者避免长期应用免疫抑制剂。

（2）角膜病变得到控制后，逐渐减量，以最低有效次数维持治疗。

（3）对于老年、体质较弱或有糖尿病等代谢性疾病的患者，应注意继发性感染发生的可能。

3. 眼表润滑剂　一般选用不含防腐剂人工泪液，如0.1%玻璃酸钠滴眼液，急性期每日6～8次，恢复期每日3～4次。

4. 绷带镜　适应于刺激征明显的患者,可明显缓解症状。

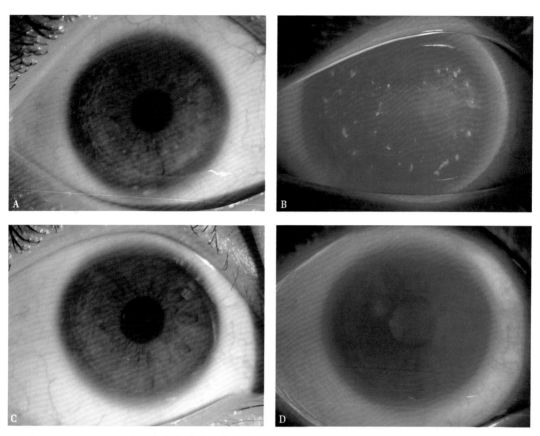

图 2-4-4　Thygeson 浅层点状角膜炎　药物治疗前后（该病例资料照片由张明昌、谢华桃医生提供）

患者,男,9 岁,双眼畏光、流泪、频繁眨眼半年余

A、B. 患者右眼球结膜轻度充血,角膜上皮层多量灰白点状混浊病灶,稍隆起于角膜表面,荧光素染色阳性;

C、D. 给予 0.1% 氟米龙滴眼液每日 2 次,0.1% 他克莫司滴眼液,每日 2 次,共 4 周,角膜混浊完全消退,荧光素染色阴性

（徐　梅　赵　敏）

参 考 文 献

1. Thygeson P. Clinical and laboratory observations on superficial punctate keratitis. Am J Ophthalmol,1966,61（5 Pt 2）: 1344-1349.

2. Duszak RS. Diagnosis and management of Thygeson's superficial punctate keratitis. Optometry,2007,78（7）: 333-338.

3. Kobayashi A,Yokogawa H,Sugiyama K. In vivo laser confocal microscopy findings of Thygeson superficial punctate keratitis. Cornea,2011,30（6）: 675-680.

4. Marquezan MC,Nascimento H,Vieira LA,et al. Effect of Topical Tacrolimus in the Treatment of Thygeson's Superficial Punctate Keratitis. Am J Ophthalmol,2015,160（4）: 663-668.

第五节　丝状角膜炎

丝状角膜炎（filamentary keratitis，FK）是由各种原因引起角膜上皮层出现由变性上皮细胞及黏液组成丝状物的一种疾病。

【病因学】

本病发病机制尚不明确，有研究认为 FK 主要是由眼睑和眼表上皮细胞摩擦所致。能够导致 FK 的诱发因素众多，主要包括：

1. 全身因素　如自身免疫性疾病、代谢性疾病等。

2. 眼局部因素

（1）干眼：是较常见的因素，常见于水液缺乏型干眼[1]。

（2）眼表疾病：如病毒性角膜结膜炎、上方角膜缘角结膜炎、特发性眼睑痉挛、复发性角膜上皮糜烂、神经营养性角膜病变、春季卡他性角膜结膜炎、上睑下垂及大角度斜视等。

（3）眼部手术后：角膜移植术、LASIK 手术及白内障摘除术等。

（4）其他因素：抗青光眼药物的局部应用、长期配戴眼罩或包扎眼等。

【临床表现】

1. 症状

（1）轻者仅有眼部异物感。

（2）重者可有眼磨、眼痛、眼红、异物感、畏光、流泪等刺激症状。

2. 体征　裂隙灯检查可见角膜表面粘丝状物，数目不等，长短不一；角膜荧光素染色阳性，丝状物的一端附着于角膜表面，一端呈游离状态。丝状物附着处角膜可有局部灰白色混浊（图 2-5-1）。

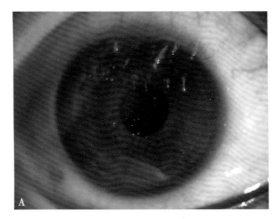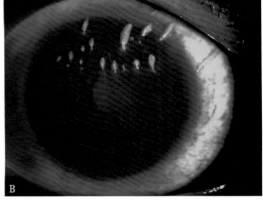

图 2-5-1　丝状角膜炎

患者，男，26 岁，无明显诱因右眼反复红痛 3 个月

A. 右眼结膜轻度混合性充血，角膜上方多量灰白丝状物附着，长短不一；B. 该眼荧光素染色后清晰显示丝状物形态，基底部较细，附着于角膜表面，另一端游离

3. 辅助检查

（1）HD-OCT：丝状物根部固定在角膜上皮层和浅基质层之间，累及前弹力层，丝状物呈高反光状态，在下方角膜组织中形成伪影。

（2）激光共聚焦显微镜：检查可见丝状物由角膜上皮细胞、炎性细胞、黏液及一条高反光条索形核心构成。核心中含上皮细胞、炎性细胞及纤维状组织。丝状物的根部大部分植于浅层基质，也可位于前弹力层或上皮基底膜处。

【诊断】

临床诊断主要依据典型的角膜体征。

【治疗】

1. 病因治疗　尽可能寻找病因，针对病因治疗。

2. 药物治疗

（1）眼表润滑剂：干眼患者给予不含防腐剂的人工泪液，如 0.1% 玻璃酸钠滴眼液，每日 4～6 次；严重的患者可给予 20%～40% 自体血清，每日 4～6 次，血清中的生长因子，可以帮助重建健康的眼表环境，同时血清也有抗炎作用[2]。

（2）抗炎或免疫抑制剂：可点用非甾体类滴眼液，如 0.1% 普拉洛芬滴眼液等，每日 2～4 次，眼表炎症明显的患者给予糖皮质激素滴眼液，如 0.1% 氟米龙或 0.5% 氯替泼诺滴眼液，每日 2～4 次。合并有全身自身免疫疾病，或反复发作者，可点用 1% 环孢素滴眼液，或 0.1% 他克莫司滴眼液，每日 2～3 次（图 2-5-2）。抗炎治疗中应注意，对于有感染因素，如病毒性角膜炎等，应同时给予抗感染药物治疗。

3. 物理治疗　绷带镜：对于顽固性 FK 患者，可在去除丝状物后戴绷带镜，但需密切随访。配戴时常规加用 0.5% 左氧氟沙星滴眼液，每日 1～3 次，或晚间涂抗生素眼用凝胶预防感染，一般 2～3 周更换镜片。

4. 手术治疗

（1）泪点栓植入[3]：对于单纯利用药物治疗效果不佳的患者可考虑泪点栓治疗。

（2）丝状物去除：表面麻醉下使用显微无齿镊将丝状物从基底部轻轻夹除。

（3）准分子激光治疗性角膜切削术（PTK）：反复发作、症状较重者，且其他方法治疗效果不佳者，可考虑行 PTK。注意 PTK 术后仍需要巩固性的药物治疗。

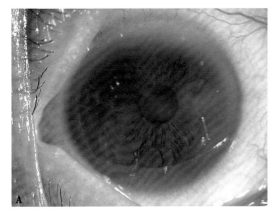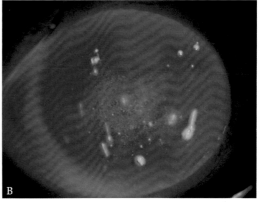

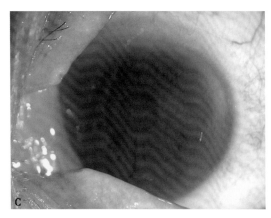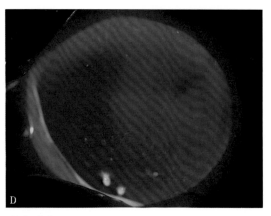

图 2-5-2　丝状角膜炎

患者，女，63 岁，双眼干、异物感 1 年。干燥综合征病史

A、B. 左眼结膜轻度混合性充血，角膜表面干燥，多量灰白丝状物；C、D. 经过去除丝状物，0.3% 玻璃酸钠滴眼液、0.1% 他克莫司滴眼液，每日 4 次，治疗 3 天，左眼结膜充血减轻，角膜透明，仅颞侧、下方少许丝状物残留

（牛晓光　曾庆延）

参 考 文 献

1. Albietz J，Sanfilippo P，Troutbeck R，et al. Management of filamentary keratitis associated with aqueous-deficient dry eye. Optom Vis Sci，2003，80（6）：420-430.

2. Celebi AR，Ulusoy C，Mirza GE. The efficacy of autologous serum eye drops for severe dry eye syndrome：a randomized double-blind crossover study. Graefes Arch Clin Exp Ophthalmol，2014，252（4）：619-626.

3. Lv H，Liu Z，Li X，et al. Effect of lacrimal plugs combined with deproteinized calf blood extract eye gel for filamentary keratitis. J Ocul Biol Dis Infor，2010，3（4）：134-140.

第六节　复发性角膜糜烂综合征

复发性角膜糜烂综合征（recurrent corneal erosion syndrome，RCES）又称复发性角膜上皮糜烂，是各种原因致角膜上皮基底膜连接异常，以松散黏附的角膜上皮反复剥脱为特征的角膜疾病，病情容易反复发作，临床上较为常见。

【病因学】

1. 原发性　角膜上皮基底膜营养不良最常见，其他包括 Reis-Bücklers 营养不良、格子样营养不良及颗粒状营养不良等。

2. 继发性　纸张、指甲等造成的角膜轻微擦伤是复发性角膜糜烂最常见原因，另外，多种眼科手术，如白内障手术、胬肉手术和角膜激光手术等均可引起。

3. 其他　如糖尿病、化学伤、睑板腺功能障碍等。

【临床表现】

1. 病史与症状

（1）病史：常有原发性疾病史，或轻微钝性外伤史或手术史。

（2）症状：起病急，表现为突发眼痛，畏光流泪，甚至出现视物模糊，常发生在夜间或晨起时，病情反复发作。

2. 体征

（1）局部点状或片状上皮剥脱，伴或不伴上皮或上皮下水肿混浊，荧光素染色可显示上皮松脱隆起或上皮缺损（图 2-6-1）。

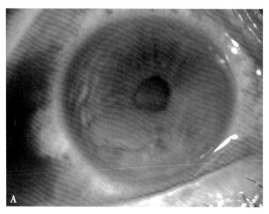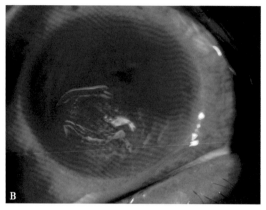

图 2-6-1　复发性角膜上皮糜烂

患者被书本打伤后，反复眼红痛 3 个月，加重 2 天

A. 结膜中度混合性充血，角膜中下方上皮灰白色松脱浮起；B. 同一患者角膜荧光素染色显示上皮松脱，小片着色

（2）角膜上皮黏附异常：角膜上皮未脱落前，虽然荧光素染色可为阴性，但是能显示出黏附异常的上皮区域界限[1]（图 2-6-2）。表麻后，在裂隙灯下用棉签尖端轻触角膜，如果角膜上皮在很轻的推力下，即可出现皱褶或出现部分脱落，则可判断为角膜上皮黏附疏松。

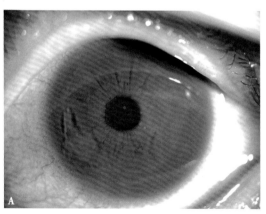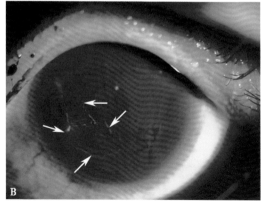

图 2-6-2　复发性角膜上皮糜烂

患者，女，50 岁，糖尿病史 10 年，反复眼红痛史，加重 1 天

A. 左眼结膜中度混合性充血，角膜基本透明；B. 同一患者角膜荧光素染色显示 6～10 点瞳孔缘外片状上皮松脱，呈上皮囊肿状改变，荧光素染色可清晰显示囊肿边界（白色箭头所示）

（3）角膜上皮点状、微囊状病变：在角膜营养不良患者中，通过裂隙灯后照法双眼可见点状、微囊状、指状上皮和上皮下以及基质格子样、颗粒状混浊改变（图 2-6-3）。

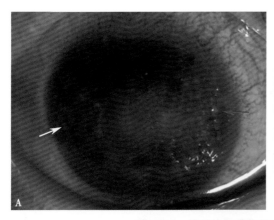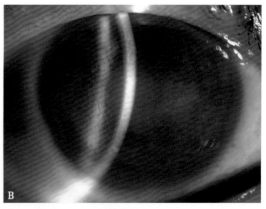

图 2-6-3　格子状角膜营养不良　复发性角膜上皮糜烂

患者,女,45 岁,双眼视力下降 10 余年,反复双眼眼红痛 2 年,右眼加重 1 个月

A. 右眼角膜上皮不平整,大范围松脱隆起(白色箭头所示),鼻侧上皮桑葚样改变(红箭头所示);B. 同一患者对侧眼检查可见上皮灰白变性,基质内多量透明点、线条样改变

3. 激光共聚焦显微镜检查　角膜上皮基底细胞增大,在上皮的基底细胞,翼细胞层及前弹力层可见高反光的颗粒状结构,基底神经丛缩短或出现异常形态,神经纤维束数量下降。

【诊断】

临床诊断主要依据病史及角膜典型体征。

【治疗】

1. 非手术治疗

(1) 人工泪液:使用无防腐剂的人工泪液或凝胶,每 2~6h 1 次,以缓解症状。急性期过后,一般继续使用无防腐剂人工泪液至少 3~6 个月,睡前加用人工泪液凝胶。

(2) 抗生素眼膏:局部应用 0.3% 氧氟沙星眼膏每日 4 次,预防感染,直至上皮愈合。

(3) 自体血清[2]:20%~40% 自体血清对治疗及预防复发有较好的效果,缺点是没有成品,需自行制备,保存不便。使用时需联合使用抗生素预防感染。

(4) 绷带镜(图 2-6-4):反复发作或上皮松脱范围大(超过 5mm)的患者,可撕除松脱上皮,并配戴绷带镜,配戴时间至少需要 6 周,每 3 周更换 1 次,同时需使用抗生素眼药水或眼膏以预防感染,重者可延长配戴时间至 3~6 个月。

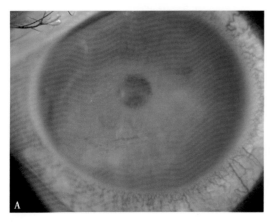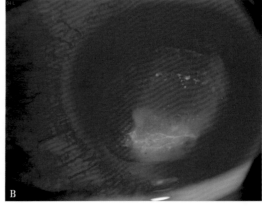

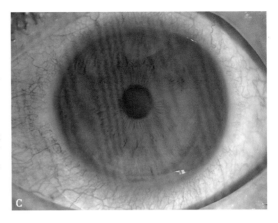

图 2-6-4　复发性角膜上皮糜烂　保守治疗前后
患者,男,30 岁,左眼被抓伤 40 天,流泪伴视力下
降 3 天
A. 结膜中度混合性充血,角膜上皮弥漫性水肿,中
央见直径 6mm 角膜上皮松脱,下方见 0.2mm×2mm
上皮缺损,其下基质轻度水肿,后弹力层皱褶;B. 同
一患者角膜荧光素染色显示上皮大片松脱,部分着
色;C. 该患者行松脱上皮撕除+绷带镜配戴 3 天,
接触镜在位,角膜透明,上皮光滑

2. 手术治疗

(1) 角膜浅基质层针刺(图 2-6-5):通过角膜微小创面形成瘢痕使上皮与其下方基底膜、
Bowman 膜及基质层紧密粘连。

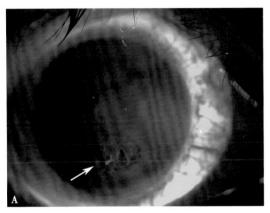

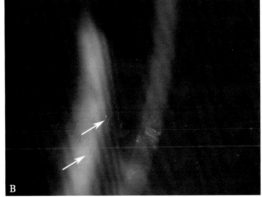

图 2-6-5　复发性角膜上皮糜烂　手术治疗前后
患者,女,31 岁,2 个月前右眼被书碰伤,反复眼痛
流泪,加重 1 天
A. 右眼角膜荧光素染色显示下方上皮 3mm×3mm
局部松脱,呈上皮囊肿样改变;B. 该患者行下方角
膜浅基质层针刺,术后第一天,角膜接触镜在位,可
见角膜浅基质层针刺痕迹(白色箭头所示)。术后恢
复良好,但 3 个月后患者右眼再次被手指碰伤,角
膜中央出现上皮松脱,行 PTK 治疗;C. 同一患者
PTK 术后 1 年复查,角膜上皮光滑,下方仍可见浅
基质层针刺瘢痕(白色箭头所示)

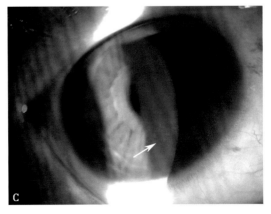

　　方法:撕除剥脱区域及周边约 0.5mm 范围内的角膜上皮,以 25G 针头垂直于角膜表
面在无上皮区穿刺,根据角膜上皮剥脱范围均匀连续穿刺 10~20 个点,点与点间隔 0.5~
1.0mm,深度以针尖刚刚刺入角膜为准,最深不超过 1/4 角膜厚度。缺点是会形成瘢痕影响
视力,一般适于非视轴区病变,术后仍有复发可能。

（2）准分子激光治疗性角膜切削术（phototherapeutic keratectomy，PTK）[3]（图 2-6-6）：是使用准分子激光对病变区域进行切削，其原理可能是激光激活了成纤维细胞，促进了角膜上皮与基底膜及 Bowman 层之间的黏附。

一般去除上皮后切削深度 15～20μm，稳定期可采用 Trans-PTK 程序（Amaris）直接切削 70μm。如患者合并近视可行准分子激光屈光性角膜切削术（photorefractive keratectomy，PRK）治疗。手术安全快捷，复发率低。

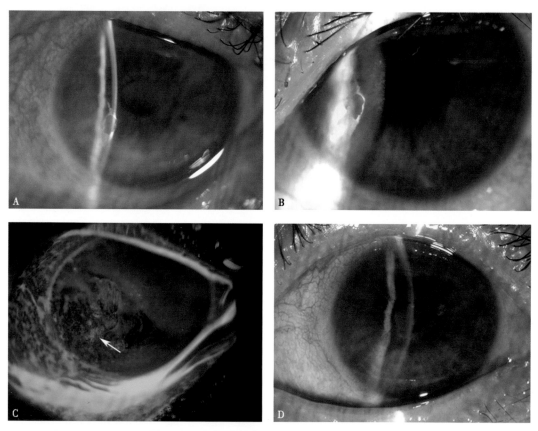

图 2-6-6　复发性角膜上皮糜烂　手术治疗前后

患者，女，58 岁，左眼翼状胬肉术后 3 个月，反复眼红痛异物感

A. 左眼结膜轻度混合性充血，鼻侧结膜植片平伏在位，角膜无水肿，鼻下方中周部可见小片上皮下钙化变性斑；B. 同一眼宽光带检查显示钙化区前端角膜上皮灰白变性，稍浮起（白色箭头所示）；C. 同一眼荧光素染色显示角膜鼻侧约 5mm×6mm 范围上皮松脱，隆起呈上皮囊肿样改变（白色箭头所示）；D. 该眼行 PTK 治疗，术后 3 天，绷带镜在位，角膜透明，无水肿

（曾庆延　牛晓光）

参 考 文 献

1. Diez-Feijoo E，Grau AE，Abusleme EI，et al. Clinical presentation and causes of recurrent corneal erosion syndrome：review of 100 patients. Cornea，2014，33（6）：571-575.

2. Lee JH，Kim MJ，Ha SW，et al. Autologous Platelet-rich Plasma Eye Drops in the Treatment of Recurrent Corneal Erosions. Korean J Ophthalmol，2016，30（2）：101-107.

3. Dedes W，Faes L，Schipper I，et al. Phototherapeutic keratectomy（PTK）for treatment of recurrent corneal erosion：Correlation between etiology and prognosis - prospective longitudinal study. Graefes Arch Clin Exp Ophthalmol，2015，253（10）：1745-1749.

第七节　角膜缘干细胞缺乏

角膜缘干细胞缺乏（limbal stem cell deficiency，LSCD）为各种损伤、基质微环境异常等因素破坏了角膜缘干细胞或者维持角膜缘干细胞生存的微环境，导致角膜上皮修复功能障碍、上皮缺损、新生血管长入、角膜上皮结膜化等为特征的角膜病变。

【病因学】

1. 外伤性　眼部热化学伤，为双眼和单眼 LSCD 最常见原因[1]。

2. 医源性　反复眼部手术包括多次玻璃体腔注射，角膜缘多次手术或冷凝，局部放疗或全身化疗，局部抗代谢药物（如丝裂霉素 C）的使用，角膜接触镜长期配戴，移植物抗宿主反应等。

3. 免疫性　Stevens-Johnson 综合征，眼部类天疱疮，中毒性表皮坏死松解症。

4. 眼部疾病　过敏性角结膜炎，边缘性角膜炎或溃疡，翼状胬肉或假性胬肉，弥漫性非坏死性前巩膜炎，结膜或角膜上皮内肿瘤，严重的微生物感染，沙眼等。

5. 先天性与遗传性　先天性无虹膜，巩膜化角膜，Peters 异常等。

【临床表现】

1. 病史　患者有明确且持续的角膜眼表病变，如中、重度化学烧伤（图 2-7-1）或热烧伤，过敏性角结膜炎（图 2-7-2），慢性接触镜相关角膜上皮病变，Stevens-Johnson 综合征引起的角结膜急慢性炎症，多次角膜缘术后角膜表层瘢痕等。

2. 症状　常为慢性进行性视力下降，伴眼红不适。

3. 体征　裂隙灯下可见广泛角膜缘纤维性血管向内生长、角膜结膜化。角膜接触镜所致严重 LSCD 表现为表层点状角膜炎、上皮不规则以及干细胞缺乏区域的 V 形血管翳，多位于上方角膜缘（图 2-7-3）。

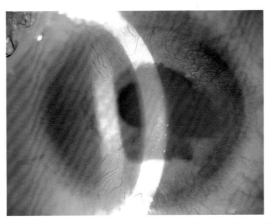

图 2-7-1　角膜缘干细胞缺乏（该病例资料照片由曾庆延医生提供）
酸烧伤 3 个月，全周角膜缘纤维性血管向内生长

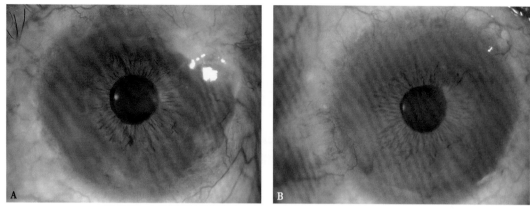

图 2-7-2　角膜缘干细胞缺乏（该病例资料照片由曾庆延医生提供）

患者，男，25 岁，自 7 岁起有春季卡他性角结膜炎病史 10 余年，近 5 年发作不明显

A、B. A 为右眼，B 为左眼。双眼鼻侧结膜轻度充血，上方及鼻侧新生血管长入角膜，角膜缘灰白半透明变性，可见多量囊泡样改变

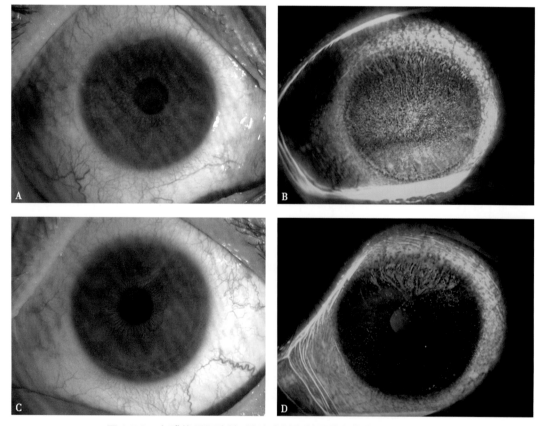

图 2-7-3　角膜缘干细胞缺乏（该病例资料照片由曾庆延医生提供）

患者，女，38 岁，配戴角膜接触镜近 20 年

A、B. 患者右眼，结膜中度混合性充血，角膜上方血管翳长入，角膜上皮粗糙；荧光素染色显示上方血管翳及角膜弥漫性点状着染；C、D. 同一患者左眼，结膜轻度混合性充血，角膜上方血管翳长入，中央角膜透明；荧光素染色显示上方 V 形血管翳及上方角膜点状着染

4. 实验室检查 结膜印记细胞学或共焦显微镜在角膜表面查见结膜杯状细胞。

【诊断】

主要依据典型病史、角膜体征,有条件下,可结合角膜上皮印记细胞学检查结果,查见杯状细胞阳性可有助于诊断的确立。

【治疗】

1. 病因治疗 针对原发病尽可能去除病因并积极治疗,如配戴角膜接触镜导致的角膜缘干细胞缺乏的患者,应立即停止配戴。

2. 药物治疗 对眼表慢性炎症、干眼症、配戴角膜接触镜、长期应用含防腐剂的滴眼液等导致的角膜缘干细胞缺乏,眼表状况往往不佳,临床上可通过药物治疗(图 2-7-4),主要包括:

(1)不含防腐剂的人工泪液。

(2)局部使用抗炎药物:如 0.1% 氟米龙或 0.5% 氯替泼诺滴眼液,每日 2～4 次,使用 2～4 周。

(3)免疫抑制剂:如 1% 环孢素滴眼液或 0.1% 他克莫司滴眼液,每日 2～4 次。

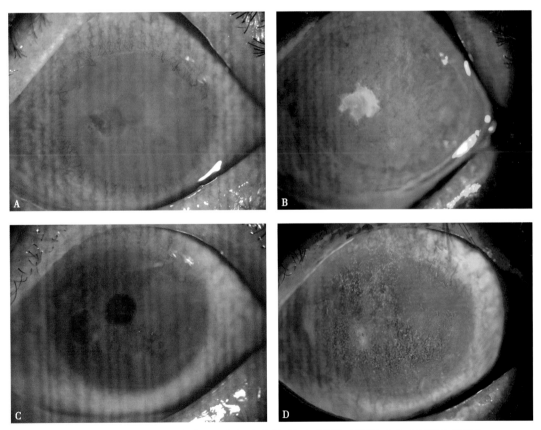

图 2-7-4 角膜缘干细胞缺乏 药物治疗前后(该病例资料照片由曾庆延医生提供)

骨髓移植患者,1 个月前出现移植物抗宿主反应

A、B. 左眼全周新生血管长入角膜,角膜上皮灰白样变,中央偏鼻下方上皮 3mm 区域缺损;C、D. 该眼给予 0.1% 他克莫司滴眼液、0.3% 玻璃酸钠滴眼液、0.3% 氧氟沙星眼膏均每日 4 次治疗 1 周,结膜充血减轻,角膜缘新生血管略有消退,角膜溃疡愈合

（4）抗过敏药物：如 0.1% 奥洛他定滴眼液，每日 2 次。

药物治疗的同时，可行泪点封闭改善眼表微环境，为残存的角膜缘干细胞提供更好的生存环境，减少其凋亡[2]。

注意点：药物往往只能改善角膜缘基底层残存角膜缘干细胞的生存环境，并不能使已经凋亡的角膜缘干细胞复活或增生。

3．手术治疗　多数患者在控制眼表炎症的基础上，行角膜缘干细胞移植或羊膜移植，可使眼表正常化。

（1）羊膜移植：轻度部分角膜缘干细胞缺乏，可去除混浊上皮并行羊膜移植。

（2）自体或同种异体角膜缘干细胞移植：对于大范围角膜缘干细胞缺乏，如果对侧眼角膜缘正常，可行自体角膜缘干细胞移植；如果双眼发生角膜缘干细胞缺乏，则行同种异体角膜缘干细胞移植[3]（图 2-7-5 和图 2-7-6）（具体手术方法及术后处理请参看第十章第四节自体 / 异体角膜缘移植术）。

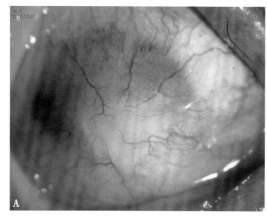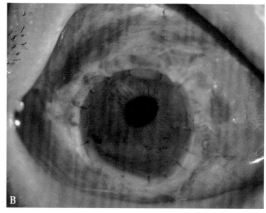

图 2-7-5　碱烧伤致角膜缘干细胞缺乏手术治疗前后
A. 纤维性血管膜覆盖整个角膜；B. 穿透性角膜移植联合同种异体角膜缘干细胞移植术后

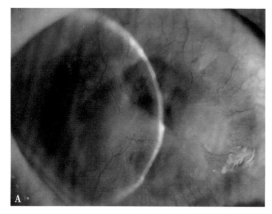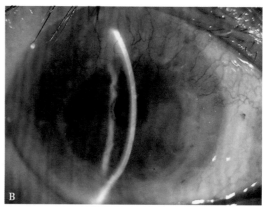

图 2-7-6　角膜缘干细胞缺乏手术治疗前后（该病例资料照片由曾庆延医生提供）
双眼爆炸伤患者，右眼穿透性角膜移植术后 2 年，左眼球萎缩
A. 右眼结膜轻度充血，角膜全周纤维血管膜长入，上方累及植片边缘，下方 3～10 点纤维膜侵及瞳孔区；
B. 右眼行纤维血管膜切除＋异体角膜缘干细胞移植（下方 3～10 点）＋自体结膜移植（对侧眼取材，移植至 3～6 点），上方 10～2 点结膜未打开。术后 2 个月，角膜植片基本透明

（3）人工角膜移植：对于严重患者需行人工角膜移植治疗。

（徐　梅　赵　敏）

参 考 文 献

1. Vazirani J，Nair D，Shanbhag S，et al. Limbal Stem Cell Deficiency-Demography and Underlying Causes. Am J Ophthalmol，2018，188：99-103.

2. Kocaba V，Damour O，Auxenfans C，et al. Limbal stem cell deficiency management.A review. J Fr Ophtalmol，2016，39（9）：791-803.

3. Casaroli-Marano RP，Nieto-Nicolau N，Martinez-Conesa EM，et al. Potential Role of Induced Pluripotent Stem Cells（IPSCs）for Cell-Based Therapy of the Ocular Surface. J Clin Med，2015，4（2）：318-342.

第三章　免疫性角膜病

第一节　春季卡他性角结膜炎

春季卡他性角结膜炎（vernal keratoconjunctivitis，VKC）是一种反复发作的双侧慢性过敏性眼表疾病，主要影响儿童和青少年，有一定的环境和种族倾向，严重者累及角膜，可影响视功能。

【病因及流行病学】

1. Ⅰ型超敏反应和Ⅳ型超敏反应的双重作用。

2. 20岁以下男性好发。

3. 在气候温暖地区更为流行。

【临床表现】

1. 病史　近半数有过敏性疾病家族史。部分患者有哮喘、过敏性鼻炎、湿疹以及圆锥角膜等疾病。

2. 症状　眼部奇痒、流泪、异物感、烧灼感，分泌物增多，呈粘丝状。

3. 体征

（1）睑结膜型（图3-1-1）：上睑结膜中等或巨大乳头，呈铺路石样排列，扁平外观。在乳头之间及其表面常有一层黏性乳白色分泌物，形成假膜。上睑结膜受累可导致上睑下垂。下睑结膜较少受累，可出现弥散的小乳头。

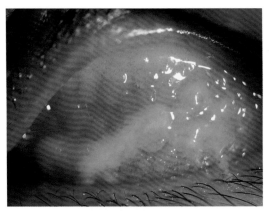

图3-1-1　春季卡他性结膜炎　睑结膜型
上睑结膜巨大铺路石样乳头，伴随黏性分泌物

（2）角膜缘型（图 3-1-2）：在角膜缘有黄褐色或污红色胶样增生，以上方角膜缘明显。重者围绕角膜缘一周呈堤状。

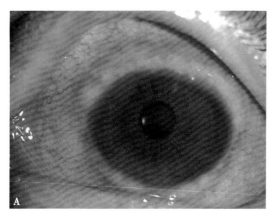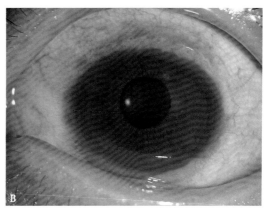

图 3-1-2 春季卡他性角结膜炎 角膜缘型 药物治疗前后

A. 结膜混合性充血，角膜缘污红色胶样隆起，呈围堤状；B. 局部点用 0.1% 氟米龙滴眼液，每日 4 次，共 1 周，0.1% 盐酸奥洛他定滴眼液，每日 2 次，共 2 周，结膜充血明显减轻，上下方角膜缘隆起不明显，呈灰白变性半透明样改变

（3）急性期在角膜缘可见白色小点（Trantas 斑，Trantas dots），内含大量嗜酸性粒细胞和嗜酸性颗粒，与炎症活跃有关（图 3-1-3）。

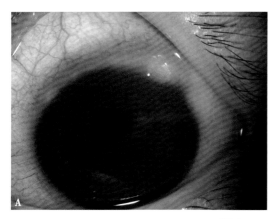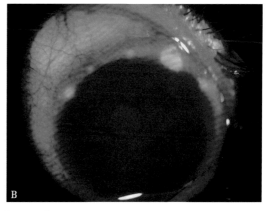

图 3-1-3 Trantas 斑

A、B. 上方角膜缘胶样增生，10 点、11 点、12 点见大小浓淡不一灰白点状改变，荧光素染色阳性；1 点位为灰白片状变性区，荧光素染色阳性，内见数个灰白小点

（4）角膜溃疡（图 3-1-4）：常称为盾形溃疡，表现为盾形无菌性上皮缺损，主要是由于肥大细胞及嗜酸性细胞释放炎症介质引起，也与睑结膜乳头摩擦有关。多分布于中上 1/3 角膜，也可见于下方。常合并前弹力膜混浊硬化样改变，形成溃疡基底部灰色斑块。

（5）假性老年环（图 3-1-5）：位于周边角膜邻近角膜缘，与节段性老年环类似，常见于角膜缘型 VKC。

（6）混合型（图 3-1-6）：睑结膜和角膜缘同时出现上述两型检查所见。

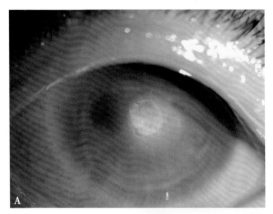
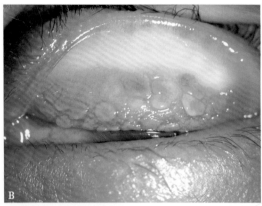

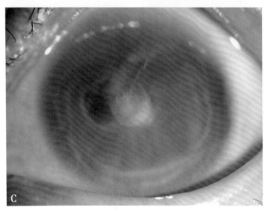

图 3-1-4 春季卡他性角结膜炎 角膜盾形溃疡 药物治疗前后

A. 角膜中央溃疡,溃疡面覆以灰白变性物,边界清楚,视力 0.12;B. 该眼上睑结膜大量扁平铺路石样乳头;C. 局部给予 0.1% 盐酸奥洛他定滴眼液,每日 2 次,1% 醋酸泼尼松龙滴眼液,每日 4 次,10 天后溃疡修复,视力 0.15

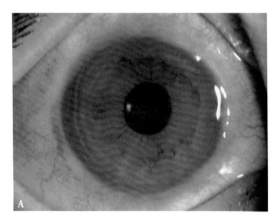
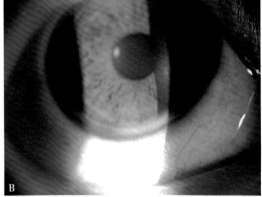

图 3-1-5 春季卡他性角结膜炎 假性老年环

A. 秋季发作期右眼结膜混合性充血,角膜缘胶样隆起,角膜基本透明;B. 同一患者第二年春季病情复发,就诊时可见右眼角膜下方近角膜缘处弧形灰白混浊,与角膜缘有透明带间隔

　　(7)病情反复发作者,会遗留睑结膜瘢痕,重者导致角膜缘干细胞功能不良甚至失代偿,角膜新生血管或假性胬肉长入(图 3-1-7)。

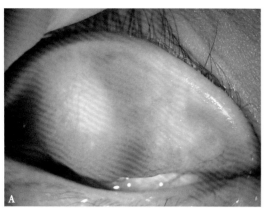
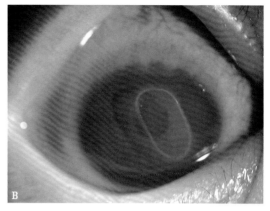

图 3-1-6　春季卡他性角结膜炎　混合型

A. 右眼睑结膜充血,鼻侧可见大小不一乳头增生,上方及颞侧部分融合;B. 该眼角膜缘胶样隆起,鼻上方角膜可见盾形上皮缺损,边界清晰,基底面光滑

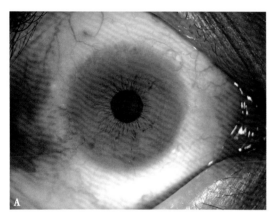
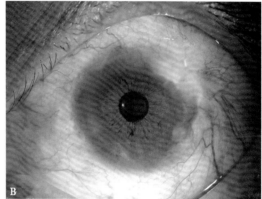

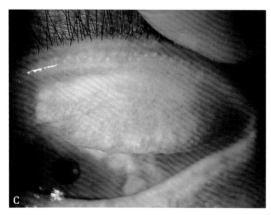

图 3-1-7　春季卡他性角结膜炎　角膜缘干细胞功能不良

患者,男,25 岁,既往有反复春季卡他性角结膜炎发作史

A. 右眼鼻侧及颞侧结膜充血,新生血管长入角膜缘,角膜缘灰白半透明变性,囊样改变;B. 同一患者左眼,结膜广泛充血,近全周新生血管长入角膜,10～5 点结膜增生变性长入角膜;C. 同一患者左眼上睑结膜,可见细密瘢痕

4. 实验室检查

（1）结膜刮片中发现嗜酸性粒细胞或嗜酸性颗粒，提示局部有超敏反应发生。

（2）泪液中嗜酸性粒细胞、中性粒细胞或淋巴细胞数量增加，免疫球蛋白 E（IgE）水平升高。

（3）激光共聚焦显微镜在结膜、角膜缘及角膜组织内可见大量活化树突状细胞。

【诊断】

主要依据典型反复发作病史和临床体征，实验室检查可供参考。

注意点：与其他引起结膜乳头及角膜溃疡疾病相鉴别。

1）巨乳头性结膜炎：多有接触镜配戴史或义眼，症状相对轻，上睑结膜小到中等大小乳头或巨大乳头。

2）感染性角膜溃疡：盾形溃疡者上睑有巨大乳头，为非感染性溃疡，溃疡面洁净。感染性溃疡常有外伤或接触镜配戴史，为炎性角膜浸润，基质溃疡，重者伴前房积脓。实验室检查可进一步鉴别。

【治疗】

1. 病因治疗　脱离易致敏环境，检测过敏原，脱敏治疗及免疫治疗[1]。

2. 局部药物治疗

（1）兼有稳定肥大细胞膜与抗组胺的双重作用药物：为首选，如 0.1% 盐酸奥洛他定滴眼液或 0.05% 盐酸氮卓斯汀滴眼液，每日 2 次。

（2）抗组胺药：可有效缓解症状，如 0.05% 富马酸依美斯汀滴眼液，每日 2～4 次。

（3）肥大细胞膜稳定剂：在发作期前预防用药，如 2% 色甘酸钠滴眼液、4% 色甘酸钠滴眼液或 0.1% 吡密斯特钾滴眼液，每日 2～4 次。

（4）不含防腐剂的人工泪液：4℃冷藏条件下每日 6～8 次，可稀释过敏原、炎症介质和黏液，又可润滑眼表，改善因角膜上皮点状缺损引起的眼部异物感。

（5）糖皮质激素：急性期炎症重者可采用短期激素疗法，如 0.1% 氟米龙滴眼液或 1% 醋酸泼尼松龙滴眼液等，每日 4 次，使用 1 周，症状控制后减量为每日 2 次，1 周后停用。并用双重作用药物或抗组胺药维持治疗。治疗过程中注意监测眼压。

（6）免疫抑制剂：症状严重、糖皮质激素治疗效果不佳，或易反复的顽固病例，局部应用 1% 环孢素滴眼液或 0.1% 他克莫司滴眼液，每日 2 次，可很快控制局部炎症，以及减少糖皮质激素的使用量。临床应用中可与糖皮质激素滴眼液联合应用，或交替应用。

（7）其他：可根据症状配合使用非甾体类抗炎，如 0.1% 双氯芬酸钠滴眼液 /0.1% 普拉洛芬滴眼液，以及血管收缩剂与抗组胺药的复方制剂，如马来酸非尼拉敏 / 盐酸萘甲唑啉滴眼液，后者长期使用会导致反弹性充血。

3. 物理疗法

（1）局部冷敷可帮助缓解症状。滴眼液置于 4℃冰箱冷藏后点用也可起到类似作用。

（2）存在角膜溃疡时可配戴绷带镜，同时加用 1% 醋酸泼尼松龙滴眼液及 1% 环孢素滴眼液或 0.1% 他克莫司滴眼液，每日 2～4 次，不含防腐剂人工泪液每日 4 次。

注意点：配戴绷带镜前需排除感染因素，配戴时加用 0.5% 左氧氟沙星滴眼液每日 1 次。

4. 全身药物治疗

（1）合并全身过敏性疾病者，发作期可口服抗过敏药物，如氯雷他定片，体重 >30kg 者，一日 1 次，一次 1 片（10mg）；体重≤30kg 的 2 岁以上儿童，一日 1 次，一次半片（5mg）。

（2）近年有单克隆抗体 omalizumab 口服治疗难治性春季卡他性结膜炎报道，该药可靶向结合 IgE，可能通过减少 IgE 和细胞激活机制的下游效应，来抑制组胺诱导的组织反应[2]。

5. 手术治疗

（1）角膜溃疡面变性明显者可行变性灶清创，必要时可联合羊膜覆盖（图 3-1-8）。

（2）结膜巨大乳头者可行结膜乳头切除术，根据结膜缺损情况联合羊膜覆盖。

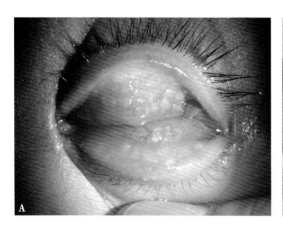
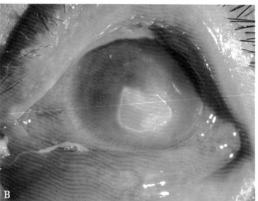
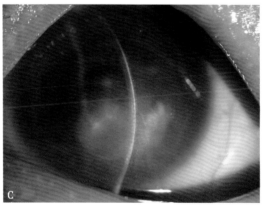

图 3-1-8　春季卡他性角结膜炎　药物联合手术治疗前后

A. 患者上睑结膜可见大量铺路石样乳头，下睑结膜稍少，位于近睑缘侧；B. 该眼角膜中下方 5mm×5mm 灰白溃疡，溃疡边界清晰，基底面可见灰白变性增厚组织，裸眼视力 0.12；C. 该眼行变性组织切除，术后戴绷带镜，局部点用糖皮质激素及免疫抑制剂，术后第 4 天，角膜上皮修复，浅基质不均匀混浊，裸眼视力 0.4

（曾庆延　陈铁红）

参 考 文 献

1. Arasi S，Corsello G，Villani A，et al. The future outlook on allergen immunotherapy in children：2018 and beyond. Ital J Pediatr，2018，44（1）：80.

2. Santamaria L，Sanchez J. Long-term efficacy of omalizumab in patients with conventional treatment-resistant vernal keratoconjunctivitis. Rev Alerg Mex，2018，65（2）：192-196.

第二节 Stevens-Johnson 综合征

Stevens-Johnson 综合征(Stevens-Johnson syndrome，SJS)是一种罕见的由免疫复合物介导的全身皮肤黏膜综合征，常累及皮肤、眼部及口腔黏膜等多个部位，其发病急，致死率高(5%~10%)，文献报道年发病率为每百万人口(1.2~6)/100 万[1]。

【病因学】

1. 自身免疫反应　SJS 属于Ⅳ型迟发性超敏反应。发病与免疫复合物沉积在真皮和黏膜实质层组织有关。

2. 药物抗原　药物作为半抗原与组织蛋白结合成完全抗原，诱发免疫反应，超过 90% 的 SJS 为药物所诱导。常见的药物包括磺胺类、抗惊厥药、水杨酸盐、青霉素类、氨苄西林和异烟肼。

3. 感染　如单纯疱疹病毒、链球菌、柯萨奇病毒、腺病毒均可诱发此病[2]。

【临床表现】

1. 病史　患者发病前多有全身用药史、化合物接触史或发热史。

2. 症状　突出的急性前驱症状如头痛、发热、全身乏力等。

3. 体征

(1) 急性期出现皮肤和黏膜的多形性红斑，伴有大疱样皮肤坏死伴特征性皮肤靶样皮损；表皮剥脱面积 <30% 体表面积；严重的皮肤黏膜病变，黏膜病变至少累及两个部位黏膜(图 3-2-1)。

(2) 黏膜受累最常见于眼部，80% 的患者可同时有眼部症状，初期表现为眼睑皮肤肿胀、红斑、溃烂；双侧结膜充血、糜烂、脓性分泌物增多、假膜形成；角膜水肿及点片状上皮缺损、角膜持续性上皮损害，重者可形成角膜溃疡或穿孔(图 3-2-2，图 3-2-3)。

(3) 35% 患者可出现慢性眼部后遗症，表现为眼睑瘢痕化、睑内翻、睑球粘连、角膜新生血管形成及角膜缘干细胞缺乏等，最终导致视力丧失[3](图 3-2-4，图 3-2-5)。

4. 实验室检查　非特异性白细胞及嗜酸性粒细胞增加。

【诊断】

临床诊断主要依据用药史、典型全身病与眼部体征，实验室检查可供参考。

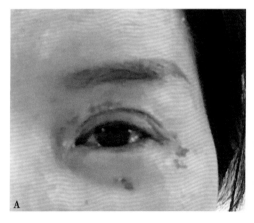

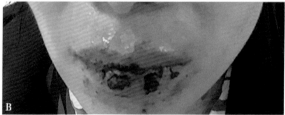

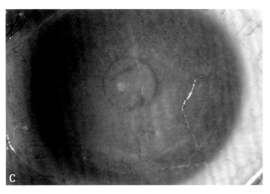
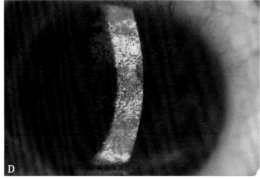

图 3-2-1 Stevens-Johnson 综合征

A. 患者眼睑及眼周皮肤溃烂、结痂，结膜纤维蛋白性渗出；B. 同一患者，口唇部皮肤黏膜病变；C、D. 同一患者，角膜上皮弥漫性点状浸润，荧光素染色显示角膜上皮弥漫性着染

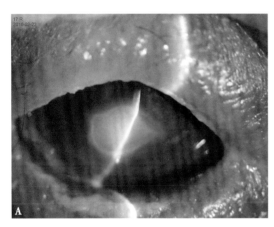
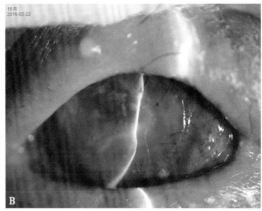

图 3-2-2 Stevens-Johnson 综合征

A. 右眼睑缘肥厚、粗糙，睑板腺萎缩，角膜灰白浸润、溃疡形成，溃疡达深基质层，边界不清晰；B. 同一患者，左眼角膜弥漫性混浊水肿，中央可见溃疡灶，呈溶解状，边界欠清，角膜周边新生血管长入

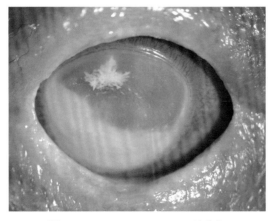

图 3-2-3 Stevens-Johnson 综合征

右眼角膜混浊、水肿，上方角膜基质见枫叶形致密浸润灶，前房积脓

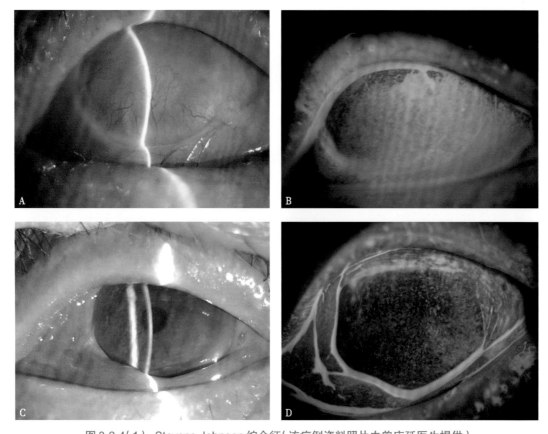

图 3-2-4（1） Stevens-Johnson 综合征（该病例资料照片由曾庆延医生提供）

患者，男，52 岁，头孢菌素过敏后眼、口腔黏膜溃烂，双眼视力下降 2 年

A、B. 右眼眼表严重血管化，球结膜水肿，下睑结膜纤维化并睑球粘连，下睑内翻倒睫，视力手动 / 眼前 20cm；荧光素染色可见下方结膜及角膜大部分弥漫性片状着染；C、D. 左眼眼睑钝圆肥厚，球结膜广泛充血水肿，角膜上皮不均匀混浊，晶状体混浊，视力指数 / 眼前 30cm；荧光素染色可见角膜弥漫性点状着染

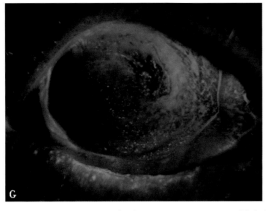
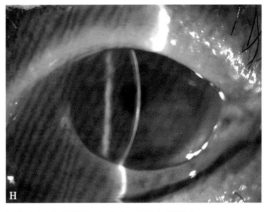

图 3-2-4（2） Stevens-Johnson 综合征（该病例资料照片由曾庆延医生提供）

E、F. 右眼睑板腺照相示上下睑未见明显睑板腺腺体；G. 双眼给予 0.1% 他克莫司、硫酸软骨素滴眼液，每日 4 次，联合睑板腺理疗，半个月后右眼眼表染色减轻；H. 左眼进行上述治疗后眼表状况好转，行白内障手术，术后半个月，角膜上皮完整，基质无水肿，视力 0.5

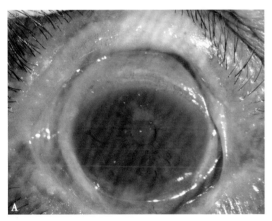
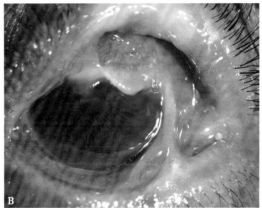

图 3-2-5 Stevens-Johnson 综合征（该病例资料照片由曾庆延医生提供）

1 年前有磺胺过敏史

A. 右眼睑缘粗糙部分糜烂，球结膜充血肥厚，鼻颞侧可见睑球粘连带，角膜上皮片状缺损；B. 左眼上睑缘糜烂，部分与角膜粘连，鼻下方睑球粘连带形成，角膜上方灰白膜状物伴新生血管长入

【治疗】

1. 去除病因 首先应去除可疑的病因，及时停用可疑药物，延迟停药可使病死率上升。

2. 全身治疗 及早足量使用糖皮质激素也是关键，病情稳定后激素可逐步减量，病情迁延反复者酌情用一段时间维持量。静脉免疫球蛋白注射可选择性阻断角质形成细胞凋亡。

3. 眼局部治疗

（1）急性期治疗：

1）保持患者眼部清洁，清除结膜囊分泌物，每天用玻璃棒分离或用睑球粘连环来维持穹窿结构有助于预防睑球粘连形成。

2）预防性使用抗生素。

3）局部糖皮质激素可以缓解炎症、减少并发症的发生，严重的病例可局部使用免疫抑制剂。

4）人工泪液有利于维持角膜上皮的完整性。

5）急性期羊膜覆盖全眼表（包括睑缘）有助于改善长期预后。

（2）慢性期治疗：

1）SJS 患者常发生严重干眼，可针对性采用低浓度糖皮质激素（0.1% 或 0.02% 氟米龙滴眼液）、免疫抑制剂（1% 环孢素滴眼液或 0.1% 他克莫司滴眼液）、不含防腐剂人工泪液或 20%～50% 自体血清治疗。合并存在睑板腺功能障碍、萎缩等可进行睑板腺理疗（图 3-2-4）。

2）角膜上皮持续缺损者可配戴角膜绷带镜，从而尽可能改善眼表微环境，保护残存眼表细胞功能，防止出现角膜溃疡溶解穿孔、感染等严重并发症。

3）慢性期患者眼睑内翻、睑球粘连、倒睫者应手术处理，如电解倒睫或手术矫正，黏膜组织移植等；眼睑改善、眼表炎症控制后方可考虑眼表重建手术，如羊膜移植、角膜缘干细胞移植、板层角膜移植、人工角膜移植等。

注意点：

（1）由于 SJS 患者眼局部组织的免疫性炎症会持续终身，所以其眼部药物治疗一般为终身持续性治疗。

（2）眼部药物持续性治疗的目标为尽可能保持角膜的透明性，维持患者有用的生活视力。

（3）临床医生在选择手术方式时应注意，常规穿透性角膜移植预后不佳，应谨慎选择。

（徐 梅 赵 敏）

参 考 文 献

1. Mark J.Mannis，Edward J. Holland. Cornea. 4th edition.Singapore，Elsevier Pte Ltd，2017：560-563.

2. Wong A，Malvestiti AA，Hafner Mde F. Stevens-Johnson syndrome and toxic epidermal necrolysis: a review. Rev Assoc Med Bras（1992），2016，62（5）：468-473.

3. Chow LLW，Shih KC，Chan JCY，et al. Comparison of the acute ocular manifestations of Stevens-Johnson syndrome and toxic epidermal necrolysis in Chinese eyes: a 15-year retrospective study. BMC Ophthalmol，2017：17（1）：65.

第三节　蚕食性角膜溃疡

蚕食性角膜溃疡（mooren ulcer）是一种慢性、进行性、疼痛性角膜溃疡，可单眼或双眼发病，是目前最棘手的致盲性角膜病之一，也为典型的免疫性角膜病。

【病因学】

1. 确切病因及发病机制尚不清楚，但已发现多种因素可能与该病的发生有关，包括：眼部创伤、手术或感染（寄生虫、带状疱疹、梅毒、结核、丙型肝炎、沙门氏菌等）。

2. 自身免疫反应　近年来研究表明，此病是一种与体液和细胞免疫密切相关的自身免疫性疾病，抗原抗体形成复合物沉积于角膜缘，使局部浆细胞增多，补体活化，趋化中性粒细胞，释放胶原酶引起角膜溶解，并使角膜抗原进一步变化暴露，这一循环不断进行，直至整个角膜溶解[1]。

【临床表现】

1. 病史　多发生于成年人，男女比例相似，病情进展缓慢。双眼发病者，病情进展迅速，治疗效果差。

2. 症状 随着病情的发展，患者出现剧烈眼痛、畏光、流泪及视力下降等，疼痛剧烈程度往往与体征不符（症状与体征分离现象）。

3. 体征

（1）病变初期：角膜缘充血、周边角膜浅基质灰白色浸润，数周内浸润区出现角膜上皮缺损，逐渐向纵深发展形成局限性溃疡。角膜溃疡可发生在角膜缘的任何位置，溃疡区与角膜缘之间无正常角膜组织分隔。

（2）进展期：病变逐渐向周围角膜缘发展并且融合成环形。浸润缘呈潜掘状，进行端略为隆起（图 3-3-1），最终累及全角膜甚至巩膜。少数患者溃疡向深层发展引起角膜穿孔。

（3）溃疡向角膜中央进展时，周边溃疡区上皮逐渐修复，伴新生血管白角膜缘长入，导致角膜瘢痕化、血管化（图 3-3-1）。

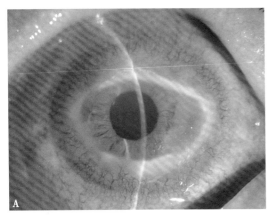
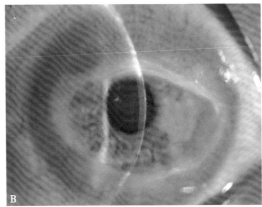
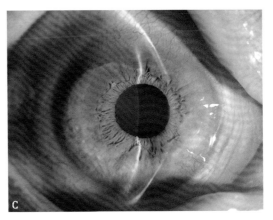

图 3-3-1 蚕食性角膜溃疡（该病例资料照片由曾庆延医生提供）

患者，女，45 岁，双眼反复红痛 10 余年，左眼加重 1 个月

A. 左眼角膜环形浸润，上方呈潜掘性沟状溃疡，全周角膜缘新生血管长入；B. 该眼给予 1% 醋酸泼尼松龙滴眼液、1% 环孢素滴眼液及 0.1% 玻璃酸钠滴眼液，每日 4 次，治疗 3 天，角膜浸润减轻，上皮修复，血管充血亦减轻；C. 同一患者右眼，结膜轻度混合性充血，角膜 3/4 圆周轻度混浊，稍变薄，新生血管长入

4. 实验室检查 血清中角膜、结膜上皮抗体、免疫复合物水平较正常人群增高。

【诊断】

主要依据典型病史与角膜体征，实验室检查可供参考。

注意点：本病诊断应排除其他可能引起周边部角膜溃疡的局部（如睑缘炎相关角结膜病变）和全身性疾病如类风湿、肉芽肿性多血管炎（granulomatosis with polyangiitis，GPA）（又称 Wegener's granulomatosis，WG）等。

【治疗】

轻症者首选药物治疗，对疗效不佳或重症患者采用药物联合手术的治疗措施。

1. 药物治疗

（1）糖皮质激素：通常首选强效滴眼剂，如妥布霉素地塞米松滴眼液，或1%醋酸泼尼松龙滴眼液，每日4～8次，若对其不敏感则加用全身糖皮质激素治疗。

注意点：角膜严重变薄者局部应慎用糖皮质激素。

（2）免疫抑制剂：0.1%他克莫司滴眼液或1%～2%环孢素滴眼液局部应用，2～6h1次，严重者联合使用环磷酰胺、甲氨蝶呤等全身用免疫抑制剂[2]。

（3）胶原酶抑制剂：局部应用2%半胱氨酸滴眼液，或20%～50%自体血清滴眼，每日4～6次。

（4）局部使用抗生素眼液及眼膏预防继发性感染。

（5）丙肝感染相关溃疡可用干扰素α-2b滴眼液点眼治疗。

2. 手术治疗

（1）结膜切除术：早期的结膜充血溃疡病变为主，角膜病变尚轻者可单纯行结膜切除术。

（2）羊膜移植术：根据溃疡范围及深度采用单层或多层羊膜移植术，术中联合生物胶应用可减少缝线刺激，利于上皮修复（图3-3-2）。

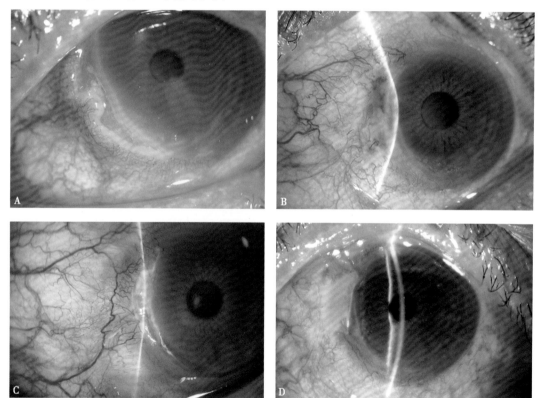

图 3-3-2　蚕食性角膜溃疡　二次羊膜移植前后（该病例资料照片由曾庆延医生提供）

患者，男，64岁，右眼10余年前因角膜溃疡穿孔行眼球摘除

A. 左眼角膜鼻侧新月状溃疡，前端呈潜掘状，后端新生血管长入；B. 左眼行羊膜移植术后2周，角膜绷带镜在位，结膜充血减轻，羊膜平复在位，角膜未见明显浸润；C. 患者术后3.5年复查，已停药1年，左眼红痛1周，可见角膜周边8～11点沟状溃疡，多量新生血管长入；D. 该眼药物治疗无好转，行生物胶辅助羊膜移植术，术后1周，羊膜良好在位，角膜上皮完整。术后一直点用0.1%他克莫司滴眼液，每日1次，随访2年未复发

（3）角膜移植术：据病变范围行不同形状板层角膜移植术[3]，如存在角膜穿孔可联合层间羊膜移植（图 3-3-3），尽量避免穿透性角膜移植以降低免疫排斥反应及植片溶解等风险。

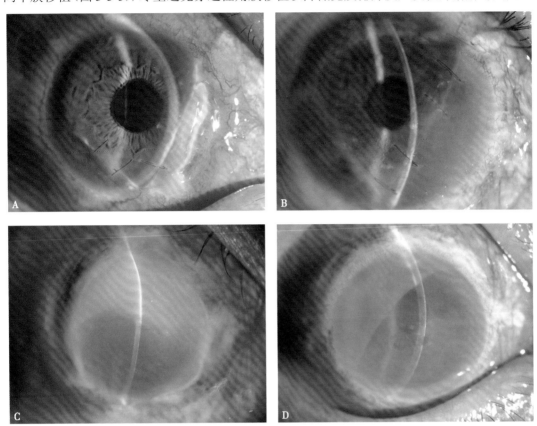

图 3-3-3　蚕食性角膜溃疡　多次角膜移植前后（该病例资料照片由曾庆延医生提供）

患者，男，36 岁，右眼因蚕食性角膜溃疡行 2 次板层角膜移植术后半年，眼红痛 1 周

A. 右眼鼻侧植片沟状溃疡，颞下方植片尚透明；B. 右眼行第 3 次板层角膜移植术后半个月，角膜植片透明，平整在位，上皮完整；C. 患者后因停药或劳累等因素右眼在 7 年间复发 3 次，再行 2 次部分板层角膜移植及 1 次全板层角膜移植，图为全板层角膜移植术后复发，角膜近全周溃疡融解，中上方角膜严重混浊水肿，前房稍变浅，瞳孔窥不清；D. 患者行第 7 次角膜移植，术中发现颞上方角膜穿孔，行层间羊膜移植加全板层角膜移植，术后 1 周，植片透明，层间羊膜平整在位，前房中深，瞳孔稍上移。目前一直点用 0.1% 他克莫司滴眼液，每日 4 次，随访半年未复发，患者左眼一直正常

注意点：

1）手术只是治疗蚕食性角膜溃疡的一个方面，联合局部以及全身免疫抑制剂的应用是保证手术成功的重要因素。

2）对于反复发作患者，术后长期点用免疫抑制剂如 0.1% 他克莫司滴眼液每日 1～2 次可降低复发风险。

（徐　梅　赵　敏）

参 考 文 献

1. Brown SI, Mondino BJ, Rabin BS. Autoimmune phenomenon in Mooren's ulcer. Am J Ophthalmol, 1976, 82（6）: 835-840.

2. Ashar JN, Mathur A, Sangwan VS. Immunosuppression for Mooren's ulcer: evaluation of the stepladder approach--topical, oral and intravenous immunosuppressive agents. Br J Ophthalmol, 2013, 97(11): 1391-1394.

3. Chen J, Xie H, Wang Z, et al. Mooren's ulcer in China: a study of clinical characteristics and treatment. Br J Ophthalmol, 2000, 84(11): 1244-1249.

第四节　睑缘炎相关角结膜病变

　　睑缘炎相关角结膜病变（blepharokeratoconjunctivitis, BKC）是指继发于睑缘炎的一系列结膜和角膜病变，主要表现为结膜充血、泡性角结膜炎、角膜上皮糜烂、基质浸润、新生血管长入、瘢痕形成及角膜变薄甚至穿孔等。

　　【病因学】

　　1. 睑缘感染　如细菌、蠕形螨、阴虱等。皮脂腺蠕形螨较毛囊蠕形螨感染更易导致严重睑板腺缺失及角膜炎[1]。

　　2. 睑板腺功能障碍（meibomian gland dysfunction, MGD）　成人多见，女性眼部化妆、文眼线等可能为相关因素（图3-4-1）。

　　3. 睑板腺炎　青少年多见，女性多于男性，常有睑板腺囊肿病史。

　　4. 红斑痤疮。

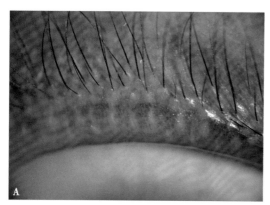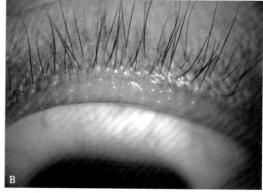

图3-4-1　文眼线相关睑缘改变

患者，女，38岁，10年前文眼线

A. 右眼睑缘睫毛根部及睑板腺开口色素，睑板腺开口角化，结构消失，按压无睑酯排出；B. 该患者左眼睫毛根部多量色素，睑板腺开口附近色素较少，可见部分睑板腺开口结构，分泌功能尚存

　　【临床表现】

　　1. 病史　多有双眼反复红、痒、睫毛脱落，睑板腺囊肿发作史等。

　　2. 症状　慢性眼红及视力下降，伴畏光、流泪，迁延不愈或反复加重。

　　3. 体征

　　（1）睑缘充血，睑缘形态异常，如增厚、结痂、不规则、切迹、新生血管长入、睫毛脱失、乱生等（图3-4-2，图3-4-3）。

　　（2）睑板腺开口阻塞，睑酯排出障碍，睑酯性状污浊、颗粒状或牙膏状。红外线照相显示睑板腺数量减少、萎缩或扭曲变形（图3-4-2）。

（3）结膜充血，结膜乳头形成。

（4）角膜病变（图3-4-2，图3-4-3）：

1）角膜下方或睑裂区上皮点状糜烂、浸润，浅层网状新生血管长入。

2）部分患者出现泡性角结膜炎或束状角膜炎。

3）角膜不均匀变薄混浊，上皮缺损或溃疡后易出现角膜穿孔。

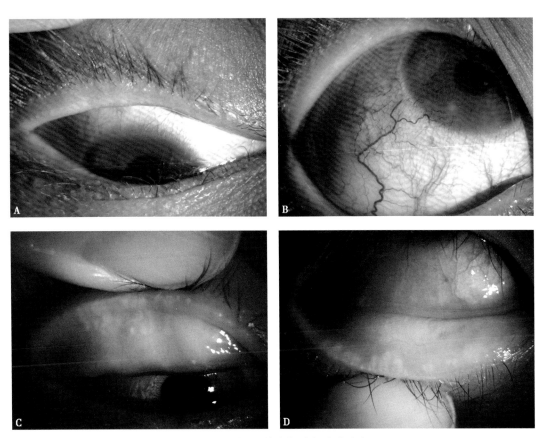

图3-4-2（1） 睑缘炎相关角结膜病变

患者，女，25岁，反复眼红视力下降8年，幼时有双眼睑板腺囊肿发作史

A. 右眼上睑形态欠规则，切迹样改变，睫毛较稀疏，根部分泌物附着，睑板腺开口减少，部分消失；B. 该眼结膜混合性充血，角膜颞下方新生血管长入，头端可见灰白浸润灶；C、D. 该眼睑板腺成像可见上下睑板腺大部分萎缩，仅近睑缘处少许不连续腺体结构

注意点：BKC 的角膜病变位置一般与睑缘炎及睑板腺炎位置一致，经治疗后角膜混浊及新生血管较睑缘病变消退快。

4．临床分度[2]

（1）轻度，病变仅累及角膜上皮层，无新生血管长入。

（2）中度，病变累及角膜基质层，但未累及中央4mm区，可伴角膜浅层新生血管（图3-4-3）。

（3）重度，病变累及光学区角膜基质层，明显血管增生，可伴角膜变薄、斑翳、溃疡甚至穿孔（图3-4-3）。

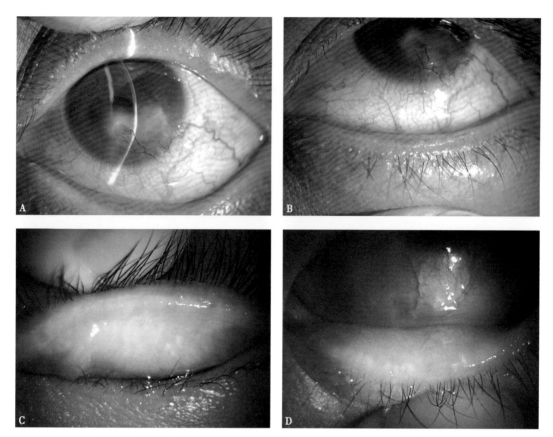

图 3-4-2（2） 睑缘炎相关角结膜病变　　图 3-4-2（1） 患者左眼

A、B. 左眼上下睑缘充血增厚，多量新生血管长入，睑板腺开口部分消失；角膜下方大量新生血管长入，基质混浊浸润，伴瘢痕形成；C、D. 该眼睑板腺成像可见上下睑板腺大部分萎缩，仅可见少许不连续腺体结构

5. 特殊检查

（1）相当部分 BKC 患者合并睑缘蠕形螨感染，多位于睫毛毛囊内，可通过拔取睫毛在显微镜下镜检诊断。严重 BKC 患者在睑板腺开口内也可查到蠕形螨，可通过取睑酯镜检。

（2）激光共聚焦显微镜可活体观察到睫毛毛囊内及睑板腺开口内蠕形螨，以及周围组织破坏情况[3]（图 3-4-4）。

【诊断】

主要依据病史、症状和体征。睑板腺成像腺体异常缺失可辅助诊断。

注意点：与病毒性角膜炎以及其他免疫性角膜病变相鉴别。BKC 合并睑缘及睑板腺改变，多为双眼发病，角膜病变位置多为与睑缘接触部位，相对表浅。

【治疗】

1. 病因治疗

治愈或控制睑缘炎是治疗 BKC 的关键。治疗措施包括：

（1）局部热敷、睑板腺按摩和睑缘清洁。

（2）合并蠕形螨感染者加用除螨治疗，如茶树精油眼贴，1%～2% 甲硝唑液或凝胶，每日 2 次，一般疗程 3 个月。

（3）强脉冲光具有抗炎、加热睑酯及除螨作用，可用于治疗顽固性 BKC 患者。

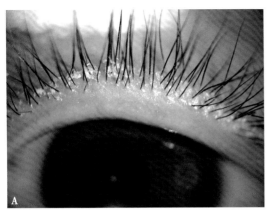

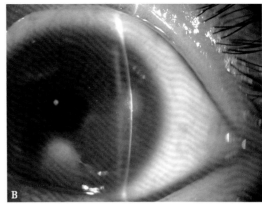

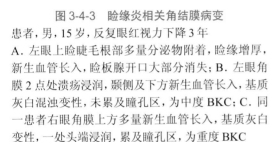

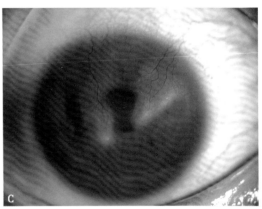

图 3-4-3 睑缘炎相关角结膜病变

患者,男,15 岁,反复眼红视力下降 3 年

A. 左眼上睑睫毛根部多量分泌物附着,睑缘增厚,新生血管长入,睑板腺开口大部分消失;B. 左眼角膜 2 点处溃疡浸润,颞侧及下方新生血管长入,基质灰白混浊变性,未累及瞳孔区,为中度 BKC;C. 同一患者右眼角膜上方多量新生血管长入,基质灰白变性,一处头端浸润,累及瞳孔区,为重度 BKC

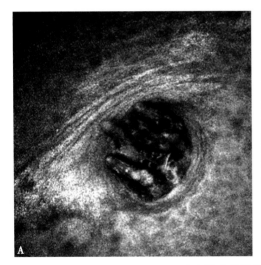

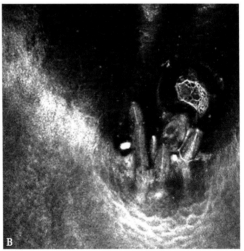

图 3-4-4 BKC 患者激光共聚焦显微镜下睑缘蠕形螨感染情况

患者,女,18 岁

A. 右眼上睑睑板腺开口扩张,其内见大量螨虫样虫体结构;B. 同一患者左眼上睑睫毛根部见大量油脂、分泌物及数个螨虫样虫体信号,毛囊扩张,结构破坏,未见睫毛

2. 药物治疗（图 3-4-5～图 3-4-7）

（1）抗菌药物：使用抗生素滴眼液，如 0.5% 左氧氟沙星滴眼液、0.3% 加替沙星滴眼液，每日 4 次，1 个月左右；夫西地酸滴眼液、红霉素眼膏或加替沙星眼用凝胶，每晚 1 次，持续 2～3 个月。

中重度 BKC 全身应用红霉素、四环素或多西环素：12 岁以下儿童首选红霉素，30～40mg/（kg·d），每日分 3 次口服；12 岁以上口服多西环素，100mg，每日 2 次，2～4 周，好转后减量为每日 1 次，1～2 个月。

（2）抗炎药物：轻度 BKC 局部使用低浓度糖皮质激素或非甾体类抗炎滴眼液，逐渐减量，共 1～2 个月。中重度 BKC 可应用 0.5% 氯替泼诺或 1% 醋酸泼尼松龙滴眼液，每日 3～4 次，妥布霉素地塞米松眼膏，每晚 1 次，1～2 周。

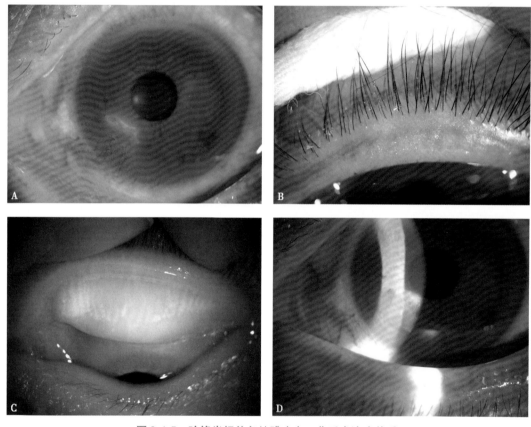

图 3-4-5 睑缘炎相关角结膜病变 非手术治疗前后

患者，女，22 岁，双眼反复发红 3 年

A. 左眼结膜中度混合性充血，角膜鼻下方中周部 1mm×3mm 不规则溃疡浸润，角膜缘浅层血管翳长入；B. 左眼上睑睫毛根部分泌物附着，睑缘角化，睑板腺开口消失；C. 左眼上睑睑板腺成像显示睑板腺普遍缩短，中央区腺体结构不清；D. 患者行强脉冲光治疗，每 3 周 1 次，共 4 次，联合加替沙星凝胶、人工泪液，每日 4 次，治疗 3 个月，左眼鼻下方角膜浸润及血管翳消退，可见混浊云翳

注意点：

1）使用糖皮质激素前后需测量眼压。

2）角膜明显变薄者谨慎使用糖皮质激素。儿童使用时尤应注意监测眼压。

（3）免疫抑制剂：有激素禁忌或眼压升高者可用 1% 环孢素滴眼液或 0.1% 他克莫司滴眼液，每日 2～3 次，持续 3 个月以上。

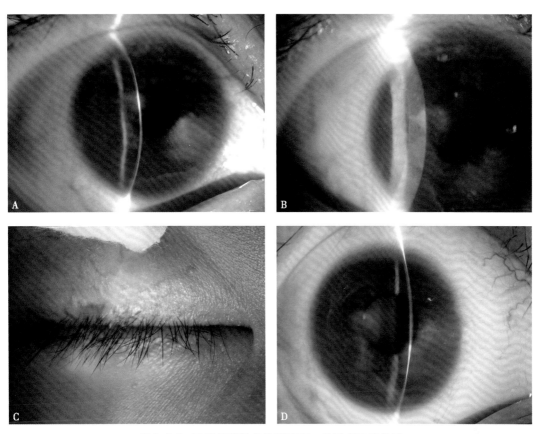

图 3-4-6 睑缘炎相关角结膜病变 非手术治疗前后

患者，女，21 岁，双眼反复红视力下降 2 年

A. 右眼结膜轻度混合性充血，角膜鼻下颞上不均匀混浊浸润，角膜局限性变薄；B. 右眼角膜周边多量细小新生血管长入；C. 右眼上睑皮肤粗大新生血管长入，睫毛根部多量分泌物附着；D. 患者行睑板腺理疗每周 1 次，夫西地酸滴眼液，每日 2 次，0.1% 他克莫司滴眼液，每日 4 次，1.5 个月后右眼结膜充血消退，角膜血管翳减轻，混浊云翳变淡，鼻下方局限性变薄

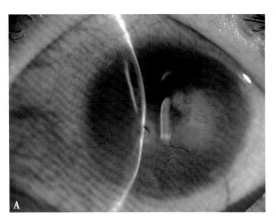

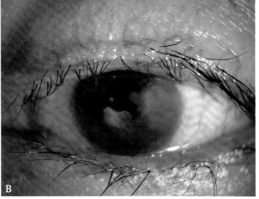

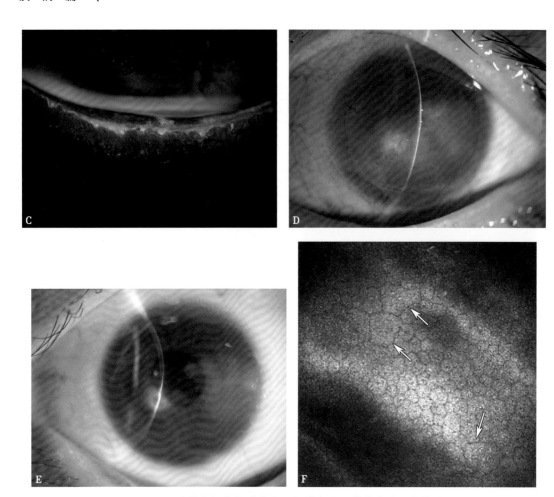

图 3-4-7　睑缘炎相关角膜病变　角膜穿孔　羊膜移植手术前后

为图 3-4-6 患者左眼,女,21 岁,双眼反复发红,视力下降 2 年,左眼视力突降 3 天

A. 左眼结膜中度混合性充血,角膜周边大量血管翳长入,下方为著,颞侧角膜基质不均匀混浊变薄,鼻下方角膜 0.5mm×0.5mm 穿孔,虹膜前粘,前房局限性变浅;B. 睑缘血管化严重,上睑缘可见切迹样变;C. 荧光素染色可见 Marx 线前移,全部越过睑板腺开口;D. 生物胶辅助内层羊膜移植＋外层羊膜覆盖术后 3 天,绷带镜下羊膜平整在位,前房深度正常;E. 术后 3 个月,结膜无充血,角膜表面羊膜吸收,鼻下方基质混浊,局部薄,颞侧基质不均匀云翳。角膜新生血管较前明显消退,矫正视力 0.6;F. 术后 3 个月余左眼激光共聚焦显微镜检查,鼻下方角膜内皮细胞可见规整六边形结构间以异常扩大的多边形结构(白色箭头所示),部分区域细胞边界不清

　　(4)促角膜修复药物:使用不含防腐剂人工泪液及小牛血去蛋白提取物眼用凝胶,如疗效不佳可用 20%～50% 自体血清,每日 4～8 次。

　　3. 手术治疗

　　(1)角膜穿孔患者可视病变部位、范围行绷带镜配戴、羊膜移植及角膜移植(图 3-4-7)(具体步骤参见第十章第二节角膜穿孔处理)。

　　(2)角膜溃疡变薄持续不修复者可视病变深度行羊膜移植术或板层角膜移植术。术中可联合生物胶应用。术后继续睑缘炎相关治疗。

(曾庆延)

参 考 文 献

1. Liang L，Liu Y，Ding X，et al. Significant correlation between meibomian gland dysfunction and keratitis in young patients with Demodex brevis infestation. Br J Ophthalmol，2018，102（8）：1098-1102.
2. 孙旭光. 睑缘炎与睑板腺功能障碍. 北京：人民卫生出版社，2017.
3. 杨帆，曾庆延. 激光共焦显微镜观察眼部蠕形螨. 中华眼科杂志，2016，52（9）：1-1.

第五节　类风湿相关角膜病变

类风湿相关角膜病变（rheumatoid-related disorders of the cornea）是全身免疫系统疾病类风湿病在眼部的表现，与纤维血管炎症相关。通常表现为免疫反应引起的角膜基质融解，进而发生角膜溃疡，且易反复发作。眼部病变的程度随全身病情发展及个体差异而变化，治疗难度大，最终可能导致角膜穿孔。

【病因学】

该类疾病的病因尚未明确，目前推测其多与自身免疫相关性疾病、局部感染后产生的自身抗体以及与肿瘤坏死因子及白细胞介素对角膜胶原的溶解有关联[1]。

【临床表现】

1. 病史　患者有明确类风湿病史，且病史较长。

2. 全身表现　可有手、足、腕、踝及颞颌关节等畸形（图 3-5-1，图 3-5-2），关节梭形肿胀或类风湿结节，心脏受累及贫血等改变。

3. 眼部表现

（1）症状：患者症状多样，从无感觉到明显疼痛、畏光流泪，分泌物增多，视力下降。

（2）体征：

1）干燥性角结膜炎：为最常见眼部改变，表现为水液分泌严重减少，角膜表面干燥，丝状物（丝状角膜炎）形成。泪液分泌试验结果一般小于 5mm/5min。

2）角膜病变：病变位置多变，且不规则，表现为角膜中周部变薄、浸润、沟槽或者潜掘状的角膜溃疡（图 3-5-1，图 3-5-2），或者短期内迅速发展的旁中央或中央的角膜穿孔[2]。

3）部分患者可合并虹膜睫状体炎及巩膜炎。

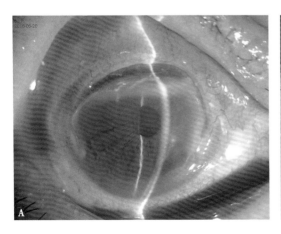
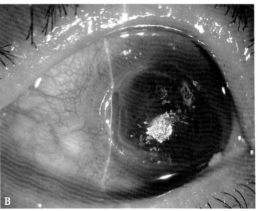

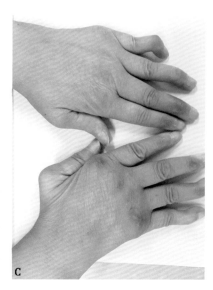

图 3-5-1　类风湿相关角膜病变
A．右眼睫状充血，角膜缘潜掘状溃疡，向中央发展，上方角膜缘溃疡达深基质层；B．同一患者左眼睫状充血，角结膜丝状分泌物，角膜干燥，周边角膜环形浸润，鼻侧溃疡形成；C．该患者双手对称性关节粗大变形，指掌关节梭形肿胀，小指末节呈天鹅颈样畸形

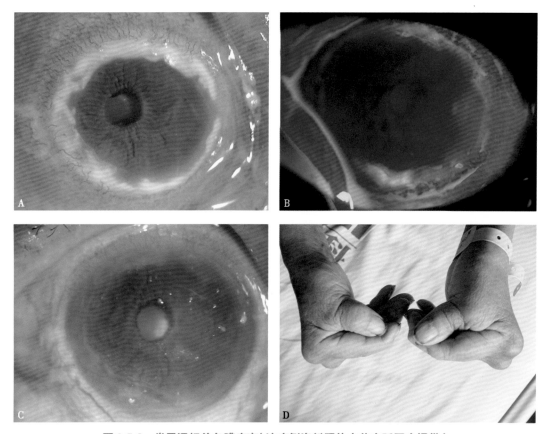

图 3-5-2　类风湿相关角膜病变（该病例资料照片由曾庆延医生提供）
A、B．患者左眼，角膜全周环形灰白浸润，荧光素染色示周边浸润区仅少数区域染色阳性；C．同一患者右眼，角膜表面干燥，多量丝状物附着，角膜周边轻度混浊变薄；D．该患者双手严重关节畸形强直，已丧失生活自理能力

4. 实验室检查

(1)血液学检查可有类风湿因子等相关免疫学指标升高。

(2)激光共聚焦显微镜可见病变区大量树突状细胞及活化的角膜基质细胞。

【诊断】

主要依据典型病史,全身及眼部体征,类风湿活动期患者血液学检查相关免疫指标升高有助于诊断。

【治疗】

1. 药物治疗(图 3-5-3)

(1)系统抗类风湿治疗:请风湿免疫科会诊确定全身治疗方案。

(2)局部免疫抑制剂:对控制自身免疫反应、减少并发症发生、降低复发率以及手术效果的维持有重要意义。常用 0.1% 他克莫司滴眼液或 1% 环孢素滴眼液,每日 2~4 次。

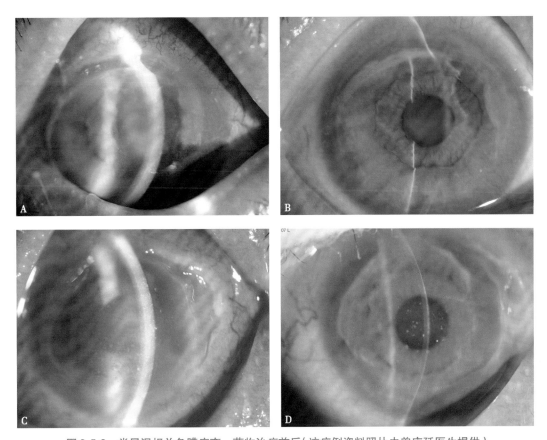

图 3-5-3　类风湿相关角膜病变　药物治疗前后(该病例资料照片由曾庆延医生提供)

A. 患者右眼,角膜上方及颞侧沟状溃疡,达深基质层,中央角膜轻度水肿,内皮面尘状 KP 沉着;B. 该患者给予 1% 环孢素滴眼液与 0.3% 玻璃酸钠滴眼液,每日 4 次,妥布霉素地塞米松眼膏每晚 1 次,全身静脉滴注氢化可的松注射液每日 100mg,共 3 天,维生素 C 注射液每日 3.0g,共 1 周。1 周后右眼结膜充血减轻,上方角膜上皮修复,基质仍明显变薄,中央角膜透明;C. 同一患者左眼,角膜颞侧不规则溃疡,中央角膜水肿,内皮面大量灰白粗点状 KP;D. 左眼同法治疗 1 周,角膜颞侧上皮小片未愈合,中央角膜无水肿,内皮面少量色素性 KP

（3）局部糖皮质激素：酌情使用妥布霉素地塞米松滴眼液或 0.1% 氟米龙滴眼液，每日 2～4 次，逐渐减量，晚间涂妥布霉素地塞米松眼膏 1 次。

注意点：对于有溃疡及角膜明显变薄患者，应谨慎使用局部糖皮质激素滴眼液。

（4）人工泪液：使用不含防腐剂人工泪液或凝胶，充分润滑眼表。

2. 物理治疗 严重眼表干燥、丝状物形成，患者刺激症状重者可在去除丝状物后戴绷带镜，戴镜期间需预防性使用 0.5% 左氧氟沙星滴眼液，每日 1 次预防感染。

3. 手术治疗

（1）严重干眼患者可在炎症减轻后放置泪道栓。

（2）角膜溃疡药物治疗无效者，如溃疡灶较小且位于周边，首选生物胶辅助羊膜移植术、睑裂缝合术等未涉及眼内且治疗范围相对小的手术方式。合并细菌感染者可行结膜瓣遮盖术。

（3）对于角膜组织破坏严重，基质溶解范围大，后弹力层膨出或者穿孔的患者，在彻底清创的基础上，可优先选择生物胶辅助多层羊膜移植术（图 3-5-4）或联合板层角膜移植术（图 3-5-5）（参见第十章第二节角膜穿孔处理），穿透性角膜移植术为次选方案（图 3-5-6）。

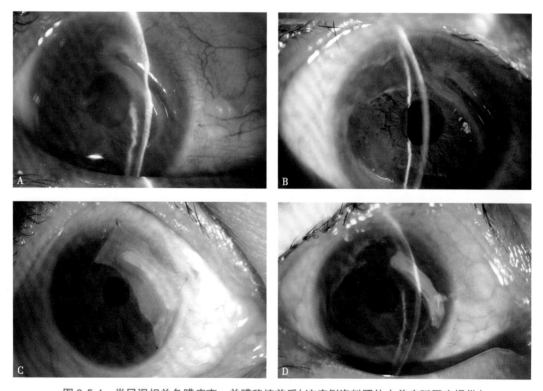

图 3-5-4 类风湿相关角膜病变 羊膜移植前后（该病例资料照片由曾庆延医生提供）
A. 患者右眼角膜鼻上方中周部沟状溃疡，达深基质层；B. 该眼全周角膜变薄伴轻度混浊；C. 药物治疗无好转行多层羊膜移植术，深层羊膜采用生物胶粘合，表层羊膜采用生物胶联合 4 针缝线缝合，术后第 2 天，羊膜在位良好；D. 该眼术后 1 周，表层羊膜拆除，深层羊膜良好在位，角膜荧光素染色阴性

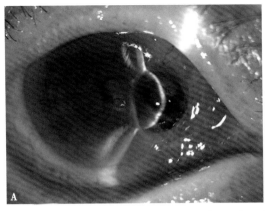
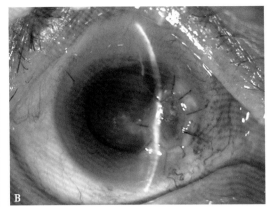

图 3-5-5　类风湿相关角膜穿孔　羊膜联合板层角膜移植前后（该病例资料照片由曾庆延医生提供）
A. 类风湿患者行胬肉手术，术后 1 个月发现角膜穿孔，虹膜嵌顿，前房变浅；B. 该眼行层间羊膜移植 + 板层角膜移植术后 1 个月，角膜植片透明，前房形成良好

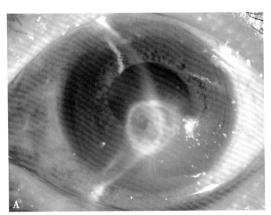
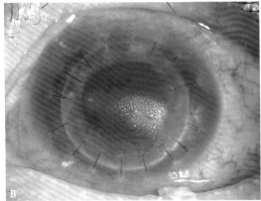

图 3-5-6　类风湿相关角膜穿孔　穿透性角膜移植前后（该病例资料照片由曾庆延医生提供）
A. 角膜中央溶解穿孔，前房变浅；B. 该眼行穿透性角膜移植术后 3 个月，眼表较干燥，间断配戴绷带镜帮助上皮稳定修复

注意点：

1）术后需继续全身应用抗类风湿药物，局部使用免疫抑制剂、糖皮质激素及人工泪液等。

2）多数患者需要终身点用免疫抑制剂及人工泪液。

3）穿透性角膜移植由于干眼、神经营养不良、免疫异常等因素，更易出现植片上皮愈合不良、植片溃疡、溶解等并发症，需密切随访。

（徐　梅　赵　敏）

参 考 文 献

1. Artifoni M，Rothschild PR，Brezin A，et al. Ocular inflammatory diseases associated with rheumatoid arthritis. Nat Rev Rheumatol，2014，10（2）：108-116.

2. Silva BL，Cardozo JB，Marback P，et al. Peripheral ulcerative keratitis: a serious complication of rheumatoid arthritis. Rheumatol Int，2010，30（9）：1267-1268.

第六节 ANCA 相关眼部病变

抗中性粒细胞胞浆抗体（ANCA）相关的系统性血管炎是一类病因不明、以血管壁炎症为特征的疾病，其临床表现多种多样，以肉芽肿性多血管炎（granulomatosis with polyangiitis, GPA）（曾称为 wegener granulomatosis, WG, 韦格纳肉芽肿）为常见表现，主要累及上呼吸道、肺及肾脏。眼部可表现为结膜炎、巩膜炎、边缘性角膜溃疡、葡萄膜炎等[1]。

【病因学】

1. 多数患者的病因不明确。

2. 少数患者有较明确的病因，其中包括血清病、药物变态反应及感染（包括乙型肝炎病毒、巨细胞病毒、单纯疱疹病毒、成人 T 细胞白血病病毒感染等）。

3. 遗传因素可能与 HLA 抗原有关。

【临床表现】

1. 病史与症状

（1）任何年龄均可发病，男性为多。

（2）患者有明确 ANCA 相关性小血管炎病史。

（3）通常表现为发热、咳嗽、血尿等，眼部症状有流泪、眼红、眼痛、畏光等眼部刺激症状以及突眼等。

2. 体征

（1）眼部体征：约一半患者有眼部改变。

1）结膜受累并不常见，表现为坏死、纤维血管增生、充血以及肉芽肿，多无特异性。

2）角膜受累表现为双眼或单眼的角膜缘浸润，逐渐发展成溃疡，向角膜中央蔓延，病变进行缘成潜掘样，可引起穿孔（图 3-6-1，图 3-6-2）。

3）巩膜炎是 ANCA 相关性血管炎常有的眼部表现形式，多为坏死性巩膜炎，表现为巩膜结节和坏死，多靠近角膜缘（图 3-6-1，图 3-6-2）。

4）眼眶受累多为双眼，眼球突出为最常见表现。

（2）全身表现：可有鼻炎、鼻窦炎、鼻中隔损害、贫血、肺和肾功能损害（肾小球肾炎）等。

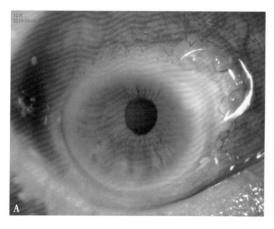
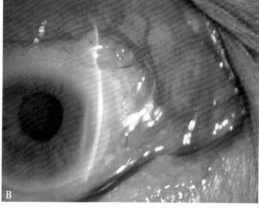

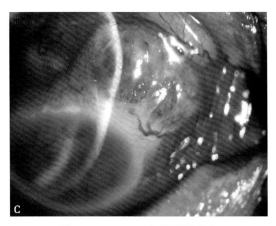

图 3-6-1 ANCA 相关眼部病变

A. 右眼鼻上方角巩膜缘溶解；B. 同一患者，裂隙可见病变达巩膜深基质层；

C. 同一患者，局部使用免疫抑制剂治疗，病情继续进展，8 个月后，巩膜葡萄肿形成

3. 实验室检查

（1）血清学检查抗中性粒细胞胞浆抗体阳性。

（2）血清中 IgG 水平明显高，TNF-α 在活动性患者的血清中明显增多[2]。

（3）胸部影像学显示多样化改变，包括无症状性肺结节，游走性或固定性肺浸润，空洞形成。

【诊断】

主要依据典型病史及眼部体征，抗中性粒细胞胞浆抗体为重要的血清学诊断依据。

【治疗】

1. 药物治疗

（1）全身药物治疗：全身使用免疫抑制剂和糖皮质激素（具体剂量建议请内科会诊后确定）。

（2）局部药物治疗：

1）应及时予局部糖皮质激素，如妥布霉素地塞米松滴眼液，每日 2～4 次或 1% 醋酸泼尼松龙滴眼液，每日 3～4 次，晚间涂妥布霉素地塞米松眼膏。

2）免疫抑制剂（1% 环孢素滴眼液或 0.1% 他克莫司滴眼液，每日 2～4 次）。

3）不含防腐剂人工泪液，如 0.1% 玻璃酸钠滴眼液每日 4～6 次。

4）非甾体抗炎药，如 0.1% 双氯芬酸钠滴眼液每日 2～3 次。

2. 手术治疗 主要针对并发症的治疗，常用的手术方法有羊膜移植（图 3-6-2）、板层角巩膜移植及穿透性角膜移植术等。术后长期点用 0.1% 他克莫司滴眼液可减少复发风险。

【预后】

此病容易复发。应加强随访，监测 ANCA 滴度的动态变化，以及早判断与处理疾病的复发。

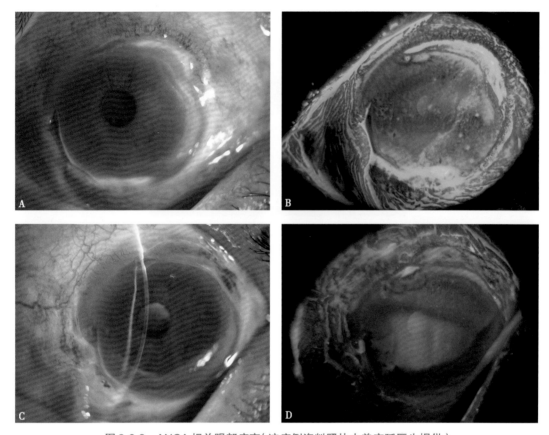

图 3-6-2　ANCA 相关眼部病变（该病例资料照片由曾庆延医生提供）

患者，女，61 岁，左眼红痛不适 1 个月。既往糖尿病史 7 年，4 年前诊断为"系统性小血管炎"，有糖尿病肾病及贫血，目前口服醋酸泼尼松 25mg，每日 1 次

A、B. 左眼颞上方及鼻下方角巩膜缘沟状溃疡溶解，荧光素染色大片着色；C、D. 该眼行颞上及鼻下多层羊膜移植，联合局部使用 0.1% 他克莫司滴眼液，每日 4 次，术后 3 周，羊膜部分吸收部分在位，上皮修复，基质无浸润，荧光素染色有小片积存

（徐 梅 赵 敏）

参 考 文 献

1. Kubaisi B，Abu Samra K，Foster CS. Granulomatosis with polyangiitis（Wegener's disease）：An updated review of ocular disease manifestations. Intractable Rare Dis Res，2016，5（2）：61-69.

2. Park J，Lee EB，Song YW. Decreased tumour necrosis factor-alpha production by monocytes of granulomatosis with polyangiitis. Scand J Rheumatol，2014，43（5）：403-408.

第四章　角膜扩张及变性

第一节　圆 锥 角 膜

圆锥角膜(keratoconus)是一种自发的、非炎症性的角膜扩张性疾病,以角膜进行性变薄、锥形突出以及高度不规则散光为特征。大部分报道发病率在0.05%~0.23%之间[1],一般双眼发病,常见于青少年。

【病因学】

确切病因仍不清楚,可能与以下因素相关:

1. 种族倾向性　多见于印度、巴基斯坦、中东以及波利尼西亚人群,亚洲人与白种人发病率之比为4.4~7.5∶1[1]。

2. 地理因素　中东、地中海地区、新西兰以及沙特阿拉伯地区更为多见,可能与当地高温及紫外线暴露有关。

3. 圆锥角膜家族史。

4. 性别　男性多见,但是否有性别倾向尚不明确。

5. 全身特应性疾病　如哮喘、湿疹。圆锥角膜患者中特应性疾病发生率约为50%。

6. 眼部疾病　习惯性非正常揉眼、眼表特应性反应、春季角结膜炎、边缘性角膜变性。

7. 基因　圆锥角膜患者可合并后部多形性角膜营养不良、Leber 先天性黑矇、唐氏综合征、先天性白内障、Apert 综合征、Crouzon 综合征、Angelman 综合征、Noonan 综合征、Ehlers-Danlos 综合征、颗粒状角膜营养不良、成骨发育不全以及二尖瓣脱垂等遗传性疾病[1]。近年来,研究发现与圆锥角膜相关的3个可疑致病基因:*RAB3GAP1*[2]、*HGF*[3]、*LOX*[4]。

【临床表现】

1. 病史

(1) 常有眼部过敏性疾病及非正常揉眼病史。

(2) 多在青少年期发病,也可20多岁甚至30岁以后发病。

(3) 几乎均为双眼,但双眼病程进展不一,男性多于女性。

2. 症状

(1) 视力进行性下降。近视散光度数加深,频繁更换眼镜,但视力矫正效果逐渐下降。

(2) 晚期因角膜水肿,可有视力急剧下降及疼痛。

3. 体征

(1) 角膜中央或中下方局部变薄,曲度前凸(图4-1-1)。

(2) Fleischer 环:圆锥基底部的角膜上皮铁质沉着,呈淡褐色,环形或半环形(图4-1-2)。

其原因为泪液中的铁质沉积。

（3）Vogt 线：出现于角膜深基质层的细小垂直条纹（图 4-1-3），对眼球轻加压后可消失。

（4）Munson 征：角膜前凸明显的患者向下注视时，下睑缘受压呈 V 形（图 4-1-4）。

（5）角膜基质瘢痕：角膜中央明显变薄凸起部位的基质可见致密瘢痕（图 4-1-5），顶端可形成凸起的结节（图 4-1-6）。

（6）急性水肿：为角膜后弹力层急性破裂，房水进入角膜造成基质和上皮的急性水肿。一般在 6～10 周可痊愈，并形成角膜瘢痕（图 4-1-7）。

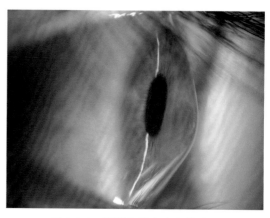

图 4-1-1　圆锥角膜中央变薄前凸

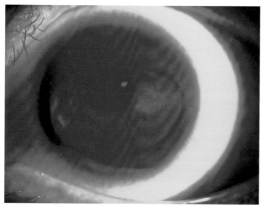

图 4-1-2　Fleischer 环（费氏环）
角膜中周部棕褐色环形线，横椭圆形，直径为 6mm×9mm，提示为圆锥锥底

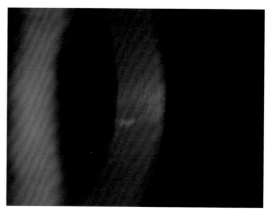

图 4-1-3　Vogt 线角膜中央深基质可见多量垂直细小条纹（Vogt 线），对眼球加压后可消失

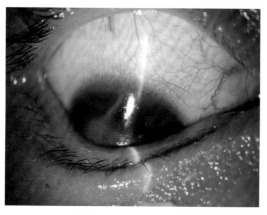

图 4-1-4　Munson 征
眼球下转时，下睑缘因角膜顶压膨隆呈 V 形

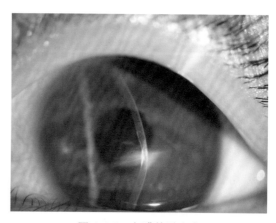

图 4-1-5　角膜基质瘢痕
角膜中央变薄前凸，可见深基质瘢痕形成

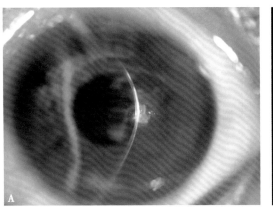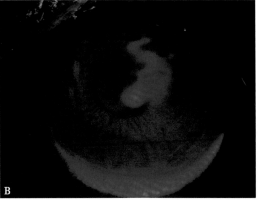

图 4-1-6　角膜顶端凸起结节

A. 角膜中央变薄前凸，前表面不均匀混浊变性，略隆起；B. 荧光素染色显示角膜中央前表面灰白变性

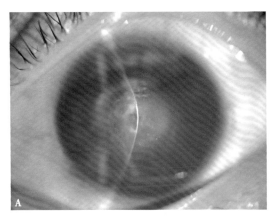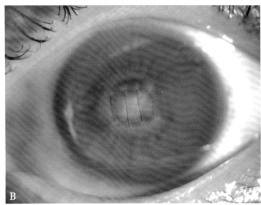

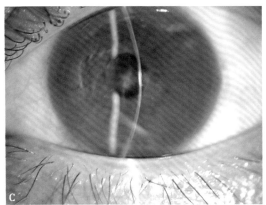

图 4-1-7　圆锥角膜　急性水肿　角膜缝合前后

A. 左眼圆锥角膜，角膜中央基质及上皮明显水肿、突起，视力手动 /50cm；B. 同一患者角膜缝合 + 前房注气术后 1 周，中央角膜间断缝线在位，基质水肿减轻，视力指数 /50cm；C. 同一患者术后 1 年，缝线拆除后，瘢痕形成，矫正视力 0.6

（7）其他相关疾病：

1）全身性疾病：Down 综合征，Marfan 综合征，骨形成不全，Apert 综合征，甲状腺功能减退，二尖瓣脱垂。

2）眼部疾病：春季卡他性结膜炎，后部圆锥晶状体，眼睑松弛综合征，蓝色巩膜，小角膜，视网膜色素变性，Leber 先天性黑矇。

4．角膜地形图检查　主要应用具有角膜前后表面形态及厚度分布指标的角膜地形图。Pentacam 为目前临床常用相关检查设备。

（1）Pentacam 检查屈光四联图（4 Maps Refractive）（图 4-1-8）[5]：

1）角膜前表面曲率不对称性增高，一般是颞下方增加明显。

2）8mm 直径高度图前表面高度 >+11μm，后表面高度 >+16μm，且角膜前表面最高点、后表面最高点、角膜最薄点位置和曲率最大值位置有对应关系（RED ON RED），为典型圆锥角膜表现。

3）8mm 直径高度图前表面高度在 +8～+11μm，后表面高度在 +13～+16μm 为可疑圆锥角膜。

4）角膜中心或偏中心区域厚度可不同程度变薄，但周边角膜厚度一般正常。

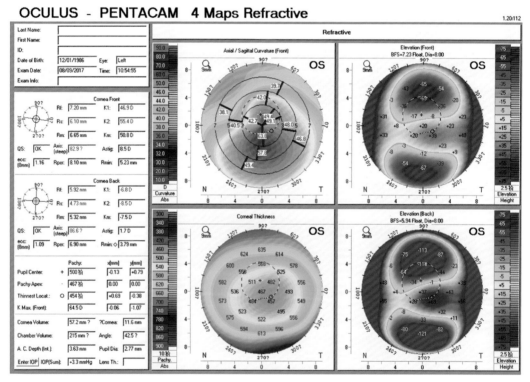

图 4-1-8　患者左眼屈光四联图显示角膜屈光力 K1 为 46.9D，K2 为 55.4D，最大角膜屈光力（Kmax）为 64.5D，角膜最薄点厚度为 454μm，相应处前表面高度，为 +39μm，后表面高度，为 +69μm，角膜前表面最高点、后表面最高点、角膜最薄点位置和曲率最大值位置有对应关系，角膜顶点向下偏移，提示圆锥角膜

（2）Pentacam 检查 BAD 增强扩张图（Belin/Ambrosio Enhanced Ectasia Display）（图 4-1-9）：包括前后表面高度数据和厚度数据等 5 个关键参数，分别为：

Df（角膜前表面差异图的偏差）。

Db（角膜后表面差异图的偏差）。

Dp（平均厚度进展的偏差）。

Dt（最薄点角膜厚度的偏差）。

Da（Ambrosio 关联厚度参数偏差）。

整合 5 个参数并对正常角膜标准数据进行回归分析，形成 D 值，为诊断最终依据：

白色为正常，偏差 < 1.6 均值标准差。

黄色为可疑，偏差 < 2.6 均值标准差。

红色为异常，偏差 > 2.6 均值标准差。

注意点：不能单凭一个异常 D 值诊断圆锥角膜，要结合各项参数以及临床检查综合判断。

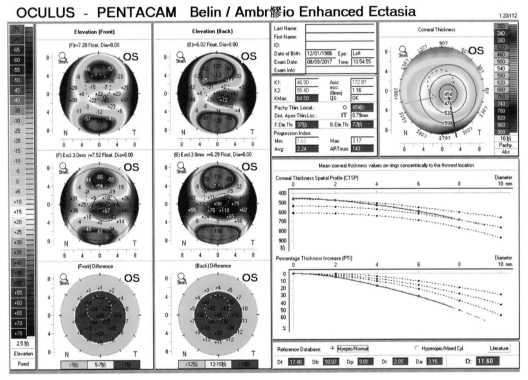

图 4-1-9 圆锥角膜 图 4-1-8 患者左眼 Pentacam BAD 增强扩张图

患者左眼的 BAD 增强扩张图上角膜屈光力、前后表面高度、ARTmax、角膜厚度百分比递增曲线均为红色，5 个 D 值及综合 D 值均为红色，进一步提示圆锥角膜

（3）双眼图（Show 2 Exams）：圆锥角膜常单眼先发生，可通过比较双眼前后表面高度差异、厚度及曲率的差异，判断是否圆锥角膜及病变进展情况（图 4-1-10）。

【诊断】

1. 有屈光不正病史，视力进行性下降。

2. 矫正视力≤1.0。

3. 裂隙灯显微镜检查无明显改变或有以下体征：角膜基质变薄、锥状向前膨隆、Vogt 线、Fleischer 环、上皮或上皮下瘢痕。

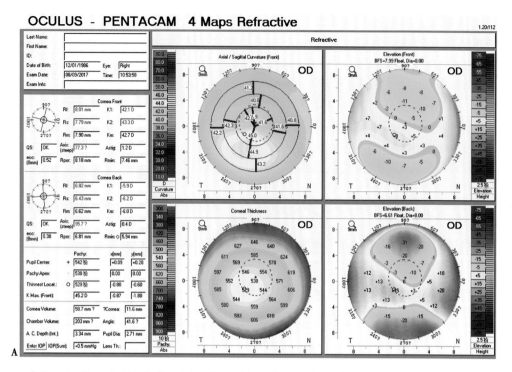

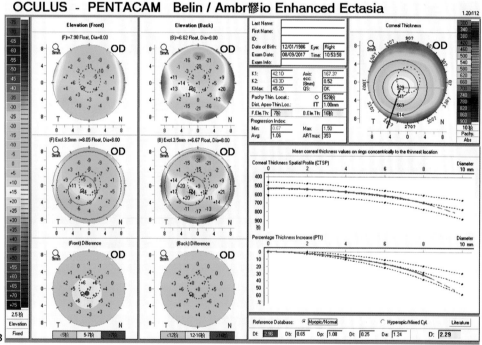

图 4-1-10　图 4-1-8 患者右眼 Pentacam 图

A. 右眼屈光四联图显示角膜屈光力 K1 为 42.1D, K2 为 43.3D, 最大角膜屈光力（Kmax）为 45.2D, 颞下方曲率不对称增高；角膜最薄点厚度为 529μm, 相应处前表面高度 +8μm, 后表面高度 +15μm, 角膜前表面最高点、后表面最高点、角膜最薄点位置和曲率最大值位置有对应关系, 角膜顶点向颞下偏移, 可疑圆锥角膜；

B. 右眼 BAD 增强扩张图上前后表面高度报黄, 差异图前表面为黄色, 部分红色, 综合 D 值为黄色, 为可疑圆锥角膜结合该患者左眼为圆锥角膜, 右眼考虑为亚临床期圆锥角膜

4. 角膜地形图检查

（1）Rabinowitz 法[6]：角膜中央的屈光度 > 46.5D；下方与上方 3mm 角膜屈光度差值（I-S 值）> 1.26D；双眼角膜中央屈光度差值 > 0.92D。

（2）改良 Rabinowitz-McDonnell 法[7]：角膜中央的屈光度 > 47.2D，和 / 或 I-S 值 > 1.4D。该法敏感性高（96%），特异性稍低（85%）。

注意点：

1）上述角膜地形图指标为临床采用较多的诊断标准，但主要基于角膜前表面形态，诊断前表面圆锥角膜。应注意更早期圆锥角膜多表现为后表面扩张及高度升高。2015 年圆锥角膜全球专家共识[8]中指出，诊断的必需条件为异常角膜后表面扩张、异常角膜厚度分布及非炎症性角膜变薄。因此需结合病史、裂隙灯下体征和具有角膜前后表面形态及厚度分布指标的地形图资料综合分析，以帮助诊断更早期后表面圆锥。可参考本节上述的角膜地形图 Pentacam 检查值判读。

2）目前尚无基于上述多项指标的公认统一诊断标准。

3）尚缺乏对治疗方案选择及预后判断有指导意义的圆锥角膜分期体系。

近年来，又有学者提出了通过可视化角膜生物力学分析仪（corneal visualization Scheimpflug technology，Corvis ST）联合眼前节综合分析仪（Pentacam HR）诊断亚临床期圆锥角膜[9, 10]。其中 CBI（Corvis Biomechanical Index）指 Corvis 角膜生物力学指数，BAD-D（Belin/Ambrósio Deviation-D）指 BAD 图 D 值，TBI（Tomographic and Biomechanical Index）指断层扫描和生物力学综合指数。

在其他检查结果无明显异常的情况下，CBI > 0.5 和 / 或 BAD-D > 1.6 可诊断为亚临床期圆锥角膜；而 TBI 在圆锥角膜的诊断中特异度和敏感度比 CBI 和 BAD-D 更高，其中 TBI > 0.29 可诊断为亚临床期圆锥角膜，TBI > 0.79 可诊断为临床期圆锥角膜（图 4-1-11）[10]。

【治疗】

1. 去除相关病因　对有明确揉眼史患者，需教育患者及家长，停止揉眼。治疗引起眼部不适的相关疾病，如过敏性结膜炎、蠕形螨睑缘炎。

2. 接触镜

（1）软镜：软镜及 Toric 软镜适用于早期圆锥角膜、偏心、球形圆锥角膜以及不能耐受透气性硬质角膜接触镜的患者。

（2）透气性硬质角膜接触镜（rigid gas-permeable，RGP）：出现不规则散光时应配圆锥角膜专用 RGP，适用于锥顶小、中央以及早期的圆锥角膜。

（3）透气性巩膜接触镜：用于重度圆锥角膜、镜片不能居中、干眼、有边缘性角膜变性、不能耐受传统 RGP、背驮式 RGP 以及混合型 RGP 的患者。

注意点：

1）配戴接触镜主要目的为屈光矫正，提升患者视觉质量，并不能阻止或延缓圆锥角膜病变发展[8]。

2）部分过敏性结膜炎患者可能因配戴接触镜增加眼表炎性因子释放，不利于病情稳定。

3. 角膜基质内环植入术　对于不能耐受 RGP 且光学区角膜透明的患者，可以试行角膜基质内环植入术（intrastromal corneal ring implantation，ICRS）。

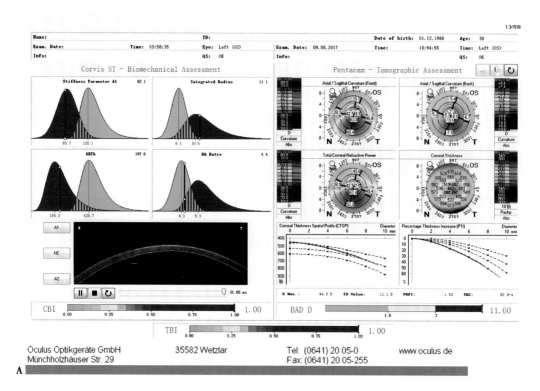

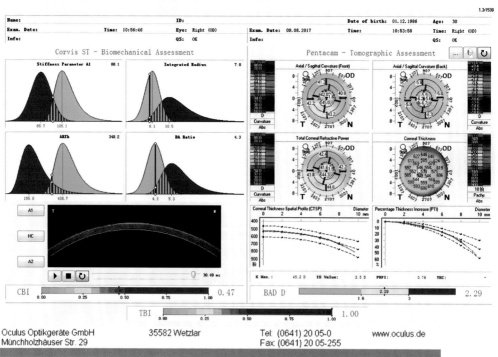

图 4-1-11 患者双眼生物力学地形图综合分析图

A. 左眼 CBI 1.0，BAD-D 1.0，TBI 1.0，单项指数及综合指数 TBI 均提示圆锥角膜；B. 右眼 CBI 0.47，未达诊断阈值；BAD-D 2.29，提示亚临床期圆锥；TBI 1.0，提示临床期圆锥角膜。结合患者屈光四图、BAD 增强扩张图结果，诊断双眼临床期圆锥角膜，行双眼角膜胶原交联治疗

4. 角膜胶原交联术　紫外光 - 核黄素角膜交联技术（ultroviolet A/riboflavin corneal collagen crosslinking），通过诱导胶原纤维的氨基（团）之间发生化学交联反应（Ⅱ型光化学反应），降低胶原酶活性，增加角膜硬度，提高角膜生物力学稳定性，从而阻止圆锥角膜的进展，延迟或避免最终行角膜移植术。

适用于角膜厚度大于 400μm 的圆锥角膜。部分早期患者还可联合准分子激光屈光性角膜切削术以去除部分不规则散光和近视，在稳定角膜病变同时进一步提升视力与视觉质量。具体适应证、治疗方案选择及手术步骤详见第十章第八节角膜胶原交联术。通过角膜胶原交联治疗稳定病变后也可通过有晶状体眼后房型人工晶状体（ICL/TICL）植入术来矫正近视与散光（图 4-1-12）。

5. 深板层角膜移植术　对不适合施行角膜胶原交联术，不耐受接触镜，角膜无全层瘢痕者，可采用深板层角膜移植术（deep lamellar anterior keratoplasty，DLAK）（图 4-1-13），飞秒激光辅助的深板层角膜移植光学效果更佳。

6. 穿透性角膜移植术　角膜中央全层致密瘢痕者常需行穿透性角膜移植术（图 4-1-14）。术后存在排斥反应及植片慢性失功可能。

7. 角膜缝合术（见图 4-1-7）　对出现急性水肿患者，可行角膜后弹力层破裂区缝合联合前房注气术，可有效帮助水肿消退，一定程度减小后弹力层愈合瘢痕。部分患者稳定后瘢痕位于瞳孔区外或瘢痕较小者可无需再行角膜移植；如瘢痕对视力影响明显者可二期行深板层角膜移植或穿透性角膜移植。

注意点：缝合时注意尽可能靠近后弹力层，但避免全层缝合，以免增加感染风险。

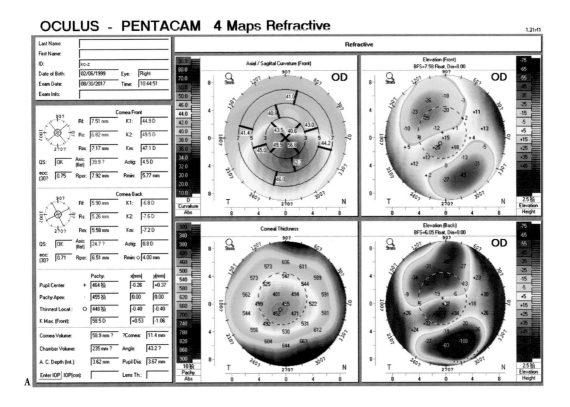

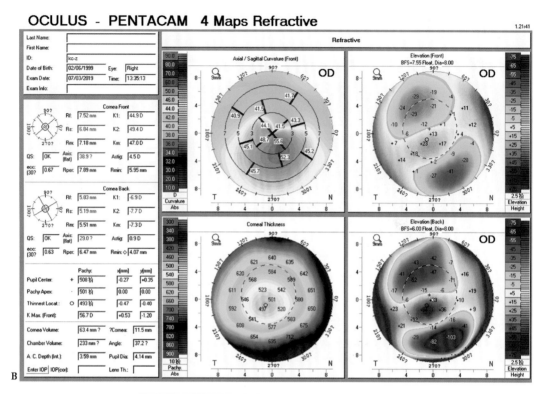

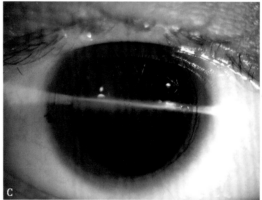

图4-1-12 圆锥角膜 双眼角膜胶原交联术后2年行ICL植入术

A. 右眼交联术前PENTACAM屈光四图，Kmax 58.5D，视力 0.4/-3.75D/-4.55DC×45→0.8；B. 右眼术后2年PENTACAM屈光四图，Kmax 56.7D，视力 0.5/-2.50D/-5.50DC×55→0.8；C. 右眼行TICL植入术，术后1周，裸眼视力1.2，角膜透明，TICL在位，轴向与预设完全一致

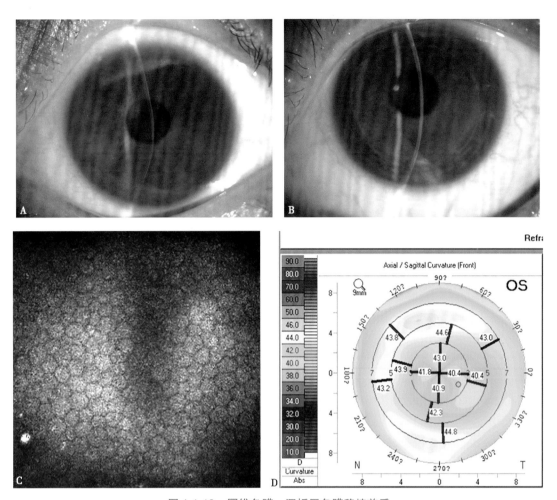

图 4-1-13　圆锥角膜　深板层角膜移植前后

A. 术前显示左眼角膜中央基质变薄、突起，视力 0.02，矫正无助；B. 同一患者，左眼深板层角膜移植术后 10 年，角膜植片透明在位，缝线全拆，裸眼视力 0.2，矫正视力 −3.25DS/−1.75DC×135→0.7；C. 该眼术后 10 年激光共聚焦显微镜角膜内皮计数 OS：(2 864±90) 个 /mm²，细胞六边形形态良好；D. 该眼术后 10 年，左眼角膜地形图所示角膜形态，屈光力在 40～44D 之间

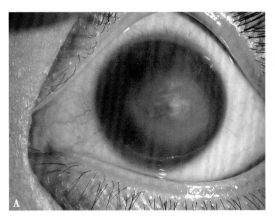

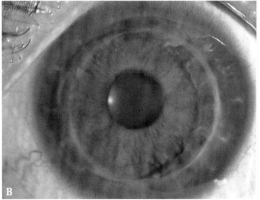

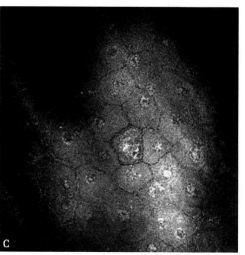

图 4-1-14 　圆锥角膜水肿期,穿透性角膜移植前后
患者,男,28 岁,左眼视力下降 2 周
A.左眼中下方角膜混浊水肿,视力指数 /50cm,矫
正无助;B.该眼穿透性角膜移植术后 7.5 年,角膜植
片透明在位,裸眼视力 0.15,矫正视力 PL/−7.50DC×
80→0.8;C.该眼激光共聚焦显微镜角膜内皮计数
404 个 /mm²,部分细胞失去六边形结构

（曾庆延　王浩宇）

参 考 文 献

1. Romero-Jimenez M, Santodomingo-Rubido J, Wolffsohn JS. Keratoconus: a review. Cont Lens Anterior Eye, 2010, 33(4): 157-166.

2. Li X, Bykhovskaya Y, Haritunians T, et al. A genome-wide association study identifies a potential novel gene locus for keratoconus, one of the commonest causes for corneal transplantation in developed countries. Hum Mol Genet, 2012, 21(2): 421-429.

3. Burdon KP, Macgregor S, Bykhovskaya Y, et al. Association of polymorphisms in the hepatocyte growth factor gene promoter with keratoconus. Invest Ophthalmol Vis Sci, 2011, 52(11): 8514-8519.

4. Li X, Rabinowitz YS, Tang YG, et al. Two-stage genome-wide linkage scan in keratoconus sib pair families. Invest Ophthalmol Vis Sci, 2006, 47(9): 3791-3795.

5. 周行涛. 圆锥角膜 Pentacam 图像解析. 上海:上海科学技术文献出版社,2014: 11-19.

6. Rabinowitz YS, McDonnell PJ. Computer-assisted corneal topography in keratoconus. Refract Corneal Surg, 1989, 5(6): 400-408.

7. Maeda N, Klyce SD, Smolek MK. Comparison of methods for detecting keratoconus using videokeratography. Arch Ophthalmol, 1995, 113: 870-874.

8. Gomes JA, Tan D, Rapuano CJ, et al. Global consensus on keratoconus and ectatic diseases. Cornea, 2015, 34(4): 359-369.

9. Vinciguerra R, Ambrosio R, Jr., Roberts CJ, et al. Biomechanical characterization of subclinical keratoconus without topographic or tomographic abnormalities. J Refract Surg, 2017, 33(6): 399-407.

10. Ambrosio R, Jr., Lopes BT, Faria-Correia F, et al. Integration of Scheimpflug-based corneal tomography and biomechanical assessments for enhancing ectasia detection. J Refract Surg, 2017, 33(7): 434-443.

第二节 角膜透明边缘变性

角膜透明边缘变性（pellucid marginal corneal degeneration，PMD）是一种罕见的进展性、扩张性角膜疾病 [1]，双眼发病，原因不明确。角膜病变区多见于下方周边角膜，常为新月形。青中年男性多见，临床上多由于不规则散光增加导致视力下降而就诊。

【病因学】

1. 病因尚未明确。迄今为止，仍没有充分证据表明 PMD 为遗传性疾病。

2. 部分学者认为 PMD 是圆锥角膜的周边表现。

3. LASIK 手术可能诱发 PMD 的发生。

4. 组织病理学上，PMD 患者角膜上皮水肿，基质黏多糖有增多表现，Bowman 层有不规则的破裂，并且 Descemet 层中存在皱褶。但是，患者的角膜中均未发现有明显的炎性细胞。

【临床表现】

1. 病史

（1）多见于青中年男性，常无明确相关病史。

（2）多为双眼发病，也有个别单眼发病的报道。

2. 症状

（1）视力下降，最常见的原因是较大度数的不规则散光、逆规散光。

（2）当发生急性角膜水肿和／或自发性角膜穿孔时，患者会有急性眼痛 [2]，视力突然下降和畏光。

3. 体征

（1）大多数 PMD 患者的角膜突出部位在下方周边区，局部角膜变薄，其特征为下方 4～8 点位置周边角膜 1～2mm 宽的区域变薄，变薄区与角膜缘间区域为 1～2mm 的正常角膜，角膜突出的顶部多位于变薄区域上侧，部分患者可以发生在变薄区的下侧（图 4-2-1）。中央区角膜厚度正常。

（2）后弹力层可有褶皱，常与下方角膜缘平行，当轻压角膜局部时，后弹力层褶皱会暂时消失。

（3）当下方后弹力层破裂时，角膜会出现急性水肿，水肿消失后会有新生血管长入和角膜瘢痕的形成。

4. 角膜地形图 PMD 典型的角膜曲率图呈现"蟹爪（lobster claw）样改变"，下方周边带状区域变薄（图 4-2-2）。

【诊断】

主要依据典型病史和体征确诊，角膜地形图检查可以辅助诊断。

注意点：需要将 PMD 和圆锥角膜、Terrien 边缘变性等进行鉴别诊断。主要鉴别点：

1）PMD 患者通常不会出现 Fleischer 环和 Vogt 线。

2）上皮化良好而无上皮缺损。

3）无角膜浸润和脂质沉积，无明显锥体形成。

此外，PMD 患者也无 Munson 征以及 Rizutti 现象。

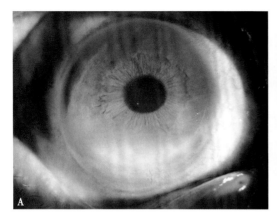
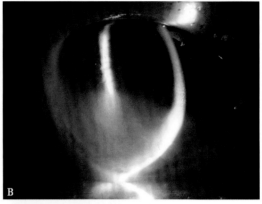
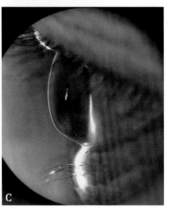

图 4-2-1　角膜透明边缘变性（该患者资料照片由邢华平、曾庆延医生提供）

患者，女，45 岁，双眼视力下降 10 余年，右眼加重 1 个月

A、B. 右眼角膜下方 4～8 点新月形灰白混浊水肿，明显凸起，视力指数 / 眼前；C. 左眼角膜下方明显变薄，变薄区域上方角膜凸起

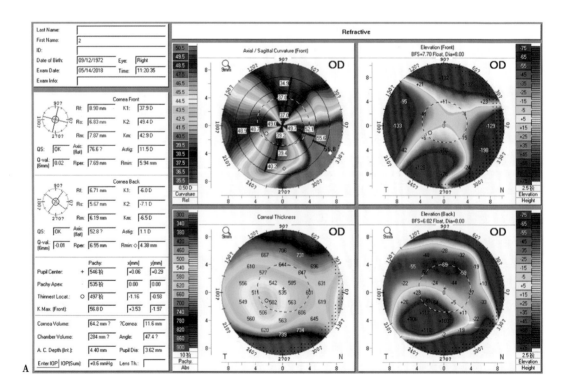

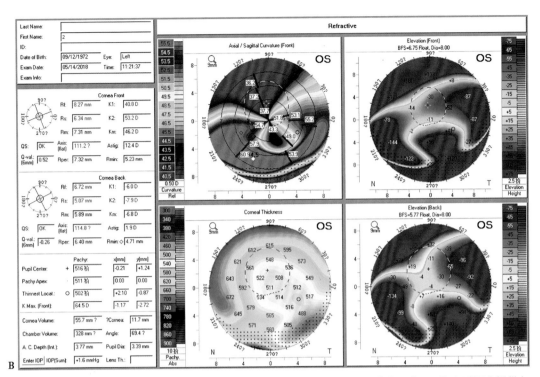

图 4-2-2 角膜透明边缘变性 图 4-2-1患者角膜地形图（该病例资料照片由邢华平、曾庆延医生提供）
A. 该患者右眼 Pentacam 屈光四联图，鼻侧和颞侧角膜明显不规则变陡，呈蟹钳样改变，颞下方前后表面高度显著升高；B. 左眼鼻侧和颞侧角膜明显不规则变陡，呈蟹钳样改变，颞下方近 8mm 区域明显变薄，变薄区域上方角膜陡峭，曲率增高

【治疗】

对于 PMD 患者的治疗方案的选择，主要根据疾病的严重程度。

1. 在早期阶段，可选择：

（1）最常用框架镜对 PMD 患者进行矫正[3]。大多数患者可以通过配戴具有高折射率透镜的球柱镜片获得较好的矫正视力。

（2）软性复曲面接触镜和巩膜镜也是一种屈光矫正措施，但要注意避免可能发生的并发症，如角膜水肿以及角膜新生血管的形成。

（3）早期可考虑角膜胶原交联术（CXL）[4]。

2. 对于视力差或配戴角膜接触镜不适的中晚期 PMD 患者，考虑行角膜移植。由于 PMD 患者病变区域在角膜缘附近，穿透性角膜移植术会增加移植排斥、缝合诱导的并发症和角膜新生血管形成的发生率。而常规局部板层角膜移植，由于植片局限，并不能对纠正大散光起到较好的作用，术后视力改善不显著；相对理想的术式是大范围新月形板层角膜移植，植片范围大于病变区域 1mm 以上，向心一侧接近瞳孔缘（图 4-2-3）。

3. 出现急性水肿或角膜穿孔时，可采用多种手术方式进行治疗，包括：

（1）角膜缝合术。

（2）应用生物胶。

（3）角膜绷带镜。

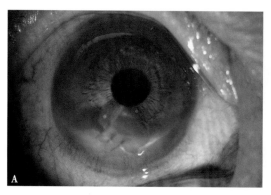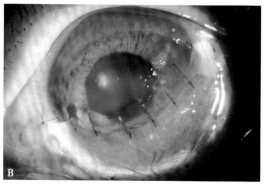

图 4-2-3 图 4-2-1 患者角膜透明边缘变性（该病例资料照片由邢华平、曾庆延医生提供）

A. 该患者右眼角膜缝合后 1 周，角膜水肿明显消退，角膜形态较前平坦，局限性瘢痕形成；B. 同一患者左眼行新月形板层角膜移植术后 3 天，裸眼视力 0.1

（4）新月形板层角膜移植。

（5）穿透性角膜移植术。

（6）深板层角膜移植术。

（林 琳 晋秀明）

参 考 文 献

1. Jinabhai A，Radhakrishnan H，O'Donnell C. Pellucid corneal marginal degeneration：A review. Cont Lens Anterior Eye，2011，34（2）：56-63.

2. Forooghian F，Assaad D，Dixon WS. Successful conservative management of hydrops with perforation in pellucid marginal degeneration. Can J Ophthalmol，2006，41（1）：74-77.

3. Rathi VM，Dumpati S，Mandathara PS，et al. Scleral contact lenses in the management of pellucid marginal degeneration. Cont Lens Anterior Eye，2016，39（3）：217-220.

4. Guindolet D，Petrovic A，Doan S，et al. Sclerocorneal Intrastromal Lamellar Keratoplasty for Pellucid Marginal Degeneration. Cornea，2016，35（6）：900-903.

第三节 球 形 角 膜

球形角膜（keratoglobus）是一种罕见的非炎症性角膜变薄性疾病[1]，其特征为角膜的广泛变薄并呈球状突起。1947 年 Verrey 首次对其描述，并定为一种独立的疾病[1]。

【病因学】

1. 以往认为球形角膜是先天性疾病，然而近年来，也有报道称其发生与后天获得性因素有关[2]。

2. 先天性球形角膜的确切遗传学尚未明确，多数研究认为其为常染色体隐性遗传性疾病。

3. 研究认为可能与结缔组织疾病，如 Ehlers-Danlos 综合征、马方综合征、Rubinstein-Taybi 综合征有关。

4. 后天性球形角膜可能与春季角膜结膜炎、慢性睑缘炎、特发性眼眶炎症和甲状腺相关眼病有关。在春季角膜结膜炎和慢性睑缘炎的患者中，角膜扩张可能与频繁揉眼有关。

5. 圆锥角膜、角膜透明边缘变性和球形角膜三者之间的病因可能有重叠，例如，三者均可在结缔组织病患者中或后天性因素作用下发生，由此提出同一疾病的不同临床表现谱的假说。

6. 组织病理学上发现，部分患者角膜中无前弹力层。

【临床表现】

1. 病史　先天性患者在出生时即可表现为球形角膜，进展缓慢。

2. 症状　患者一般视力很差[1]，难以矫正。有的患者还表现为类似急性圆锥角膜样的油滴状水肿。

3. 体征

（1）角膜曲率增加[1]，可达 50～60D，进而导致进展性弥漫性角膜变薄、角膜脆性增加。

（2）双眼对称发病，角膜直径变大，角膜厚度通常为正常角膜的 1/3～1/4。可见患者角膜前凸，中央及周边角膜均变薄（图4-3-1）。

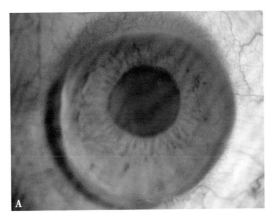
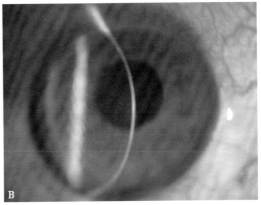
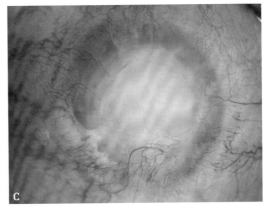

图 4-3-1　球形角膜（该病例资料照片由曾庆延医生提供）
A、B. 全角膜扩张前凸，中央和周边均变薄；C. 患者对侧眼，10 年前曾行角膜移植手术，可见角膜植片混浊变性，大量新生血管长入

【诊断】

主要依据典型病史、症状和体征，结合地形图、前节 OCT 检查可帮助确诊。

注意点：需要与圆锥角膜、角膜透明边缘变性和后部圆锥角膜等疾病进行鉴别。此外，应注意将年轻球形角膜患者与先天性青光眼患者及大角膜患者进行鉴别。

【治疗】

迄今为止，球形角膜的治疗仍然面临着许多困难。

1. 非手术治疗　对于高度近视的患者，可以选择屈光矫正的方式[3]，如配戴具有高折射率透镜的球柱镜片，或配戴 RGP，但 RGP 的应用会受到高度数、不规则散光的限制。并且 RGP 以及新型的巩膜镜可能会对角膜组织造成进一步损伤，增加角膜穿孔的风险，因此，仍存在很大争议。

2. 角膜急性水肿的处理　当球形角膜患者发生角膜急性水肿时，既可以进行保守治疗，也可以进行手术治疗。

（1）保守治疗：包括使用包眼、绷带镜、局部高渗盐水和睫状肌麻痹剂以减少水肿。

（2）手术治疗：手术的目的为尽快修复角膜穿孔。由于该疾病极为罕见，因此，目前无手术治疗的标准程序[3]。一旦球形角膜患者发生穿孔，通常面积较大且呈星芒状、角膜组织很薄、脆性高，给缝合带来较大困难。

由于角膜植片与植床的厚度差异较大，传统的穿透性角膜移植术需将植片缝合在巩膜上，术后免疫排斥不可避免，因此通常是不得已的情况下才选择 PKP。

目前主要的手术方式[4]包括：

1）新型穿透性角膜移植术。

2）表层角膜植片术（epikeratoplasty）。

3）角巩膜成形术（corneoscleroplasty）。

4）角膜胶原交联术（CXL）。

5）"插入式"板层角膜移植术（TILK）。

6）深板层角膜移植（DALK）等。

可在一期大直径板层角膜移植后，行二期小直径穿透性角膜移植，以提升视力。

（林　琳　晋秀明）

参 考 文 献

1. Wallang BS，Das S. Keratoglobus. Eye（Lond），2013，27（9）：1004-1012.

2. Ozer PA，Yalniz-Akkaya Z. Congenital keratoglobus with multiple cardiac anomalies：a case presentation and literature review. Semin Ophthalmol，2015，30（4）：305-312.

3. Maharana PK，Dubey A，Jhanji V，et al. Management of advanced corneal ectasias. Br J Ophthalmol，2016，100（1）：34-40.

4. Jarade E，Antonios R，El-Khoury S. Limbal Stem Cell-Sparing Corneoscleroplasty with Peripheral Intralamellar Tuck：A New Surgical Technique for Keratoglobus. Case Rep Ophthalmol，2017，8（1）：279-287.

第四节　Terrien 边缘性角膜变性

Terrien 边缘性角膜变性（Terrien's marginal degeneration）是一种非炎性、慢性进展性、周边角膜变薄性疾病，双眼或单眼发病，病变进展的程度可不一致。

【病因学】

病因不明确，可能与以下因素有关：

1. 角膜神经营养障碍。

2. 角膜缘毛细血管营养障碍。

3. 自身免疫性因素。

【临床表现】

1. 病史　多见于30～40岁以上人群，男性更常见。

2. 症状　慢性进行性视力下降，常无眼红痛不适等自觉症状，浸润期患者可有轻度刺激症状。

3. 体征

(1) 典型表现为角膜基质变薄、新生血管形成、脂质沉积和不规则散光[1]。角膜上皮通常完整。

(2) 不典型者可表现为假性翼状胬肉、复发性边缘性角膜炎及角膜中央混浊变薄[1]。

(3) 角膜地形图显示周边变薄区域平坦，最薄区域中心相对90°轴向区域陡峭，常导致高度逆规或斜轴散光。

4. 临床分期　根据病变发展可分为4期：

(1) 浸润期：角膜周边部出现环形黄白色基质混浊浸润伴新生血管长入，混浊区与角膜缘有正常透明带间隔。该期多无自觉症状，发展缓慢（图4-4-1）。

(2) 变性期：病变区角膜变薄，浅层组织逐渐溶解形成小沟，形成沟状凹陷，沟内有脂质沉着。患者可有轻度异物感（图4-4-2，图4-4-3）。

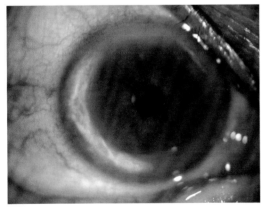

图 4-4-1　Terrien 边缘性角膜变性　浸润期

患者，男，45岁。角膜周边基质黄白混浊变性，以6～10点为著，混浊区与角膜缘有正常透明带间隔，未见明显变薄

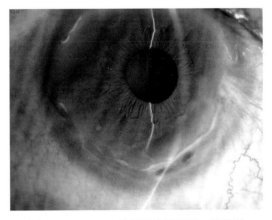

图 4-4-2　Terrien 边缘性角膜变性　变性期

患者，男，68岁，右眼角膜周边部可见环形基质混浊，伴沟状凹陷，沟内黄白色脂质沉着。混浊区与角膜缘有正常透明带间隔，鼻侧假性胬肉长入

(3) 膨隆期：病变区角膜进一步变薄，出现一至数个菲薄后弹力层膨隆区。部分病例后弹力层破裂，会出现基质板层间积液甚至角膜囊肿。此期会出现明显不规则散光，患者自觉视力下降，轻微外伤可导致角膜穿孔（图4-4-4）。

(4) 圆锥角膜期：病变角膜张力下降，在眼压作用下向前膨隆，并波及中央角膜出现圆锥角膜样改变。严重者用力时可发生角膜破裂、眼内容物脱出。

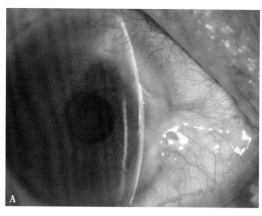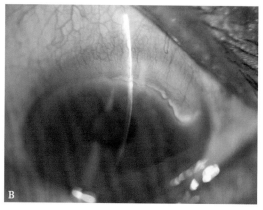

图 4-4-3　Terrien 边缘性角膜变性　变性期

患者,男,52 岁

A. 右眼角膜上方鼻侧半环形黄白色基质混浊浸润伴新生血管长入,2 点可见沟状凹陷,脂质沉着,3 点可见假性胬肉长入角膜;B. 同一患者左眼,上方周边角膜混浊变性,新生血管长入,混浊区头端沟状凹陷,脂质沉着

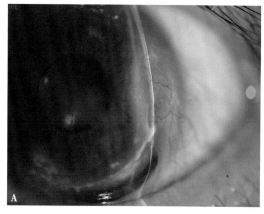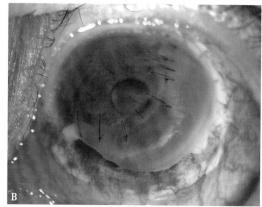

图 4-4-4　Terrien 边缘性角膜变性　膨隆期,角膜移植前后

患者,女,52 岁

A. 左眼病变区可见角膜基质内脂质沉着,下方菲薄呈囊泡样膨隆,颞侧有假性胬肉长入。视力 0.1;B. 同一患者新月形板层角膜移植联合假性胬肉切除术后 7 天,角膜植片透明。视力 0.3

【诊断】

主要依据典型病史与体征,结合角膜地形图可帮助诊断。

【治疗】

1. 浸润期有刺激症状时,可间歇应用低浓度糖皮质激素,如 0.02% 氟米龙滴眼液,或 1% 环孢素滴眼液,或 0.1% 他克莫司滴眼液,每日 2～3 次。

注意点:此病无有效控制病变发展药物,应该避免长时间使用糖皮质激素,以免加重角膜变薄。

2. 出现明显散光时,可试配特制的硬性角膜接触镜。

3. 角膜变薄但最薄点厚度大于 400μm 者,可行角膜胶原交联术。

4. 角膜明显变薄者,角膜移植治疗手术方法包括:

（1）行板层角膜移植术，根据病变范围，移植术式可分为新月形（图4-4-4）、半月形、指环形（图4-4-5）和全板层移植[2, 3]。

（2）角膜穿孔时可联合羊膜移植封闭穿孔（图4-4-6）或双板层角膜移植（参见第十章第二节角膜穿孔处理）。

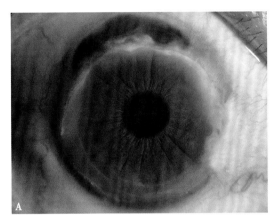
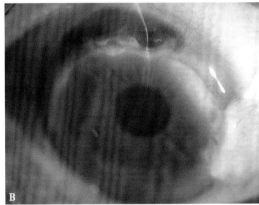
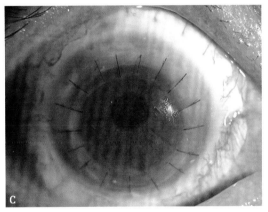

图4-4-5　Terrien边缘性角膜变性　膨隆期，角膜移植前后

患者男，43岁。双眼视力下降10余年

A. 右眼全周角膜混浊变薄，上方10～2点菲薄呈囊泡样膨隆，鼻侧有假性胬肉长入。视力0.1；B. 该眼裂隙显示上方角膜极薄，后弹力层高度膨隆；C. 该眼行指环状板层角膜移植，术后1个月，植片透明在位，视力0.6

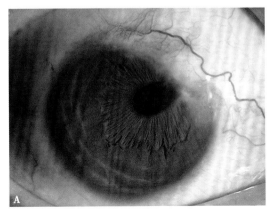
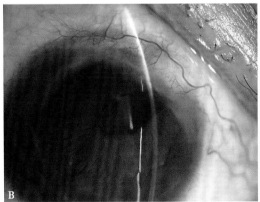

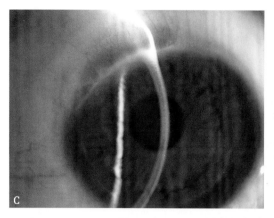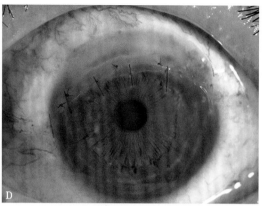

图 4-4-6 Terrien 边缘性角膜变性 角膜穿孔,手术治疗前后

患者,男,31 岁。双眼视力下降 3 年

A. 右眼 1 年前因外伤角膜穿孔,曾行结膜瓣遮盖术。可见结膜瓣在位,瞳孔向鼻上方移位变形。视力 0.5;
B. 右眼裂隙显示鼻上方角膜变薄,推测伤前为边缘性角膜变性膨隆期,外伤后穿孔常规角膜缝合无法进行,只能行结膜瓣遮盖术;C. 左眼上方 9～3 点角膜周边混浊,9～1 点基质内积液,呈囊泡样改变。前房深度正常,视力 0.6;D. 左眼行板层角膜移植联合羊膜移植,术中发现后弹力层破孔,行层间羊膜覆盖后再行新月形板层角膜移植。术后 1 个月,角膜植片透明在位,无双前房。层间可见羊膜平伏在位。前房中深,视力 0.6

(曾庆延 陈翔熙)

参 考 文 献

1. Chan A T,Ulate R,Goldich Y,et al. Terrien Marginal Degeneration:Clinical Characteristics and Outcomes[J]. American Journal of Ophthalmology,2015,160(5):151-152.

2. Li L,Zhai H,Xie L,et al. Therapeutic Effects of Lamellar Keratoplasty on Terrien Marginal Degeneration[J]. Cornea,2018,37(3):318-325.

3. Wang T,Shi W,Ding G,et al. Ring-shaped corneoscleral lamellar keratoplasty guided by high-definition optical coherence tomography and Scheimpflug imaging for severe Terrien's marginal corneal degeneration[J]. Graefes Archive for Clinical & Experimental Ophthalmology,2012,250(12):1795-1801.

第五节 角膜带状变性

角膜带状变性(band keratopathy)是由多种因素导致的钙质沉积在角膜上皮下、前弹力层及浅基质层所导致的角膜病变。

【病因学】

1. 眼部慢性疾病 如慢性葡萄膜炎、角膜基质炎、绝对期青光眼、玻璃体切除术后硅油眼,以及眼球萎缩等。

2. 角膜长期接触化学物质或药物 如长期接触汞制剂,滴用糖皮质激素等。

3. 全身疾病 如高血钙、高血磷、甲状旁腺功能亢进、维生素 D 中毒、结节病、慢性肾衰竭及痛风等。

4. 遗传因素　双等位基因 SLC4A4 突变[1]致儿童原发性角膜带状变性,常合并发育迟缓及青光眼。

5. 特发性　原因不明,可能与年龄相关。

【临床表现】

1. 病史　可有慢性葡萄膜炎、眼内硅油留存、慢性高眼压、眼球萎缩等病史。

2. 症状　常无自觉症状,部分有异物感,病变位于角膜中央时会导致视力下降。

3. 体征

(1)病变起始于睑裂区角膜缘部,但与角膜缘之间有透明角膜间隔。

(2)鼻、颞侧混浊逐渐向中央发展,最后融合成宽 3～5mm 灰白混浊带,横跨睑裂区。

(3)混浊带内常有小孔和裂隙,晚期钙化灶常为白色斑片状、结节状,略高出角膜上皮(图 4-5-1～图 4-5-3)。

(4)可有慢性葡萄膜炎、青光眼、眼内硅油留存、眼球萎缩等相应体征。

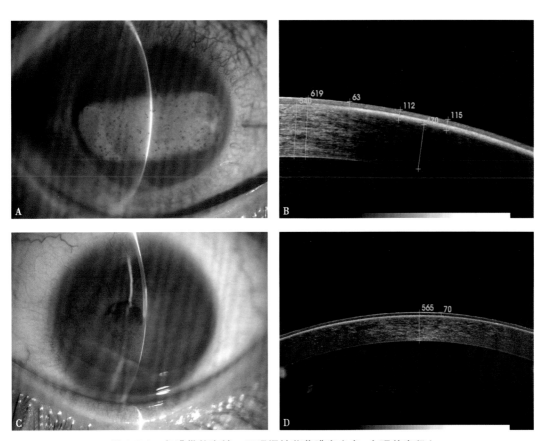

图 4-5-1　角膜带状变性　双眼慢性葡萄膜炎患者,右眼前房积血

A. 右眼睑裂区灰白混浊带,内有小孔,与角膜缘之间有透明角膜间隔;B. 右眼前节 OCT 显示角膜前弹力层及其下浅层基质灰白混浊,深度为 63～115μm 之间;C. 同一患者左眼角膜中央带状半透明混浊,前房中深,人工晶状体在位;D. 同一患者左眼前节 OCT 显示角膜前弹力层灰白混浊,深度约达 70μm

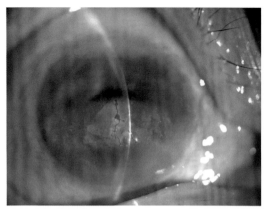

图 4-5-2　角膜带状变性

硅油眼,无晶状体眼患者,角膜中央横形带状变性,中可见裂隙和孔洞

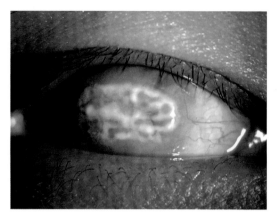

图 4-5-3　角膜带状变性

眼球萎缩患者,全角膜灰白混浊水肿,中央横形带状变性,致密钙化斑形成,前房窥不清

【诊断】

主要结合病史与典型角膜体征可以确诊。

【治疗】

1. 积极治疗相关原发病。

2. 轻症可观察,局部滴不含防腐剂人工泪液。

3. 刺激症状明显或影响视力者,可刮除病变区角膜上皮后,用螯合剂 EDTA(乙二胺四乙酸)溶解变性区中钙质,之后清创或辅以羊膜移植术,可减少复发率[2](图 4-5-4)。

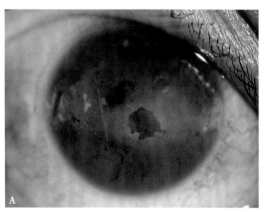
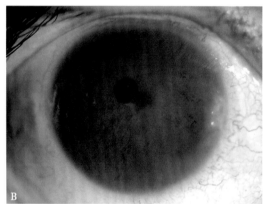

图 4-5-4　角膜带状变性　手术治疗前后

A. 睑裂区灰白混浊带,呈不均匀斑块状,部分区域钙斑脱落。继发于慢性葡萄膜炎;B. 同一患者,行浅层角膜切除术后1个月,睑裂区角膜基本透明

4. 准分子激光治疗性角膜切削术。术前 OCT 测量混浊深度,以精准设计激光切削深度,术后继续药物治疗原发病(图 4-5-5)。

5. 严重混浊累及角膜基质者,可行板层角膜移植术。但是,如果原发病或相关因素未去除,术后仍可能复发(图 4-5-6)。

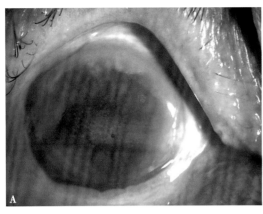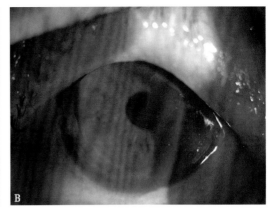

图 4-5-5 角膜带状变性 PTK 治疗前后

A. 睑裂区灰白混浊带,呈不均匀斑块状,有孔隙状改变;B. 同一患者,行 PTK 术后 1 周,角膜透明

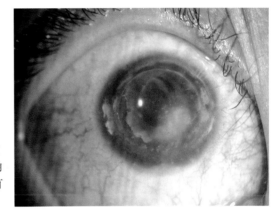

图 4-5-6 带状角膜变性 板层角膜移植术后复发

患者为慢性葡萄膜炎,人工晶状体眼,鼻颞侧近角膜缘处斑块状灰白混浊,角膜植片中央区浅层亦有灰白混浊,边缘呈钙化斑块状

(曾庆延 秦 姣)

参 考 文 献

1. Khan AO,Basamh OS. Pediatric primary calcific band keratopathy with or without glaucoma from biallelic SLC4A4 mutations. Ophthalmic Genet,2018,39(4):425-427.

2. Al-Hity A,Ramaesh K,Lockington D. EDTA chelation for symptomatic band keratopathy:results and recurrence. Eye(Lond),2018,32(1):26-31.

第六节 Salzmann 结节样变性

Salzmann 结节样变性(Salzmann nodular degeneration,SND)是一种较为常见角膜变性,可单眼或双眼发病,表现为角膜表面灰白光滑隆起样病变。

【病因学】

1. 多继发于眼部炎症,如睑板腺功能障碍、春季卡他性角结膜炎、暴露性角膜炎、沙眼、干燥性角结膜炎、Thygeson 表层点状角膜炎、翼状胬肉、倒睫以及睑缘异常等,也可见于正常人。

2．组织病理学上，结节由一堆致密的胶原样组织构成，相应部位的前弹力膜和浅基质层多被血管化的结缔组织取代。

【临床表现】

1．病史　各年龄段均可发病，但50～60岁老年人常见，女性患者更多见。常有沙眼、倒睫等慢性眼表疾病病史。

2．症状　患者一般无特殊症状，少数患者因结节区上皮糜烂可伴异物感，结节位于瞳孔区可出现视力下降。

3．体征

（1）典型表现为角膜表面出现数目不等的灰白色纤维结节，可单发或多发，位于周边或中央区，表面光滑，高出角膜面，结节表面无新生血管（图4-6-1，图4-6-2），但与之对应的角膜基质层可能有新生血管长入。

（2）结节样病变的基底部可能伴有铁线沉积。

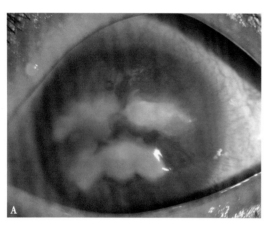
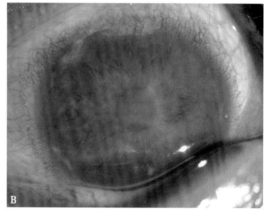

图4-6-1　Salzmann结节变性　手术治疗前后

患者，女，65岁，右眼畏光、视物模糊5年
A. 角膜中央可见三处灰白结节状隆起，表面无新生血管；B. 同一患者，角膜浅层切除联合羊膜移植术后40天，角膜中央基本透明

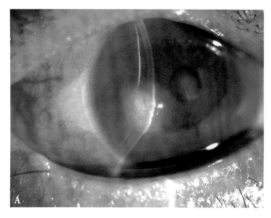
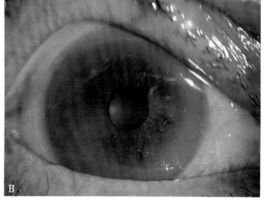

图4-6-2　Salzmann结节变性　手术治疗前后

A. 右眼颞下方角膜可见一处灰白结节状隆起，相应下睑缘可见灰白隆起新生物，合并倒睫存在；B. 同一患者，眼睑及角膜新生物切除术后2天，角膜绷带镜在位，结膜充血不明显，角膜透明光滑

【诊断】

主要结合病史与角膜体征可以确诊。

【治疗】

1. 去除治疗诱因，如倒睫、睑缘新生物、慢性眼表炎症、干眼等。沙眼患者口服阿奇霉素 1.0 一次。

2. 无症状和视力未受损者可随访观察。

3. 病灶位于瞳孔区致视力下降者，可视病变深度行手术治疗，包括：

（1）单纯病灶切除（图 4-6-2）。

（2）浅层角膜切除联合羊膜移植术（图 4-6-1）。

（3）准分子激光治疗性角膜切削术。术中可应用丝裂霉素 C 以预防角膜云翳和瘢痕产生 [1, 2]。

（4）病情严重累及基质层者可行板层角膜移植术。

（秦　姣　曾庆延）

参 考 文 献

1. Viestenz A，Bischoff-Jung M，Langenbucher A，et al. Phototherapeutic Keratectomy in Salzmann Nodular Degeneration With "Optical Cornea Plana". Cornea，2016，35（6）：843-846.

2. Reddy JC，Rapuano CJ，Felipe AF，et al. Quality of vision after excimer laser phototherapeutic keratectomy with intraoperative mitomycin-C for Salzmann nodular degeneration. Eye Contact Lens，2014，40（4）：213-219.

第七节　气候性滴状角膜变性

气候性滴状角膜变性（climatic droplet keratopathy，CDK）是一种双侧角膜病变，由 Baquis 医生在 1898 年首先提出，是一种由于上皮下大小不等的金色至棕色的液滴状沉积物的积累，所出现的进行性加重的角膜退行性疾病，可伴随有角膜知觉的异常，又称球状角膜变性 [1, 2]。

【病因】

气候性滴状角膜变性病因目前尚不明确，被认为是一种多因素相关的疾病，可能病因有：

1. 环境因素　如紫外线辐射强、湿度低、风沙大等。该病在温带地区很少见，通常在干燥地区的游牧人群中多见。目前，我国有关气候性滴状角膜变性的报道多来自内蒙古地区的流行病学调查，病情相对轻。

2. 营养状况（如维生素 C 的低摄入量）。

3. 年龄、性别等。

该病与遗传无关。

【临床表现】

1. 病史　一般以 40 岁以上的男性多见，多为青壮年时期双眼发病。

2. 症状　早期对视力影响小且无症状，晚期则严重影响视力。

3. 体征　气候性滴状角膜变性体征，临床上分为 3 级 [2, 3]：

Ⅰ级：局限于角膜颞侧和 / 或鼻侧的多个微小且紧密融合、半透明的上皮下沉积物，一般视力不受影响。

Ⅱ级：上皮下混浊扩散侵犯角膜的下2/3，并累及浅基质层，视力不同程度受到影响。

Ⅲ级：角膜上皮下及浅基质层出现大小不一、金色至棕色的液滴状沉积物，直径约为1mm，累及全角膜（图4-7-1）。

疾病发展到晚期可观察到角膜基质混浊或纤维化或新生血管长入。一旦中央角膜严重受损，视力即会丧失（图4-7-1）。

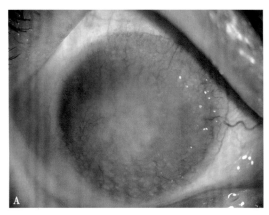
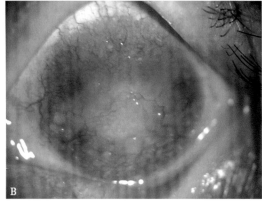

图4-7-1　气候性滴状角膜变性

患者，女，45岁，双眼视力下降30余年

A、B. 患者右眼（A）、左眼（B）角膜见大量灰黄色滴状上皮下沉积物，融合成片呈结节状隆起，侵及瞳孔区，全周角膜可见新生血管长入瞳孔区

4. 辅助检查　激光共聚焦显微镜下主要表现为角膜上皮层大致正常，轻者前弹力层神经纤维密度降低，重者几乎不可见神经及朗格汉斯细胞，基质层表现为纤维化、弥漫性高反射性沉积物和大量球状低反射性沉积物（图4-7-2A，B）。

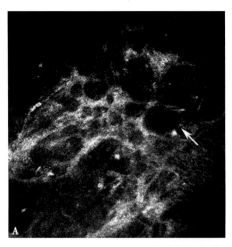
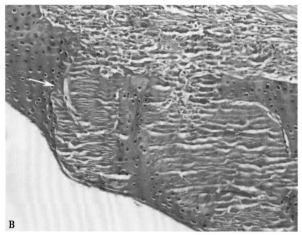

图4-7-2　气候性滴状角膜变性　激光共聚焦显微镜下及组织病理学改变

为图4-7-1患者，女，45岁，双眼视力下降30余年

A. 右眼基质层见基质纤维化、弥漫性高反射性沉积物和大量球状低反射性沉积物增多（白色箭头所示）；

B. 右眼角膜组织病理学示上皮增生，前弹力层及基质层见均匀一致、大小不一的嗜酸性物质积聚伴少许炎症细胞浸润（白色箭头所示）（HE染色×100）

【诊断】

主要依据生活环境史、双眼发病史及体征,激光共聚焦显微镜检查结果可供参考。

【治疗】

1. 无症状者无需治疗。

2. 药物治疗　有轻微症状者可用眼表润滑剂及营养角膜上皮细胞的药物,如0.3%玻璃酸钠滴眼液,每日4次,维生素A眼用凝胶,每日3~4次。

3. 手术治疗

(1)病情进展影响视力者,可行准分子激光治疗性角膜切削术(PTK),术后有一定复发可能。

(2)角膜基质受累,可根据混浊程度行深板层/穿透性角膜移植术,术后有一定复发可能(图4-7-3)。

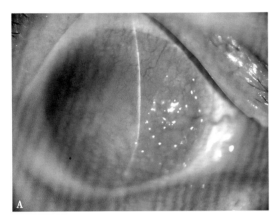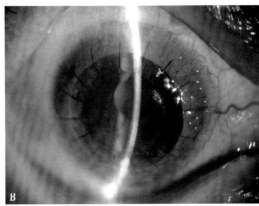

图4-7-3　气候性滴状角膜变性　深板层角膜移植前后

为图-4-7-1患者

A. 右眼术前全角膜混浊变性,大量新生血管长入,前房窥不清;B. 该眼行深板层角膜移植术后1周,角膜植片透明,深层植床透明,前房清,虹膜纹理清晰

（柯　兰　曾庆延）

参 考 文 献

1. Urrets-Zavalia J A, Croxatto J O, Holopainen J M, et al. In vivo confocal microscopy study of climatic droplet keratopathy[J]. Eye, 2012, 26(7): 1021-1023.

2. Urrets-Zavalia J A, Maccio J P, Knoll E G, et al. Surface Alterations, Corneal Hypoesthesia, and Iris Atrophy in Patients With Climatic Droplet Keratopathy[J]. Cornea, 2007, 26(7): 800-804.

3. Suárez María Fernanda, Leandro C, Crim Nicolás, et al. Climatic Droplet Keratopathy in Argentina: Involvement of Environmental Agents in Its Genesis Which Would Open the Prospect for New Therapeutic Interventions[J]. BioMed Research International, 2015, 2015: 1-9.

第八节　虹膜角膜内皮综合征

虹膜角膜内皮综合征（iridocorneal endothelial syndrome，ICE）是一种少见的单眼、非遗传性眼病，多见于成年女性。其临床表现特点为角膜内皮结构及增生的异常、房角进行性关闭，以及虹膜异常，如萎缩、瞳孔异位和多瞳症。严重的患者可发生角膜内皮失代偿及继发性青光眼。

【病因学】

病因尚不清楚，目前认为：

1. 可能与眼部葡萄膜炎相关。

2. 单纯疱疹病毒[1]及 EB 病毒[2]可能参与该疾病发生。

3. 组织病理学特征为：角膜内皮细胞异常增生形成膜，跨越前房角延伸至虹膜表面，收缩引起虹膜周边前粘、虹膜萎缩以及虹膜结节样外观。

【临床表现】

1. 症状

（1）早期无自觉症状，或者出现视力模糊，晨重暮轻。

（2）随病程进展可出现瞳孔形状或位置异常，晚期角膜水肿、继发性青光眼时可出现眼痛、视力下降甚至视力丧失。

2. 体征

（1）早期角膜轻度混浊，内皮面可见细小银箔样反光。

（2）后期角膜微囊样水肿，晚期大泡样角膜病变。

（3）虹膜周边不规则局限性或广泛前粘，越过 Schwalbe 线，贴附于角膜内皮面，中央前房深度可正常。房角因粘连闭合出现青光眼。

临床上可见三种类型各自单独出现，或以相互重叠的形式出现。

（1）原发性进行性虹膜萎缩：

1）虹膜萎缩，孔洞形成。

2）瞳孔异位，假多瞳症。

3）前房角镜检查见周边房角粘连，房角关闭，致眼压升高。

此型可不伴有或仅有轻度角膜内皮异常及水肿（图 4-8-1～图 4-8-3）。

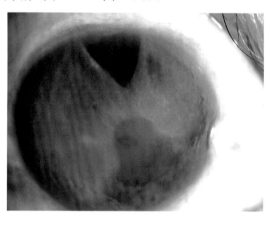

图 4-8-1　虹膜角膜内皮综合征　原发性进行性虹膜萎缩

患者，男，46 岁，右眼视力下降 5 年，3 年前因青光眼行小梁切除术。上方虹膜周切孔，瞳孔缘葡萄膜外翻，鼻侧及下方虹膜色素堆积，1～7 点位周边虹膜前粘。角膜弥漫性水肿，中央区可见上皮下水疱

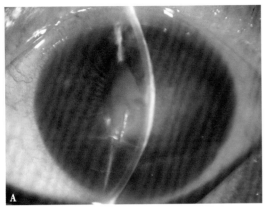

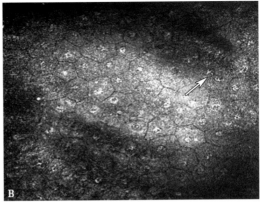

图 4-8-2 虹膜角膜内皮综合征 原发性进行性虹膜萎缩 角膜移植前后

患者，女，56岁，左眼视力下降10年

A. 左眼角膜中上方基质混浊水肿，上方虹膜部分萎缩，瞳孔呈竖鱼嘴形，瞳孔缘色素外翻；B. 该眼激光共聚焦显微镜图像，鼻侧内皮细胞大小不一，胞质内细胞核呈现不同形状的高反光信号，甚至能够发现双核（白色箭头所指）。中央内皮层成像不清，内皮细胞计数：鼻侧（542±36）个/mm²，下方（900±50）个/mm²；C. 该眼穿透性角膜移植术后1个月余，角膜植片透明，前房深度正常，瞳孔异形

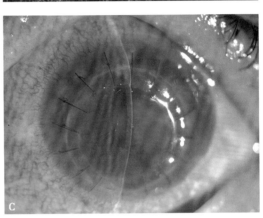

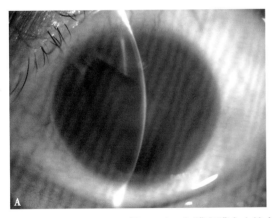

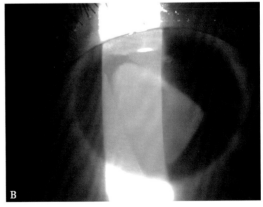

图 4-8-3 虹膜角膜内皮综合征 原发性进行性虹膜萎缩

患者，女，36岁，右眼视力下降半年

A. 首次就诊时右眼眼压36mmHg，角膜轻度水肿，虹膜部分萎缩，瞳孔呈三角形，10点处瞳孔缘色素外翻，鼻侧周边房角虹膜前粘。降眼压滴眼液治疗后眼压控制正常；B. 患者1年后复诊，右眼眼压52mmHg，角膜雾状水肿，虹膜萎缩加重，瞳孔呈直角三角形，10点瞳孔缘色素外翻较前严重

（2）Chandler综合征：

1）部分虹膜萎缩。

2）角膜水肿、上皮下水泡（图4-8-4）。

3）角膜内皮可呈银箔样或橘皮样改变。

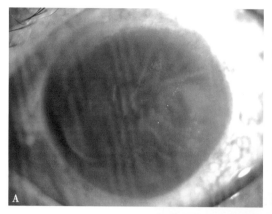
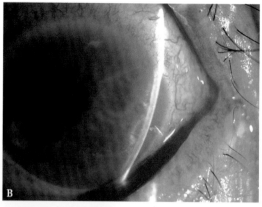
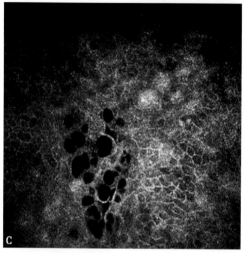
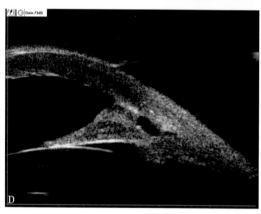
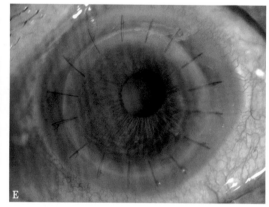

图 4-8-4 虹膜角膜内皮综合征 Chandler 综合征 角膜移植前后

患者，女，73 岁，左眼视力下降 20 年，左眼红痛 1 年

A、B. 左眼全角膜混浊水肿，鼻下方上皮下水疱形成，后弹力层皱褶。颞侧及下方周边虹膜不规则前粘，瞳孔无明显变形、移位；C. 该眼共焦显微镜检查示上皮下大量水泡形成，内皮细胞层成像不清；D. 该眼 UBM 检查示 3 点位虹膜周边帐篷样前粘连，后方部分房角开放；E. 该眼行穿透性角膜移植术后 3 个月，角膜植片透明，中央及上方周边前房深度正常

（3）虹膜色素痣综合征（Cogan-Reese 综合征）：多发性虹膜色素小结。色淡黄，并随着病程的进展逐渐变大，颜色变深（图 4-8-5）。常伴眼压升高。结节为虹膜基质黑色素细胞穿过异常内皮形成的膜凸起所致，可通过监测虹膜结节进展及虹膜正常结构消失来判断内皮异常生长情况。

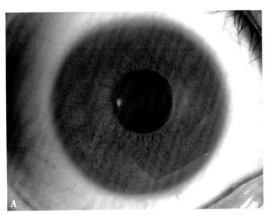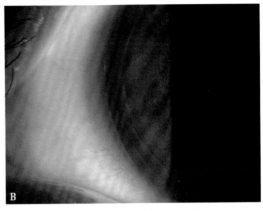

图 4-8-5 虹膜角膜内皮综合征 虹膜色素痣综合征（该病例资料照片由孙旭光医生提供）

A、B. 虹膜正常隐窝结构不清，表面可见大量黄褐色色素结节

【诊断】

主要依据疾病的发展过程及典型的临床体征，角膜内皮镜检查发现典型的暗 / 亮反转的 ICE 细胞（暗的细胞表面和亮的细胞边缘）改变有助于诊断。

注意点：应该与以下疾病相鉴别：

1）后部多形性角膜营养不良。

2）Fuchs 角膜内皮营养不良。

3）Axenfeld-Rieger Syndrome。

【治疗】

治疗目的为控制角膜水肿及眼压[3]。

1. 无继发性青光眼，或无角膜水肿时无需治疗，但应定期随访（建议半年到 1 年复查 1 次），监测眼压和角膜变化。

2. 药物治疗

（1）角膜水肿者，可给予高渗剂，如 3% 或 5% 氯化钠滴眼液，每日 4 次，氯化钠眼膏每晚 1 次。

（2）继发性青光眼者，给予降眼压药物，其中房水生成抑制剂，如布林佐胺为一线用药，拟前列腺素类药物需谨慎使用[4]，避免加重前房炎症。

3. 手术治疗

（1）角膜水肿严重、内皮功能失代偿者，行穿透性角膜移植或角膜内皮移植术（图 4-8-2，图 4-8-4，图 4-8-6）。

（2）继发性青光眼单纯药物无法控制时，可行小梁切除术（图 4-8-1），失败率较高。可考虑行青光眼引流装置植入术。

（3）为减少多瞳症引起的视觉障碍以及出于美容的考虑，可行虹膜重建术。

注意点：由于该病为综合征，病因不清，手术治疗仅为对症，可能在角膜移植术后眼压逐渐升高，或抗青光眼术后角膜病变继续发展，需要进一步治疗。故手术治疗前应与患者充分沟通，告知病情特点及治疗策略。

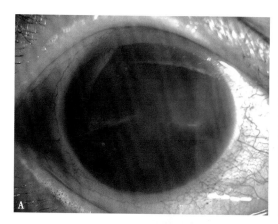
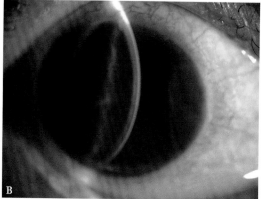
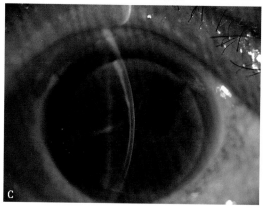

图 4-8-6　虹膜角膜内皮综合征　原发性进行性虹膜萎缩　角膜移植前后

患者，女，42岁，右眼视力下降6年

A．右眼全角膜弥漫性雾状混浊水肿，瞳孔向鼻侧移位变形，鼻侧周边虹膜前粘；B．该眼裂隙显示中央前房深度尚正常，上方周边可见虹膜前粘；C．该眼行角膜内皮移植术后2周，角膜透明，植片在位贴附良好，上方植片稍水肿，前房深度正常

（乔　晨　曾庆延）

参 考 文 献

1. Alvarado JA，Underwood JL，Green WR，et al. Detection of herpes simplex viral DNA in the iridocorneal endothelial syndrome. Arch Ophthalmol，1994，112（12）：1601-1609.

2. Tsai CS，Ritch R，Straus SE，et al. Antibodies to Epstein-Barr virus in iridocorneal endothelial syndrome. Arch Ophthalmol，1990，108（11）：1572-1576.

3. Walkden A，Au L. Iridocorneal endothelial syndrome：clinical perspectives. Clin Ophthalmol，2018，12：657-664.

4. Sacchetti M，Mantelli F，Marenco M，et al. Diagnosis and Management of Iridocorneal Endothelial Syndrome. Biomed Res Int，2015，2015：763093.

第九节 假性翼状胬肉

假性翼状胬肉（pseudopterygium）是由于角膜缘干细胞功能受损及角膜结膜炎症所导致的球结膜与角膜上皮细胞缺损区粘连性增生性病变。

【病因学】

1．角膜炎症、溃疡、灼伤或化学腐蚀伤。

2．角膜缘干细胞受损。

3．组织病理学上表现为球结膜与角膜上皮细胞缺损部位愈合粘连增生[1]。

【临床表现】

1．病史 常有明确的外伤史、手术史及角膜边缘溃疡和眼表面炎症史，也可能由于角膜接触镜移动引起的慢性机械刺激引起，与角膜表面润滑不足有关。

2．症状

（1）在胬肉伸展至角膜时，由于牵拉而产生散光；或因胬肉伸入角膜表面生长遮蔽瞳孔而造成视力障碍。

（2）非常严重的病例可不同程度地影响眼球运动。

3．体征

（1）假性翼状胬肉可生长在角膜的任何一个部位，其附近球结膜与角膜病变处发生粘连，形成一条结膜桥带。

（2）临床上可见一索条状或三角形结膜皱襞固定在角膜混浊部位，没有清晰的头部、体部、尾部分区的外形特点，多发生于角膜溃疡、热灼伤或化学腐蚀伤后[2]（图4-9-1，图4-9-2）。

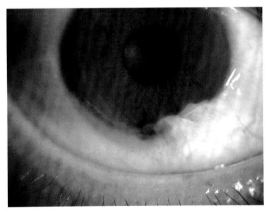

图4-9-1 假性胬肉（该病例资料照片由曾庆延医生提供）

热烧伤后4～8点灰白结膜纤维血管组织长入角膜缘内1～2mm

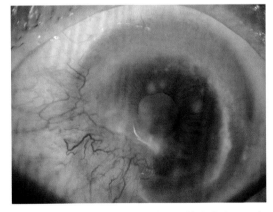

图4-9-2 假性胬肉（该病例资料照片由曾庆延医生提供）

角膜基质炎，角膜周边基质环形变性，下方7～10点新生血管膜长入角膜3～4mm

【诊断】

主要依据典型病史及角结膜体征。同时应尽可能寻找原发病，作出病因诊断。

注意点：与原发性翼状胬肉相鉴别。主要依据病史、胬肉生长部位、形态、与角膜关系以及角膜病变情况。

【治疗】

1. 药物治疗　主要针对原发病治疗。此外可给予人工泪液以及局部的糖皮质激素，根据炎症及角膜变薄情况酌情选用不同浓度或种类的糖皮质激素滴眼液，但在稳定期或有明显角膜变薄时不宜使用。

2. 手术治疗　假性胬肉是继发性疾病，常常需要联合手术，多数假性胬肉在控制好原发病后就能停止发展，覆盖瞳孔区的假性胬肉，需要在原发病控制良好时谨慎手术。

（1）联合自体结膜瓣移植术是目前最常采用的术式，供瓣通常取血供较好的上方角膜缘区域结膜，此部位创面通常愈合良好（图4-9-3）。

（2）手术中结膜缺损范围大时，需要联合羊膜移植。

（3）角膜病灶浸润较深的病例，可能需要联合板层角膜移植。

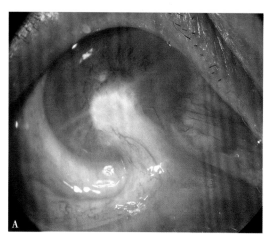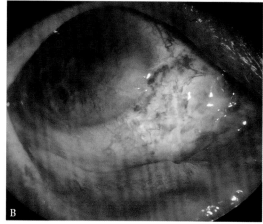

图4-9-3　假性翼状胬肉

A. 盐酸烧伤后假性胬肉鼻侧结膜增生，鼻下方结膜与角膜粘连；B. 切除增生的结膜，取上方带角膜缘上皮的结膜瓣移植术后2周

（张明昌　谢华桃）

参 考 文 献

1. 李凤鸣. 中华眼科学. 第2版. 北京：人民卫生出版社，2005：1162.

2. Eze BI，Maduka-okafor FC，Okoye OI，et al. Pterygium：A review of clinical features and surgical treatment. Niger J Med，2011，20（1）：7-14.

第五章　角膜营养不良

第一节　前部角膜营养不良

一、Meesmann角膜营养不良

Meesmann角膜营养不良（Meesmann corneal dystrophy，MECD）是一种双眼对称性、进展缓慢的弥漫性角膜上皮病变，常于青少年发病，曾称为青少年遗传性上皮营养不良。

【病因学】

1. 基因学　Meesmann角膜营养不良为常染色体显性遗传病，突变基因为角蛋白3（*KRT3*）和角蛋白12（*KRT12*）基因。

2. 病理学　其主要病理改变发生在上皮基底膜，电子显微镜下，可观察到角膜上皮细胞胞浆内存在高电子密度的异常物质沉积，而前弹力层和基质无受累。

【临床表现】

1. 病史　可有家族史，双眼发病。

2. 症状　早期患者多数无症状，或有轻度视力下降，当角膜上皮层微囊肿破裂时，常有异物感、畏光和疼痛。

3. 体征

（1）典型表现为角膜上皮内大量微小囊泡，形态及大小基本相似，从角膜中央至角膜缘弥散分布，睑裂区最密集，小囊泡之间的角膜透明（图5-1-1）。

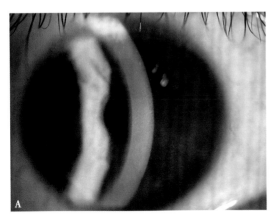
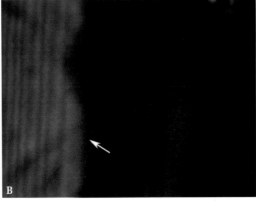

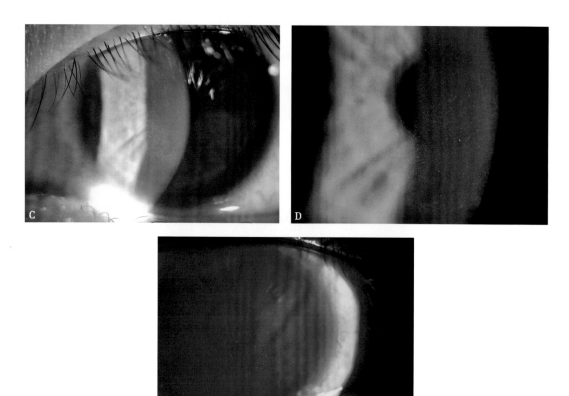

图 5-1-1　Meesmann 角膜营养不良

患者，女，21 岁，偶觉眼红、畏光 1 年

A、B. 右眼角膜上皮细密灰白点状混浊，虹膜反光下可见上皮内大量微小囊泡（白色箭头所示），形态及大小基本相似，中央区密集，小囊泡之间的角膜透明；C、D. 同一患者左眼角膜上皮细密灰白点状混浊，间接照明法显示上皮内大量微小囊泡；E. 荧光素染色可见角膜上皮针尖样点状着色

　　（2）角膜上皮微囊泡可融合成簇（图 5-1-2），中年后可因囊泡破裂出现反复上皮糜烂（图 5-1-3）。

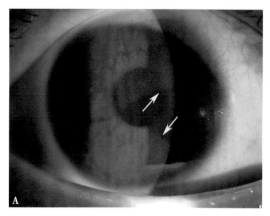

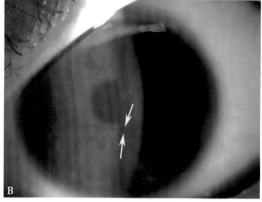

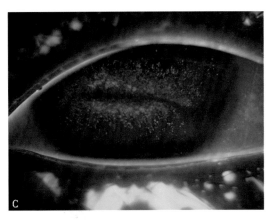

图 5-1-2　Meesmann 角膜营养不良

患者，男，10 岁，阵发性畏光 1 年

A. 右眼角膜上下方上皮大片细点状混浊，中央及颞侧睑裂区角膜尚透明，透明区呈喇叭口样（白色箭头所示）；B、C. 同一患者左眼角膜上皮大片细密灰白点状混浊，混浊区在瞳孔下方未完全融合，可见线状透明区（白色箭头所示），荧光素染色显示混浊区上皮致密点状着染，仅中下方见线状无着染区

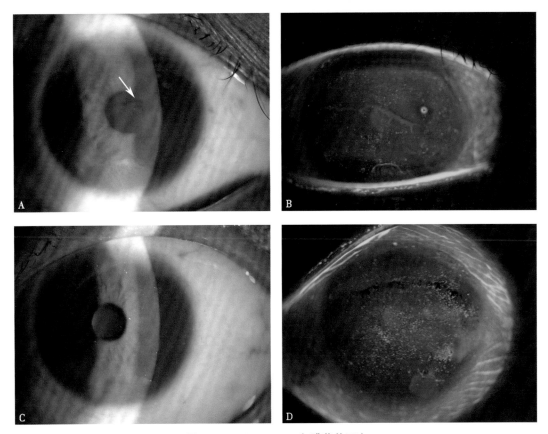

图 5-1-3　Meesmann 角膜营养不良

患者，男，38 岁，图 5-1-2 患儿父亲，无自觉不适

A、B. 患者右眼角膜上下方上皮大片灰白细点状混浊，仅瞳孔区中央偏鼻侧不规则小片角膜尚透明（白色箭头所示），荧光素染色显示角膜上皮弥漫性点状着染，中央偏鼻侧线状无着染区；C、D. 患者左眼角膜上皮弥漫性灰白点状混浊，荧光素染色显示上皮致密细点状着染，睑裂区尤重

4. 辅助检查　激光共聚焦显微镜下主要表现为角膜浅层上皮细胞内增大的微囊及低反光物质，近基底细胞层可见大量细胞内微囊和高反光物质（图 5-1-4）[1, 2]。基底细胞层可呈现不规则弥漫性高反光，在高反光区可见细长的细胞裂隙和点状高反光[3]。

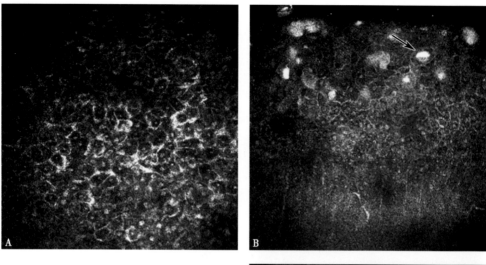

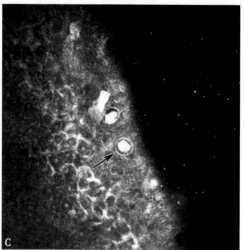

图 5-1-4 Meesmann 角膜营养不良激光共聚焦显微镜下改变

图 5-1-2 患者,男,10 岁,阵发性畏光 1 年

A. 患者右眼浅层角膜上皮细胞不规则增大,部分细胞间隔不均匀增厚呈高反光;B、C. 同一患者左眼近基底细胞层上皮细胞可见细胞内微囊样改变,伴高反光物质存在(黑色箭头所示)

【诊断】

主要依据家族史、双眼发病史及典型角膜体征。基因学检查可供参考。

【治疗】

1. 无症状者无需治疗。

2. 药物治疗　有轻微症状者可用人工泪液及营养角膜上皮细胞的药物,如 0.3% 玻璃酸钠滴眼液,每日 4 次,维生素 A 眼用凝胶,每日 3~4 次;上皮糜烂可配戴绷带镜,点用 0.5% 左氧氟沙星滴眼液每日 1~2 次预防感染。

3. 手术治疗

(1) 病情进展出现复发性角膜上皮糜烂或影响视力者,可行准分子激光治疗性角膜切削术(参见第二章第六节复发性角膜上皮糜烂)。

(2) 角膜基质瘢痕形成或出现不规则散光时,可行板层角膜移植术。

注意点:手术后,角膜上皮的微囊泡病变仍可能复发,故术后应做好随诊。

4. 近年来的研究结果显示,异体角膜缘干细胞移植以及抑制突变基因表达的小干扰 RNA

等位基因可能成为该病治疗的一种新途径^[4]。

（曾庆延　秦　姣）

参 考 文 献

1. Ogasawara M，Matsumoto Y，Hayashi T，et al. KRT12 mutations and in vivo confocal microscopy in two Japanese families with Meesmann corneal dystrophy. Am J Ophthalmol，2014，157（1）：93-102.

2. 高瑞，许可，孙旭光，等. Meesmann 角膜营养不良一例. 中华实验眼科杂志，2017，35（2）：106-107.

3. Javadi MA，Rezaei-Kanavi M，Javadi A，et al. Meesmann corneal dystrophy：a clinico-pathologic，ultrastructural and confocal scan report. J Ophthalmic Vis Res，2010，5（2）：122-126.

4. Courtney DG，Atkinson SD，Allen EH，et al. siRNA silencing of the mutant keratin 12 allele in corneal limbal epithelial cells grown from patients with Meesmann's epithelial corneal dystrophy. Invest Ophthalmol Vis Sci，2014，55（5）：3352-3360.

二、上皮基底膜营养不良

上皮基底膜营养不良（epithelial basement membrane dystrophy，EBMD）也称地图状 - 点状 - 指纹状营养不良或 Cogan 微囊性营养不良，是最常见的前部角膜营养不良，其临床表现为一组位于上皮基底膜、形态各异的病变，多为双眼发病，但病变程度可不对称。

【病因学】

1. 基因学　有一定的家族遗传史，可能为常染色体显性遗传（*TGFBI* 基因）。

2. 组织病理学　病理机制为角膜上皮细胞基底膜合成异常，异常增生的基底膜包裹上皮细胞，形成 Cogan 微囊；异常基底膜区域半桥粒缺失，角膜上皮基底细胞黏附功能障碍；基底膜异常增厚，向上皮细胞延伸形成囊肿或地图状改变；异常基底膜区的上皮细胞发生退行性变、空泡化，当囊肿破裂可引起复发性上皮糜烂。

【临床表现】

1. 病史　部分患者有反复角膜上皮糜烂的病史。

2. 症状　早期多无症状，上皮糜烂者常于深夜或凌晨出现突发性疼痛、畏光、流泪等刺激症状。病变累及中央角膜可引起不规则散光、视物变形、视力下降。

3. 体征

（1）上皮点状混浊或 Cogan 微囊肿（图 5-1-5A，B）：上皮和基底膜散在的灰白色点状、圆形、椭圆形或小片状混浊。

（2）地图状：混浊线不规则，较粗，呈地图状分布于中央及旁中央角膜。

（3）指纹状：指纹样分布的平行曲线，常位于中央或旁中央角膜。

随病情发展可出现反复发作的角膜上皮糜烂。角膜中央上皮层及基底膜内可出现以上三种改变，三种改变可单独存在，或合并出现，且病变形态可随时间而变化。临床检查时用裂隙灯宽光带或巩膜缘光线散射法能更好地观察到病灶细节。

4. 辅助检查　眼前节 OCT 和激光共聚焦显微镜可见增厚的角膜上皮基底膜向角膜上皮细胞层延伸（图 5-1-5C）^[1]。

【诊断】

主要依据家族史、双眼发病史及角膜体征。基因学检查可供参考。

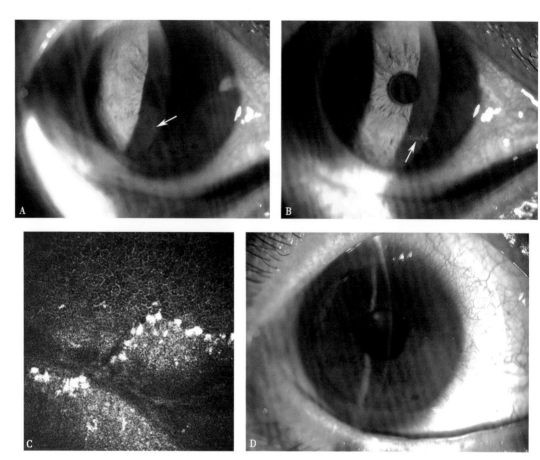

图 5-1-5　上皮基底膜营养不良　复发性上皮糜烂　PTK 治疗前后

患者，男，54岁，右眼反复红痛3年

A、B. 患者右眼上皮下散在灰白点片状混浊（白色箭头所示）；C. 该眼激光共聚焦显微镜检查，角膜上皮和基底膜散在大量圆形混浊，增厚的上皮基底膜向上皮细胞层延伸；D. 该眼 PTK 治疗后病灶清除，角膜透明

【治疗】

1. 保守治疗

（1）有刺激症状时，可用不含防腐剂的人工泪液。

（2）出现角膜上皮糜烂或上皮组织不规则时，可清除病变上皮组织，配戴绷带镜，点用 0.5% 左氧氟沙星滴眼液每日1～2次预防感染。

（3）硬性角膜接触镜可改善角膜上皮不规则情况，也可减轻基底膜病变严重程度，并提升视觉质量。

2. 手术治疗

（1）角膜中央视轴区外反复发作角膜上皮糜烂，可行角膜基质针刺治疗（参见第二章第六节复发性角膜上皮糜烂）。

（2）角膜中央区受累出现复发性角膜糜烂，或视力下降时，可行准分子激光治疗性角膜切削术（PTK），其远期疗效较好[2]（图 5-1-5D）。

（曾庆延　秦　姣）

参 考 文 献

1. El Sanharawi M，Sandali O，Basli E，et al. Fourier-domain optical coherence tomography imaging in corneal epithelial basement membrane dystrophy：a structural analysis. Am J Ophthalmol，2015，159（4）：755-763.

2. Vo RC，Chen JL，Sanchez PJ，et al. Long-Term Outcomes of Epithelial Debridement and Diamond Burr Polishing for Corneal Epithelial Irregularity and Recurrent Corneal Erosion. Cornea，2015，34（10）：1259-1265.

三、胶滴状角膜营养不良

胶滴状角膜营养不良（gelatinous drop-like corneal dystrophy，GDLD）由 Nakaizumi 于 1914 年首次报道并命名，其发病率较低，目前报道的病例多来自日本，该病一般发生于 8～18 岁青少年，双眼发病。

【病因学】

1. 基因学　常染色体隐性遗传，致病基因位于 1 号染色体短臂的 *TACSTD2* 基因[1]。

2. 病理学　病理表现为角膜上皮下典型的淀粉样物质沉积。

【临床表现】

1. 症状　双眼发病，发病较早，可于 20 岁前即出现双眼畏光、流泪、视力下降。

2. 体征

（1）典型表现为中央角膜上皮下出现透明或半透明结节状、桑葚样混浊、隆起（图 5-1-6A）。

（2）随年龄增长，混浊面积扩大，并向角膜基质发展，出现基质内不规则桑葚样混浊变性（图 5-1-6B）。

（3）病程长者可有新生血管伸入混浊区，形成浅层及深层新生血管（图 5-1-6B）。

【诊断】

主要依据家族史、双眼发病病史及典型角膜体征。

注意点：应与角膜基质炎相鉴别，需排除结核、梅毒等感染。仔细询问家族史并进行家族成员检查有助于鉴别。

【治疗】

1. 保守治疗

（1）有刺激症状时，可用不含防腐剂的人工泪液。

（2）出现角膜上皮糜烂，可配戴绷带镜并点用 0.5% 左氧氟沙星滴眼液每日 1～2 次预防感染。

2. 手术治疗

（1）反复发作的角膜上皮糜烂，可行病灶切除联合准分子激光治疗性角膜切削术（PTK）。

（2）角膜基质受累，可根据混浊程度行深板层 / 穿透性角膜移植术（图 5-1-6），术后有一定复发可能，复发严重者可能需行人工角膜移植[1]。

有临床研究发现，对基质大量新生血管长入者，行同种异体角膜缘干细胞联合角膜移植术术后视功能较单纯角膜移植好[2]。

注意点：

1）该病晚期常伴随严重角膜血管化，尽可能行深板层角膜移植，以减少术后免疫排斥反应风险。

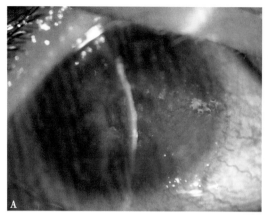
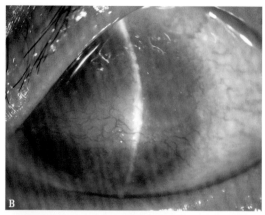
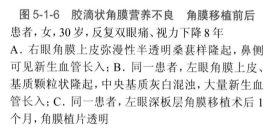
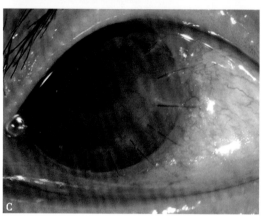

图 5-1-6　胶滴状角膜营养不良　角膜移植前后

患者，女，30 岁，反复双眼痛、视力下降 8 年

A. 右眼角膜上皮弥漫性半透明桑葚样隆起，鼻侧可见新生血管长入；B. 同一患者，左眼角膜上皮、基质颗粒状隆起，中央基质灰白混浊，大量新生血管长入；C. 同一患者，左眼深板层角膜移植术后 1 个月，角膜植片透明

2）术中应彻底清除基质中新生血管。

3）术后局部应用强效糖皮质激素，如 1% 醋酸泼尼松龙滴眼液 3～6 个月以上，以及免疫抑制剂，如 0.1% 他克莫司滴眼液 1～2 年，观察病情变化逐渐减量。

（秦　姣　曾庆延）

参 考 文 献

1. Jongkhajornpong P，Lekhanont K，Ueta M，et al. Novel TACSTD2 mutation in gelatinous drop-like corneal dystrophy. Hum Genome Var，2015，2：15047.

2. Movahedan H，Anvari-Ardekani HR，Nowroozzadeh MH. Limbal Stem Cell Transplantation for Gelatinous Drop-like Corneal Dystrophy. J Ophthalmic Vis Res，2013，8（2）：107-112.

四、Reis-Bücklers 角膜营养不良

Reis-Bücklers **角膜营养不良**（Reis-Bücklers corneal dystrophy，RBCD）为一种少见的角膜前弹力层营养不良。

【病因学】

1. 基因学　为常染色体显性遗传，突变基因为 *TGF-β* 基因，特定突变导致特定的临床表型，即 R124L 导致 RBCD 的地图型，R555Q 导致 RBCD 的蜂窝型[1]。

2. 病理学 主要病理改变为前弹力层被一层结缔组织取代,且内含颗粒状沉积物,Masson 三色和 PAS 染色阳性,严重病例沉积物可向上皮下及角膜基质层扩展。

【临床表现】

1. 症状

(1) 双眼发病,儿童期开始出现畏光、流泪、不规则散光及视力下降。

(2) 反复角膜上皮糜烂可致角膜敏感性逐渐下降,30 岁左右病情稳定,症状减轻。

2. 体征

(1) 病变早期前弹力层可见细小点状混浊。

(2) 病情进展角膜上皮下线状、地图状、渔网状、蜂窝状等形态不一的混浊(图 5-1-7),边界欠清,多位于角膜中央或旁中央,中央区最为致密,也可向角巩缘延伸。

(3) 病变可向深部发展,形成基质瘢痕,或者全基质层水肿[2]。

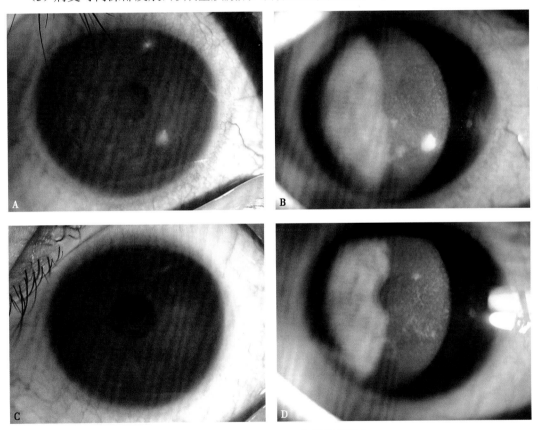

图 5-1-7 Reis-Bücklers 角膜营养不良

患者,男,20 岁,双眼视力下降 2 年

A、B. 右眼角膜浅层轻度混浊,浅层瘢痕形成,下方可见 3 处散在灰白片状混浊,一处稍隆起;C、D. 同一患者左眼角膜浅层轻度混浊,前弹力层不均匀增厚,局部灰白混浊明显

3. 辅助检查 眼前节 OCT 和激光共聚焦显微镜可显示病灶不仅仅局限于前弹力层,浅基质层和中深基质层也可观察到沉积物[3]。

【诊断】

主要依据家族史、双眼发病病史及典型角膜体征。

【治疗】

1. 保守治疗

（1）有刺激症状时可用不含防腐剂的人工泪液。

（2）出现角膜上皮糜烂,可配戴角膜绷带镜,并用 0.5% 左氧氟沙星滴眼液每日 1～2 次预防感染。

2. 手术治疗

（1）反复发作的角膜上皮糜烂,或视力下降但病灶尚位于浅层者,可行准分子激光治疗性角膜切削术(PTK)（图 5-1-8,图 5-1-9）,如术后角膜病变复发,可再次进行手术。

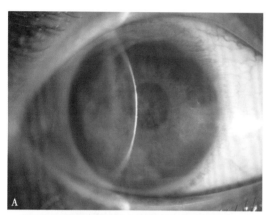
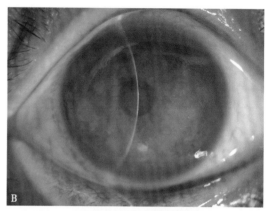
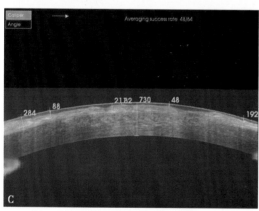
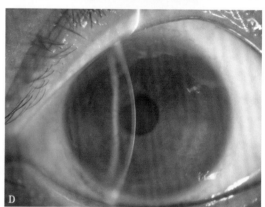
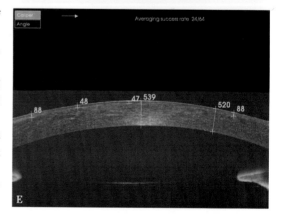

图 5-1-8　Reis-Bücklers 角膜营养不良　PTK 治疗前后

患者,女,35 岁,双眼反复红痛、视力下降 20 余年。双眼视力 0.1,矫正不应

A、B. 患者双眼角膜浅层弥漫性混浊,间以不均匀散在灰白片状混浊;C. 左眼前节 OCT 显示中央角膜厚度 730μm,混浊变性深度在 192～284μm 之间;D. 左眼行准分子激光治疗性角膜切削术,术中激光消融深度 180μm,直径 8.5μm。术后 2 周,角膜中央区透明,表面光滑,裸眼视力 0.3;E. 左眼术后 2 周,前节 OCT 显示角膜厚度在 520～539μm 之间,上皮层厚度约 48μm,上皮光滑,中央区基质未见明显混浊

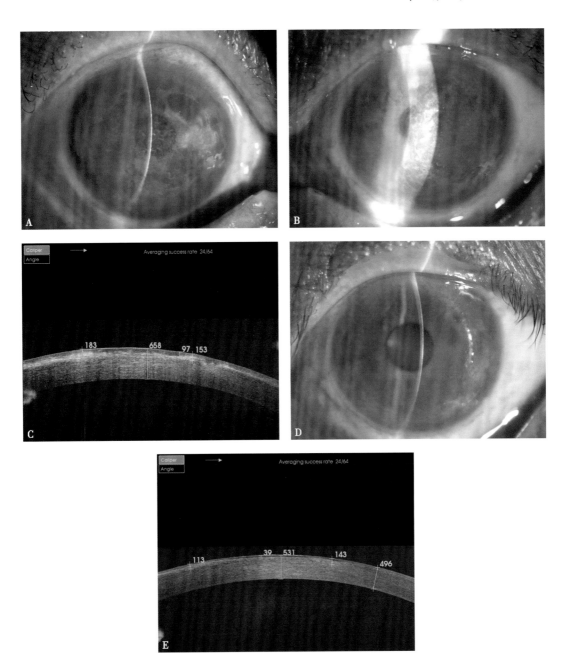

图 5-1-9 Reis-Bücklers 角膜营养不良 PTK 治疗前后

患者，女，65 岁，双眼视力下降 20 余年。为图 5-1-8 患者母亲

A、B. 患者双眼角膜浅层弥漫性混浊，间以不均匀灰白网状、片状混浊；C. 左眼前节 OCT 显示角膜厚度 658μm，混浊变性深度在 153~183μm 之间；D. 左眼行准分子激光治疗性角膜切削术，术中激光消融深度 150μm，直径 8mm。术后 2 周，角膜中央区透明，表面光滑；E. 左眼术后 2 周前节 OCT 显示角膜厚度在 496~531μm 之间，上皮光滑，中央区基质未见明显混浊，鼻侧浅基质轻度混浊

（2）角膜混浊累及基质，视力严重受损者，可行板层角膜移植术。有研究表明深板层角膜移植术可有效降低复发率[3]。

（曾庆延 秦 姣）

参 考 文 献

1. Okada M，Yamamoto S，Tsujikawa M，et al. Two distinct kerato-epithelin mutations in Reis-Bucklers corneal dystrophy. Am J Ophthalmol，1998，126（4）：535-542.

2. 程玄，刘铁城，秦丽敏，等. 一个 Reis-Bucklers 角膜营养不良遗传家系的表型分析. 解放军医学院学报，2014，35（5）：477-480.

3. Qiu WY，Zheng LB，Pan F，et al. New histopathologic and ultrastructural findings in Reis-Bucklers corneal dystrophy caused by the Arg124Leu mutation of TGFBI gene. BMC Ophthalmol，2016，16（1）：158.

第二节　角膜基质营养不良

一、格子状角膜营养不良

格子状角膜营养不良（lattice corneal dystrophy，LCD）是一种较为少见的角膜基质营养不良。

【病因】

为基因突变所致，随着对本病分子遗传学的深入研究，不断有新的基因突变位点被发现[1,2]。其临床上分为四型，以 I 型和 III 型比较常见。

I 型：为常染色体显性遗传，与 *TGFBI* 基因突变有关。

II 型：又称为 Meretoja 综合征，与家族性淀粉样变性有关，为常染色体显性遗传病，致病基因位于第 9 号染色体上，突变导致天冬氨酸被天冬酰胺所取代，最终引起凝胶蛋白变性产物的释放、聚合并在全身组织内沉积。

III 型：为常染色体隐性遗传。

III A 型：常染色体显性遗传，无全身系统性病变。

除了以上分型，还有中间型等其他变异类型，不同类型的 LCD 均有特异性的致病基因和突变位点，而基因检测已经成为 LCD 分型重要基础。

【临床表现】

1. I 型

（1）症状：常于 10～20 岁发病，双眼受累，有反复发作的眼红、眼痛、畏光、流泪等刺激症状，为反复发作的角膜上皮糜烂所致，视力随之逐年下降，多于 40 多岁时视功能严重受损。

（2）体征：

1）早期仅见角膜中央上皮下点状混浊。随病情进展，角膜中央前 2/3 基质中出现半透明、分叉的具有折光性纤细的格子样线条，并向周边及深层扩展，一般不达角膜缘，也可向角膜上皮层扩展，发生反复角膜上皮糜烂（图 5-2-1）。

2）晚期角膜发生弥漫性混浊，病变可累及周边，而使格子状线条变模糊，不易被观察到，偶可发生新生血管。

2. II 型

（1）症状：与 I 型相比，很少发生角膜上皮糜烂，发病年龄也较晚，常在 40 岁以后出现角膜基质格子状线条，60 岁之前无明显视力受损，一般不需行角膜移植，甚至部分病例可无眼部症状。

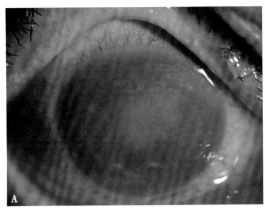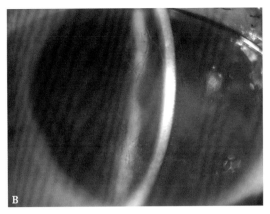

图 5-2-1　格子状角膜营养不良 I 型　复发性上皮糜烂　药物治疗前后

患者，女，40 岁，双眼反复红痛 5 年

A. 右眼角膜中央区上皮下及基质层灰白混浊，周边雾状混浊，上皮不光滑，部分隆起松脱；B. 右眼药物治疗后上皮较前光滑，中央浅基质混浊，中周部基质内可见细小折光样线条；

（2）体征：此型格子状线条数目少且细小，自角膜缘向中央延伸，累及角膜周边浅层及中层基质，而角膜中央保持透明。

全身表现包括：中枢神经和周围神经麻痹、皮肤干燥痒感、苔藓样淀粉样变性、眼睑皮肤松弛，唇前凸及面具脸。还可伴有红细胞增多症、心室肥大等。

3. III 型

（1）症状：发病晚，于 50～70 岁后才出现视力下降，双眼病程常不对称，无角膜上皮糜烂及相应的眼红、眼痛、流泪等刺激症状。

（2）体征：裂隙灯下，角膜中基质层可见始于角膜缘的格子状线条样沉积物，线条较 I 型更粗大，有时角膜中央基质中伴有结节状沉积物，角膜中央上皮下可见弥漫性混浊，但即使最严重的病例，也不影响对其深部格子状线条的观察。角膜上皮通常完整，未发现新生血管（图 5-2-2）。

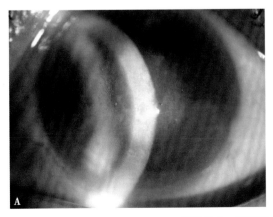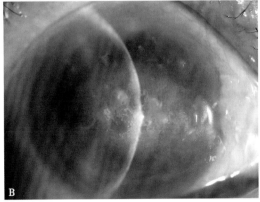

图 5-2-2　格子状角膜营养不良 III 型

A. 角膜中央浅基质混浊，周围基质格子样混浊；B. 同一患者对侧眼，角膜中央浅基质不均匀混浊变性，部分隆起呈结节状

【诊断】

主要依据家族史、双眼发病史及角膜体征。基因学检查可提供重要的分型参考。

【治疗】

1. 保守治疗

（1）无症状者，可观察病情变化。伴发角膜上皮糜烂出现眼部刺激症状时，可予局部抗生素眼膏预防感染，同时局部应用促进角膜上皮修复的药物、润滑剂等。

（2）必要时可配戴绷带镜，以减轻症状，促进角膜上皮愈合。

2. 手术治疗

（1）准分子激光治疗性角膜切削术（PTK）（图 5-2-3）：将角膜表浅部位的淀粉样沉积物所致的混浊区切除，改善角膜表面的不规则散光，防止复发性角膜上皮糜烂的发生，改善患者的视功能。

（2）板层/穿透性角膜移植术（图 5-2-4，图 5-2-5）：为治疗 LCD 成功率较高且应用最多的手术方式，可视病灶深度选择手术术式。手术后仍存在复发可能[3]。

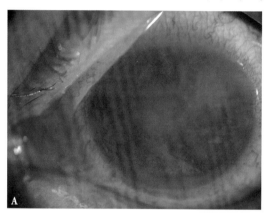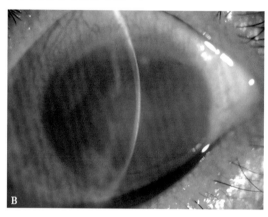

图 5-2-3　格子状角膜营养不良 I 型　PTK 治疗前后

图 5-2-1 患者，药物治疗仍反复眼红眼痛发作

A. 患者左眼角膜雾状混浊，上皮不光滑，部分隆起松脱；B. 左眼行 PTK 治疗后 1 周，可见上皮光滑，基质无水肿，中央浅基质轻混浊

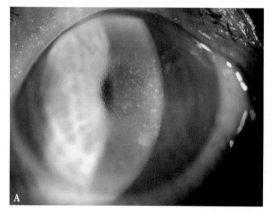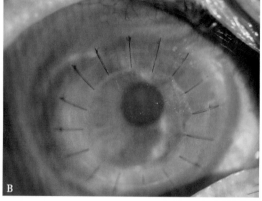

图 5-2-4　格子状角膜营养不良 I 型　角膜移植前后

A. 角膜中央区上皮下及基质层灰白混浊，可见细小格子状线条；B. 该眼行深板层角膜移植术后 10 天，角膜植片透明

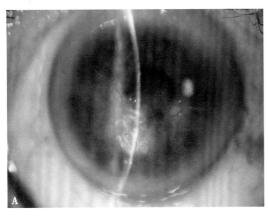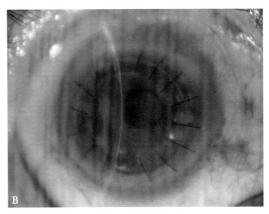

图 5-2-5　格子状角膜营养不良Ⅲ型　角膜移植前后

A. 角膜中央上皮下片状混浊，基质格子状混浊，线条较粗；B. 该眼行穿透性角膜移植术后 20 天，角膜植片透明

（秦　姣　曾庆延）

参 考 文 献

1. Wang D，Yao Y，Zhang M，et al. Genetic and phenotypic investigation of a Chinese pedigree with lattice corneal dystrophy IIIB subtype. Eye Sci，2013，28（3）：144-147.

2. Kim J，Lee KA，Kim EK，et al. A Korean patient with lattice corneal dystrophy type IV with Leu527Arg mutation in the TGFBI gene. Korean J Ophthalmol，2014，28（1）：83-85.

3. Arora R. Deep anterior lamellar keratoplasty or penetrating keratoplasty in lattice corneal dystrophy. Indian J Ophthalmol，2018，66（5）：673-674.

二、颗粒状角膜营养不良

颗粒状角膜营养不良（granular corneal dystrophy，GCD）为相对常见的角膜营养不良。有两种临床类型：颗粒状角膜营养不良Ⅰ型（GroenouwⅠ型角膜营养不良）和颗粒状角膜营养不良Ⅱ型（Avellino 角膜营养不良）。

【病因学】

1. 基因学　本病为常染色体显性遗传，基因位点是 5q31，突变基因是 *TGFB1*（*BIGH3*）。常见的基因突变类型有 *R555W*、*R124H*、*R124L*，其中 *R124H* 突变主要导致 Avellino 角膜营养不良[1]。纯合子的病变更严重。

2. 病理学　均匀一致的不定型玻璃样沉积物，属非胶原蛋白，Masson 三重染色呈鲜红色。

【临床表现】

1. 症状

（1）早期症状有畏光和眩光，随着病情发展出现缓慢、进行性视力下降。

（2）出现反复发作的角膜上皮糜烂时，导致阵发性眼红、眼痛、异物感、流泪（Ⅰ型较Ⅱ型常见）。

2. 体征

（1）双侧角膜中央前基质可见散在的、局灶性白色颗粒状沉积物，多表现为碎面包屑样或雪花样混浊，边界清楚。早期沉积物之间的角膜基质透明（图 5-2-6）。

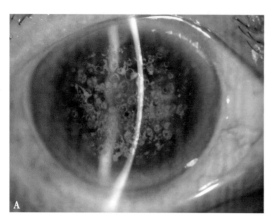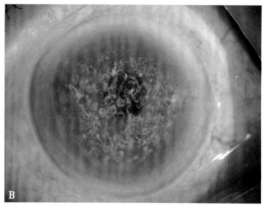

图 5-2-6　颗粒状角膜营养不良Ⅰ型

A. 患者 2006 年 11 月就诊照片，可见角膜基质内清晰的白色颗粒并具有透明的间隔基质，弥漫性颗粒状混浊导致雪花样外观；B. 同一患者，2017 年 9 月复诊，角膜基质内白色颗粒出现融合，基质透明间隙明显减少

（2）随着年龄的增长，沉积物向表面及深基质扩展，密度增加、数量增多，且逐渐变大、相互融合（图 5-2-7），视力逐渐下降。不同年龄组的临床表现不同，可突破前弹力层，类似 Bowman 层营养不良[2]。

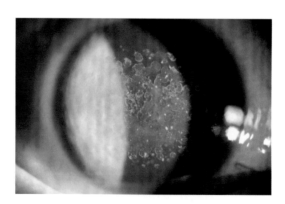

图 5-2-7　颗粒状角膜营养不良Ⅰ型

纯合子患者，在表浅的基质中会出现更大、非常密集
的不规则形状的混浊，融合成片

（3）可并发复发性角膜上皮糜烂（图 5-2-8），上皮粗糙甚至片状剥脱。

（4）颗粒状混浊不扩展至周边部角膜。可能并发有圆锥角膜[3]。

（5）Ⅱ型角膜混浊较少，类似有颗粒状角膜营养不良和格子状角膜营养不良的双重表现，进展缓慢，对视力影响轻微（图 5-2-9，图 5-2-10）。

3. 辅助检查　激光共聚焦显微镜下见异常颗粒状高反射信号，边界清楚（图 5-2-11）。

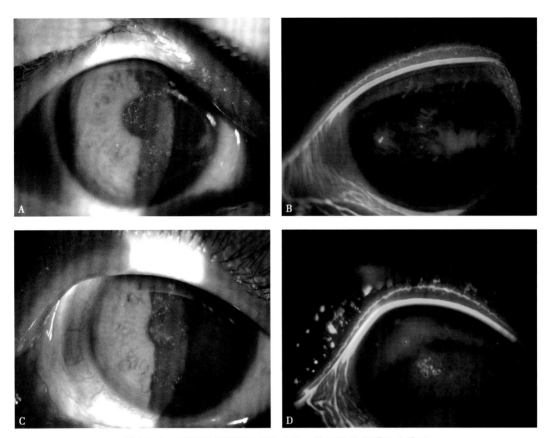

图 5-2-8　颗粒状角膜营养不良Ⅰ型　伴复发性角膜上皮糜烂

患者，女，25 岁，反复双眼交替红、异物感 2 年

A. 患者右眼，角膜浅基质弥漫性点状混浊，部分融合成片；B. 右眼荧光素染色显示角膜上皮 3 处不规则点状着色；C. 同一患者左眼，角膜浅基质弥漫性大小不一的点状混浊，部分融合成片。中央上皮不规则灰白混浊；D. 左眼荧光素染色显示角膜中央上皮不规则树枝状着色

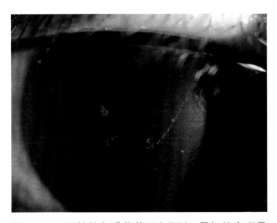

图 5-2-9　颗粒状角膜营养不良Ⅱ型　最初的表现是角膜浅层上微小的混浊点或者珍珠一样排列成线状

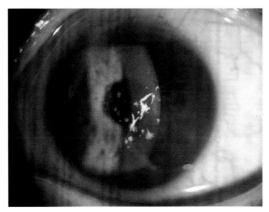

图 5-2-10　颗粒状角膜营养不良Ⅱ型　随着病情的发展，患者角膜基质内形成尖形、星状、多刺状沉积物

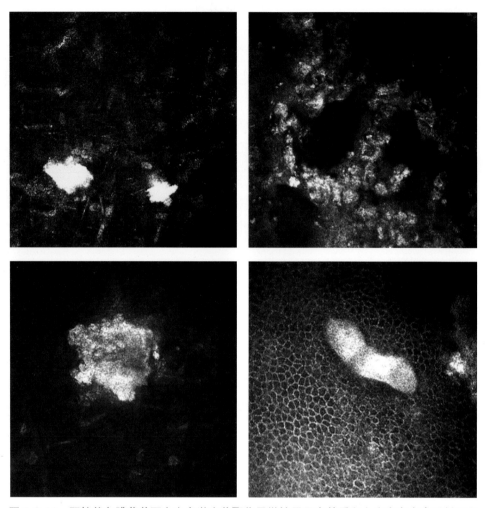

图 5-2-11　颗粒状角膜营养不良患者激光共聚焦显微镜显示在基质和上皮中存在高反射沉积物，边界清楚

【诊断】

主要依据家族史、典型病史及角膜体征，基因学检查可提供参考及分型依据。

【治疗】

1. 保守治疗

（1）可用人工泪液、凝胶，如维生素 A 眼用凝胶每日 4 次缓解眼部刺激症状。

（2）反复发作的角膜上皮糜烂，可配戴绷带镜。

2. 手术治疗

（1）发作严重或已经影响视力的浅层混浊，可考虑行准分子激光治疗性角膜切削术（PTK）[4]。

注意点：只能行激光表层消融（PTK 或 PRK），LASIK 等基质内激光手术会加重角膜基质内混浊（图 5-2-12）。

（2）当病变累及角膜深层且导致明显的视力下降时，需行角膜移植术，一般深板层角膜移植术即可，必要时穿透性角膜移植术。

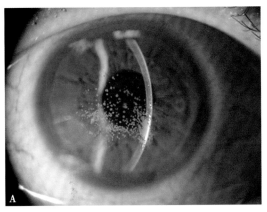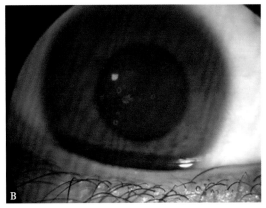

图 5-2-12　1 例近视患者 LASIK 术后 5 年出现角膜基质内混浊（该病例资料照片由周奇志医生提供）
A. 可见层间及瓣下基质内大量致密灰白颗粒状混浊，边界清晰。患者基因检测为 R124H 突变，诊断为颗粒状角膜营养不良；B. 图 A 患者女儿，18 岁，基因检测亦为 R124H 突变，诊断为颗粒状角膜营养不良，角膜中央基质内散在界限清晰的颗粒状混浊

注意点：

1）手术治疗后仍可能复发。PTK 术后复发最快，角膜移植术后亦有复发。

2）复发的沉积物通常在植片周边或表浅基质，可以再次行 PTK 治疗（图 5-2-13，图 5-2-14）。

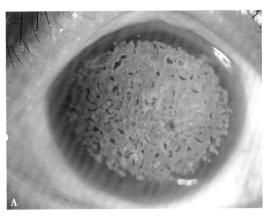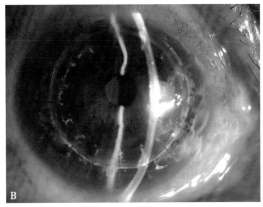

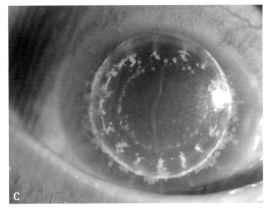

图 5-2-13　颗粒状角膜营养不良Ⅰ型　纯合子　角膜移植术后复发
A. 角膜中央浓密、融合连续的白色颗粒混浊，混浊间尚可见少量角膜基质透明；B. 该眼穿透性角膜移植术后 1 年，浅基质灰白混浊沿缝线侵及植片周边，余角膜植片透明；C. 该眼 PKP 术后 5 年，缝线全拆除，可见缝线位置浅基质灰白雪花状混浊，植片中周部灰白颗粒状混浊连成环状。患者同时合并内皮型排斥反应，植片水肿，后弹力层皱褶

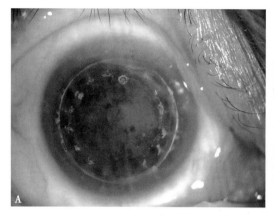
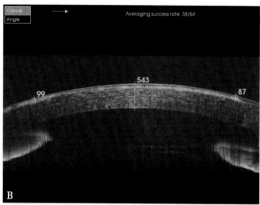
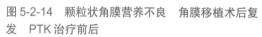
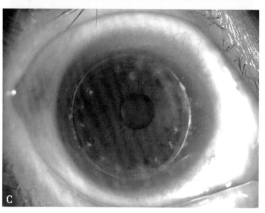

图 5-2-14　颗粒状角膜营养不良　角膜移植术后复发　PTK 治疗前后

A. 深板层角膜移植术后 8 年,可见植片植床交界处及缝线周围基质灰白混浊,植片弥漫性上皮下混浊;B. 该眼前节 OCT 检查示角膜上皮下浅基质混浊,深度为 87～99μm;C. 该眼行 PTK 治疗,切削深度 90μm,术后 12 天,角膜上皮修复,植片透明

3.基因治疗　已经有报道显示,应用 *CRISPR/Cas* 基因同源定向修复 *TGFBI* 突变可治疗 GCD,不仅可控制角膜混浊的进展或复发,而且有望成为 GCD 的根治性治疗方法[5]。

(任　毅　曾庆延)

参 考 文 献

1. Zeng L,Zhao J,Chen Y,et al. TGFBI Gene Mutation Analysis of Clinically Diagnosed Granular Corneal Dystrophy Patients Prior to PTK:A Pilot Study from Eastern China. Sci Rep,2017,7(1):596.

2. Sahay P,Agarwal D,Maharana PK,et al. Granular corneal dystrophy:an enigma resolved.Int Ophthalmol,2018.

3. Du X,Chen P,Sun D.Mutation analysis of TGFBI and KRT12 in a case of concomitant keratoconus and granular corneal dystrophy. Graefes Arch Clin Exp Ophthalmol,2017,255(9):1779-1786.

4. Jun I,Jung JW,Choi YJ,et al. Long-term Clinical Outcomes of Phototherapeutic Keratectomy in Corneas With Granular Corneal Dystrophy Type 2 Exacerbated After LASIK. J Refract Surg,2018,34(2):132-139.

5. Taketani Y,Kitamoto K,Sakisaka T,et al. Repair of the TGFBI gene in human corneal keratocytes derived from a granular corneal dystrophy patient via CRISPR/Cas9-induced homology-directed repair. Sci Rep,2017,7(1):16713.

三、斑块状角膜营养不良

斑块状角膜营养不良（macular corneal dystrophy，MCD）是一种相对少见的角膜基质营养不良。

【病因学】

1. 基因学　为常染色体隐性遗传性疾病。

2. 病理学　其主要病理改变为角膜角蛋白硫酸化异常，角膜上皮、上皮下、基质层间异常蛋白聚糖沉积[1]。

【临床表现】

1. 病史及家族史　双眼对称发病，20～30 岁发病。家族中常有相同疾病患者。

2. 症状　畏光，流泪，视力下降，进行性加重。

3. 体征

（1）双眼角膜基质弥漫性毛玻璃样混浊，夹杂边界不清的灰白色斑块状混浊，从中央向周边延伸至角膜缘，范围逐渐扩大累及全层。中央混浊在前基质层，周边混浊在后基质层（图 5-2-15，图 5-2-16）。

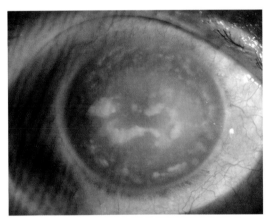

图 5-2-15　斑块状角膜营养不良
角膜基质弥漫性毛玻璃样混浊，夹杂灰白色斑块，中央较大且表浅，周围较深

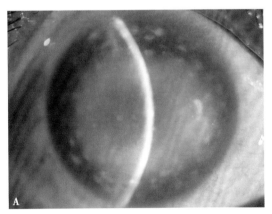

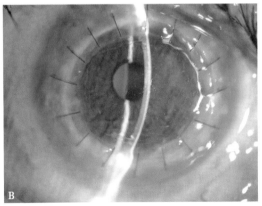

图 5-2-16　斑块状角膜营养不良　角膜移植前后

A. 角膜基质多量灰白色斑块状混浊，延伸至角膜缘，裂隙显示混浊位于深基质后弹力层，角膜中央 8mm 区基质环形毛玻璃样混浊；B. 该眼术中行深板层分离后显示后弹力层混浊，行穿透性角膜移植，术后角膜植片透明

（2）混浊向角膜表面扩展形成结节状凸出，角膜表面高低不平，造成角膜不规则散光和角膜上皮反复糜烂。

（3）混浊向后弹力层发展，角膜内皮出现大量赘疣（图5-2-17）。

（4）晚期常出现角膜变薄和角膜厚薄不均[2]。

4. 辅助检查　激光共聚焦显微镜下见基质异常高反射信号，边界不清。部分患者可见内皮面大小不等赘疣及片状暗区（图5-2-17）。

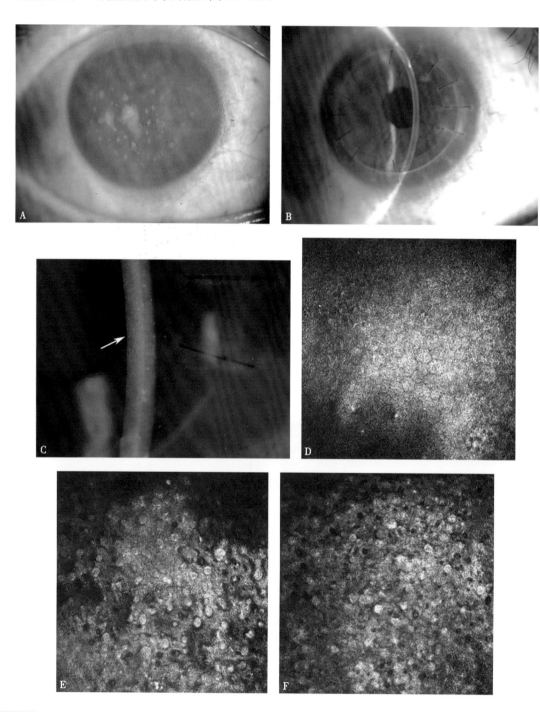

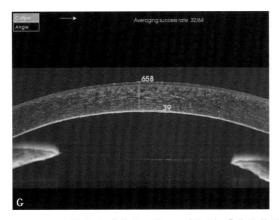

图 5-2-17 斑块状角膜营养不良 深板层角膜移植前后

患者，男，38 岁，双眼视力下降 20 年

A. 右眼角膜基质弥漫性雾状混浊，中央夹杂多量点块状混浊，大小形状不一；B. 该眼深板层角膜移植术后 2 年，角膜植片透明，无水肿，视力 0.8；C. 该眼裂隙灯下后弹力层可见赘疣样凹凸不平改变（白色箭头所示）；D～F. 该眼术后 2 年激光共聚焦显微镜检查仅上方（D 图）可见较规整内皮细胞，计数 1 323 个 /mm^2，余处内皮面见大量暗区及赘疣样改变；G. 该眼术后 2 年前节 OCT 检查显示植床（后弹力膜及内皮层）厚度约 39μm，密度增高

【诊断】

主要依据家族史、双眼发病史及角膜体征，基因学检查可供参考。

【治疗】

1. 保守治疗 因角膜上皮糜烂造成畏光等不适，可配戴绷带镜，点不含防腐剂人工泪液。

2. 手术治疗

（1）准分子激光治疗性角膜切削术（PTK）。

（2）角膜基质已明显混浊影响视力者，可行深板层角膜移植术（图 5-2-18），术后并发症发生率低，长期稳定性及安全性好，但存在复发可能[3]。

（3）角膜后弹力层有赘疣，但角膜尚透明者，仍可行深板层角膜移植（图 5-2-17）。如后弹力层混浊及内皮严重受累，应考虑行穿透性角膜移植术[4]，术后排斥风险较板层角膜移植大，且仍存在复发可能（图 5-2-18，图 5-2-19）。

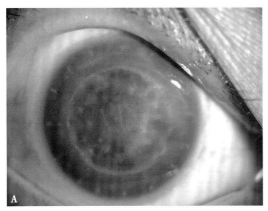

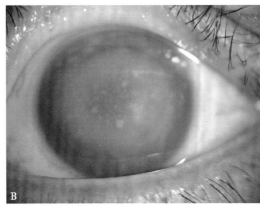

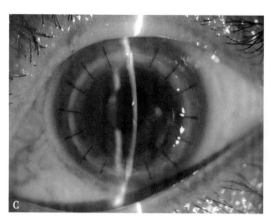
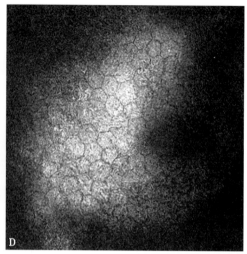

图 5-2-18　斑块状角膜营养不良

A. 患者右眼 5 年前行穿透性角膜移植术，近 2 年视力下降，检查示植片上散在多量斑块状混浊，考虑为原发病复发；B. 该患者左眼角膜基质多量灰白色斑块状混浊，上方延伸至角膜缘，中央 7mm 区基质环形毛玻璃样混浊；C. 左眼行深板层角膜移植，术后角膜透明；D. 左眼术前激光共聚焦显微镜检查内皮不可见，术后 2 年激光共聚焦显微镜检查可见内皮细胞，形态较规整，计数 1 123 个 /mm²

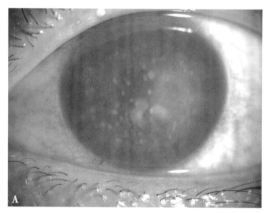
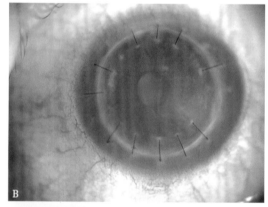

图 5-2-19　斑块状角膜营养不良　穿透性角膜移植前后

图 5-2-17 患者

A. 左眼角膜基质弥漫性雾状混浊，中央夹杂多量点块状混浊，大小形状不一；B. 左眼穿透性角膜移植术后 2 年，出现内皮型排斥，治疗后角膜植片仍有轻度水肿皱褶；C. 左眼穿透性角膜移植术后 2 年，激光共聚焦显微镜显示内皮细胞增大，失去六边形形态，计数 299 个 /mm²

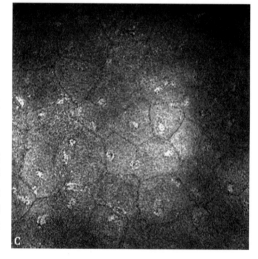

3. 基因治疗　目前,基因靶向治疗和酶替代疗法正成为研究热点,虽然离实际应用仍需要长期的研究,但未来此项技术有可能会探索出根治本病的方法[1]。

（鲁　静　曾庆延）

参 考 文 献

1. Aggarwal S, Peck T, Golen J, et al. Macular Corneal Dystrophy: A Review. Surv Ophthalmol, 2018, 63 (5): 609-617.

2. 谢立信. 临床角膜病学. 北京: 人民卫生出版社, 2014: 97-99.

3. Lee J, Kim JH, Lee D, et al. Long-term clinical outcome of femtosecond laser-assisted lamellar keratectomy with phototherapeutic keratectomy in anterior corneal stromal dystrophy. Br J Ophthalmol, 2018, 1 (1): 31-36.

4. Rubinstein Y, Weiner C, Einan-Lifshitz A, et al. Macular Corneal dystrophy and posterior corneal abnormalities. Cornea, 2016, 12 (12): 1605-1610.

第三节　后弹力层和内皮层角膜营养不良

一、Fuchs 角膜内皮营养不良

Fuchs 角膜内皮营养不良（Fuchs endothelial corneal dystrophy, FECD）是一种细胞外基质物质的异常沉积,导致后弹力层增厚,引起内皮细胞逐渐丢失,进而内皮细胞屏障及泵功能失代偿的、慢性、进行性角膜病变,双眼受累,多在 50～70 岁后发病,男女比例大概为 1:4。

【病因学】

1. 基因学　常染色体显性遗传,遗传类型复杂多样,表现为不完全外显和变异性,也可散发。

2. 病理学　主要病理改变为角膜内皮细胞增大,数目减少,呈多形性改变,角膜水肿,胶原及细胞外基质在异常增厚的后弹力膜上沉积。

【临床表现】

1. 症状

（1）早期无症状。

（2）随病情发展,由于角膜上皮细胞及基质水肿,视力轻度下降。清晨角膜上皮和基质水肿加重,视力会更差,数小时后可好转。

（3）当发生角膜上皮水泡破裂及上皮糜烂时,可出现疼痛、畏光和流泪。

2. 体征

（1）后弹力层细小赘生物,称角膜小滴（guttae）,通常先出现在角膜中央区,逐渐向周边角膜发展。小滴融合后角膜内皮形成敲打的金属样改变,伴有或不伴有色素沉着（图 5-3-1）。后弹力膜增厚呈灰色,可呈皱褶样变。

（2）当角膜内皮功能失代偿持续存在,导致基质水肿（图 5-3-2）,角膜上皮下细小微囊或上皮下水肿,发展为上皮下大水疱形成时,即称为大泡性角膜病变。晚期出现上皮下纤维瘢痕形成。

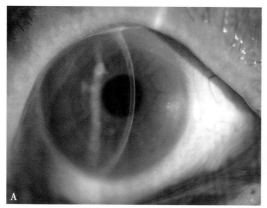

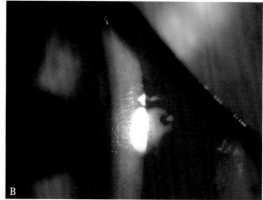

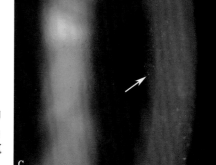

图 5-3-1　Fuchs 角膜内皮营养不良

患者，女，75 岁，右眼白内障术后半年，视力 0.5
A. 右眼角膜尚透明，未见明显水肿；B. 右眼中央内皮面可见大量角膜小滴，形成敲打的金属样改变；C. 该眼中央区角膜内皮面可见数个色素样颗粒沉着（白色箭头所示）

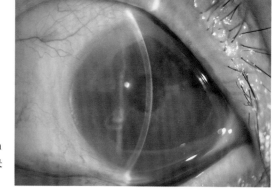

图 5-3-2　Fuchs 角膜内皮营养不良

同一患者，左眼白内障术后半年，视力指数 / 眼前 50cm
角膜持续水肿，后弹力层皱褶。前节 OCT 测量中央
角膜厚度大于 670μm

　　3. 辅助检查　激光共聚焦显微镜下可见后弹力层赘疣样增生，推挤内皮细胞形成黑区样改变（图 5-3-3）；内皮镜下可见多量大小不等暗区（图 5-3-4）。

【诊断】

　　主要依据症状、体征、内皮镜尤其是激光共聚焦显微镜下特征性改变，家族史可辅助诊断。

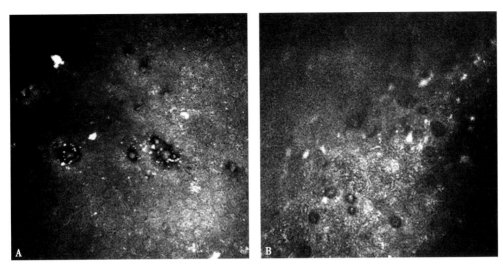

图 5-3-3 Fuchs 角膜内皮营养不良 激光共聚焦显微镜内皮检查
为图 5-3-1 患者
A. 右眼可见内皮细胞高反光,在其中可见散在大小不一、圆形的黑区及赘疣样改变;B. 左眼可见内皮层大量赘疣,内皮细胞结构不清,计数不能

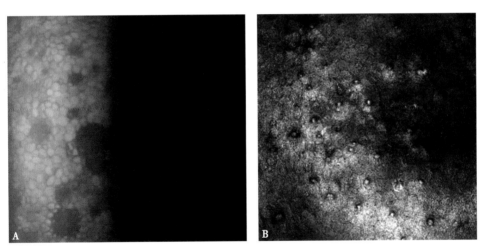

图 5-3-4 Fuchs 角膜内皮营养不良
患者,女,30 岁,无自觉症状,裂隙灯下角膜透明
A. 角膜内皮镜下可见多量大小不等的黑区;B. 该眼激光共聚焦显微镜下可见后弹力层赘疣样增生,突出于内皮面呈钉状改变

【治疗】

1. 保守治疗 有异物感、疼痛刺激时,可通过配戴绷带镜,以及使用 5% 氯化钠高渗盐水,每日 4 次,缓解症状。

2. 手术治疗

(1)存在其他眼部病变、视力无提升可能者,可行羊膜嵌顿移植术、角膜层间灼烙术、角膜胶原交联术或结膜瓣遮盖术。

（2）有视功能提升可能、无禁忌证者，应施行角膜内皮移植术（图5-3-5），基质存在实质性混浊者行穿透性角膜移植术。

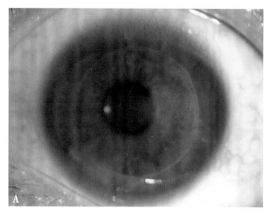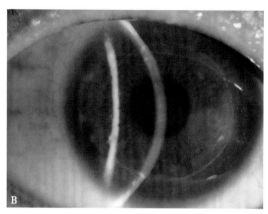

图 5-3-5　Fuchs 角膜内皮营养不良　角膜内皮移植术后 1 年
A、B. 角膜透明无水肿，内皮面植片在位良好

（3）患者合并白内障时，如角膜尚透明，可考虑单纯行白内障超声乳化联合人工晶状体植入，术中应用优质黏弹剂软壳技术保护角膜内皮，术后密切观察内皮病变发展情况。

如患者中央角膜厚度超过 630μm，角膜内皮细胞密度低于 1000 个 /mm²，或已出现上皮下水疱，提示存在内眼手术后内皮细胞功能失代偿风险，可考虑白内障手术联合角膜内皮移植手术治疗[1,2]。

注意点：白内障术前应常规行角膜内皮镜检查，手术医生不仅要关注内皮细胞数量及六角形细胞比例，而且要注意内皮细胞层是否有暗区和暗区数量及大小等异常，对于怀疑有角膜内皮营养不良的患者，建议进一步行激光共聚焦显微镜检查，以免漏诊。

（乔　晨　曾庆延）

参 考 文 献

1. van Cleynenbreugel H，Remeijer L，Hillenaar T. Cataract surgery in patients with Fuchs' endothelial corneal dystrophy：when to consider a triple procedure. Ophthalmology，2014，121（2）：445-453.

2. American Academy of Ophthalmology. External Disease and Cornea.Corneal Dystrophies and Ectasias. San Francisco：American Academy of Ophthalmology；2016：275-277.

二、后部多形性角膜营养不良

后部多形性角膜营养不良（posterior polymorphous corneal dystrophy，PPCD）是一种以角膜内皮细胞化生和过度生长为特点的少见遗传性疾病。

【病因与病理学】

1. 基因学　常染色体显性遗传病。神经嵴细胞发育失调，特别是晚期分化的阻滞，被认为是后部多形性角膜营养不良的病理机制[1]。

2. 病理学　发育异常的角膜内皮细胞具有上皮细胞的某些特点，并不规则地移行过前房角,向周边虹膜表面迁移。分泌异常的基底膜,导致虹膜前粘连及使房角关闭,增加患青光眼的风险,以及出现瞳孔变形和瞳孔移位[1]。

【临床表现】

1. 症状

(1)极少出生时即发病。少数可幼年发病,但多数患者无症状。

(2)双眼发病,偶可发生角膜内皮细胞功能失代偿,导致基质混浊、大泡性角膜病变时,可出现眼痛、进行性视力下降。

2. 体征

(1)角膜的改变通常不对称,角膜深层可见各种形态、分散的灰白色病变损害,包括囊泡状、宽带状及弥漫性。

1)囊泡可独立或成簇,周围通常有明显的灰色光环。囊泡通常位于角膜内皮和后弹力层(图5-3-6)。

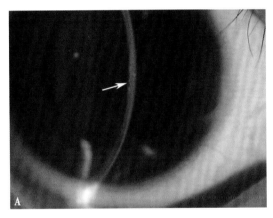

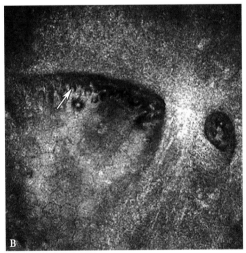
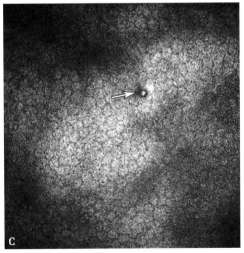

图5-3-6 后部多形性角膜营养不良

患者,女,9岁

A. 右眼角膜中央内皮面可见囊泡样改变(白色箭头所示);B. 右眼激光共聚焦显微镜检查可见后弹力层不平整,可见嵴状(白色箭头所示)、坑状改变,部分区域内皮细胞结构消失,伴大量角膜小滴;C. 该患者左眼激光共聚焦显微镜检查见内皮细胞层偶见角膜小滴

2）后弹力层宽带状改变（多发的和单发的），形成两条平行的边缘，边缘常呈不规则扇贝样（图5-3-7）。

（2）少数伴有瞳孔异位，瞳孔外移，虹膜萎缩，周边虹膜前粘连，眼压升高[2,3]。部分患者可以在虹膜表面看到通过房角长入虹膜的玻璃膜样物质[2]。

（3）少数患者晚期可出现角膜上皮和基质水肿。

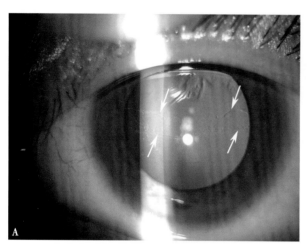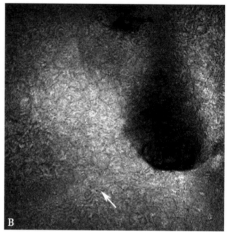

图5-3-7　后部多形性角膜营养不良

患者，男，22岁
A. 左眼角膜内皮面可见宽带样改变，鼻侧较平行，颞侧欠规整呈节段状，角膜透明无水肿；B. 左眼激光共聚焦显微镜检查见内皮层凹凸不平，部分呈弹坑状，细胞丧失正常六边形形态，部分细胞皱缩呈橘皮样外观（白色箭头所示）

3. 辅助检查（图5-3-8）

（1）激光共聚焦显微镜下可见角膜内皮细胞呈多形性改变，大小不均，形态不一，边界不清；内皮细胞上皮化，细胞核密度增高；部分区域内皮细胞消失，可见黑色暗区。

囊泡状病变表现为圆形或椭圆形弹坑样或火山口样病灶；带状病变边缘旱堤状外观，病变区内皮细胞消失，可有纤维样组织增生；弥漫性病变表现为内皮细胞大面积缺失，表面粗糙，呈沟壑样[2,3]。

（2）角膜地形图检查病变相应部位角膜前后表面前突，以后表面前突较明显，呈假性"后圆锥"。

【诊断】

主要依据病史、症状、角膜体征及激光共聚焦显微镜下特征性改变。

注意点：与虹膜角膜内皮综合征（iridocorneal endothelial syndrome，ICE）相鉴别。ICE一般单眼发病，无家族史，多发生于中年女性，有原发性进行性虹膜萎缩。激光共聚焦显微镜为主要鉴别工具，ICE可见"ICE"细胞，即上皮化的细胞，细胞边界呈亮色，而细胞本身呈暗色；PPCD除上皮化的细胞，还有其他多种多样的形态学变化，如弹坑样、火山口样病灶，宽带状、边缘旱堤状外观等。

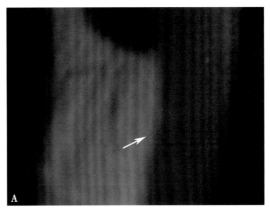

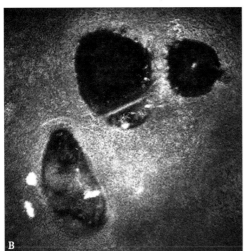
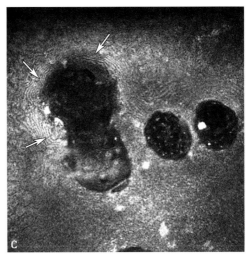

图 5-3-8　后部多形性角膜营养不良

患者，女，18 岁，双眼无自觉不适

A. 裂隙灯下右眼角膜中下方内皮面垂直方向数个囊泡样改变（白色箭头所示），角膜透明；左眼裂隙灯下未见异常；B、C. 激光共聚焦显微镜显示右眼角膜内皮面多处弹坑样改变，坑内及周边内皮细胞结构消失，部分呈指纹样外观（白色箭头所示）；左眼未见异常

【治疗】

1．多数患者无需治疗，注意随访监控青光眼的发生。

2．如果发生角膜水肿，治疗同 Fuchs 角膜内皮营养不良。

3．当视力严重受损时，可行角膜内皮移植术或穿透性角膜移植术。

（乔　晨　曾庆延）

参 考 文 献

1. Bahn CF，Falls HF，Varley GA，et al. Classification of corneal endothelial disorders based on neural crest origin. Ophthalmology，1984，91（6）：558-563.

2. 张文博，晏晓明，李梅. 后部多形性角膜内皮营养不良合并青光眼一例. 中华眼科杂志，2016，52（11）：863-866.

3. 庞辰久，荆洋，李金，等. 后部多形性角膜营养不良的临床观察. 中华眼科杂志，2011，47（1）：17-21.

三、先天性遗传性角膜内皮营养不良

先天性遗传性角膜内皮营养不良（congenital hereditary endothelial dystrophy，CHED）是一种罕见的、非进行性遗传性疾病，因角膜内皮细胞结构和功能异常导致角膜水肿混浊。

【病因学】

1. 基因学　常染色体显性或隐性遗传。

2. 病理学　主要组织病理改变为角膜后弹力层弥漫性增厚，角膜内皮细胞缺失或失去正常六边形形态。

【临床表现】

1. 病史与症状

（1）常染色体显性遗传（CHED1）者，出生后 1～10 年发病，病情逐渐进展，可出现畏光流泪，晨起为重。无眼球震颤及弱视。

（2）常染色体隐性遗传（CHED2）者，出生后或出生后不久即发病，有眼球震颤及弱视，病变无明显进展。无眼痛流泪。

2. 体征

（1）双眼发病，自角膜缘到角膜缘的弥漫性、中度至重度角膜水肿，外观呈蓝灰色毛玻璃样（图 5-3-9）。

（2）角膜增厚至正常的 2～3 倍。

（3）无角膜直径扩大或眼压升高。

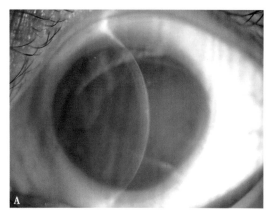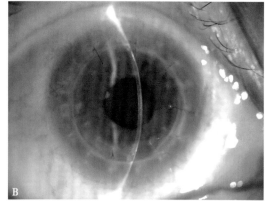

图 5-3-9　先天性遗传性角膜内皮营养不良

患者，女，27 岁，双眼自幼视力不佳。右眼于 1 年前行穿透性角膜移植术

A. 左眼全角膜基质水肿，呈蓝灰色毛玻璃样外观；B. 右眼角膜植片透明，缝线部分拆除。周边植床可见蓝灰色混浊外观

【诊断】

主要依据病史与角膜体征，激光共聚焦显微镜检查结果可供参考。

注意点：

1. 此病应与先天性青光眼、先天性大角膜相鉴别，主要依据眼压及角膜直径检查。

2. CHED2 应与 Harboyan 综合征鉴别,眼部临床表现相同,但 Harboyan 综合征伴有进行性听力减退或丧失[1],故对 CHED 患者应做常规听力检测。

【治疗】

治疗方案根据角膜水肿和视力影响程度而定。

角膜水肿严重者,可行穿透性角膜移植术(图 5-3-9)或角膜内皮移植术。角膜内皮移植术可于婴儿期施行,穿透性角膜移植术可于儿童早期施行[2]。

(乔　晨　曾庆延)

参 考 文 献

1. 彭海鹰,庞辰久,李金,等. Harboyan 综合征一例. 中华眼科杂志,2013,49(10):934-936.

2. AlArrayedh H,Collum L,Murphy CC. Outcomes of penetrating keratoplasty in congenital hereditary endothelial dystrophy. Br J Ophthalmol,2018,102(1):19-25.

第六章　眼前段外伤或毒性反应

第一节　化学性烧伤

眼化学性烧伤（chemical burns）是由化学物质的溶液、粉尘或气体等接触眼部所致的眼组织损伤。

【病因学】

1. 酸性物质　对蛋白质有凝固作用。浓度较低时，仅产生刺激作用；强酸能够迅速使组织蛋白凝固坏死，而凝固蛋白可以阻止酸性物质向深层组织进一步渗透。

2. 碱性物质　能够溶解组织中的脂肪、蛋白质和多糖等，并迅速渗透到深层组织甚至眼内，使细胞分解坏死。

【临床表现】

1. 病史　一般均有明确的眼部化学品接触史。

2. 症状　伤后立即出现眼部红痛、畏光、流泪及视力下降等症状。

3. 体征　根据酸碱烧伤后的组织反应，可分为轻、中、重三种不同程度的烧伤。

（1）轻度化学烧伤：多由弱酸或稀释的弱碱引起。

1）眼睑与结膜轻度充血水肿。

2）角膜上皮有点状脱落或水肿。

3）数日后水肿消退，上皮修复，不留瘢痕，无明显并发症，视力多不受影响（图6-1-1）。

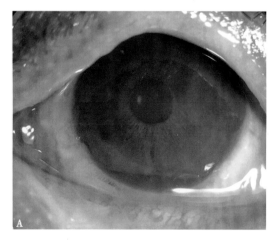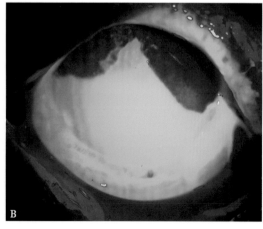

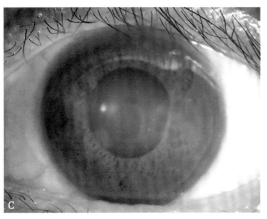
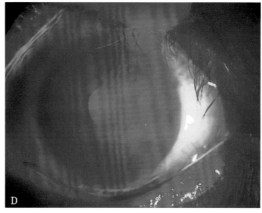

图 6-1-1 轻度化学伤

A、B. 冰醋酸溅入左眼后 1h，角膜上皮大片状脱落，荧光素染色阳性；C、D. 同一患者，行羊膜覆盖术后 1
个月，角膜恢复透明，荧光素染色阴性

（2）中度化学烧伤：由强酸或较稀的碱引起。

1）眼睑皮肤可起水疱或糜烂。

2）结膜水肿，出现小片缺血坏死。

3）角膜有明显混浊、水肿，上皮层完全脱落，或形成白色凝固层。

4）治愈后可遗留角膜斑翳，不同程度影响视功能（图 6-1-2）。

（3）重度化学烧伤：大多为强碱引起。

1）结膜出现广泛的缺血性坏死，呈灰白色混浊。

2）角膜全层灰白或瓷白色。角膜基质层溶解，出现角膜溃疡或穿孔。

3）碱性物质可立即渗入前房，引起葡萄膜炎、继发性青光眼和白内障等。

4）角膜溃疡愈合后会形成角膜白斑，角膜穿孔愈合后会形成粘连性角膜白斑、角膜葡
萄肿或眼球萎缩。

5）由于结膜上皮角膜缘干细胞的损伤，在愈合时可形成睑球粘连、假性翼状胬肉等。
最终引起视功能障碍，甚至眼球的丧失[1, 2]（图 6-1-3）。

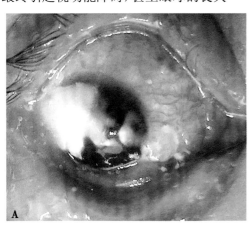
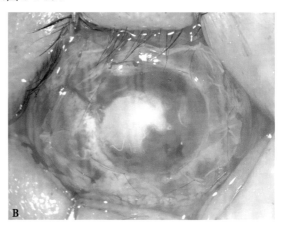

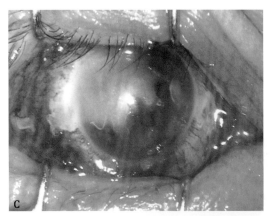
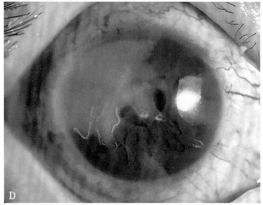

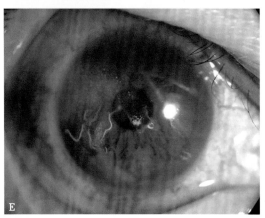

图 6-1-2　中度化学伤

A. 碱性膨胀剂喷入眼内,造成角结膜大片坏死,组织呈瓷白色改变;B. 彻底清创后行羊膜覆盖术,覆盖区包括所有受累角膜及结膜;C. 羊膜覆盖术后 10 天,角膜上皮愈合,角膜白斑形成,颞侧 9～10 点角膜缘仍苍白缺血;D. 羊膜覆盖术后 1 个月,角膜混浊减轻;E. 羊膜覆盖术后 4 个月,角膜混浊进一步减轻,遗留少许云翳

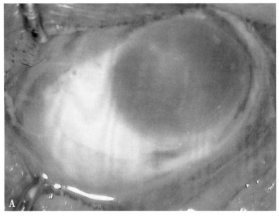
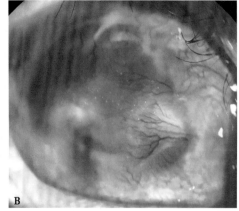

图 6-1-3　重度化学伤

A. 工作时,不慎被水泥石灰烧伤,角膜上皮脱落,结膜坏死缺损,巩膜缺血坏死;B. 羊膜覆盖术后 3 个月,角膜上皮化,大量新生血管长入角膜

【诊断】

主要依据明确的化学品眼部接触史及眼部体征。

注意点：

1）尽量追溯病史，明确化学物品的性质，尤其是其酸碱性。

2）注意其他系统或器官是否同时有烧伤，以便及时请相关科室处理。

【治疗】

1. 急救处理　立即用大量清水或其他洁净水源反复冲洗，冲洗时应翻转眼睑，转动眼球，尽量暴露穹窿部，将结膜囊内残留的化学物质尽可能清除。应至少冲洗 30min，或 20L 液体以上。

2. 药物治疗　药物治疗目标是保护眼表组织，抑制胶原溶解，防止感染等并发症[3, 4]。

（1）抗生素治疗：一般选用局部广谱抗生素，如 0.3% 加替沙星眼用凝胶或 0.5% 左氧氟沙星滴眼液，每日 4～6 次。

（2）糖皮质激素治疗：

1）局部糖皮质激素治疗：根据烧伤程度可选 1% 醋酸泼尼松龙滴眼液每日 3～4 次（中重度），或 0.1% 氟米龙滴眼液每日 3～4 次（轻度），以抑制炎症反应和新生血管形成。但在伤后 2 周后，角膜有溶解倾向，应停用。

2）全身糖皮质激素治疗：用于重度烧伤，组织创面较大，或前房有积脓，局部无法应用糖皮质激素的患者。一般口服泼尼松 30～40mg，每日 1 次，连续 3～7 天。

（3）碱烧伤者，给予维生素 C 片口服，0.1～0.3g，每日 3 次，或静脉滴注维生素 C 注射液，3g，每日 1 次。

（4）1% 阿托品眼用凝胶每日 1 次散瞳。

（5）应用胶原酶抑制剂：持续的胶原酶活性升高，是角膜溶解的原因之一，为防止角膜穿孔可应用胶原酶抑制剂。局部滴用 2.5%～5% 半胱氨酸滴眼液每日 4～6 次；全身应用四环素类药物，每次 0.25g，每日 4 次（14 岁以下儿童慎用）。

（6）滴用 20%～50% 自体血清和促进组织修复的细胞生长因子药物，以加快组织修复。

（7）角膜组织内或结膜下残留少量石灰质物质的患者，局部给予 2% 依地酸钠（乙二胺四乙酸，EDTA）滴眼液点眼，每日 3～4 次。

（8）如眼压高，给予降眼压药。

3. 手术治疗

（1）早期手术治疗：

1）球结膜切开冲洗：球结膜放射性切开冲洗主要应用于结膜下有多量化学物质，表面冲洗难以清除的患者。

2）前房穿刺：前房穿刺放出房水主要应用于中重度碱烧伤患者。

3）如果球结膜有广泛坏死，或角膜上皮坏死，可做早期切除，行羊膜移植，促进角膜修复，减轻炎症反应，防止睑球粘连[3, 4]（图 6-1-1～图 6-1-3）。

4）若角膜发生溶解、穿孔，行板层角膜移植或者穿透性角膜移植术。

（2）晚期手术治疗：针对并发症进行治疗。

1）睑内翻、睑外翻矫正，睑球粘连分离。

2）自体 / 异体角膜缘干细胞移植（参见第十章第四节自体 / 异体角膜缘移植术）、角膜移植术等[4]。

3）出现继发性青光眼，可行睫状体冷凝术或者810激光光凝术。

（张明昌　谢华桃）

参 考 文 献

1. 赵堪兴，杨培增. 眼科学. 第8版. 北京：人民卫生出版社，2013.10：315.

2. Vaughan D，Asbury T. Vaughan & Asbury's general ophthalmology[M]. McGraw-Hill Medical，2007：374.

3. Sharma N，Kaur M，Agarwal T，et al. Treatment of acute ocular chemical burns. Surv Ophthalmol，2018，63（2）：214-235.

4. Baradaran-Rafii A，Eslani M，Haq Z，et al. Current and Upcoming Therapies for Ocular Surface Chemical Injuries. Ocul Surf，2017，15（1）：48-64.

第二节　热　烧　伤

眼部**热烧伤**（thermal burns）是高温通过直接接触传导，或热辐射所引起的眼组织损伤。

【病因学】

1. 高温液体、灼热的炉渣、熔红的铁屑等溅入眼内或火焰喷射眼部引起。

2. 接触高温物体热辐射。

【临床表现】

1. 病史　高温高热物质接触病史。

2. 症状　接触后眼红痛、刺激症状及视力下降。

3. 体征

（1）轻度热烧伤者，眼睑皮肤发生红斑、水疱，结膜充血、水肿，角膜轻度混浊；严重的热烧伤可引起眼睑、结膜、角膜和巩膜的深度烧伤甚至组织坏死（图6-2-1）。

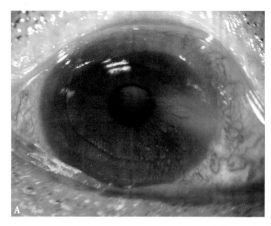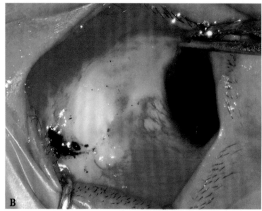

图 6-2-1　双眼热烧伤

A. 右眼被烟花烧伤。右眼结膜混合性充血，角膜上皮缺损；B. 该患者左眼结膜与巩膜被烟花深度烧伤，伴组织坏死，可见灰黑色火药状异物存留

（2）组织愈合后可出现假性胬肉、瘢痕性睑外翻、眼睑闭合不全、角膜瘢痕、睑球粘连（图6-2-2），甚至眼球萎缩[1]。

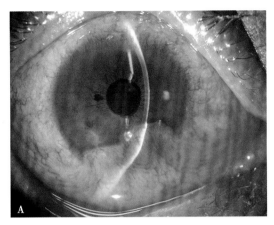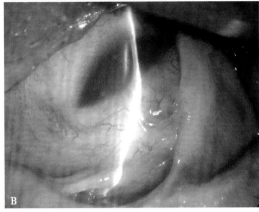

图6-2-2 热烧伤

A. 右眼被钢水烫伤半年，下方假性胬肉形成；B. 该患者左眼钢水烫伤两个半月后，可见大范围假性胬肉及睑球粘连形成

【诊断】

主要依据高温热物质接触眼部病史及相应体征。

【治疗】

治疗处理原则同化学烧伤。

1. 对于轻度烧伤，局部应用抗生素滴眼液及散瞳剂；严重的烧伤应除去坏死组织。

注意点：初次接诊时，应在表面麻醉下彻底检查结膜囊，高温异物在眼部冷却凝固后，可能会残留在穹窿部造成持续组织损伤。

2. 有角膜溶解坏死时，可手术治疗（图6-2-3），包括：

（1）羊膜移植。

（2）角膜缘干细胞移植。

（3）口腔黏膜上皮移植[3]。

（4）带角膜缘上皮的全角膜板层移植[2-4]。

（5）严重者，可临时缝合眼睑（图6-2-4）。

3. 防治并发症，如青光眼、葡萄膜炎、角膜溶解穿孔等。

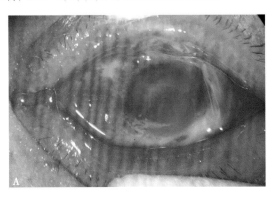

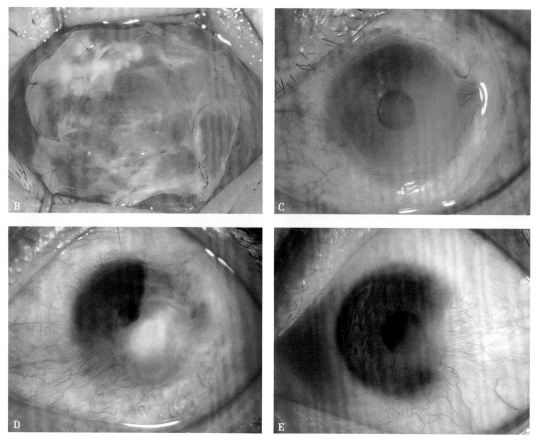

图 6-2-3 左眼钢水烫伤

A. 左眼钢水烫伤后 20 天，见结膜苍白，角膜上皮大片缺损；B. 行羊膜覆盖术；C. 羊膜覆盖术后 20 天，角膜上皮恢复完整，少许新生血管长入角膜；D. 伤后 4 个月，新生血管膜覆盖角膜达 3 个象限；E. 行体外培养的自体口腔黏膜上皮细胞移植术后 1 年，新生血管膜减少，中央角膜透明

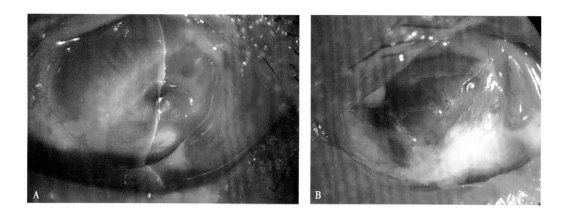

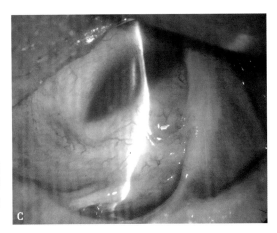

图 6-2-4 左眼钢水烫伤
A. 左眼钢水烫伤后 1 个月，角膜溶解穿孔，前房消失；B. 行羊膜移植术后 2 周，羊膜溶解，行结膜瓣遮盖，睑裂缝合；C. 睑裂缝合术后 1 个月，睑球粘连，前房形成

（张明昌　谢华桃）

参 考 文 献

1. 赵堪兴，杨培增. 眼科学. 第 8 版. 北京：人民卫生出版社，2013.10：316.

2. Clare G，Suleman H，Bunce C，et al. Amniotic membrane transplantation for acute ocular burns. Cochrane Database Syst Rev，2012（9）：CD009379.

3. Satake Y，Higa K，Tsubota K，et al. Long-term outcome of cultivated oral mucosal epithelial sheet transplantation in treatment of total limbal stem cell deficiency. Ophthalmology，2011，118（8）：1524-1530.

4. Eberwein P，Bohringer D，Schwartzkopff J，et al. Allogenic limbo-keratoplasty with conjunctivoplasty，mitomycin C，and amniotic membrane for bilateral limbal stem cell deficiency. Ophthalmology，2012，119（5）：930-937.

第三节　紫外线辐射伤

由于大量或长时间接触天然或人工紫外线照射所引起的眼组织损伤称为眼紫外线辐射伤。在高海拔积雪覆盖地区，长时间接触紫外线照射所致的称为雪盲，由于接触电焊等人工紫外线所致的称为**电光性眼炎**（electric ophthalmia）。

【病因及发病机制】

1. 病因

（1）天然紫外线、高原、雪地反光，眼部持续受到大量紫外线照射。

（2）工业金属焊接等人工紫外线暴露。

2. 发病机制　长时间或大量接触紫外线的照射，可使角膜组织中的蛋白质凝固变性，继而出现角膜上皮坏死脱落。由于角膜上皮的脱落，角膜神经末梢暴露，患者会出现眼部疼痛等刺激症状[1]。

【临床表现】

1. 病史　急性起病，一般在接触紫外线照射后 6～10h 急性发作。

2. 症状

（1）双眼有剧烈的异物感或刺痛感。

（2）伴流泪、畏光、眼睑痉挛和结膜混合充血等。

3. 体征 裂隙灯下可见角膜上皮点状脱落，荧光素染色阳性（图6-3-1），重症患者可出现角膜上皮大片剥脱（图6-3-2），瞳孔呈痉挛性缩小[2]。

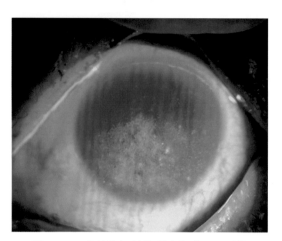

图6-3-1 紫外线辐射伤所致角膜上皮脱落

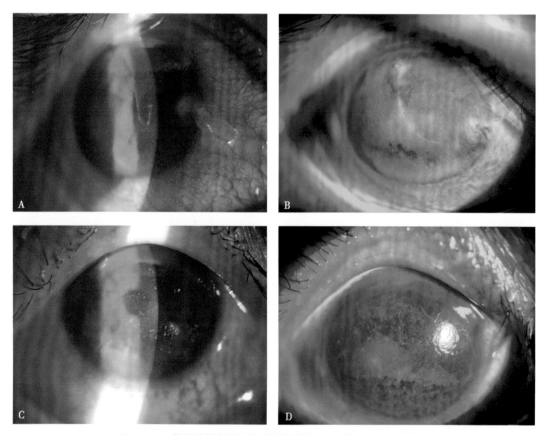

图6-3-2 紫外线辐射伤（该病例资料照片由曾庆延医生提供）

A、B. 患者右眼，结膜混合性充血（+++），角膜上皮可见丝状物，荧光素染色可见全角膜上皮着染；C、D. 同一患者左眼，结膜混合性充血（++），角膜上皮粗糙，荧光素染色可见中央角膜上皮大片着染，上下方弥漫性点状着染融合

【诊断】

根据特殊的紫外线接触史和临床表现即可确诊。

【治疗】

1. 轻症患者,进行双眼遮盖,局部冷敷,休息 24h 后,一般症状即可减轻或痊愈,睡前可涂抗生素眼膏,如氧氟沙星眼膏或妥布霉素眼膏包眼。

2. 重症患者,除抗生素眼膏外,可给予表面麻醉剂,如 0.5%～1% 丁卡因滴眼液,每日3～4 次,缓解症状,但不能长期使用,症状减轻即可停用。

同时可滴加不含防腐剂人工泪液如 0.1% 玻璃酸钠滴眼液,每日 4～6 次,或小牛血去蛋白眼用凝胶,每日 3～4 次。

3. 瞳孔痉挛性缩小,可予以睫状肌麻痹剂散瞳,减轻刺激性疼痛。

4. 角膜上皮糜烂或缺损者,可配戴治疗性角膜绷带镜减轻刺激症状,帮助上皮修复。

注意点:应通过宣教预防电光性眼炎的发生,需要长期接触紫外线的人群需要配戴防护面罩或防护眼镜。

(林　琳　晋秀明)

参 考 文 献

1. 肖丽. 电光性眼炎 30 例治疗体会. 世界最新医学信息文摘,2016,16(90):147.
2. 韩宏杰. 电光性眼炎 127 例临床分析. 眼外伤职业眼病杂志,2007(4):309-310.

第四节　电离辐射伤

电离辐射伤(ionizing radiation)指电磁波或放射性离子对眼表产生的损伤。

【病因学】

1. 暴露于电离辐射,如核爆炸、X 射线、放射性核素等。

2. 组织病理学上,电离辐射可直接杀死细胞,或导致细胞 DNA 变化,引起突变,以及损伤血管导致继发性缺血坏死。动物实验表明,X 射线可导致不可逆性角膜内皮细胞损伤,如细胞间隙扩大及核变形[1]。

【临床表现】

1. 病史　患者有明确的电离辐射受照史。

2. 症状　接触电离辐射后出现眼红痛、畏光流泪、视力下降等表现。

3. 体征　多为结膜、角膜及泪腺受累。

(1)可见急性结膜水肿,继而出现瘢痕、收缩及泪液分泌减少,结膜毛细血管扩张。如有放射活性物质位于结膜下,可导致结膜及巩膜缺血性坏死。

(2)急性期可见角膜上皮糜烂、角膜水肿(图 6-4-1),严重者可致角膜溶解穿孔。

(3)晚期表现有干眼、角膜知觉减退、持续性上皮缺损、继发感染、结膜瘢痕以及角膜血管化。

注意点:

1)严重的患者可同时伴有晶状体及视网膜的损伤(图 6-4-1)。

2)怀疑大量接触电离辐射的患者,应及时请相关科室会诊治疗其他系统的放射病。

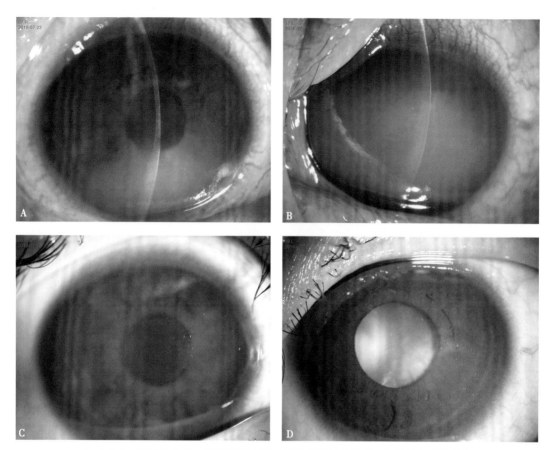

图 6-4-1　双眼电击伤　治疗前后(该病例资料照片由陈蔚、赵泽林医生提供)

患者,男性,6 岁,闪电击伤后双眼视物模糊 1 周

A. 右眼结膜充血,角膜下方水肿,裸眼视力 0.4；B. 同一患者左眼,结膜充血,全角膜水肿,裸眼视力眼前 /
指数 10cm；C. 双眼予妥布霉素地塞米松滴眼液 2h 1 次,妥布霉素地塞米松眼膏睡前 1 次,盐酸伐昔洛韦
片 0.15g 口服,1 天 2 次(预防病毒感染),小牛血去蛋白提取物眼用凝胶 1 天 4 次,治疗 1 周后,右眼结膜无
充血,角膜透明,前房清,晶状体透明,矫正视力恢复至 0.8；D. 左眼治疗后,结膜无充血,角膜透明,前房
清,晶状体混浊；予以行白内障手术后,矫正视力恢复至 0.6

【诊断】

主要依据典型病史及眼部体征。

【治疗】

1. 明确辐射源,避免再次误接触。

2. 不含防腐剂人工泪液,如 0.3% 玻璃酸钠滴眼液,或 20%～50% 自体血清,每日 6～8
次点眼(图 6-4-1)。

3. 上皮缺损时,配戴绷带镜,促进角膜修复。

4. 出现角膜溃疡应及时行羊膜移植,可联合生物胶应用,重者应行结膜瓣遮盖甚至睑
裂缝合术。穿透性角膜移植通常预后不佳。

(曾庆延)

参 考 文 献

1. Kiuchi T, Tatsuzaki H, Wakabayashi T, et al. Long-term changes in rabbit cornea after ionizing radiation. Cornea, 2004, 23 (8 Suppl): S87-S90.

第五节 角 膜 挫 伤

角膜挫伤（corneal contusions）是钝力作用于角膜时，所导致的角膜组织损伤，严重的挫伤可导致角膜发生急剧内陷，引起后弹力层破裂，角膜基质水肿混浊，甚至导致角膜全层破裂。

【病因学】

1. 外界物体对角膜直接钝性创伤，角膜上皮及内皮的损伤从而导致角膜水肿混浊。钝挫伤常由机械性钝力致伤物质引起，如砖石、拳头、球类、跌撞、交通事故以及爆炸的冲击波。常发生在从事施工或制造业工作的年轻男性。

2. 配戴角膜接触镜患者，发生角膜挫伤的概率较高，特别是在不合理配戴或摘取镜片时容易发生[1]。

【临床表现】

1. 病史 有明确的外伤史，或角膜接触镜配戴病史。

2. 症状 由于上皮损伤，有明显的疼痛、畏光、流泪、异物感及眼睑痉挛等症状，严重者视力也会受到影响。

3. 体征

（1）如有角膜异物残留，可见异物。角膜上皮缺损区可被荧光素着色（图6-5-1）。

（2）波及基质层者则为角膜深层挫伤，受伤部位角膜水肿、增厚，可有后弹力层皱褶（图6-5-2）。

（3）严重者角膜破裂，虹膜嵌顿，前房变浅或消失，瞳孔呈不规则形。

（4）角膜损伤延迟愈合者，可能发生继发性感染。

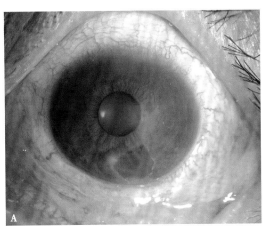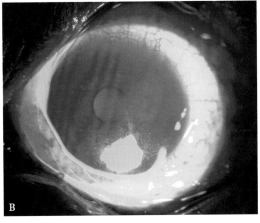

图 6-5-1 角膜挫伤
A、B. 下方角膜上皮脱落，上皮脱落区荧光素染色阳性

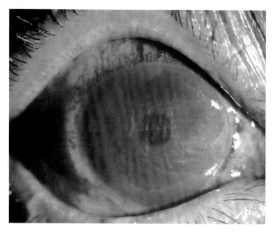

图 6-5-2　角膜钝挫伤　结膜充血，角膜基质水肿，后弹力层皱褶

【诊断】

主要依据典型病史、症状及体征。

【治疗】

治疗的目标是缓解症状、预防感染以及促进组织愈合。

（1）如有角膜异物，冲洗结膜囊和角膜，如不能除去，滴局部麻醉药后剔除角膜异物。

（2）预防性使用抗生素滴眼液或者眼膏，没有并发症的角膜挫伤，一般在2～3天内自愈，上皮完全愈合后停用抗生素。

（3）对于配戴角膜接触镜引起的角膜擦伤，应立即停止配戴角膜接触镜，给予强效广谱抗生素滴眼液治疗，如0.5%左氧氟沙星滴眼液每日4次，或0.3%加替沙星滴眼液或眼用凝胶，每日3～4次，晚间涂抗生素眼膏或眼胶[2]。

（4）严重的角膜深层挫伤所致的水肿，可选用糖皮质激素滴眼液，如0.1%氟米龙滴眼液每日2～3次，或0.5%氯替泼诺滴眼液，每日2～3次，晚间涂妥布霉素地塞米松眼膏。前房有炎症时，给予散瞳剂。

（5）对于严重的继发性感染、角膜破裂可能需进行角膜移植手术。

【预防】

1．所有从事机械、金属、木材等的高危行业的人员，工作操作期间都应使用防护眼镜。

2．及时调整角膜接触镜的适配度，防止镜片过松或过紧，教育患者依照医嘱正确配戴角膜接触镜[3]。

（林　琳　晋秀明）

参 考 文 献

1. Aslam SA，Sheth HG，Vaughan AJ. Emergency management of corneal injuries. Injury，2007，38（5）：594-597.

2. Wipperman JL，Dorsch JN. Evaluation and management of corneal abrasions. Am Fam Physician，2013，87（2）：114-120.

3. Lee SY，Kim YH，Johnson D，et al. Contact lens complications in an urgent-care population：the University of California，Los Angeles，contact lens study. Eye Contact Lens，2012，38（1）：49-52.

第六节 角 膜 裂 伤

角膜裂伤（corneal laceration）指外力作用下角膜上皮下深层组织的破裂伤，但伤口不超过角膜缘。当角膜全层组织发生破裂伤，常有虹膜脱出及嵌顿，并可伴有晶状体破裂、外伤性白内障，甚至眼后段的损伤。

【病因】

1. 锐器伤　如刀、剪、针及铁丝等刺伤，多引发单纯性裂伤或角膜穿通伤。

2. 飞溅物体　如车床及锤击等产生的飞溅金属或石质碎屑所致伤，可并发眼组织或球内异物。

3. 各种爆炸伤，多伴有眼部及其他器官的复合伤。

【临床表现】

1. 病史　多有外伤史。

2. 症状　一般伤后立即出现畏光、流泪、疼痛及视力下降。但少数因细小、高速物体导致角膜穿通伤者，症状可能不明显，或病史不清。

3. 体征

（1）单纯性裂伤或穿通伤，如角膜伤口较小且规则，常自行闭合，无眼内容物脱出，仍可以保持眼球形态。若伤口不在瞳孔区，视力也多不受影响。

（2）角膜裂伤口大且不规则时，伤口周围基质水肿，难以自行闭合（图6-6-1），常伴有虹膜和晶状体的损伤，虹膜上可见大小不等的孔洞，虹膜瞳孔缘破裂，虹膜根部断离，房水外溢致使前房变浅和眼压降低，虹膜脱出可致使瞳孔变形等。晶状体可发生仅限于伤道的局限性混浊，也可发展为晶状体全混浊，甚至有破碎的晶状体皮质团块溢入前房。

（3）火器穿通伤和严重的非火器角膜穿通伤，常同时伤及虹膜、晶状体、玻璃体乃至脉络膜及视网膜等组织，视力下降明显甚至失明[1]。同时会伴有其他器官的损伤。

【诊断】

结合病史、症状及体征可以确诊。

注意点：

1）应在裂隙灯下仔细检查结膜、巩膜、角膜、前房、晶状体等结构，充分了解损伤程度。检查角膜裂伤是否延伸至角膜缘，判断是否存在巩膜受累。

2）有异物伤史，应结合B超或眼部CT等检查，排除球内异物可能。但是当怀疑金属异物残留时，不能行MRI检查。

3）荧光素染色观察溪流征，阳性者提示角膜穿通伤（图6-6-2），阴性则提示为板层角膜裂伤或自闭性良好的全层角膜裂伤。

4）检查前房深度并与对侧眼比较，浅前房提示伤口渗漏，前房加深提示可能存在后巩膜破裂伤。排除眼球破裂后，方可行眼压测量[1]。

【治疗】

1. 处理原则　及时清创缝合伤口，防治伤后感染和并发症，后期针对并发症选择合适的手术方案。临床治疗方案可根据外伤时间、创口的大小和形状、有无错位及异物等因素综合考虑。

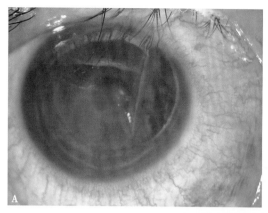
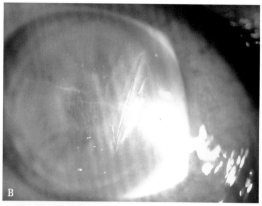
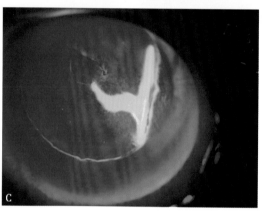

图 6-6-1　角膜板层裂伤（该病例资料照片由曾庆延医生提供）

铁片划伤后眼红眼痛视力下降 1 天。患者 5 年前有角膜屈光手术史

A. 结膜轻度混合充血，角膜鼻侧可见裂伤口，伤口及瞳孔区角膜灰白水肿；B. 该眼放大倍率下可见角膜瓣下灰白浸润；C. 该眼荧光素染色可见角膜伤口及瞳孔区上皮片状缺损，以及 4～8 点角膜瓣边缘呈水肿浮起状态

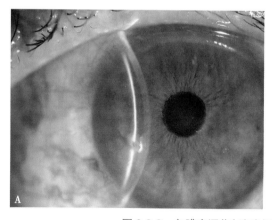
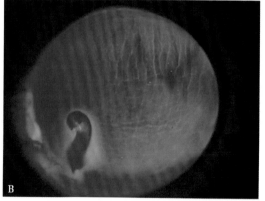

图 6-6-2　角膜穿通伤（该病例资料照片由曾庆延医生提供）

铁质异物打伤后自觉视力稍下降 3 天

A. 结膜充血不明显，角膜鼻下方可见全层混浊伤口，内皮面及前房内可见异物及灰白渗出，前房变浅；

B. 该眼荧光素染色可见房水从伤口流出，冲开荧光素呈溪流样改变，为溪流征阳性

2．非手术治疗

（1）较小的角膜裂伤（一般<3mm），若伤口清洁，无异物、眼内容物嵌顿，创口对位良好，前房存在，可不必缝合。可结膜下注射妥布霉素 4 万单位＋地塞米松 2.5mg，涂抗生素眼膏，如 0.3% 氧氟沙星眼膏，每日 4 次，滴用睫状肌麻痹剂并包眼，当角膜上皮愈合后，可改用广谱抗生素滴眼液滴眼。

（2）伤后 24h 内，应肌内注射破伤风抗毒素，穿通伤者全身应用抗生素及激素[2]。

3．手术治疗

（1）较深的角膜裂伤或穿通伤，伤口缝合最好在受伤后 24h 内，尽可能解除伤口内粘连的眼内组织，预防并发症的发生[3]。紧密缝合伤口，恢复前房，可减少角膜瘢痕形成和角膜散光。

（2）有虹膜嵌顿时，如果是 24h 内的伤口，用抗生素溶液清洗，争取将其还纳复位；若伤口超过 24h，并有污染不能还纳时，可予部分虹膜剪除。脱出的睫状体应予复位，脱出的晶状体和玻璃体予以切除（图 6-6-3）。

（3）植物性外伤易导致角膜甚至眼内真菌感染，注意缝合伤口时，取材进行涂片细胞学检查，并做细菌和真菌培养。伤口可用 0.2% 氟康唑液冲洗，必要时可前房注射抗真菌药物，如两性霉素 B 5～10μg/0.1ml[4]。如眼内感染不能控制，需行眼内手术治疗（图 6-6-4）。

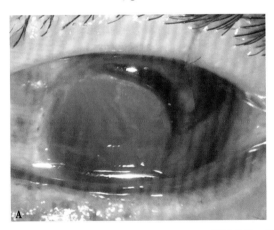
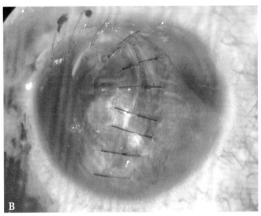

图 6-6-3　严重角膜裂伤

A．可见角膜水肿，虹膜脱出，未见晶状体；B．同一患者，行角膜紧密缝合，前房形成，见前房积血

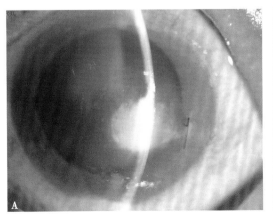
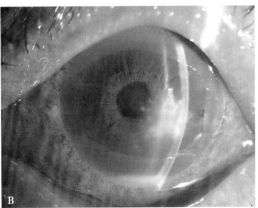

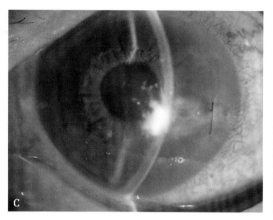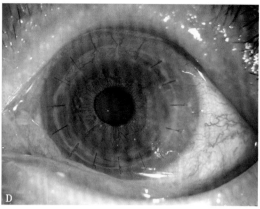

图 6-6-4　角膜裂伤缝合术后　角膜内皮脓肿(该病例资料照片由曾庆延医生提供)

患者 2 个月前左眼被竹子戳伤,曾于当地行角膜裂伤缝合,术后反复眼红痛

A. 就诊时左眼视力 0.25,结膜轻度混合性充血,角膜 3 点位可见一处穿通伤道,缝线在位,中央偏颞侧内皮面可见灰白混浊脓肿,范围约 3mm×3mm 大小,前房下方灰白积脓,略呈三角形;B. 激光共聚焦显微镜未查到真菌菌丝,结合病史体征仍考虑真菌感染,给予两性霉素 B 10μg/0.1ml 前房内注射,注射后第 2 天,内皮面灰白脓肿较前稍淡,但可见卫星灶样改变,前房积脓仍存在;C. 二次前房注药术后第 4 天,内皮面灰白脓肿灶较前局限但稠厚,卫星灶有增多且向中央扩展趋势;D. 行穿透性角膜移植术,术后半年,角膜植片透明,视力 0.6

（张明昌　谢华桃）

参 考 文 献

1. 赵堪兴,杨培增. 眼科学. 第 8 版. 北京:人民卫生出版社,2013:312.

2. Al-Omran AM,Abboud EB,Abu El-Asrar AM. Microbiologic spectrum and visual outcome of posttraumatic endophthalmitis. Retina,2007,27(2):236-242.

3. Colby K. Management of open globe injuries. Int Ophthalmol Clin,1999,39(1):59-69.

4. Austin A,Lietman T,Rose-Nussbaumer J. Update on the Management of Infectious Keratitis. Ophthalmology,2017,124(11):1678-1689.

第七节　眼 异 物 伤

眼异物伤(ocular foreign bodies injury)是由金属异物或非金属异物所致的眼部损伤。异物伤常可继发微生物感染,对眼组织造成二次伤害。

【病因】

1. 金属性异物　大多数为铁质磁性金属,或非磁性金属异物,如铜和铅。

2. 非金属异物　包括玻璃、碎石、植物性(如木刺、竹签等)和动物性(如毛、刺等)异物等。

3. 异物伤的损伤机制涉及机械性破坏、化学及毒性反应以及继发感染等。不同性质的异物所引起的损伤及其处理有所不同[1]。

【临床表现】

1. 病史　一般多有明确的外伤史,如敲击金属、种植农作物、爆炸伤或车辆交通事故等,最可能怀疑有异物存留。高速小金属片可由锤子和机械上飞出,易被忽视。

2. 临床表现　根据致伤物质不同，临床表现会有不同。

（一）铁质异物

铁质是常见的致伤异物，易引起铁质沉着症（siderosis），铁质最容易沉着在上皮组织、瞳孔括约肌、瞳孔开大肌、无色素睫状上皮、晶状体上皮以及视网膜。光感受器和色素上皮细胞对铁质沉着最敏感[2]。

（1）症状：包括眼痛、夜盲、向心性视野缺损或失明。

（2）体征包括：

1）角膜异物，常伴铁锈沉着（图6-7-1）。

2）角膜溶解穿孔（图6-7-2）。

3）虹膜异色症、瞳孔扩大及反应迟钝。

4）晶状体前棕色沉着物、白内障。

5）玻璃体混浊、周边视网膜色素沉着（早期，晚期为弥漫性），视网膜血管变窄，视盘色淡、萎缩。

6）继发性开角型青光眼，由于铁离子聚集在小梁网，造成房水排出障碍所致。

7）牵拉性视网膜脱离和眼球萎缩，常见于异物较大，并进入球内，刺激性炎症，引起细胞增生所致[1]。

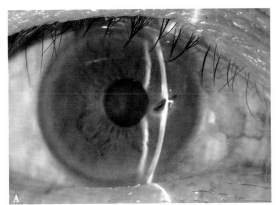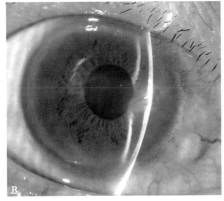

图 6-7-1　角膜铁质异物　手术前后
A. 角膜深层铁质异物；B. 取出异物后，角膜未穿孔

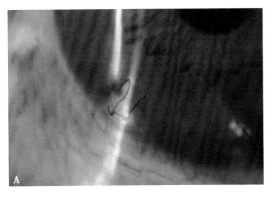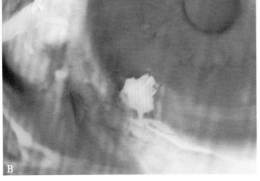

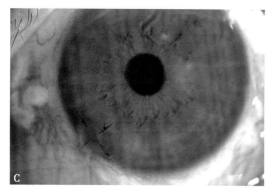
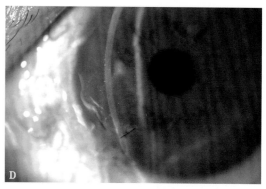

图 6-7-2　角膜铁锈症　结膜瓣遮盖术后　角膜移植前后（该病例资料照片由曾庆延医生提供）
A、B. 左眼结膜瓣遮盖术后 1 周，可见结膜瓣回退，7 点角膜缘可见锈环，其中角膜溶解，可见灰白筋膜组织，缝线松动；荧光素染色可见锈环区上皮缺损；C、D. 该眼行坏死组织清除 + 板层角膜移植术后 2.5 个月，可见角膜植片透明，缝线在位，周围组织无浸润，裂隙显示角膜植片植床透明无水肿

（二）植物性异物

植物性异物如树枝、稻草及麦秆等易引起真菌性角膜炎[3]。板栗刺扎伤等可引起角膜感染、穿孔、晶状体损伤、巩膜异物、巩膜脓肿甚至眼内炎。

1. 症状　早期异物刺激症状较重，如刺痛、畏光流泪、眼睑痉挛等；继发真菌感染后，刺激症状可进一步加重，少数患者症状也可较轻，常伴视力障碍。

2. 体征

（1）角膜 / 巩膜异物（图 6-7-3），以及局部异物引起的炎性肉芽肿反应（图 6-7-4、图 6-7-5）。

（2）继发感染时，可见角膜浸润灶呈白色或灰色、致密、表面欠光泽、呈牙膏样或苔垢样外观，溃疡周围有胶原溶解形成的浅沟，或抗原抗体反应形成的免疫环。有时在角膜病灶旁可见伪足或卫星样浸润灶，病灶后可有斑块状纤维脓性沉着物。前房积脓，呈灰白色、黏稠或呈糊状[1]。真菌穿透性强，进入前房或角膜穿透时易引起真菌性眼内炎[3]。

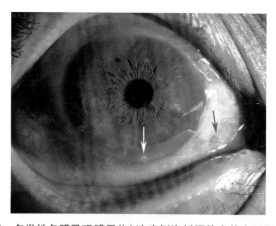

图 6-7-3　多发性角膜及巩膜异物（该病例资料照片由曾庆延医生提供）
患者右眼被板栗打伤 20 天，曾于当地医院行角膜异物取出，仍觉眼部不适。裂隙灯下可见 6 点、8 点角膜缘内 2 处板栗刺，周围轻度灰白浸润（白色箭头所示）；4 点角膜缘外 2mm 处结膜下、7 点角膜缘外可见棕褐色异物，部分位于巩膜内（蓝色箭头所示）

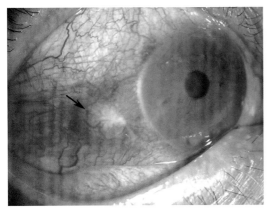

图 6-7-4　巩膜异物并感染（该病例资料照片由曾庆延医生提供）

患者被板栗刺打伤 1 个月，曾行角膜异物取出，右眼颞侧结膜局限性充血隆起，其下巩膜组织灰白浸润隆起（黑色箭头所示）。探查后发现巩膜异物并感染

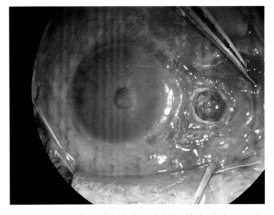

图 6-7-5　巩膜脓肿（该病例资料照片由曾庆延医生提供）

患者被板栗刺打伤 3 个月，曾行角巩膜异物取出，仍反复眼红眼痛。术中见巩膜组织 3mm 坏死溶解，其下葡萄膜组织暴露，未见异物

（三）化学惰性异物

玻璃、碎石砂粒、灰尘等细小，且化学性质稳定的异物可长期存在于角膜基质内。

1．症状　细小高速异物仅有较轻微或无的临床表现。较大惰性异物可引起眼痛及刺激症状。

2．体征

（1）角膜异物，可单发或多发，且可能伴有眼内异物。

（2）继发感染时，可出现角膜溃疡、前房积脓以及玻璃体炎症反应。

注意点：细小高速异物可能进入眼内，形成隐匿性前房、虹膜、房角或晶状体内异物，患者早期无自觉症状，但长时间异物存留，可能造成角膜内皮细胞功能失代偿以及白内障等并发症。因此，对于有外伤史者，应详细询问受伤情况，并进行认真全面眼部检查，如房角镜、UBM、B 超等，排除眼内异物。

【诊断】

应详细询问病史，结合裂隙灯及影像学检查方可确诊。

注意点：

1．有些惰性角膜异物不易被发现，须在滴用荧光素使异物周围的角膜着色后，裂隙灯检查方能发现异物。

2．必要时作前房角镜或三面镜检查，有助于发现隐匿在前房角或眼底周边部的异物。

3．影像学检查可采用超声生物显微镜检查眼前节异物，尤其是巩膜异物、前房角异物，并帮助判断巩膜及其下脉络膜情况（图 6-7-6）。X 线片、B 超或 CT 扫描帮助了解眼球内异物等情况，各有其优缺点。

4．注意 MRI 不能用于磁性异物检查。

【治疗】

1．对角膜浅层异物，可在表麻下用盐水湿棉签拭去；较深的异物可用无菌注射针头剔除。

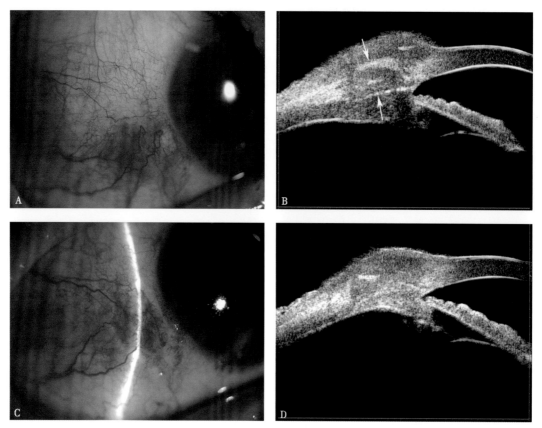

图 6-7-6　巩膜异物并感染　巩膜探查术前后（该病例资料照片由曾庆延医生提供）
右眼被板栗刺打伤眼红眼痛 40 余天
A. 右眼 7～8 点结膜局限性充血隆起，巩膜增厚隆起；B. UBM 显示 7～8 点钟角膜缘处角膜回声增厚明显，巩膜组织局部增厚，巩膜实质层见中等线性回声周围包裹机化的囊实性低回声区（白色箭头所示），边界清晰，其下脉络膜组织水肿；C. 行巩膜探查术，术中发现巩膜异物合并巩膜溶解坏死，分泌物涂片示革兰氏阳性杆菌。清创后 1.5% 妥布霉素液冲洗病灶，术后继续抗细菌治疗，术后 10 天，结膜充血减轻，巩膜无隆起，明显变薄，透见其下葡萄膜；D. 术后 3 周复查 UBM 示 7～8 点角膜缘结膜隆起，其下巩膜回声欠连续，未见包裹回声区，脉络膜组织水肿较前减轻

　　2. 铁质异物合并锈斑，尽量一次性将锈斑刮除干净。如第一次手术不能清除干净，可给予局部抗生素治疗，并告知患者每日复诊，3～4 天后可能需再行清创治疗。铁锈残留可能导致角膜溶解穿孔，治疗参见第十章第二节角膜穿孔处理。
　　注意点：铁锈异物去除后，易继发细菌感染（尤其是铜绿假单胞菌），需给予广谱强效抗生素滴眼治疗，每日滴眼次数不应少于 6 次，晚间涂抗生素眼膏，连续治疗至少 3 天。
　　3. 对性质稳定的多发异物可分期取出，即先取出暴露的浅层异物，对深层的异物暂不处理；若异物较大，已部分穿透角膜进入前房，应及时行显微手术摘除异物。
　　4. 植物性异物应尽早完全取出，除角膜异物外，还应详细检查结膜、巩膜及眼内有无异物存留，一并取出，有感染征象应充分去除化脓坏死组织，并用 0.3%～1.5% 妥布霉素液冲洗，或抗真菌药物 0.2% 氟康唑液冲洗，冲洗之前应进行细菌和真菌培养。前房或角膜深基质真菌性脓肿者，可行 5～10μg/0.1mL 两性霉素 B 前房或角膜基质内注射。

5．剔除异物时应严格执行无菌操作，否则有引起化脓性角膜溃疡的危险。异物取出后，局部抗生素滴眼液，晚间涂抗生素眼膏。若继发真菌性角膜炎，则给予局部或全身抗真菌药物治疗[4]。

（张明昌　谢华桃）

参 考 文 献

1. 赵堪兴，杨培增. 眼科学. 第 8 版. 北京：人民卫生出版社，2013：310-311.

2. Kannan NB，Adenuga OO，Rajan RP，et al. Management of Ocular Siderosis：Visual Outcome and Electroretinographic Changes. J Ophthalmol，2016，2016：7272465.

3. Garg P，Roy A，Roy S.Update on fungal keratitis.Curr Opin Ophthalmol，2016，27（4）：333-339.

4. 李凤鸣. 中华眼科学. 第 2 版. 北京：人民卫生出版社，2005.

第八节　手术损伤及术后并发症

一、角膜后弹力层脱离

角膜后弹力层脱离（descemet's membrane detachment）是指后弹力层及内皮细胞层与基质层分离，内皮屏障功能障碍所导致的角膜病变。角膜后弹力层脱离是一种少见的术后严重并发症，小范围的局限脱离经保守治疗可以自愈，大范围的后弹力层脱离需要及时手术复位。手术复位仍不成功者，需行角膜内皮移植术或穿透性角膜移植术。

【病因学】

白内障手术、青光眼小梁切除术或其他内眼手术术中，手术器械损伤角膜内皮层和后弹力层，液体进入角膜基质与后弹力层之间，导致角膜基质水肿等病变的发生。

【临床表现】

1．术中后弹力层脱离

（1）小范围的后弹力层撕裂，后弹力层脱离，显微镜下可见局限在手术切口处一层透明膜脱离，切口注水时随液体飘动。

（2）大范围的后弹力层脱离，可以发现前房有突然出现的异常反光带，进而观察到与基质分离的波动或卷曲的透明膜。

2．术后后弹力层脱离　后弹力层脱离区域的角膜基质水肿，裂隙灯的窄裂隙可见角膜基质后的脱离后弹力层。

3．前节 OCT 或 UBM 检查　显示后弹力层与后部基质不同程度及范围分离。

【诊断】

依据术中所见及术后角膜体征，眼前节 OCT 或 UBM 检查可以确诊[1]。

【治疗】

1．小范围的后弹力层脱离，可以通过糖皮质激素滴眼液（如妥布霉素地塞米松滴眼液）和／或 5% 氯化钠高渗滴眼液减轻水肿，往往可以自愈[2]。

2．大范围的后弹力层脱离，或不能自愈的小范围脱离需要及时手术治疗。若后弹力层未出现卷曲，可在前房注入无菌空气（图 6-8-1），或稀释的惰性气体（14% C_3F_8）[1]，可以联合少许黏弹剂填充。

具体操作方法：

（1）在无后弹力层脱离的透明角膜缘穿刺进针（建议选用 30G 注气针），使灭菌空气或稀释的惰性气体充分填充前房，眼压达到 T＋1。

（2）然后在角膜表面用虹膜恢复器自角膜透明区域向后弹力层脱离的切口方向搔扒，使层间液体自切口的内口溢出前房。

（3）观察到后弹力层皱褶后，排出少许气体，恢复正常眼压。术后患者平卧位。

（4）术后监测眼压，注意预防气泡引起的瞳孔阻滞。

3. 若后弹力层有卷曲，手术将其展开，然后在前房注入空气或惰性气体，或联合缝合的方法将其复位[2]，但缝合可能再撕裂后弹力层。卷曲的后弹力层较难复位[3]。应用术中眼前节 OCT，可以显示后弹力层脱离的细节，帮助复位卷曲的后弹力层[4]。

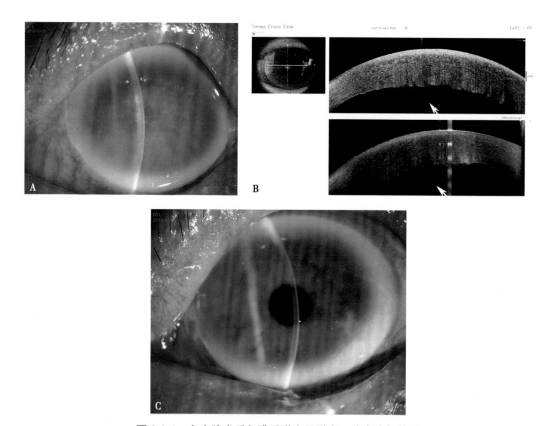

图 6-8-1　白内障术后角膜后弹力层脱离　前房注气前后

A. 白内障术后，裂隙灯可见角膜后弹力层脱离，脱离区域角膜水肿；B. 前节 OCT 显示角膜后弹力层脱离；C. 前房注气术后，角膜后弹力层复位，角膜恢复透明

4. 长期的角膜水肿，或无法通过前房注气复位的后弹力层脱离，可能需行角膜内皮移植或穿透性角膜移植以恢复良好的视力[3, 5]。

（陈　蔚　赵泽林）

参 考 文 献

1. 吴利安，王从毅，杨文，等. 手术后角膜后弹力层脱离的原因和分析. 中华眼外伤职业眼病杂志，2015（6）：419-423.

2. Sanz MR，Rallo MM，Gutierrez AG，et al. Hydrophilic intraocular lens opacification after repeated intracameral gas injection for Descemet membrane detachment. Oman J Ophthalmol，2019，12（1）：46-49.

3. Christopher J.Rapuano. Wills 临床眼科彩色图谱及精要：角膜病. 第 2 版. 陈蔚，译. 天津：天津科技翻译出版有限公司，2014：366-367.

4. Yoon HY，Kim HS，Hwang HB. Guided intracameral air injection based on 3D reconstructed anterior optical coherence tomography images in iatrogenic Descemet's membrane detachment：Case report. Medicine（Baltimore），2018，97（43）：e13003.

5. Lin J，Hassanaly S，Hyde RA，et al. Late detachment of Descemet's membrane after penetrating keratoplasty for pellucid marginal degeneration. Am J Ophthalmol Case Rep，2019，13：151-153.

二、术后角膜内皮变化

目前，内眼手术后角膜内皮的改变及损伤仍无法完全避免，损伤重者会导致术后角膜水肿。

【病因学】

1. 最常见的原因为白内障超声乳化手术过程中超声、灌注及机械性损伤[1]。初学者长时间手术操作对角膜内皮影响尤为显著[2]。

2. 术前已经存在角膜内皮功能异常患者[1]：如 Fuchs 角膜内皮营养不良，ICE 综合征，外伤导致的角膜病变等，可能出现术后角膜内皮功能失代偿。

3. 术中角膜后弹力层脱离导致角膜内皮细胞丢失。

4. 眼前节毒性反应综合征[1]。

5. 其他　人工晶状体移位接触角膜内皮，术后炎症反应，高眼压，假性剥脱综合征等[1]。

【临床表现】

1. 病史　内眼手术史。

2. 症状　术后早期视力不佳，或伴有眼部刺激征。

3. 体征

（1）术后早期角膜水肿，严重者可有内皮面灰白龟裂样表现。

（2）部分患者可伴角膜上皮及上皮下水肿，一般无上皮缺损。

（3）晚期部分患者可发展为大泡性角膜病变。

【诊断】

手术史，术后早期角膜水肿等体征，结合角膜内皮镜或激光共聚焦显微镜检查可确诊。

注意点：

1. 与术后病毒性角膜内皮炎相鉴别

（1）后者常有既往角膜炎病史。

（2）水肿范围较局限，呈盘状。

（3）内皮面可有 KP。

（4）可伴前房细胞增加及眼压升高。

（5）激光共聚焦显微镜检查可见炎症细胞。

2. 术前注意检查排除 Fuchs 角膜内皮营养不良等内皮功能障碍性疾病。

【治疗】

1. 糖皮质激素滴眼，减轻眼内炎症反应[1]，如妥布霉素地塞米松滴眼液频点。

2. 高渗剂脱水，如 3%～5% 氯化钠滴眼液，50% 葡萄糖滴眼液，以减轻内皮细胞负担[1]。

3. 生长因子或自体血清滴眼液，促进内皮细胞功能修复。

4. 绷带镜[1]。

5. 联合吸氧治疗可加速水肿消退[3]。

6. 部分患者需持续治疗 2～3 个月，角膜透明性方能恢复（图 6-8-2）。

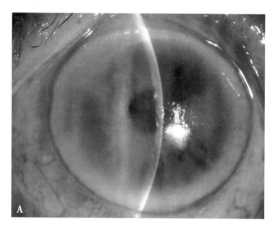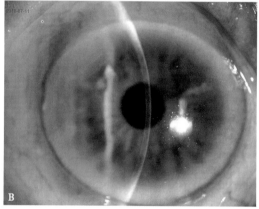

图 6-8-2　白内障术后角膜内皮变化　药物治疗前后

A. 超声乳化白内障术后 1 天，角膜水肿；B. 妥布霉素地塞米松滴眼液 2 小时 1 次，妥布霉素地塞米松眼膏睡前 1 次，应用 3 天后水肿减轻；继续予以妥布霉素地塞米松滴眼液每日 4 次维持治疗，术后 2 周随访，水肿消退，角膜恢复透明

7. 不可逆性角膜内皮细胞功能失代偿者，需要角膜移植治疗。

（陈　蔚　赵泽林）

参 考 文 献

1. Sharma N，Singhal D，Nair SP，et al. Corneal edema after phacoemulsification. Indian J Ophthalmol，2017，65（12）：1381-1389.

2. Lhuillier L，Jeancolas AL，Renaudin L，et al. Impact of ophthalmic surgeon experience on early postoperative central corneal thickness after cataract surgery. Cornea，2017，36（5）：541-545.

3. Sharifipour F，Panahi-Bazaz M，Idani E，et al. Oxygen therapy for corneal edema after cataract surgery. J Cataract Refract Surg，2015，41（7）：1370-1375.

三、角膜小凹

角膜小凹（corneal dellen）为局部角膜变薄，出现凹曲面，常出现在角膜缘附近的周边区角膜，形状多呈椭圆形。

【病因学】

1. 角膜小凹多由于局部结膜或角膜周围组织隆起，使泪膜在该局部角膜涂布减少，从而导致局灶性基质脱水所致。

2. 化学伤、结膜滤过泡、翼状胬肉手术、白内障手术、眼表肿物、斜视手术、结膜下出血、结膜下硅油滴、结膜淋巴管扩张、甲状腺相关眼病等均可导致角膜小凹形成[1-3]（图 6-8-3）。

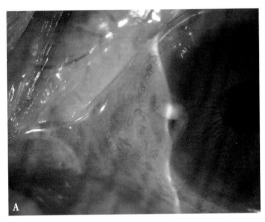
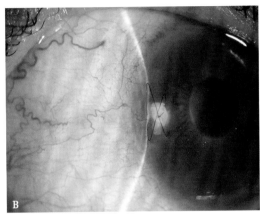

图 6-8-3　角膜小凹

A. 左眼细菌性结膜炎，经抗感染治疗，结膜水肿消退，但结膜水肿致鼻侧角膜小凹，最薄处近后弹力层；
B. 左眼角膜小凹处予以羊膜填塞术治疗，术后3周可见溃疡处羊膜在位

【临床表现】

1. 症状　常无症状，也可能伴随轻微的刺痛和异物感。

2. 体征　裂隙灯检查可见角膜局灶性变薄凹陷，荧光素染色可见凹陷区荧光素积存，且不伴随炎性浸润或前房反应。常伴随周边结膜组织的局灶性隆起（图 6-8-3）。

【诊断】

依据病史和体征可确诊。

【治疗】

1. 治疗原发病　使角膜小凹周边结膜或角膜的局灶性隆起平伏[2, 3]。

2. 眼表保护剂　常规予以人工泪液凝胶，如维生素A眼用凝胶，或卡波姆眼用凝胶每日4次，充分润滑直至结膜局灶性隆起消退，以及角膜变薄区域厚度恢复。

3. 抗生素眼膏　如0.3%氧氟沙星眼膏每日4次，预防感染。

4. 糖皮质激素　可局部应用低浓度糖皮质激素眼药水，如0.02%氟米龙滴眼液每日2～4次，或非甾体抗炎眼药水，如0.1%双氯芬酸钠滴眼液每日3次。

5. 眼部包扎　有利于基质病灶修复。

6. 配戴大直径绷带镜[4]。

7. 顽固的角膜小凹，产生刺激症状或影响视功能者，可行羊膜填塞术治疗。

（陈　蔚　赵泽林）

参 考 文 献

1. M Fresina，EC Campos. Corneal "Dellen" as a complication of strabismus surgery. Eye, 2009，23（1）：161-163.

2. Choi SM，Jin KH，Kim TG. Successful treatment of conjunctival lymphangiectasia accompanied by corneal dellen using a high-frequency radiowave electrosurgical device. Indian J Ophthalmol，2019，67（3）：409-411.

3. Mahgoub MM，Roshdy MM，Wahba SS. Dellen formation as a complication of subconjunctival silicone oil following microincision vitrectomy. Clin Ophthalmol，2017，15（11）：2215-2219.

4. Kymionis GD，Plaka A，Kontadakis AG，et al. Treatment of corneal dellen with a large diameter soft contact lens. Contact Lens & Anterior Eye，2011，34（6）：290-292.

四、角膜产伤

角膜产伤（corneal birth trauma）为产钳助产时，挤压眼球所致的角膜后弹力层损伤。

【病因学】

助产时使用产钳，误伤及角膜后弹力层[1]。

【临床表现】

1．病史　分娩过程中有产钳助产史。

2．体征　角膜后弹力层破裂，伴或不伴角膜水肿。

3．临床分型　Honig等[2]通过后弹力层破裂形态差异和有无纤维增生，将角膜产伤分为4种类型（图 6-8-4）：

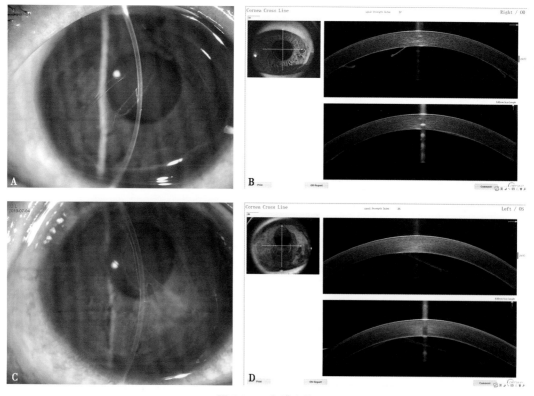

图 6-8-4　角膜产伤

患者，女，13岁，有角膜产伤病史，双眼抗青光眼术后 9 年

A．右眼角膜后弹力层多处破裂，呈铁轨征，角膜尚透明，裸眼视力 0.8；B．右眼前节 OCT，示后弹力层裂开；C．患者左眼，角膜后弹力层多处破裂、局部脱离，角膜尚透明，裸眼视力 0.8；D．患者左眼前节 OCT，示后弹力层大范围脱离

（1）包含后弹力层碎片的后弹力层巨大撕裂，撕裂区的一边深入前房，另一边形成卷轴形。

（2）后弹力层破裂的两个边都形成卷轴。

（3）后弹力层小的破裂，并且通过纤维增生撕裂口愈合。

（4）后弹力层小的断裂，以及少量纤维增生。

【诊断】

结合产钳助产史和角膜体征可以确诊。与愈合的急性圆锥角膜相鉴别。

【治疗】

1.对有产钳助产史的幼儿进行常规眼科检查，及早发现角膜产伤。

2.角膜产伤可出现后弹力层破裂区基质水肿、混浊，从而导致屈光不正，幼儿早期进行配镜矫正和遮盖疗法减少弱视形成。

3.出现瞳孔区角膜水肿、混浊，影响视力者，可行穿透性角膜移植[3]或角膜内皮移植[4]治疗（图6-8-5）。

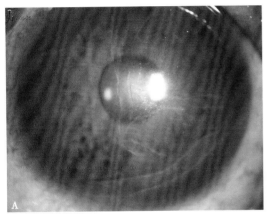 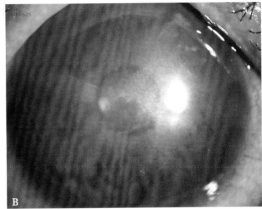 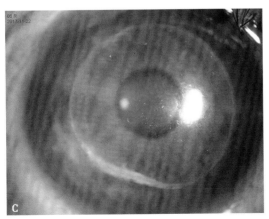

图 6-8-5　角膜产伤

A.左眼角膜产伤，可见角膜后弹力层多处破裂，呈铁轨征。角膜尚透明，矫正视力 0.6；B.同一位患者的右眼，可见角膜后弹力层皱褶，伴角膜基质水肿，矫正视力 0.08；C.该患者右眼角膜内皮移植术后半年，角膜恢复透明，矫正视力 0.5

（陈　蔚　赵泽林）

参 考 文 献

1. 陈金鹏,陈蔚. 产钳伤致角膜后弹力层破裂一例. 眼科研究,2008(12):888.

2. Honig MA,Barraquer J,Perry HD,et al. Forceps and vacuum injuries to the cornea:histopathologic features of twelve cases and review of the literature. Cornea,1996,15(5):463-472.

3. Pecorella I,Tiezzi A,Appolloni R,et al. Late corneal decompensation after obstetrical forceps ocular trauma at birth. Clin Exp Optom,2015,98(4):387-389.

4. Kobayashi A,Yokogawa H,Mori N,et al. Case series and techniques of Descemet's Stripping Automated Endothelial Keratoplasty for severe bullous keratopathy after birth injury. BMC Ophthalmol,2015,15:92.

五、巩膜变性及溶解

术后巩膜变性及溶解(sclera degeneration and melting)多由于术后手术区巩膜暴露,缺血、营养障碍,导致巩膜浅层或深层组织变性,甚至坏死溶解。

【病因学】

1. 手术因素[1] 手术创伤是引起巩膜变性、溶解的主要因素。如手术中操作粗糙,术中切除组织过多,对周围组织破坏过大,导致大面积巩膜组织暴露。尤其是术中过度电凝或烧灼止血导致局部缺血,过多的周围组织创伤,导致术后早期组织明显水肿而发生巩膜溶解。另外,手术还可导致巩膜表层血管剥脱,巩膜表层脉管系统功能失调缺血,使结膜植片或结膜瓣难以成活,继而巩膜暴露。

2. 自体免疫反应[1] 异常免疫功能引起的脉管炎,是巩膜变性、溶解的发生基础。文献报道,巩膜表层血管壁有免疫复合物沉积,可表明免疫反应这一因素的存在。也有学者认为巩膜溶解与风湿免疫性疾病有关[2]。

3. 眼组织修复障碍[1] 术中或术后使用丝裂霉素可有效抑制新生血管再生、纤维细胞增生和瘢痕形成,但同时也可使正常细胞凋亡,组织内活性细胞减少,从而影响结膜及角膜、巩膜组织的修复,也可导致巩膜溶解。

4. 容易发生术后巩膜变性及溶解的手术包括[3-6] 翼状胬肉手术、白内障手术、巩膜环扎术、斜视矫正术、小梁切除术、眼球美白手术等。

【临床表现】

1. 手术后早期出现巩膜组织溶解或坏死表现,如巩膜暴露、缺血、结膜上皮不覆盖,导致局部巩膜变薄。

2. 长时间巩膜暴露后,组织溶解,其下葡萄膜组织暴露,形成巩膜葡萄肿,也可伴发细菌或真菌感染,导致感染性巩膜炎。

【诊断】

依据手术史以及眼部体征可以确诊。

注意点:

1) 结合 B 超、UBM 检查了解其下脉络膜及眼内情况。

2) 对于巩膜溶解者,如怀疑有感染可能时,应常规刮片细胞学检查,并行真菌或细菌培养。

3) 对于治疗效果差的患者,需要同时检查全身情况,包括血常规、血沉、肝肾功能、类风湿因子、抗 O 抗体、免疫球蛋白、C 反应蛋白等，以排除全身性疾病。

【治疗】

1．若为无菌性巩膜溶解，则予以自体血清、生长因子类滴眼液等促进组织修复，四环素类药物口服抑制溶解，并减少激素类滴眼液的使用。

2．药物治疗无效，可行附近带蒂球结膜转位修复术治疗。巩膜溶解变薄严重者可行板层巩膜移植联合结膜转位术修复。

3．分泌物涂片或培养结果提示真菌或细菌感染，则积极抗感染治疗（图 6-8-6）。

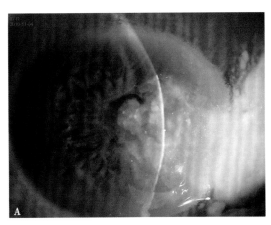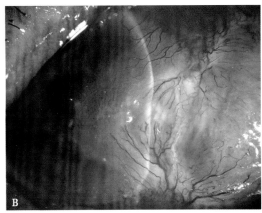

图 6-8-6　胬肉术后巩膜溶解感染

A．翼状胬肉术后，巩膜溶解，角膜溃疡，角膜刮片检查找到真菌菌丝；B．抗真菌治疗后，角膜、巩膜病灶逐渐愈合。角膜大量新生血管长入，局部变薄。相邻巩膜区域明显变薄，可透见其下葡萄膜组织

注意点：

● 尽可能采用带蒂结膜瓣转位覆盖巩膜缺血溶解区，游离结膜瓣术后血供可能恢复欠佳。羊膜移植效果不佳。

● 术后密切观察角膜、结膜、巩膜创面情况，若发现创面愈合欠佳、巩膜暴露，应及时处理，加强促修复药物治疗，防止继续暴露导致巩膜溶解。

（陈　蔚　赵泽林）

参 考 文 献

1．何亚妮，李桂香，段直光．翼状胬肉切除术后巩膜融解并发症原因分析．中国实用眼科杂志，2014（9）：1110-1112．

2．彭云，黎明，姚晓明，等．异体巩膜移植联合自体结膜瓣遮盖术治疗无菌性巩膜融解的研究．中华眼外伤职业眼病杂志，2014，36（3）：171-173．

3．林仲，吴荣瀚．巩膜环扎术后巩膜融解及玻璃体积血一例．中华眼视光学与视觉科学杂志，2018，20（12）：767-768．

4．Gokhale NS，Rohini SM．Surgically induced necrotizing scleritis after pterygium surgery．Indian Ophthalmol，2007，55（2）：144-1465．

5．Akbari MR，Mohebbi M，Johari M，et al．Multifocal surgically induced necrotizing scleritis following strabismus surgery：a case report．Strabismus，2016，24（3）：101-105．

6. Ji YW, Park SY, Jung JW, et al. Necrotizing Scleritis After Cosmetic Conjunctivectomy With Mitomycin C. Am J Ophthalmol, 2018, 194(1): 72-81.

六、角膜上皮功能障碍

在角膜缘干细胞来源正常的前提下，由于各种因素，如白内障摘除术、小梁切除术、角膜屈光手术、外伤等导致角膜上皮细胞发生再生、连接、黏附及移行功能异常，引起角膜上皮持续性缺失的病理状态[1]。

【病因学】

1. 全身因素　高龄，代谢性疾病如糖尿病，自身免疫性疾病如类风湿、干燥综合征，皮肤病如银屑病等。

2. 眼表疾病　如睑缘炎、睑板腺功能障碍、干眼症、角膜营养不良等。

3. 药物　长期局部使用抗青光眼滴眼液、糖皮质激素、含防腐剂药物，术中使用聚维酮碘、表面麻醉剂等。

4. 眼部手术　术前接触性检查，术中机械性创伤、光照射损伤，术中术后抗代谢性药物的使用，术后切口缝线的滞留。术中切口还可引起角膜神经受损，导致术后角膜知觉敏感性减退，泪液分泌量及瞬目次数减少，从而影响泪膜的形成和稳定等[1]。

5. 外伤　角膜上皮擦伤是外伤性 CED 最常见的病因，多见于角膜上皮"完全"修复后的一段时间。

【临床表现】

1. 症状　早期临床表现缺乏特异性。一般是在术后一段时间出现疼痛、眼红、异物感、畏光、流泪、视物模糊、视力下降等症状。

2. 体征　在早期表现为弥漫性角膜上皮点状脱失，角膜上皮呈飓风样或漩涡样病灶；进而进展为角膜上皮糜烂、假树枝状或假地图状角膜上皮缺失、角膜上皮局灶性水肿、角膜上皮全层局灶性缺失、角膜卷丝形成等（图 6-8-7～图 6-8-9）。有条件者，可借助裂隙灯荧光显微设备观察到角膜上皮细胞对荧光素的通透性增加。

3. 特殊检查　激光共聚焦显微镜检查显示，除角膜上皮病变外，还可见上皮下神经纤维稀少或缺失，树突状细胞增多等[1]。

【诊断】

根据手术史，以及手术后出现角膜上皮局限性水肿、点状角膜上皮染色等体征可以诊断。

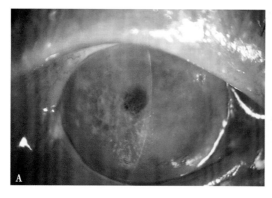
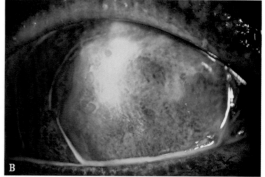

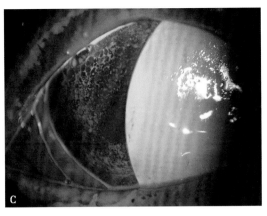
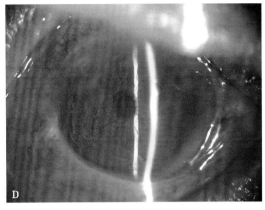

图 6-8-7 白内障超声乳化术后角膜上皮功能障碍

A、B. 白内障术后 7 天角膜上皮弥漫性点簇状混浊，伴有基质水肿，后弹力层皱褶，荧光素染色呈片状着色；C. 经绷带镜、50% 自体血清及 0.1% 氟米龙滴眼液，每日 4 次，治疗 5 天后角膜上皮病变逐渐好转；D. 治疗 15 天后角膜恢复透明，荧光素染色阴性，后弹力层皱褶消失

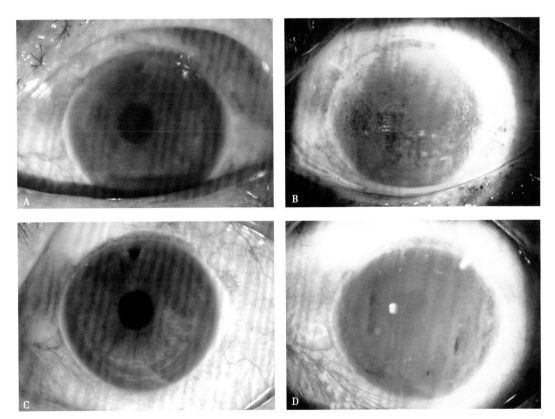

图 6-8-8 小梁切除术后角膜上皮功能障碍

A、B. 术后 2 周，角膜上皮粗糙，角膜荧光素染色可见大片着染区；C、D. 小牛血去蛋白提取物眼用凝胶每日 4 次，治疗 1 周后，角膜上皮光滑，角膜染色阴性

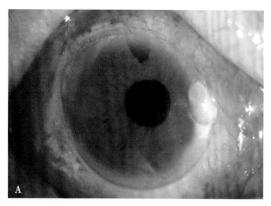

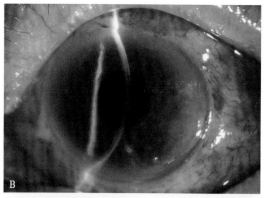

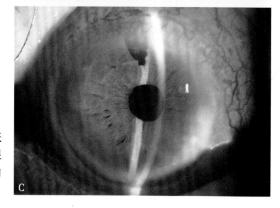

图 6-8-9　小梁切除术后角膜上皮功能障碍
A. 术后 1 周，角膜上皮松解出现张力水泡；B. 张
力水泡吸收，角膜上皮粗糙；C. 0.3% 玻璃酸钠滴眼
液和 0.3% 氧氟沙星眼膏每日 4 次，治疗 1 周后，角
膜上皮光滑

注意点：诊断时应注意鉴别是否存在角膜内皮细胞功能失代偿、病毒性角膜炎（上皮型）、眼前节毒性反应综合征引起的角膜上皮病变等原因。

【治疗】

1. 病因治疗　尽可能寻找导致角膜上皮病变的致病因素，加以去除或治疗。

2. 促进上皮修复（图 6-8-10）　包括不含防腐剂的人工泪液、20%～50% 自体血清等的局部应用；角膜上皮出现缺损时，在排除感染性病变后，可配戴绷带镜，晚间涂抗生素眼膏。

3. 抗炎治疗　有炎性浸润时，可加用少量低浓度糖皮质激素，如 0.02% 或 0.1% 氟米龙滴眼液 [2]，但糖皮质激素同时会影响上皮细胞的迁移，还有引起激素性青光眼的风险，在治疗中应密切观察。

4. 手术治疗　迁延性角膜上皮功能障碍甚至形成角膜溃疡者，可考虑羊膜覆盖手术或羊膜移植手术。此外，准分子激光治疗性角膜切削术可应用于手术后所致的复发性角膜上皮糜烂等病变 [3]。

（许　荣　吴立平）

参 考 文 献

1. Qu JH, Wang ZQ, Sun XG, et al. Clinical study on the corneal epithelial dysfunction after cataract extraction. Zhonghua Yan Ke Za Zhi, 2017, 53（3）: 188-192.

2. Kadmiel M, Janoshazi A, Xu X, et al. Glucocorticoid action in human corneal epithelial cells establishes roles for corticosteroids in wound healing and barrier function of the eye. Experimental Eye Research, 2016, 152: 10-33.

3. 史伟云. 重视角膜上皮病变的诊断和治疗. 中华眼科杂志, 2017, 53（3）: 161-163.

七、硅油相关眼前节并发症

硅油作为手术后眼内填充物应用于复杂性视网膜脱离复位术已40余年, 随着硅油在眼科手术中的推广应用, 术后由于硅油导致多种眼前节并发症已日渐受到临床的重视。

（一）结膜反应

【病因学】

1. 手术后硅油通过角巩膜缘切口、巩膜微切口、Baerveldt引流管等进入结膜下, 其发生率为2.7%[1, 2]。

2. 组织病理学发现结膜下的硅油可刺激局部组织产生炎症, 或炎性增生性反应。

【临床表现】

1. 通过裂隙灯检查发现结膜下出现大小不等的透明泡状隆起（图6-8-10）。

2. 肉芽肿样结节。

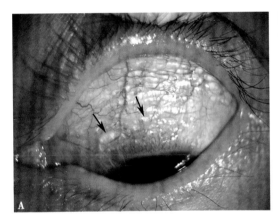 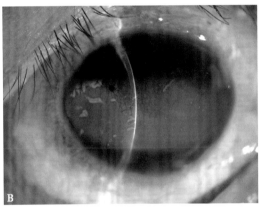

图6-8-10　结膜下硅油并角膜带状变性（该病例资料照片由曾庆延医生提供）

A. 上方球结膜下可见大量透明泡状隆起, 大小不等（黑色箭头所示）, 结膜无明显充血炎症反应; B. 该眼角膜可见中央横形带状混浊变性, 两端与角膜缘有透明角膜带间隔

【诊断】

根据手术史, 以及临床表现可以诊断, OCT和组织病理检查可辅助诊断[3]。

【治疗】

手术取出眼内硅油, 同时分离球结膜组织挤出硅油珠或切除病变结膜。

（二）角膜病变

【病因】

1. 硅油, 尤其是乳化的硅油对角膜组织的刺激反应。

2. 前房硅油导致的慢性虹膜炎症刺激　报道硅油填充术后角膜病变的发生率为7%～44%[4]。如果为无晶状体眼、人工晶状体眼、虹膜新生血管, 及多次手术、术后前房炎症、硅油小滴直接接触角膜内皮等情况下, 易发生硅油相关角膜病变。

【临床表现】

1. 硅油引发的角膜病变主要表现为角膜带状变性（参见第四章第五节角膜带状变性图 4-5-2）。

2. 角膜内皮失代偿　角膜内皮失代偿早期表现为角膜水肿，晚期进展为大泡性角膜病变。

其原因包括[5,6]：

（1）硅油进入前房后，机械性屏障作用阻断房水对角膜内皮的营养供应。

（2）硅油长期接触对角膜内皮细胞直接产生毒性。

（3）硅油导致内皮细胞化生为"后胶原层"，丧失内皮泵功能。

（4）硅油导致角膜内皮细胞大量减少，房水通过受损的角膜内皮渗入角膜基质层，角膜发生混浊。

【诊断】

病史结合角膜体征可以确诊。

【治疗】

（1）角膜带状变性请参见本书第四章第五节。

（2）角膜内皮细胞功能失代偿者，可在硅油取出术后行角膜内皮移植或穿透性角膜移植术。

（三）前房硅油乳化

【病因学】

1. 硅油乳化是指小而稳定的硅油小滴与眼内液体相互作用，形成油包水状态的乳滴过程，乳化后的硅油与玻璃体内硅油大泡分离，并扩散进入眼内其他组织。

2. 低黏滞度硅油、眼球运动、眼内积血、眼内炎症、血视网膜屏障破坏，以及血浆渗出均可促进硅油乳化发生[7]。

无晶状体眼中，硅油入前房发生率为 49%，主要与瞳孔阻滞有关；有晶状体眼和 IOL 眼中，硅油入前房发生率为 6%，主要与晶状体悬韧带松弛、眼外伤或手术损伤睫状体导致房水产生减少有关。另外，虹膜下方周切口过大可使硅油直接通过周切口进入前房[8]。

【临床表现】

前房上方可见数量大小不等透明或灰白乳化油滴（图 6-8-11），可随体位变动而变动。

【诊断】

病史结合及临床体征可以确诊。

【治疗】

1. 应视具体情况分别予以处理。视网膜复位良好者可行硅油取出术。

2. 若病情需要不能取出硅油，或不必取出硅油（眼球萎缩）者，可单纯行前房内硅油取出。6 点位行虹膜周切，沟通前后房。

注意点：前房硅油乳化可导致并发性白内障和继发性青光眼发生。

（1）并发性白内障：硅油眼并发白内障的发生率为 30%～100%。可能与以下因素相关：

1）硅油和晶状体后囊的机械性接触，干扰晶状体蛋白的正常代谢。

2）血 - 眼屏障破坏。

3）术后葡萄膜炎。

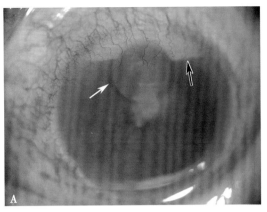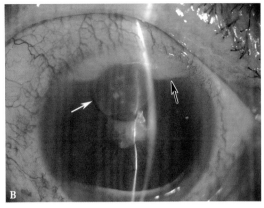

图 6-8-11　前房内硅油（该病例资料照片由曾庆延医生提供）

A、B. 硅油眼，无晶状体眼，前房上方可见乳白色小硅油滴，形成高度约 3mm 油液平面（黑色箭头所示），瞳孔区上方可见直径约 4mm 半透明硅油滴（白色箭头所示），瞳孔区可见灰白机化膜

　　4）高眼压。

　　晶状体灰白混浊常以后囊下为主，目前倾向于行白内障摘除联合硅油取出术。

　　（2）继发性青光眼：指眼压持续升高或反复波动，大于 21mmHg。其发生率为 5%～48%。可能与以下因素相关：

　　1）早期前房炎症、出血。

　　2）乳化硅油或吞噬硅油的巨噬细胞阻塞小梁网、硅油乳化小滴对小梁网细胞的毒性引发小梁网细胞变性。

　　3）硅油过度充盈使晶状体虹膜隔前移引发房角关闭。

　　4）晶状体悬韧带松弛或无晶状体眼硅油进入前房引起的瞳孔阻滞。

　　首选药物降眼压，药物降眼压效果不佳者，可行硅油取出术或联合小梁切除术，或阀门管植入术。

（程建宏）

参 考 文 献

1. Mahgoub M，Roshdy M，Wahba S. Dellen formation as a complication of subconjunctival silicone oil following microincision vitrectomy[J]. 2017，Volume 11：2215-2219.

2. Téllez J，Vela J I，Luna S，et al. Massive Silicone Oil Migration into the Subconjunctival Space：A Leakage Mechanism Dilemma[J]. Case Reports in Ophthalmology，2018，9（2）：310-314.

3. Lee Y H，Kim Y C. Optical Coherence Tomography in Subconjunctival Silicone Oil[J]. Retina，2018，38（7）：e48-e49.

4. La Heij E C，Hendrikse F，Kessels A G. Results and complications of temporary silicone oil tamponade in patients with complicated retinal detachments[J]. Retina，2001，21（2）：107-114.

5. Goezinne F，Nuijts R M，Liem A T，et al. Corneal endothelial cell density after vitrectomy with silicone oil for complex retinal detachments[J]. Retina，2014，34（2）：228-236.

6. Teke M Y，Elgin U，Sen E，et al. Intravitreal silicone oil induced changes in corneal biomechanics[J]. International Ophthalmology，2014，34（3）：457-463.

7. Miller J B, Papakostas T D, Vavvas D G. Complications of emulsified silicone oil after retinal detachment repair[J]. Semin Ophthalmol, 2014, 29 (5-6): 312-318.

8. Light D J. Silicone oil emulsification in the anterior chamber after vitreoretinal surgery[J]. Optometry - Journal of the American Optometric Association, 2006, 77 (9): 446-449.

第九节　药物毒性角结膜病变

全身及眼局部药物均可导致**药物毒性角结膜病变**（toxic keratoconjunctivitis from medications），其中眼局部药物所致者更为常见，局部药物除了引起角结膜毒性反应外，还可以导致过敏反应、无菌性炎症等，另外，还可能通过影响泪膜的形成，间接导致角结膜损伤。

【病因学】

1. 防腐剂、角膜接触镜护理液是引起眼部毒性反应最常见的病因[1]，其中最常见的防腐剂包括苯扎氯铵、硫柳汞、三氯叔丁醇、过硼酸钠和稳态氧氯复合物[2]。

2. 局部药物　常见引起局部毒性药物主要包括麻醉剂、抗病毒药物、抗细菌药物、降眼压药物、糖皮质激素、非甾体抗炎药以及散瞳药物等[3]。

注意点：既往患有眼表疾病，例如角结膜干燥症的患者，更易发生药物毒性角结膜病变。

【临床表现】

1. 病史　常有长期或过量使用抗病毒药物、抗过敏药物、降眼压药物、甾体或非甾体抗炎药、麻醉剂等滴眼液的病史。

2. 症状　常有眼红、眼痛。初始治疗后，原发疾病的眼部症状有所改善，但随着药物的继续使用，眼部症状恶化，停用滴眼液后眼部症状改善。

3. 体征

（1）眼睑受累时可能会肿胀，变厚，并发生表皮剥落（图6-9-1）。

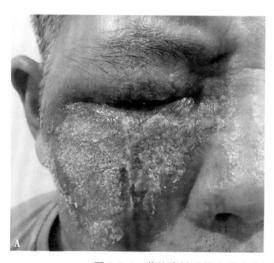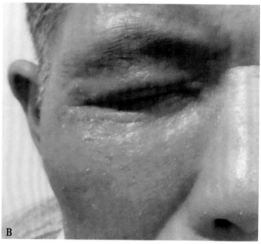

图6-9-1　药物毒性眼周皮肤病变（该病例资料照片由曾庆延医生提供）

患者为细菌性角膜溃疡，前房积脓，给予强化抗细菌治疗（妥布霉素、万古霉素等）

A. 强化抗细菌治疗半月，眼睑红肿加重，眼周皮肤红肿增厚，部分溃破；B. 停用上述药物，眼周行生理盐水冷湿敷，每天3次，3天后患者眼周红肿明显减轻，皮肤光滑

（2）常见球结膜充血、水肿，上下睑结膜可有滤泡增生，下方更为严重。病程迁延不愈可致结膜糜烂、瘢痕、鳞状化生。

（3）严重者可有角膜血管翳，个别患者甚至发生睑球粘连，称为药物性类天疱疮。

（4）早期为角膜下方点状上皮糜烂，严重者可呈弥漫性，进而出现角膜上皮缺损（图6-9-2）。

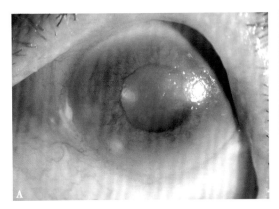
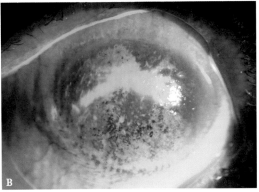
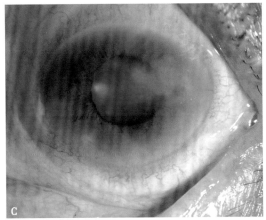

图 6-9-2 药物毒性角结膜病变

患者，男，70岁，眼红、异物感、睁不开1个月余，外院诊断为"角膜炎"，局部使用更昔洛韦滴眼液、0.1%氟米龙滴眼液、生长因子类等多种药物，但无明显好转

A、B. 角膜荧光素钠染色提示角膜上皮弥漫性着染；C. 患者停用其他药水，配戴绷带镜，联合使用0.1%玻璃酸钠滴眼液，每日4次，联合0.3%氧氟沙星眼膏每晚1次，2周后复诊，角膜上皮修复良好

（5）基质混浊及新生血管长入，角膜环形浸润、溃疡（图6-9-3）甚至溶解穿孔[4]。

（6）严重病例会导致角膜缘干细胞受损。

【诊断】

主要依据眼局部用药病史及体征。

注意点：

1. 需与各种形式的眼部过敏（季节性和常年性过敏性结膜炎，春季和特应性角膜结膜炎和巨乳头性结膜炎）以及对滴眼液的过敏反应相鉴别，过敏一般在用药初始阶段或早期即发生。

2. 需要与干眼、病毒性角膜炎上皮型进行鉴别。

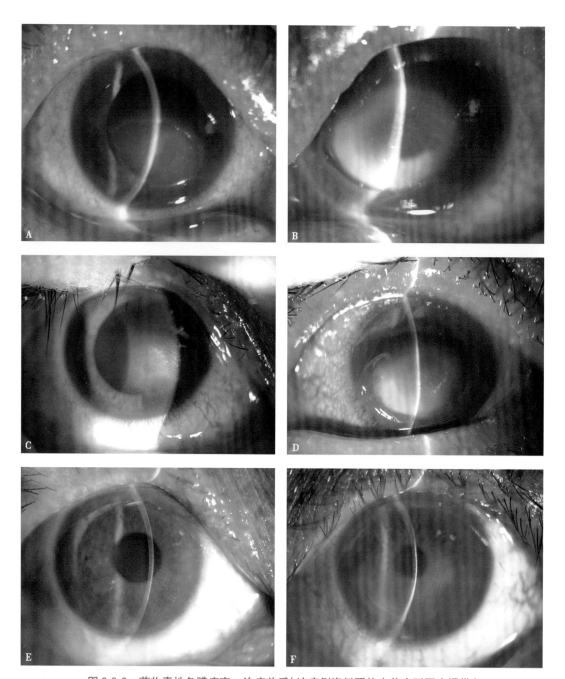

图 6-9-3 药物毒性角膜病变 治疗前后（该病例资料照片由曾庆延医生提供）

患者，女，43 岁，双眼慢性虹膜睫状体炎，长期点用非甾体抗炎药物（普拉洛芬），近 1 周点用普罗纳克滴眼液，双眼红痛 3 天

A. 患者右眼角膜中下方上皮大片缺损，基质轻度混浊；B. 该患者左眼角膜中下方基质环形浸润，伴上皮缺损，鼻下方浸润边缘沟状溃疡变薄；C. 停用非甾体药物，给予人工泪液和抗生素眼膏包眼，3 天后右眼上皮修复，基质轻混浊水肿；D. 左眼同法治疗 3 天，基质浸润范围稍缩小，鼻下方仍见沟状溃疡，行去上皮角膜胶原交联治疗；E. 右眼继续药物治疗半个月，角膜基本恢复透明；F. 左眼角膜胶原交联术后 1.5 个月，角膜上皮完整，基质盘状轻混，鼻下方为著，稍变薄，裸眼视力 0.5

【治疗】

1. 药物治疗

（1）停用所有可能导致眼表毒性的药物。给予不含防腐剂人工泪液，如 0.3% 玻璃酸钠滴眼液，每日 4 次。

（2）对眼睑及周围皮肤受累者，停用可能产生毒性的滴眼液，改为眼用凝胶或眼膏，生理盐水或 3% 硼酸水纱布湿敷，每日 2～3 次，每次 20～30min（图 6-9-1）。

（3）药物治疗的同时，根据情况考虑配戴绷带镜、包扎眼部治疗（图 6-9-2，图 6-9-3A，C，E）。

（4）青光眼药物所致的毒性反应，如果更换其他药物治疗效果不佳者，应考虑虹膜激光术，或其他抗青光眼手术治疗。

（5）有明显角结膜干燥症患者，可以行泪点栓塞术。

2. 手术治疗

（1）对于角膜溶解，已经或即将穿孔的严重患者，在穿孔部位使用组织胶，必要时行羊膜移植术、结膜瓣遮盖手术或治疗性角膜移植术。

（2）不具备以上手术条件的患者，可行暂时性睑缘缝合术，或医用胶带封闭固定睑裂。

（3）严重角膜溶解药物治疗无效者，可试行角膜胶原交联，增强角膜胶原纤维对胶原酶的抵抗力（图 6-9-3B，D，F）。

注意点：

1）药物毒性角结膜病变治疗疗程长，可能需要数周甚至数月才能恢复。

2）少数药物，如类胆碱药物（毛果芸香碱等）可导致不可逆性眼表毒性，临床使用时应特别注意。

（林　琳　晋秀明）

参 考 文 献

1. Li J，Tripathi RC，Tripathi BJ. Drug-induced ocular disorders. Drug Saf，2008. 31（2）：127-141.

2. Hong J，Bielory L. Allergy to ophthalmic preservatives. Curr Opin Allergy Clin Immunol，2009. 9（5）：447-453.

3. Furukawa M. Histopathological evaluation of the ocular-irritation potential of shampoos，make-up removers and cleansing foams in the bovine corneal opacity and permeability assay. J Toxicol Pathol，2015. 28（4）：243-248.

4. Foulks GN. Ocular surface cells：disease and repair. Ocul Surf，2010. 8（2）：47-48.

第七章　角结膜新生物

第一节　皮样瘤

皮样瘤（dermoid）是一种先天性、边界清楚的黄白色实质性肿物，累及球结膜、角巩膜缘或角膜，多为单眼，也可双眼发病。

【病因与病理学】

1．先天性遗传性眼病，发病率约为十万分之一。

2．病理学上为单纯的迷芽瘤，由致密的纤维组织和深层皮肤的结构组成，包括毛囊和皮脂腺，以结膜上皮层为界。

【临床表现】

1．病史　出生时即发病，瘤体可较小，随着年龄增长逐渐长大。

2．症状　引起角膜散光，视力下降，侵入角膜中央时，常导致弱视。

3．体征

（1）边界清楚的黄白色实质性肿物，累及球结膜、角巩膜缘或角膜。多位于颞下方角膜缘附近，可见到细小的白色毛发。

（2）少数情况下也能累及角膜中央或者其他象限（图 7-1-1，图 7-1-2）。

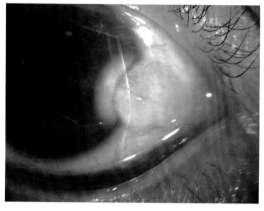

图 7-1-1　角结膜皮样瘤

患者，女，46 岁，自幼黑睛肿物，于左眼颞下方跨角膜缘，半球形隆起，边界相对清楚，表面可见细小的毛发，邻近肿瘤的角膜基质呈弧形灰白色混浊

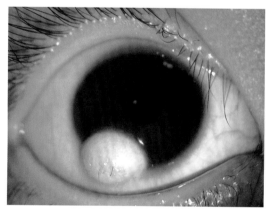

图 7-1-2　角结膜皮样瘤

患者，男，9 岁，右眼颞下方角膜缘半球形隆起，中央皮肤样变，可见细小毛发

（3）部分肿物内有脂肪样组织，使肿物呈淡黄色（图 7-1-3）。

（4）Goldenhar 综合征：角膜皮样瘤可作为单一的疾病发生，也可与 Goldenhar 综合征（眼耳椎管发育异常综合征）（图 7-1-4）一同出现。此类患者会同时有同侧或双侧耳前皮肤赘生物、听力下降、眼睑缺损、眶结膜皮样脂肪瘤和颈椎腰椎异常。因此，对角膜皮样瘤的患者应注意有无其他部位的异常。

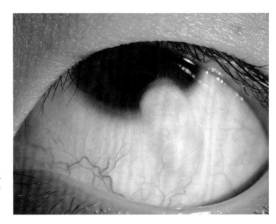

图 7-1-3　角结膜皮样瘤
患者，女，12 岁，肿瘤位于左眼颞下方跨角膜缘生长，表面相对平坦，延伸至结膜处，可见结膜下脂肪样组织

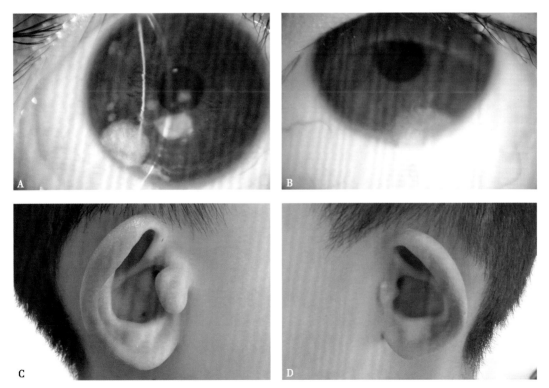

图 7-1-4　Goldenhar 综合征
A. 患者有双眼皮样瘤，右眼角膜散在多处混浊，颞下方两处较大，表面可见皮肤血管样改变，均较平坦，无明显隆起，颞侧外眦部可见淡红色肿块，表面有细小毛发，为皮样脂肪瘤；B. 左眼角膜下方一处混浊，表面亦呈皮肤血管样变；C、D. 右耳和左耳前赘生物，右边较大，左边较小

4.临床分型　根据累及的程度可将其分为三种类型：

（1）类型一：包括比较小的横跨角膜缘的皮样瘤，直径大约 5mm。

（2）类型二：通常累及大部分角膜表面，但深度不超过后弹力层（图 7-1-5）。

（3）类型三：范围最广，累及角膜、前房和虹膜基质，后表面以虹膜色素上皮层为界。

不同类型的发生与皮样瘤处的胎儿发育时期有关，一般发生的越早，程度就越严重。

另外，也有学者根据角膜累及范围、表面隆起程度和结膜累及范围，对肿物进行综合评分，评分越低，视力预后越好[1]。

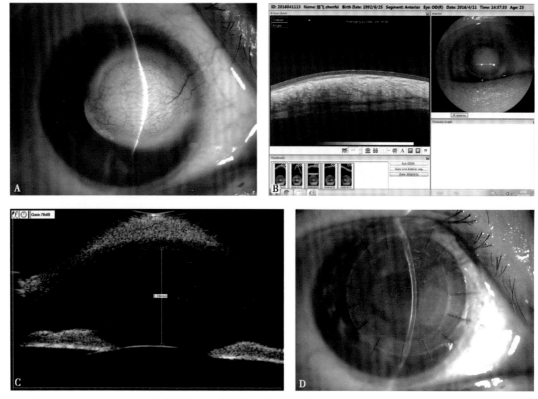

图 7-1-5　角膜皮样瘤　角膜移植手术前后

患者，男，27 岁，先天性角膜新生物，眼球震颤

A. 右眼角膜中央偏鼻上方瘤样组织，类圆形，表面为皮肤样组织，上有细小毛发生长；B. 前节 OCT 显示角膜新生物区域致密实质性混浊，近内皮面混浊稍轻，内皮面尚连续光滑；C. UBM 显示角膜深基质层混浊较轻，内皮面连续光滑，前房深，虹膜结构正常，无前粘连；D. 该眼行深板层角膜移植术后 1 周，植片透明，植床轻混浊，裸眼视力 0.15，矫正视力 0.3。组织病理学检查证实为角膜皮样瘤

【诊断】

主要依据病史及典型临床表现，病理检查可供参考。

【治疗】

1. 如果皮样瘤比较小，未引起明显散光，可以观察，注意验光矫正屈光不正，避免弱视[2]。

2. 有症状、明显影响外观或大的皮样瘤产生散光影响视力，可通过手术切除。未侵及视轴者一般建议在 3 岁左右手术，病变直接侵及视轴者应尽早手术。

3. 皮样瘤组织一般累及浅中角膜基质层及巩膜基质，近角膜缘处常累及深基质层。单纯切除可导致角巩膜变薄，一般需联合板层角巩膜移植术（图7-1-5）。

4. 有研究报道切除病变区域薄层角膜巩膜组织后行角膜植床染色，然后做生物胶辅助无缝线薄角膜植片或全飞秒激光透镜角膜移植，可缩短手术时间，减少术后散光[3]。

5. 术后外观可得到改善，但是屈光不正、散光和视力可能没有改变，需进一步行屈光矫正及弱视治疗。

注意点：

1）较大皮样瘤累及瞳孔区者往往整体病变深度深，部分合并后弹力层发育不良及新生血管长入，术中应细心分离避免穿孔。

2）术中应注意植片大小、厚度与植床相匹配。大范围皮样瘤切除后尤应注意供体角膜片厚度，如受体分离至后弹力层则供体植片仅撕除后弹力层即可。若植片偏薄，术后可能出现植床前凸，尤其在幼儿中可能性更大（图7-1-6）。

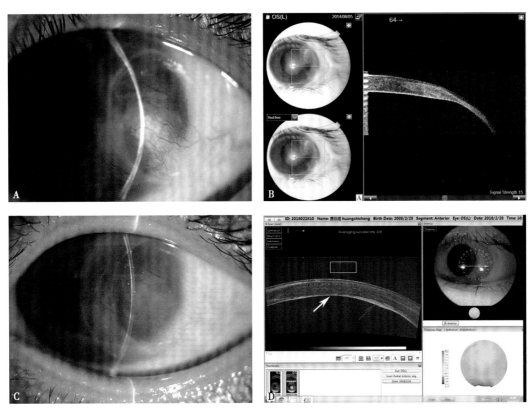

图 7-1-6 角结膜皮样瘤 二次角膜移植手术前后

A、B. 患儿6岁就诊时主诉为左眼先天性角结膜皮样瘤，2年前行左眼肿物切除联合板层角膜移植术，拆线后发现角膜逐渐凸起变薄。裂隙灯检查见植片薄，植床植片凸起，植床多量血管，部分混浊变性；OCT显示颞侧角膜明显变薄；C、D. 行二次板层角膜移植术，术后3.5年角膜植片透明，植床血管较前消退，周边植床轻度混浊；OCT显示角膜厚度及弧度正常，中周部植床近后弹力层（白色箭头所示），颞侧周部植床少量混浊（红色箭头所示）

（曾庆延）

参 考 文 献

1. Zhong J, Deng Y, Zhang P, et al. New Grading System for Limbal Dermoid: A Retrospective Analysis of 261 Cases Over a 10-Year Period. Cornea, 2018, 37 (1): 66-71.

2. Toshihiko M. Clinical decision upon resection or observation of ocular surface dermoid lesions with the visual axis unaffected in pediatric patients. Springerplus, 2015, 21 (4): 534.

3. Jacob S, Narasimhan S, Agarwal A, et al. Combined interface tattooing and fibrin glue-assisted sutureless corneal resurfacing with donor lenticule obtained from small-incision lenticule extraction for limbal dermoid. J Cataract Refract Surg, 2017, 43 (11): 1371-1375.

第二节　混合性迷芽瘤

【病因与病理学】

混合性迷芽瘤（complex choristoma）含有多种类型组织，如皮肤附属器、泪腺组织、软骨、骨，偶有其他组织。混合性迷芽瘤含有起源于两个不同胚层的组织。

【临床表现】

1. 病史　出生时即发病，瘤体可随着年龄增长逐渐长大。

2. 症状　侵入角膜中央或累及角膜范围大者会导致视力下降及弱视。

3. 体征

（1）形态非常多样化，可能会覆盖眼球表面的大部分，或者围绕角膜缘呈环形生长，部分可伴随异位泪腺[1]。含有大量泪腺组织的肿瘤呈粉红色分叶状（图 7-2-1）；含有皮肤组织的肿瘤呈黄色、较厚（图 7-2-2）；含有软骨组织的肿瘤呈蓝灰色；也可呈鲑鱼肉样改变[2]。

（2）混合性迷芽瘤和线型 Jadassohn 皮脂腺痣有特殊的联系。Jadassohn 皮脂腺痣包括面部皮脂腺痣的皮肤特征，同时伴有精神方面的特征，如癫痫发作、智力发育迟缓、蛛网膜囊肿和脑萎缩，眼部特征包括眼球表层的混合性迷芽瘤和后部巩膜的软骨。

【诊断】

主要依据典型临床表现，病理检查可确诊[1]。

【治疗】

混合性迷芽瘤的治疗方法取决于病变的范围程度。

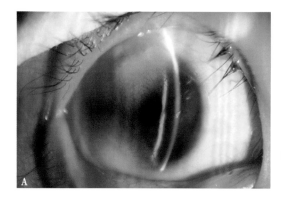
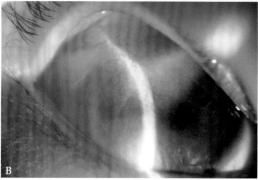

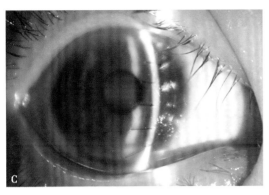
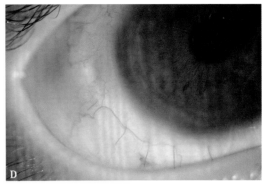

图 7-2-1　混合性迷芽瘤　角膜移植前后

患者,男,6岁,自幼右眼新生物

A. 右眼角膜颞侧上方、下方两处巨大团块状新生物,向结膜延伸;B. 颞上方结膜肥厚增生,范围广泛,后界不清;C. 该眼行角结膜肿物切除联合深板层角膜移植术后 1 周,角膜植片植床均透明;D. 术后半年,角膜透明,结膜下可见板层植片缝线,角膜缘未见新生血管长入

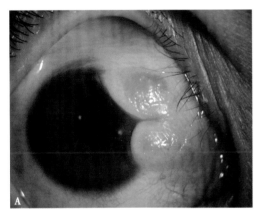
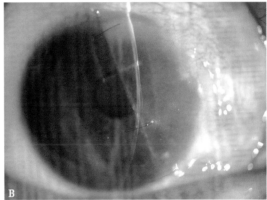
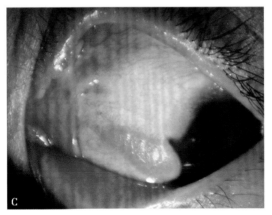

图 7-2-2　混合性迷芽瘤　右眼角膜移植前后

患者,男,14岁,自幼双眼新生物

A. 右眼角结膜鼻侧及鼻上方两处瘤状物,表面呈皮肤样变,有毛发生长,向结膜延伸,后界不清,颞上方结膜亦有肥厚增生;B. 右眼角结膜肿物切除联合板层角膜移植术后 3 个月,植片植床均透明平整,矫正视力0.5;C. 同一患者左眼,鼻上方角结膜瘤状物增生,表面皮肤样变,后界不清,近穹窿部结膜亦有瘤状增生

1. 对视力外观影响不大者可以观察。

2. 范围大、累及视轴区、影响视力及外观者可行手术治疗,包括:

(1) 角膜病变行局部切除联合深板层角膜移植以恢复角膜透明性(图 7-2-1,图 7-2-2)。

(2) 结膜病变可行广泛局部切除联合羊膜移植和/或自体结膜移植以重建眼表。

注意点: 结膜缺损区范围小于 1 个象限可行单纯羊膜移植,超过 1 个象限建议联合自体结膜移植,术中应用生物胶可缩短手术时间、促进上皮修复[1]。

(曾庆延)

参 考 文 献

1. Ali MJ, Mishra DK, Naik MN. Ectopic lacrimal gland in a complex choristoma involving the lacrimal sac fossa. Saudi J Ophthalmol, 2017, 31(3): 162-164.

2. Oh DJ, Pleet AL, Chen JL, et al. A complex choristoma presenting as a salmon patch lesion in the bulbar conjunctiva. Am J Ophthalmol Case Rep, 2019, 13: 38-40.

第三节 结膜/角膜上皮内肿瘤

结膜/角膜上皮内肿瘤(conjunctival/corneal intraepithelial neoplasia, CIN)指未穿透结膜/角膜上皮基底膜的上皮源性肿瘤。本病为较为常见的上皮性肿瘤,属于癌前病变。

【病因与病理学】

1. 可能与人类乳头状瘤病毒感染以及紫外线照射有关,在吸烟者、艾滋病及免疫力低下患者中,肿瘤往往生长更为迅速。

2. 组织病理学上,根据异型增生的上皮细胞累及上皮的厚度,分为低级别和高级别 CIN。低级别 CIN 仅累及上皮层的下 1/2 以内,细胞异型性较低;高级别 CIN 累及上皮层的下 1/2 以上或上皮全层,细胞具有明显异型性[1]。上皮基底膜完整是 CIN 与浸润性鳞状细胞癌的重要区别。

【临床表现】

1. 病史 多发于老年男性,起病多较缓慢。

2. 症状 可有眼红、异物感等刺激症状,肿物逐渐长大,侵及瞳孔区,可影响视力。

3. 体征 常见有三种临床表现:

(1) 乳头状:扁平肉质样的新生物,通常位于睑裂区角膜缘,很少出现于穹隆部或睑结膜,肿物基底较固定,难以推动(图 7-3-1)。从肿物表面可见肿物内细小袢状新生血管。

(2) 胶冻状:肿物呈胶状增厚,并伴浅表血管(图 7-3-2)。

(3) 白斑状:由于继发性的上皮过度角化,在病变的表面可见白色斑块(黏膜白斑病)(图 7-3-3)。

注意点:

1) 角膜缘为病变常见开始部位,肿物可以向附近结膜、角膜上皮延伸不同的距离。

2) 有时角膜病变也可作为单独病灶出现,但一般不伴有新生血管长入角膜,可与角膜缘干细胞失代偿相鉴别。

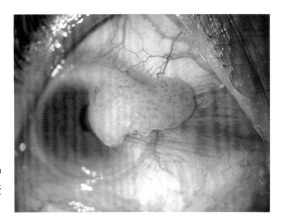

图 7-3-1　乳头状 CIN
患者，男，73 岁，发现左眼肿物 2 年。可见乳头状肿物自角膜缘向周围生长，覆盖胬肉头端，病理检查结果为低级别 CIN

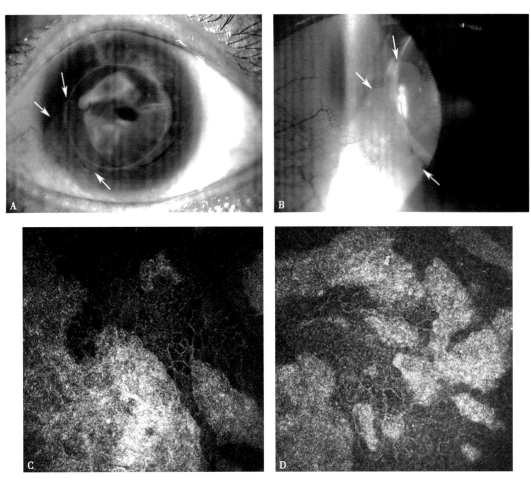

图 7-3-2　胶冻状 CIN
患者，男，23 岁，发现左眼白色膜状物生长半年。幼时有眼部外伤史，曾行角膜移植及前房人工晶状体植入术。病理检查结果为 CIN
A. 左眼鼻下方轻度睫状充血，角膜周边 6 点半至 8 点可见灰白半透明胶状组织向角膜内长入 3～4mm（白色箭头所示）；B. 左眼病灶放大可见胶冻状物边界清晰，7 点处可见裂隙孔洞状改变；C、D. 激光共聚焦显微镜显示大片异常增生细胞取代正常上皮细胞，边缘呈多灶性岛屿状改变

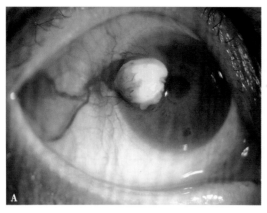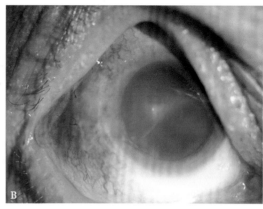

图 7-3-3 白斑状 CIN 手术前后

患者，女，70 岁，发现右眼肿物 1 年

A. 角膜颞侧可见白色新生物，约 5mm×5mm 大小，明显突出于角膜表面，肿物表面间白色斑块，颞侧结膜可见粗大血管供血。病理检查结果为轻 - 中度异型增生；B. 该患者行角膜肿物切除联合羊膜移植术，术后 1 周，羊膜平伏在位，角膜透明，未见混浊浸润

【诊断】

1. 根据病史及体征可初步诊断，术后病理学检查方可确诊。

常规 HE 染色及 PAS 染色可以确诊大部分 CIN。标本根据不典型增生累及上皮的程度分为三度[2]：

（1）CIN I（轻度）：不典型增生范围小于上皮层的 1/3。

（2）CIN II（中度）：异常细胞范围延伸到上皮层的中间 1/3。

（3）CIN III（重度）：累及整个上皮层，正常细胞极性完全丢失。

原位癌（carcinoma in situ, CIS）即不典型增生累及全层上皮细胞。

2. 激光共聚焦显微镜可活体、动态、相对无创地检查病变部位细胞形态、侵及范围及与正常组织关系等，从而帮助 CIN 的初步诊断、决策治疗方案、随访以及非手术治疗效果评估等（图 7-3-2，图 7-3-4）。

注意点：

（1）年轻患者应注意排除 HIV 感染或艾滋病。

（2）怀疑可能恶性者，注意全面检查眼球其他部位，以及颈部及耳前淋巴结检查。

【治疗】

1. 手术切除　为主要治疗方式，尤其是肿物比较局限、边界清楚和体积较大的肿瘤。

（1）结膜 / 角膜缘病变采用非接触技术切除，注意切除边界超过病灶结膜边缘 3～4mm。如范围太大，需联合羊膜移植或自体结膜移植（图 7-3-3，图 7-3-4）。角膜缘及结膜边缘冷冻可减少复发。低温等离子消融也可用于病灶切除，切割同时可封闭毛细血管。切除病变组织送病理检查。

（2）角膜病变丽丝胺绿或虎红染色可帮助明确边界。术中一般用手术刀可完整刮除病变组织，也可用酒精辅助上皮切除（alcohol corneal epithelialectomy）。切除病变组织须送病理检查。

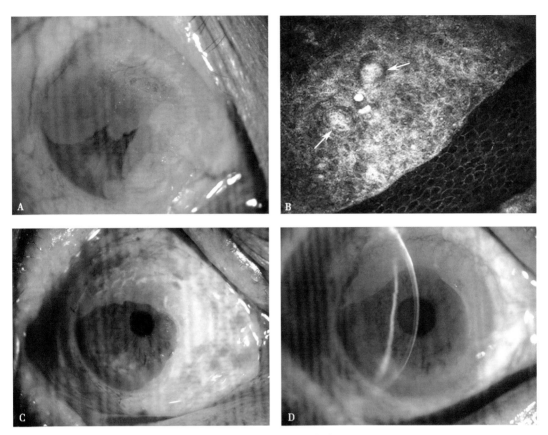

图 7-3-4(1) CIN 手术前后

患者，男，65 岁，发现左眼肿物半年

A. 病变发生于角巩膜缘，侵犯超过 3/4 圆周，呈灰白色半透明胶样隆起，并伴有新生血管长入；B. 该眼角膜激光共聚焦显微镜检查结果，上皮层内见异常增生的细胞，排列紊乱，细胞大小不一，细胞核增大（白色箭头所示），基底部与正常上皮细胞界限清晰；C. 行角结膜病变切除联合羊膜移植术后第 2 天。组织病理学检查（HE 染色）为高级别上皮内瘤变；D. 术后 1 个月，原病变区羊膜部分溶解吸收，角膜表面光滑，中央透明，上方角膜缘少量新生血管长入，无复发，仅使用人工泪液

2. 局部化疗

（1）适应证 [3, 4]：

1）术前化学减容，如病灶广泛且边界不清，化疗后病灶减小利于手术切除，减少组织损伤。

2）术后辅助治疗，如病灶仅部分切除（图 7-3-5），或预防复发。

3）也可单独应用，如病灶较小有望通过化疗控制，患者不能配合手术等。

（2）常用药物：主要药物包括丝裂霉素、氟尿嘧啶和干扰素 -α2b，近年也有 0.25% 贝伐单抗溶液滴眼治疗 CIN 的报道 [5]。具体用法如下：

1）0.04% 丝裂霉素每日 4 次，用 1 周停 1 周，或用 2 周停 2 周，直至病变消退，应用时放置泪道栓以保护泪管，减少药物全身吸收（图 7-3-4）。

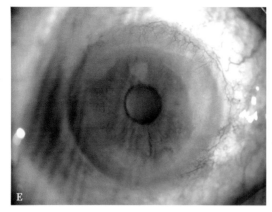
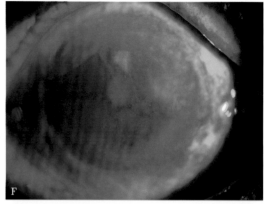

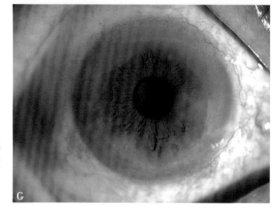

图 7-3-4（2） CIN 手术后复发 化疗前后
为图 7-3-4（1）患者

E、F. 术后 5 个月复诊，患者轻度异物感，检查发现
瞳孔上方角膜 1.5mm×2mm 灰白混浊，稍隆起，荧
光素染色阳性；G. 给予 0.04% 丝裂霉素每日 4 次，
用 1 周停 1 周，1 个月后角膜透明，病灶完全消退

注意点：

①丝裂霉素可导致剂量相关局部毒性反应，表现为结膜充血、角膜上皮点状缺损，患者
自觉眼痛、畏光、眼睑痉挛，停药后一般可缓解。

②可用 0.3% 玻璃酸钠滴眼液配药，刺激症状明显时可加用 0.02% 氟米龙滴眼液每日
2～4 次。

③配制液需冷藏保存。

2）1% 氟尿嘧啶滴眼液每日 4 次，用 4～7 天停 30～35 天，或用 4 周停 4 周，直至病变
消退。

注意点：

①氟尿嘧啶长时间点用会出现药物毒性角结膜炎（图 7-3-5），停药后一般可缓解。故用
药时应联合使用不含防腐剂人工泪液每日 4～6 次。

②用药 1 周后需复查，如有明显角膜上皮脱落应停药，待上皮修复后再继续用药。

③配制液无需冷藏。

3）干扰素 -α2b 可配成浓度为 100 万 IU/mL，每日 4 次点眼，持续 3～6 个月，逐渐减量
直至病变完全消退；同时还可联合结膜下注射，300 万 IU/0.5mL，每周 1～3 次。

注意点：

①干扰素结膜下注射可能出现发热及肌肉痛，点眼一般无并发症。

②目前国产商品化干扰素滴眼液浓度为 5mL：100 万 IU。

③配制液需冷藏保存。

上述药物单独使用一种即可,丝裂霉素或氟尿嘧啶也可与干扰素联合应用。

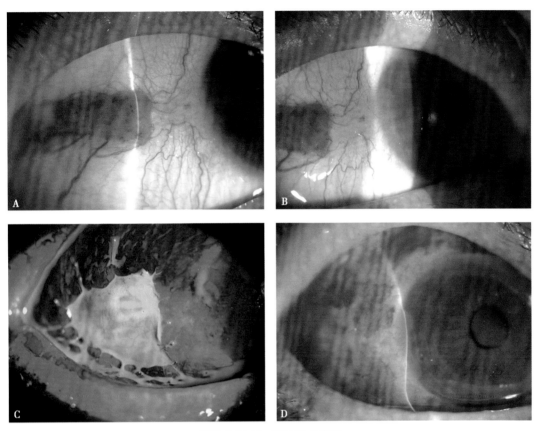

图 7-3-5(1) CIN 手术前后

患者,女,67 岁,发现右眼长新生物 3 年

A. 右眼颞侧结膜可见粉红色肉质新生物,表面有袢状新生血管,下方有数支粗大新生血管长入;B. 该眼 8～10 点角膜缘可见灰白半透明膜状物;C. 该眼行颞侧结膜肿物切除联合羊膜移植术,术后第 2 天,羊膜 平复在位;D. 术后第 5 天,该眼 8～10 点角膜缘灰白半透明膜状物较前明显,角膜缘新生血管长入。病理 检查结果提示 CIN,大部分为低级别,局灶区域累及全层。加用 100 万 IU/mL 干扰素滴眼液,每日 4 次点眼

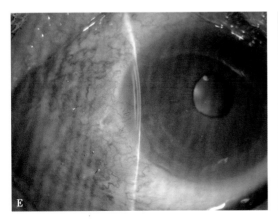

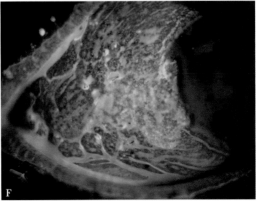

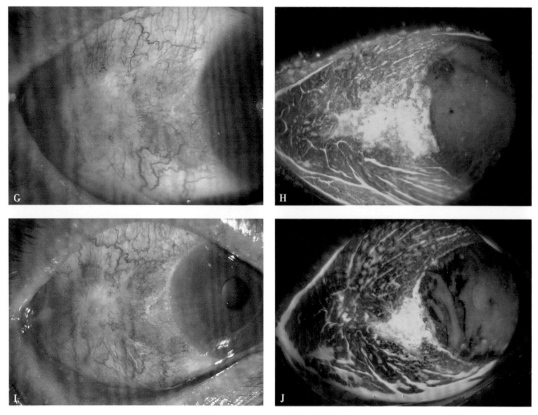

图 7-3-5(2) CIN 化疗前后

为图 7-3-5（1）患者

E、F. 该眼术后第 13 天，点用配制 100 万 IU/mL 干扰素滴眼液 8 天，8～10 点角膜缘灰白膜状物略有变平；荧光素染色显示角膜病灶与颞侧结膜相延续，至原结膜肿物切除区域边缘。加用 1% 氟尿嘧啶，每日 4 次点眼，嘱每周复查；G、H. 该眼点用 1% 氟尿嘧啶 7 天，结膜充血减轻，8～10 点角膜缘仍见灰白膜状改变；荧光素染色见角膜缘与颞侧结膜大片点状着染，角膜染色阴性；I、J. 该眼点用 1% 氟尿嘧啶 18 天，颞侧结膜充血加重，8～10 点角膜缘灰白膜状改变较前缩小；荧光素染色见角膜缘与颞侧结膜着染区域较前缩小，角膜染色阴性

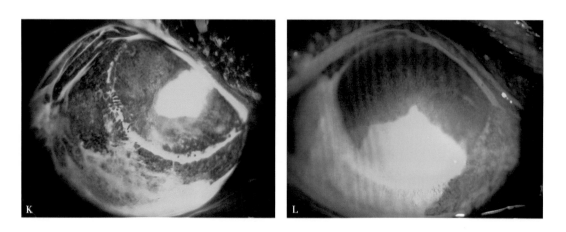

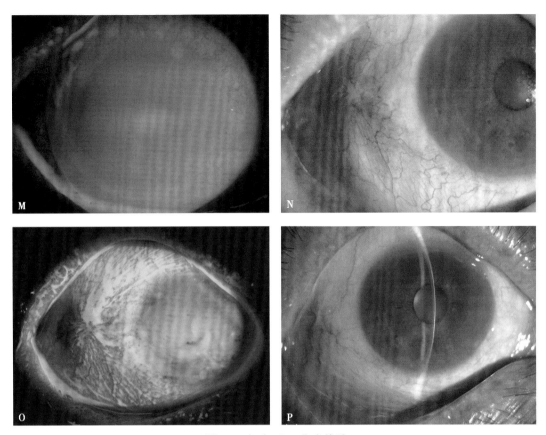

图 7-3-5（3） CIN 化疗前后

为图 7-3-5（1）患者

K. 患者未及时复诊，该眼点用 1% 氟尿嘧啶第 32 天，述眼红痛 5 天，见角膜中央上皮大片缺损，但原角膜缘及结膜区域无明显着染；L. 停用 1% 氟尿嘧啶和 100 万 IU/mL 干扰素，改为 0.3% 氧氟沙星眼膏、0.3% 玻璃酸钠滴眼液及 5mL：100 万 IU 干扰素滴眼液，均每日 4 次点眼，4 天后复查见角膜及结膜大片区域着染，但原 8～10 点角膜缘内区域无着染；M. 戴绷带镜后 4 天，角结膜上皮修复；继续药物治疗（0.3% 氧氟沙星眼膏每日 1 次、0.3% 玻璃酸钠滴眼液每日 4 次以及 100 万 IU/5mL 干扰素滴眼液每日 4 次）；N、O. 上述药物治疗 4 周，颞侧结膜轻度充血，角膜透明，角膜缘灰白膜状物消退；荧光素染色阴性；P. 上述药物治疗 2 个月，结膜无充血，角膜透明，停药观察

【预后】

CIN 属于低恶性度肿瘤，报道术后复发率在 4.5%～24%，较鳞状细胞癌低[6]。复发多在 2 年内。病灶厚度 >1.5mm、多灶性病变、病变累及穹隆或睑结膜是术后复发危险因素[2]。

（曾庆延 陈翔熙）

参 考 文 献

1. 赵桂秋，林锦镛，林红. 眼科病理学图谱. 北京：人民卫生出版社，2011：63-67.

2. Edward J.Holland，Mark J.Mannis. 眼表疾病角膜、结膜和泪膜. 洪晶，译. 北京：人民卫生出版社，2016：139-145.

3. Kenawy N，Garrick A，Heimann H，et al. Conjunctival squamous cell neoplasia: the Liverpool Ocular Oncol-

ogy Centre experience. Graefes Arch Clin Exp Ophthalmol，2015，253（1）：143-150.

4. Parrozzani R，Frizziero L，Trainiti S，et al. Topical 1% 5-fluoruracil as a sole treatment of corneoconjunctival ocular surface squamous neoplasia: long-term study. Br J Ophthalmol，2017，101（8）：1094-1099.

5. Ozcan AA，Ciloglu E，Esen E，et al. Use of topical bevacizumab for conjunctival intraepithelial neoplasia. Cornea，2014，33（11）：1205-1209.

6. C.Stephen Foster、Dimitri T.Azar. 角膜：理论基础与临床实践. 李莹，译. 天津：天津科技翻译出版公司，2007：748-752.

第四节　鳞状细胞癌

角结膜**鳞状细胞癌**（squamous cell carcinoma，SCC）是一种原发性上皮恶性肿瘤，分为乳头状和浸润型两类。鳞状细胞癌表现为癌细胞突破上皮基底膜，向结膜下或角膜上皮下生长，部分患者的癌巢下方有较多的淋巴细胞和浆细胞浸润。

【病因学】

原因尚不清楚。多发于中老年男性。可能相关因素包括：

1. 紫外线照射。

2. 人类乳头状瘤病毒16型和18型感染。

3. HIV感染。

4. 基因突变。

5. 烟雾刺激、化学物质。

6. 维生素A缺乏。

7. 种族、遗传。

8. 戴接触镜等[1]。

【临床表现】

1. 症状　早期多无明显症状，部分仅有程度不等的眼红或异物感。除非肿瘤遮盖了角膜，一般不影响视力。

2. 体征

（1）常侵及睑裂区近角膜缘的结膜，尤以颞侧常见。通常表现为结节状或胶样隆起的角膜缘肿物，基底宽，富有血管（图7-4-1，图7-4-2）。

（2）亦有少数呈弥漫性肿物或类似于不典型性顽固性结膜炎的表现[2]。

3. 肿瘤生长和浸润的方式主要有3种：

（1）肿瘤向表面生长浸润，形成结节样或菜花样。

（2）向球结膜一侧深部发展，可侵入结膜下淋巴管或转移到局部淋巴结；或在角膜面扁平生长蔓延，由于角膜前弹力层的存在，较少发生眼球内和远处的转移。

（3）向眼内浸润，可侵犯前弹力层或角膜浅基质层，极少数病例癌细胞可穿透角巩膜缘组织侵入眼内生长，甚至可侵犯眼眶组织。

SCC早期与CIN常有类似临床表现。一般认为角结膜鳞状细胞癌是一种恶性程度较低的恶性肿瘤[3]。

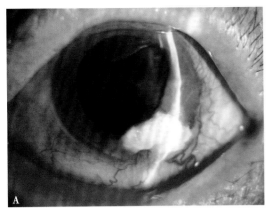
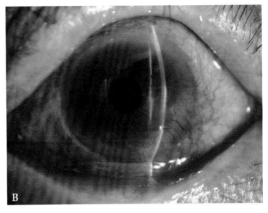
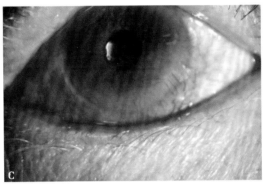

图 7-4-1　角结膜鳞状细胞癌　药物治疗前后

A. 角膜下方边缘灰白色新生物，病灶隆起于角膜面，周边粗大新生血管长入，临床诊断为 SCC；B. 局部给予 1% 氟尿嘧啶滴眼液和 100 万 IU/mL 干扰素滴眼液治疗 2 周，角膜病灶明显消退；C. 治疗 3 周后，角膜病灶进一步消退，相邻球结膜充血减轻

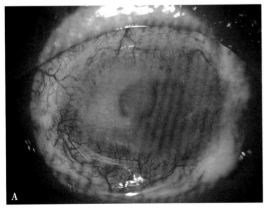
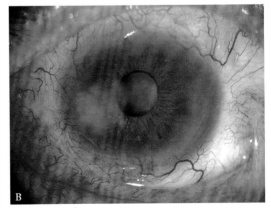

图 7-4-2　鳞状细胞癌　治疗前后

患者，男，45 岁

A. 左眼角膜缘边界不清，新生血管长入，局部上皮增生。手术切除病理检查确诊为上方角膜鳞状细胞癌；B. 术后局部给予 0.02% 丝裂霉素和干扰素滴眼液点眼及结膜下注射 300 万 IU/0.5mL 干扰素治疗后 2 个月，病变基本消退

4. 实验室检查

(1) 病理学检查：主要靠肿瘤完整切除后病理检查，一般不主张部分活检。

(2) 印迹细胞学检查：近年来，有些学者建议使用印迹细胞学检查作为术前诊断的方法。

(3) 影像学检查：

1) UBM 或 OCT 检查可显示肿瘤侵犯角膜的深度。

2) 激光共聚焦显微镜也可辅助判断组织细胞改变及累及深度。

【诊断】

主要依据病理诊断，病史和临床体征可供参考。

【治疗】

1. 手术治疗　首选手术完整切除肿瘤组织。

(1) 局部肿物扩大切除术：术前结膜虎红染色可帮助确定肿瘤边界。施行"非接触"的病灶切除，即在侵犯区域边缘外 1～2mm 的正常结膜及角膜处划界，然后开始剥离使肿瘤完全游离后去除。术中手术器械不要直接接触瘤体，以避免被瘤细胞污染，导致瘤细胞种植。缺损区域可联合自体结膜移植（图 7-4-3）或羊膜移植（图 7-4-4）修补。

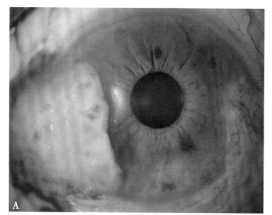
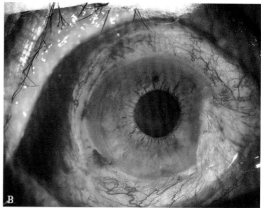
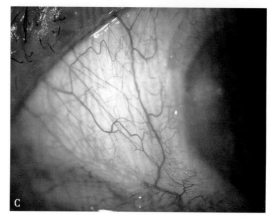

图 7-4-3　鳞状细胞癌　治疗前后（该病例资料照片由韩旭光医生提供）

A. 右眼颞侧灰白菜花状新生物，周边有粗大滋养血管；B. 该眼行肿物切除 + 自体结膜转位术后 2 周，结膜在位良好，角膜透明，术后给予 0.04% 丝裂霉素配制液点眼治疗；C. 术后 3 个月，结膜充血不明显，无复发表现

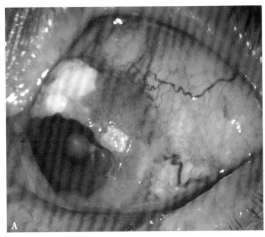
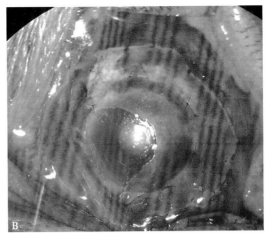
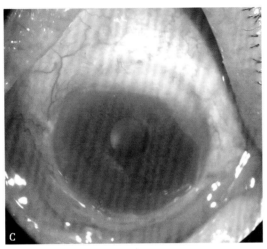

图 7-4-4 鳞状细胞癌 治疗前后（该病例资料照片由张明昌、谢华桃医生提供）

患者，男，79 岁，左眼红、异物感 20 个月就诊

A. 左眼颞侧灰白菜花状新生物，周边有粗大滋养血管；B. 该眼行左眼结膜肿物切除 + 羊膜移植术；术后病检为鳞状细胞癌。给予 100 万 IU/mL 干扰素 α2b 每日 4 次，共 4 周；C. 该眼术后 1 年，角膜周边轻度混浊，结膜无复发表现

可采用术中快速冷冻切片，观察肿物是否彻底切除。若边缘残留有瘤细胞，应行二次切除或冷凝治疗。

（2）局部肿瘤切除 + 局部冷冻术：有些学者报道，对侵及角膜缘者可采用酒精角膜上皮刮除或部分角膜巩膜板层切除，亦可对肿物边缘辅以冷冻治疗均可减少肿物复发。

（3）眼球摘除或眼内容物剜除术：眼内组织被肿瘤侵犯者需行眼球摘除或眼内容物剜除术。如果眼眶组织受到累及：累及眶前部的轻度眶内侵犯病灶，可采用局部切除和 / 或放射治疗；更严重的眶内侵犯需行眶内容摘除术；保留眼睑的眶内容摘除术适用于大部分结膜鳞状上皮细胞癌侵及眼眶的病例。

2. 局部化疗 局部药物治疗可有效减小病灶范围，降低术后复发可能，或用于复发后治疗（图 7-4-5，图 7-4-6）。常用药物包括：

（1）0.02%～0.04% 丝裂霉素滴眼液，每日 4 次，用 1～3 周后停用 1 周，直至病情完全控制，可配合使用泪道栓，延长药物作用时间。

（2）1% 5- 氟尿嘧啶滴眼液，每日 4 次，连续使用 14～21 天后停用 30 天，循环直至病情完全控制。

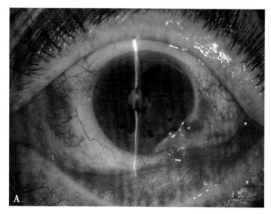
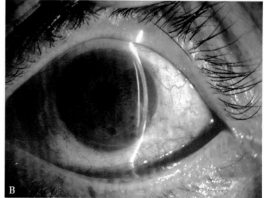
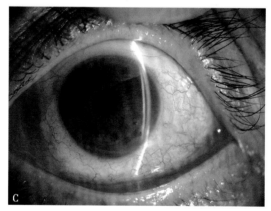

图 7-4-5　鳞状细胞癌术后复发　药物治疗前后

患者，男，70 岁，左眼结膜肿物切除术后复发 3 个月就诊

A. 左眼颞下方角膜缘鱼肉样结膜新生物，周边血管增生；B. 该眼给予 1% 5-FU 每日 4 次，共 4 周，100 万 IU/mL 干扰素 α2b 每日 4 次，共 4 周，颞下方角膜缘充血减轻，角膜缘内新生物较前消退；C. 该眼继续给予 100 万 IU/mL 干扰素 α2b 每日 4 次，共半年，可见角膜周边轻度混浊，结膜无复发表现

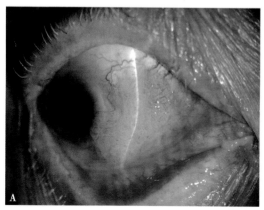
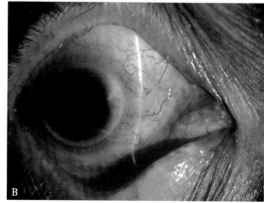

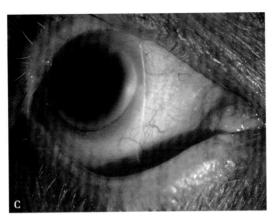

图 7-4-6 鳞状细胞癌 药物治疗前后

患者,男,83岁,左眼眼红5年余

A. 右眼鼻侧角膜缘结膜肿物约5mm×10mm,入侵角膜缘约2mm,周边血管增生;B. 该眼给予100万 IU/mL 干扰素 α2b 每日4次,共8周;1% 5-FU 每日4次,共4周,后改为 0.02% MMC 每日4次,共3周。可见结膜肿物明显消退,仅3点结膜处中度充血隆起;C. 该眼继续给予100万 IU/mL 干扰素 α2b 每日4次,共半年,角膜周边轻度混浊,结膜无复发表现

(3)干扰素 α-2b 可结膜下注射(300万 IU/0.5mL),每周1～3次,联合干扰素 α-2b(100万 IU/mL)滴眼液局部点眼,每日4次,病情控制后逐渐减量[4]。

(李绍伟 刘 畅)

参 考 文 献

1. 赵云,于莎莎,林锦镛,等. 角膜肿物患者135例的临床及病理学特征. 眼科新进展,2018,38(5): 468-470.

2. Gichuhi S,Macharia E,Kabiru J,et al. Clinical Presentation of Ocular Surface Squamous Neoplasia in Kenya. JAMA Ophthalmology,2015,133(11):1305-1313.

3. Kamal S,Kaliki S,Mishra DK. Ocular Surface Squamous Neoplasia in 200 Patients:A Case-Control Study of Immunosuppression Resulting from Human Immunodeficiency Virus versus Immunocompetency. Ophthalmology,2015,122(8):1688-1694.

4. American Academy of Ophthalmology External Disease and Cornea Panel. Infectious Diseases of the External Eye:Microbial and Parasitic Infections. San Francisco:American Academy of Ophthalmology,2016-2017.

第五节 恶性黑色素瘤

角结膜**恶性黑色素瘤**(malignant melanoma)是由黑色素细胞病变引起的,临床上较罕见的单侧性眼部恶性肿瘤,占眼部恶性肿瘤的 2%～3%,53%～75% 继发于黑变病,约 5% 来源于色素痣恶变,18%～30% 为原发。

【病因学】

正常角膜组织无黑色素细胞,因此原发的角膜黑色素瘤极为罕见,Tuomaala 等[1]认为是由于结膜黑色素细胞迁移恶变的结果,其发病机制如下:

1. 结膜原发性获得性黑变病（primary acquired melanosis，PAM）恶化并侵犯角膜组织。

2. 角膜缘色素痣恶变向周围组织侵犯。

【临床表现】

1. 病史　常发生于中老年人，多见于 40～60 岁患者，男女发病率无差别，男性比女性预后差。

2. 症状

（1）瘤体侵犯角膜之前，视力可无影响，因而在早期阶段往往被忽视，未引起患者的重视，待发现时往往已经处于肿瘤的晚期，很难进行有效的治疗。

（2）黑色素累及角膜时，患者可出现异物感、视力下降等。

3. 体征

（1）瘤体呈明显的黑色或棕黑色，一般情况下黑色素含量越高，肿瘤恶性程度越高。

（2）瘤体及周围有粗大的滋养血管。

（3）就诊前常有瘤体突然增大的病史[2]。

（4）多发生于睑裂部、半月皱襞、泪阜部和睑结膜。睑结膜的黑色素瘤多表现为扁平状黑色斑块（图 7-5-1）。球结膜、穹隆部结膜及角膜黑色素瘤多呈结节状生长，边界不规则，色素含量不均，常伴炎性反应，因血管丰富，易出血，生长较快，短期内形成外突形肿块并破溃，质硬脆，与其下组织粘连牢固[3]。

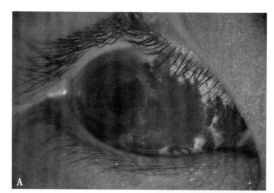
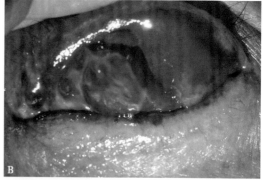
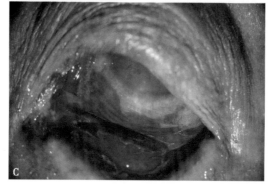

图 7-5-1　角结膜恶性黑色素瘤（该病例资料照片由韩旭光医生提供）

A. 右眼鼻侧球结膜多量色素沉着，边界不规则，色素含量不均，部分侵及角膜；B. 该眼上方睑结膜弥漫性色素沉着，部分呈结节状生长；C. 该眼下方球结膜及睑结膜色素沉着，已侵及泪阜

4. 实验室检查

（1）常规病理检查：病理学上主要由上皮样或梭形黑色素细胞组成，肿瘤细胞呈弥漫浸润性生长，异型性明显，可见细胞核增大、核仁显著以及病理性核分裂。

（2）免疫组织化学检查：采用黑色素瘤单克隆抗体 HMB-45、S-100 蛋白等免疫组织化学染色有助于诊断。

【诊断】

确诊依赖于病理组织学诊断，临床病史体征可供参考。

【治疗】

1. 手术治疗　该病以手术治疗为主。

（1）手术原则：

1）恶性黑色素瘤是一种危及生命的恶性肿瘤，及早将其完全切除以减少复发和转移，是手术治疗的主要目的，也是保证患者存活的关键。

2）早期彻底的手术切除辅以冷冻或局部化疗可降低其复发率和转移率，对于眼内侵犯的患者需行眶内容物剜除 [2]。

（2）手术方法：

1）肿瘤局部切除术：对于初诊为角结膜黑色素瘤患者，可以在手术显微镜下进行手术，并且扩大肿瘤的切除范围，避免残留黑色素细胞，可以降低手术的复发率。手术过程中，应尽量避免接触肿瘤瘤体，防止受到肿瘤细胞的侵入污染，导致肿瘤细胞的蔓延增生。

2）肿瘤切除 + 角膜缘及眼表重建术：当恶性黑色素瘤侵犯角膜组织时，应一次性剖切至完全透明和无色素残留区，同时进行眼表重建和角膜缘重建。瘤体厚度 <1.5mm，局部完整切除病变即可。

3）肿瘤切除 + 局部淋巴结根治术：当瘤体厚度为 1.5～2mm，伴局部或全身淋巴结转移时，预后较差，应加淋巴结根治术；当病变 >3mm 厚度时，多有局部或全身转移，应建议患者行全身放、化疗以提高生存率。

2. 术后化疗　恶性黑色素瘤术后应联合局部和全身治疗。

（1）局部治疗：0.04% 丝裂霉素配制液（MMC）每日 4 次，2 周 1 疗程，间歇 1 周，用 3 个疗程。

（2）全身治疗：α-2b 干扰素的参考剂量：15MIU/m^{2}d$_{1-5}$×4w（诱导期，用药 4 周，每周第 1～5 天用药），以后 9MIU tiw×48w[4]（维持期，每周用药 3 次，用药 48 周）。

【预后】

角结膜恶性黑色素瘤死亡率约为 25%，预后与肿瘤的厚度、累及范围、单中心或多中心、发生部位、起源、首次就诊及首次治疗时间等因素有关。

男性比女性预后差；发生于角膜缘、球结膜的预后较好；发生于穹隆部、泪阜及睑结膜的预后较差；肿瘤弥漫、累及睑缘、厚度大于 1.8mm、侵犯淋巴、混合细胞型容易复发及转移 [1]。

（李绍伟　刘　畅）

参 考 文 献

1. Tuomaala S，Aine E，Saari KM，et al. Corneally displaced malignant conjunctival melanomas. Ophthalmology，2002，109（5）：914-919.

2. 陈家祺,孙明霞,沙翔垠,等."非接触技术"切除联合带角膜缘的板层角膜移植术治疗角结膜恶性黑色素瘤.中华眼科杂志,2006,42(1):22-26.

3. 黄晶晶,李彬,梁庆丰,等.眼结膜肿物2 053例临床组织病理学分析.中华眼科杂志,2016,52(10):738-744.

4. 丁侠,林明,范先群,等.55例眼表黑痣样肿物的临床及病理分析.临床眼科杂志,2016,24(4):354-357.

第八章 眼前段发育异常

第一节 先天性小角膜

先天性小角膜（microcornea）指出生婴儿角膜横径小于9mm[1]，成人角膜横径小于10mm。单眼或双眼发病，大多数患者伴有眼部其他先天性异常。

【病因】

目前病因不明，可能与婴儿生长发育迟缓甚至停滞有关，也可能与患儿眼球发育过程中视杯前部的生长过度，以及由此导致的角膜发育空间受限有关。常染色体隐性或显性遗传，无性别差异。

【临床表现】

1. 病史与症状　出生后发现患者角膜小，多无症状。

2. 体征　角膜直径小于正常值（图8-1-1），角膜扁平，曲率半径增大，可伴浅前房。随着患儿眼球发育，可伴有远视性屈光不正。B超可发现眼前结构不成比例缩小。

注意点：婴幼儿应全麻下准确测量角膜直径。

（1）常伴浅前房（图8-1-2），可合并高眼压，易发生闭角型青光眼。

（2）常伴有先天性角膜新生血管、先天性白内障及虹膜缺损、脉络膜缺损等其他先天性发育不全眼部疾病[2]。

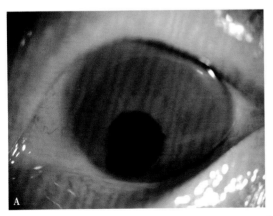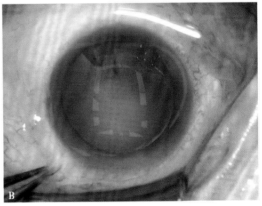

图 8-1-1　先天性小角膜

患者，女，62岁，自幼发现左眼角膜小

A. 角膜水平径9.5mm，垂直径9.5mm，眼轴28.06mm，该患者同时伴有部分虹膜缺损；B. 同一患者，散瞳后见晶状体核黄色混浊

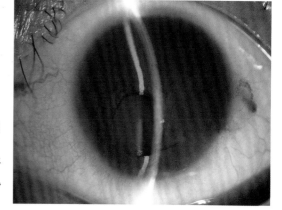

图 8-1-2　先天性小角膜（该病例资料照片由曾庆延医生提供）

患者，女，45岁，自幼发现左眼角膜小。角膜水平径 9.0mm，垂直径 9.5mm，前房浅，虹膜膨隆，瞳孔下移，下方晶状体前囊可见色素沉着

3．特殊检查　患儿右眼常规眼部检查无法配合，需进行全麻下眼压、A 超、B 超、UBM 及眼底检查等，可了解患儿眼前节及眼底结构，制订合适的治疗方案。

【诊断】

主要依靠角膜直径测量，包括水平径及垂直径。需与先天性小眼球的小角膜等眼部疾病相鉴别。

【治疗】

1．视力正常者，需长期密切随诊。

2．屈光不正者，应给予科学合理的验光及弱视治疗。

3．伴有青光眼时，监测眼压，对症治疗，必要时手术[3]。

4．伴先天性白内障时，随访观察；影响视力发育时，应手术治疗。

（李绍伟　刘　畅）

参 考 文 献

1．李凤鸣，谢立信. 中华眼科学. 第3版. 北京：人民卫生出版社，2014：1346-1347.

2．Bayoumi NH，El Shakankiri NM. Central Corneal Thickness in Aphakic Children With Microcornea-Microphthalmia. J Glaucoma，2016，25（6）：497-500.

3．Huang X，Wang N，Xiao X，et al. A novel truncation mutation in GJA1 associated with open angle glaucoma and microcornea in a large Chinese family. Eye（Lond），2015，29（7）：972-977.

第二节　先天性大角膜

先天性大角膜（megalocornea）是角膜直径较正常增大，而眼压、眼底和视功能在正常范围的先天发育异常性疾病。角膜横径大于或等于 13mm[1]，垂直径大于 12mm。男性多见，多为双侧性，无进展性。

【病因】

主要由视杯发育过程中视杯增大受阻，视杯前部边沿闭合障碍，使包括角膜在内的整个眼前节获得了更大的发育空间所致，也可能与角膜胶原合成异常增多有关。多呈 X 染色体连锁隐性遗传，基因位点位于 Xq2，13-q22。

【临床表现】

1. 病史与症状　可无特殊症状,伴随近视散光或其他眼内病变者视力不佳。

2. 体征

(1)患者通常表现为角膜大于正常值,双侧性,无进行性扩大。角膜横径大于 13mm,角膜透明,角膜缘界限清晰,角膜厚度及内皮细胞计数正常,眼压正常[2]。

(2)可伴有近视和高度散光。

(3)晶状体全脱位或半脱位,由于晶状体悬韧带延伸张力减退所致,可导致青光眼和白内障的发生。

(4)虹膜后移或伴有虹膜萎缩、震颤。

(5)其他先天性发育性眼部疾病[3]。

【诊断】

主要依据典型症状与体征。

注意点:与先天性青光眼引起大角膜等其他眼部疾病鉴别,后者角膜大而混浊,角膜缘扩张而边界不清,伴眼压升高等体征。

【治疗】

1. 视力正常者,无需处理,长期随诊。

2. 屈光不正者,应给予医学验光,矫正视力及弱视治疗。

（李绍伟　刘　畅）

参 考 文 献

1. 李凤鸣,谢立信. 中华眼科学. 第3版. 北京:人民卫生出版社,2014:1346.

2. Yeo DCM,Figg S,Moore W. Direct View of the Angle Structures in Bilateral Congenital Megalocornea. Ophthalmology,2018,125(5):700.

3. Saffra N,Rakhamimov A,Masini R,et al. Anterior Chamber Iris Claw Lens for the Treatment of Aphakia in a Patient with Megalocornea. Case Rep Ophthalmol,2015,6(2):164-169.

第三节　巩膜化角膜

巩膜化角膜(sclerocornea)是一种非进行性、非炎症性、非对称性的角膜巩膜化病变。临床特征为周边角膜被伴有结膜血管组织的巩膜组织所代替,导致角膜周边部混浊,边界不清,可伴有扁平角膜或青光眼。

【病因】

病因不明,可能与胚胎发育时期中胚层移行异常有关。偶发常染色体隐性、显性遗传,50% 病例为散发。伴有染色体 22q11.2 缺陷综合征。

【临床表现】

1. 病史与症状　先天性,出生即可发现角膜颜色异常,无性别差异,可双眼同时发生。

2. 体征

(1)角巩膜缘界限全部或部分消失,周边病变角膜混浊(图 8-3-1),颜色为巩膜样改变,有大量的新生血管长入角膜[1, 2]。

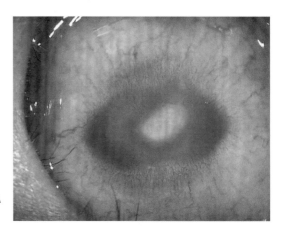

图 8-3-1　巩膜化角膜
全角膜无明显角巩膜缘界限，病变角膜混浊，颜色
为灰白巩膜样改变

（2）患儿常伴有角膜敏感性降低，球形晶状体，浅前房，房角发育异常、虹膜前粘等眼前节结构异常。

3. 病理组织学检查　巩膜化角膜没有正常的角膜内皮细胞，组织内有血管长入。

【诊断】

主要依据体征进行临床诊断。婴幼儿应全麻下查眼压、A 超、B 超、UBM 及眼底检查等，尤其 UBM 检查，可直观地发坝潜在的眼前节结构异常，了解眼部组织结构及合并的其他眼部疾病。

【治疗】

手术治疗为主，角膜移植术是目前主要术式（图 8-3-2）。穿透性角膜移植术成功率低，与术前患儿眼内结构不明、眼内组织结构发育异常、术后免疫排斥反应、角膜新生血管化等因素有关[3]。术后需应用免疫抑制剂，加强术后随访，减少术后并发症。但考虑患儿双眼视觉发育情况及可能发生的弱视等问题，应尽早手术治疗。

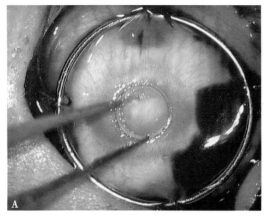
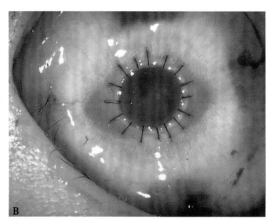

图 8-3-2　巩膜化角膜角膜移植前后
A. 患儿，男，2 岁，左眼巩膜化角膜，病变角膜白色混浊，无明显角巩膜缘界限；B. 同一患儿，穿透性角膜移植术后 1 天，角膜植片透明

（李绍伟　刘　畅）

参 考 文 献

1. Ma DH，Yeh LK，Chen HC，et al. Epithelial phenotype in total sclerocornea. Mol Vis，2014，20：468-479.

2. Raven ML，Rodriguez ME，Potter HD. Corneal Leukoma with Features of Both Sclerocornea and Peter's Anomaly. Ophthalmology，2016，123（9）：1988.

3. Kim YW，Choi HJ，Kim MK，et al. Clinical outcome of penetrating keratoplasty in patients 5 years or younger：peters anomaly versus sclerocornea. Cornea，2013，32（11）：1432-1436.

第四节　Peters 异常

Peters 异常（Peters anomaly）表现为先天性中央角膜混浊，以及角膜混浊对应区域的后基质层、后弹力层及内皮层缺损[1]，与虹膜或晶状体前囊膜相粘连等。1897 年 von Hippel 报道了 1 例双眼中央角膜混浊，且角膜与虹膜粘连并伴发青光眼牛眼的病例，1906 年 Peter 报道并详细描述了病变的特征，并命名为 Peters 异常。

【病因】

可能与 *PAX6*、*PITX3*、*Sox11*、*CYP1B1* 等基因变异有关[2]。为常染色体隐性或显性遗传，也有部分病例为散发病例。

【临床表现】

1. 病史与症状　出生即发现角膜混浊（图 8-4-1），通常无角膜新生血管，视力低于正常，约 80% 患儿双眼同时发生。

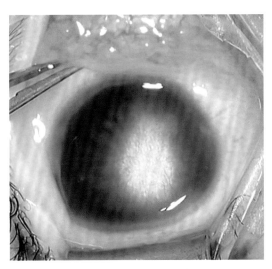

图 8-4-1　Peters 异常
患儿角膜中央区灰白色混浊，周边角膜透明

2. 体征
（1）分型临床上分为三型：
1）Peters Ⅰ型：出生即有角膜中央区混浊及虹膜前粘连，而无晶状体异常（图 8-4-2）。

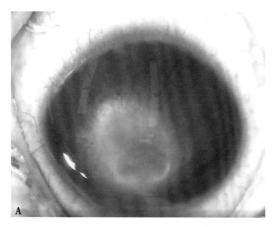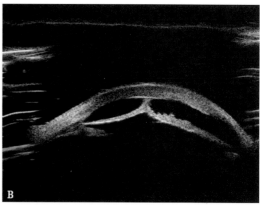

图 8-4-2　Peters 异常 Ⅰ型

A. 患儿，女，8 个月，出生即发现角膜中央区灰白混浊；B. UBM 示中央区角膜与虹膜粘连

2）Peters Ⅱ型：除存在 Ⅰ型特征外，同时合并白内障或存在晶状体与角膜粘连（图 8-4-3）。

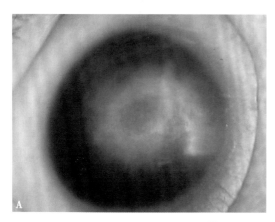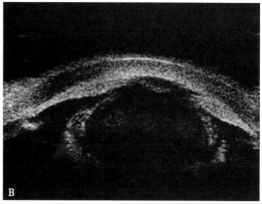

图 8-4-3　Peters 异常Ⅱ型

A. 患儿，女，6 个月，出生即发现左眼角膜中央区灰白混浊；B. UBM 示角膜与虹膜、晶状体粘连

3）Peters Plus 综合征：除 Ⅰ型、Ⅱ型特征外，同时伴有神经起源的全身异常[3]。

（2）其他异常同时伴有眼部或全身其他结构的先天性异常，如青光眼、白内障、虹膜缺损等。患儿常见房角发育不全，导致青光眼发生率增高，常出生时即出现发育到一定程度后出现。

【诊断】

根据患儿病史及体征，结合全麻下 A/B 超、UBM、眼压等检查即可进行临床诊断，以及进行临床分型。

注意点：如果怀疑 Peters Plus 综合征时，应请有关科室会诊，对全身神经系统异常进行评估后再作出分型诊断。

【治疗】

根据眼部具体情况选择合适的治疗方法，预后主要取决于前节受累情况[4, 5]。

1. 患儿出生后角膜混浊,导致视觉发育障碍,可存在眼球震颤,单眼斜视,弱视等,需及时治疗,以利于视觉发育。

2. 角膜白斑累及角膜中央视轴区,而眼后节相对正常者,可考虑在出生后数月内进行角膜移植术(图8-4-4)。

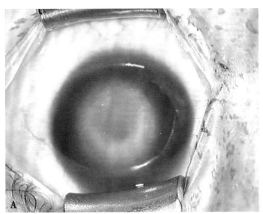 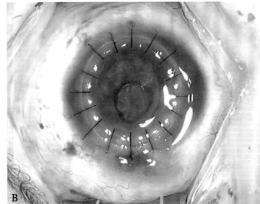

图 8-4-4　Peters 异常 I 型　穿透性角膜移植手术前后

A. 患儿,女,4个月,左眼中央区角膜混浊,约4mm×4mm,前房、虹膜及瞳孔视不清;B. 穿透性角膜移植术后,术中见瞳孔缘8点位角膜内皮与虹膜粘连

3. 如果角膜中央视轴区未受累者,可考虑瞳孔扩大术(图8-4-5)。

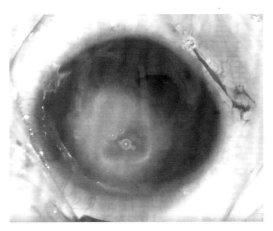

图 8-4-5　Peters 异常 I 型　瞳孔成形扩大术后

为图 8-4-2 患者,术中见角膜内皮与虹膜部分粘连,瞳孔形态可

4. 伴发白内障,角膜白斑尚未完全遮挡视轴区情况下,可先行晶状体摘除术,白斑严重者则联合角膜移植、白内障摘除及前部玻璃体切除术(图8-4-6,图8-4-7)。

5. 继发青光眼,首选药物控制眼压,眼压不能控制者,可行抗青光眼手术治疗。

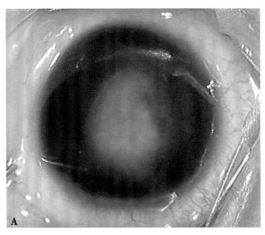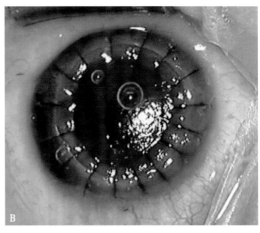

图 8-4-6　Peters 异常 Ⅱ 型　手术治疗前后

A. 患儿，女，3 个月，左眼中央角膜区白色混浊，约 3mm×3mm，虹膜及瞳孔视不清；B. 该眼行穿透性角膜移植＋白内障摘除＋前玻璃体切除术后，角膜植片透明，前房深度可，晶状体缺如

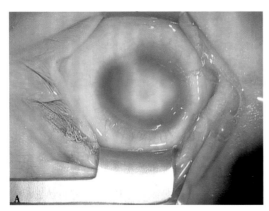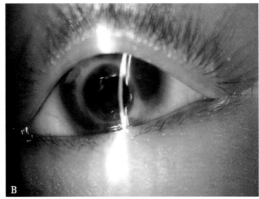

图 8-4-7　Peters 异常 Ⅱ 型　手术治疗前后

A. 患儿，男，4 个月，左眼中央角膜区白色混浊，晶状体混浊；B. 该眼行穿透性角膜移植＋白内障摘除＋前玻璃体切除术后 6 年，角膜植片透明，矫正视力 0.12

（李绍伟　窦泽夏）

参 考 文 献

1. Ni W，Wang W，Hong J，et al. A novel histopathologic finding in the Descemet's membrane of a patient with Peters Anomaly：a case-report and literature review. BMC Ophthalmol，2015，15：139.

2. ZazoSeco C，Plaisancie J，Lupasco T，et al. Identification of PITX3 mutations in individuals with various ocular developmental defects. Ophthalmic Genet，2018，39（3）：314-320.

3. Chang TC，Reyes-Capo D，Cavuoto KM. Correlation Between Clinical Examination and Diagnostic Imaging in Type Ⅱ Peters Anomaly. J Pediatr Ophthalmol Strabismus，2017，54（6）：395.

4. Spierer O，Cavuoto KM，Suwannaraj S，et al. Outcome of optical iridectomy in Peters anomaly. Graefes Arch Clin Exp Ophthalmol，2018，256（9）：1679-1683.

5. 梁天蔚，张诚玥，张燕，等. Peters 异常的临床特点及治疗 [J]. 中华实验眼科杂志，2017，35（8）：727-731.

第五节 Axenfeld-Rieger 综合征

Axenfeld-Rieger 综合征是一组以眼前段结构发育异常为主要特征的疾病。其主要特征包括：双眼发育性异常；常有家族史，通常为常染色体显性遗传；常伴有其他发育缺陷；继发性青光眼的发病率较高。

【病因】

存在 4 号染色体 q25 位点的 *RIEG1/PITX2* 基因的突变，*FOXC1* 突变相关[1-3]。罕见的染色体遗传病，多为显性遗传，呈家族性。

【临床表现】

1. 病史与症状　绝大多数是双眼发病，极个别为单眼发病。患者有视物不清，畏光，合并青光眼者可伴有眼部胀痛，头晕等症状。50% 以上的患者有继发性青光眼，以儿童期和青年期发病多见。

2. 体征（图 8-5-1，图 8-5-2）

（1）角膜后胚胎环为本病常见典型特征，其表现为 Schwalbe 线的增厚突出和前移，但并非在每个患者都存在角膜后胚胎环。

（2）前房角异常主要的特点是粗大的组织条带自周边虹膜跨越房角隐窝，与突出的 Schwalbe 线相连接，而房角是开放的，但虹膜根部附着高位，巩膜嵴往往被掩盖，虹膜根部附于小梁网后面。

（3）虹膜异常主要表现为虹膜变薄、失去正常纹理、色素上皮层外翻、瞳孔变形，多瞳孔和瞳孔膜闭等。

（4）可伴有全身异常主要为牙齿和面部发育缺陷，如牙齿缺损、小牙、无牙，面中部扁平、上颌骨发育不全等组织器官异常。

【诊断】

根据患者病史、症状和体征，结合 B 超、UBM 等眼部检查，予以诊断。可疑全身受累的患者需行基因检测。对患者及家族成员进行检查和随访。

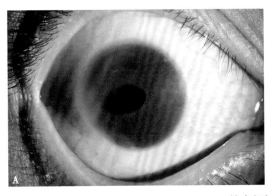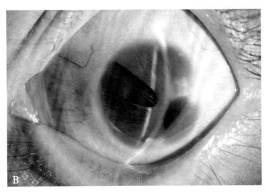

图 8-5-1　Axenfeld-Rieger 综合征（该病例资料照片由李宽舒医生提供）

患者，女，28 岁。既往无手术史，目前用马来酸噻吗洛尔滴眼液、布林佐胺滴眼液、0.15% 酒石酸溴莫尼定滴眼液控制眼压。视力：右 HM/40cm、左 CF/30cm，Goldman 眼压：右 35mmHg、左 36mmHg

A、B. 右眼可见瞳孔移位，周边虹膜前粘连，后胚胎环；左眼可见多瞳，瞳孔移位，周边虹膜前粘连，后胚胎环

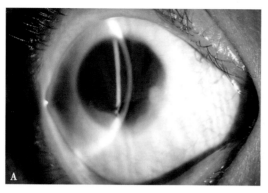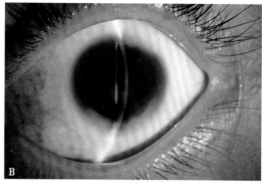

图 8-5-2　Axenfeld-Rieger 综合征（该病例资料照片由李宽舒医生提供）

患者，女，14 岁，与图 8-5-1 为堂姐妹。既往无手术史，现用布林佐胺噻吗洛尔滴眼液控制眼压。视力：右眼 0.2、左眼 0.3，Goldman 眼压：右眼：24mmHg、左眼 26mmHg

A、B. 双眼角膜中央透明，前房偏浅，周边虹膜前粘连，可见虹膜发育不良及多瞳

【治疗】

主要为高眼压及继发性青光眼的治疗。由于 50% 的患者可能继发青光眼，因此需定期检查房角镜，监测眼压。对于发现高眼压或已发生青光眼患者，首选降眼压药物控制眼压；无效者可行抗青光眼手术治疗，包括房角切开术、小梁切除术或睫状体光凝术等。

（李绍伟　刘　畅）

参 考 文 献

1. Park JE, Lee EJ, Ki CS, et al. PITX2-related Axenfeld-Rieger Syndrome with a Novel Pathogenic Variant（c.475_476delCT）. Ann Lab Med, 2018, 38（3）: 283-286.

2. Yang HJ, Lee YK, Joo CK, et al. A Family with Axenfeld-Rieger Syndrome: Report of the Clinical and Genetic Findings. Korean J Ophthalmol, 2015, 29（4）: 249-255.

3. Sun DP, Dai YH, Pan XJ, et al. A Chinese family with Axenfeld-Rieger syndrome: report of the clinical and genetic findings. Int J Ophthalmol, 2017, 10（6）: 847-853.

治疗技术篇

第九章　角膜移植手术

第一节　深板层角膜移植术

深板层角膜移植术（deep anterior lamellar keratoplasty，DALK）是治疗内皮层功能良好的角膜基质病变（包括上皮、前弹力层和基质层）的有效手术方式。目前国际上深板层角膜移植的主流手术方式为大气泡深板层角膜移植术。后弹力层前膜的解剖结构对深板层角膜移植术意义重大，后弹力层前膜是大气泡深板层角膜移植术中残余的后弹力层前基质，胶原纤维类型以Ⅲ型为主。

【适应证】[1]

1. 角膜扩张症　如圆锥角膜、角膜透明边缘变性、屈光手术后的角膜扩张。

2. 角膜基质营养不良　如斑块状角膜营养不良、格子状角膜营养不良、颗粒状角膜营养不良、胶滴状角膜营养不良。

3. 角膜瘢痕　如感染性角膜炎后角膜瘢痕、沙眼性角膜瘢痕、外伤后角膜瘢痕、翼状胬肉导致的角膜瘢痕。

4. 黏多糖沉积病导致的角膜混浊。

5. 角膜后弹力层膨出。

【禁忌证】[1]

1. 角膜内皮失代偿。

2. 累及瞳孔区后弹力层的角膜瘢痕。

3. 青光眼　如术前确诊青光眼，需经药物、激光或抗青光眼手术有效控制眼压后方可手术。

4. 眼内活动性炎症　如葡萄膜炎、化脓性眼内炎。

5. 附属器化脓性炎症　如慢性泪囊炎、溃疡性睑缘炎，要待化脓性感染治愈后方可行角膜手术。

6. 严重高血压、糖尿病或心脏病　应在内科有效治疗后再行角膜移植手术。

【手术步骤】

1. 大气泡法深板层角膜移植[2]（图9-1-1，视频9-1-1）

（1）麻醉：良好的麻醉会大大提高手术成功率。成人必须进行充分的眼轮匝肌和球周浸润麻醉。小儿应给予全身麻醉。麻醉要求达到：①手术时眼球固定不动，眼睑不能自主睁闭；②术中眼压、眶压控制良好；③全麻过程中无呕吐、无血压波动和无咳嗽或呼吸抑制。

视频 9-1-1
大气泡法深板层角膜移植

（2）制作植床：根据角膜病变范围选择环钻，一般直径在 7～8mm。植片偏小不利于术后增视的效果，植片直径大于 8mm 时，术后免疫排斥率增加。可用手动环钻或负压环钻，钻切约 50% 深度，再用改良的虹膜恢复器钝性分离并剪除。在剩余的角膜基质近切缘部用齿长 0.063mm 的 Rumex 虹膜镊做一个基质袋口，然后 27G 钝性注气针头自袋口插入角膜基质内并注入无菌空气。成功形成白色半透明圆盘状的 1 型大气泡后，用 15 度穿刺刀迅速穿刺气泡放气，再将黏弹剂自该穿刺口注入以充分分离大气泡形成的潜在腔隙，然后采用"四分法"剪除该腔隙的前壁，从而暴露后弹力层前膜。

（3）制作植片：比植床直径大 0.25mm 或者等大，通常从内皮面钻切。撕除供体植片的后弹力层。

（4）缝合：10-0 尼龙线间断或连续缝合角膜植床与植片，共 12～16 针。

（5）调整缝线：缝合完毕后将线结转入植床侧角膜基质内，通过 Placido 盘检查植片上的投影是否为圆形，根据投影形状重新调整缝线。

（6）视病情可以联合白内障摘除＋人工晶状体植入术、前部玻璃体切割、人工晶状体置换、抗青光眼手术等。

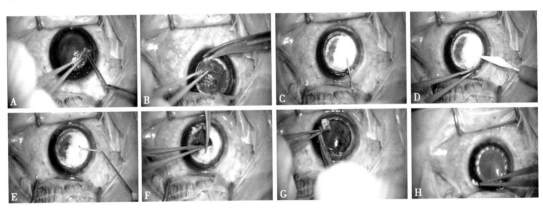

图 9-1-1　大气泡法深板层角膜移植

A. 环钻钻切约 50% 深度后，再用改良的虹膜恢复器钝性分离；B. 剪除前板层角膜；C. 用 27G 钝性注气针头插入角膜基质内注入无菌空气；D. 15 度穿刺刀迅速穿刺气泡放气；E. 向图 4 的穿刺口注入黏弹剂；F、G. "四分法"剪除黏弹剂腔隙的前壁；H. 缝合角膜植片

2. 大气泡技术联合湿剥法深板层角膜移植[2,3]（图 9-1-2，视频 9-1-2）　有后部基质瘢痕患者（如愈合后的急性圆锥角膜），以及大气泡技术无法形成 1 型大气泡的患者，可行大气泡技术联合湿剥法深板层角膜移植。

（1）麻醉同前。

（2）制作植床：环钻钻切 50% 角膜后，钝性分离并剪除前板层角膜，方法同前。在剩余的角膜基质近切缘部用虹膜镊做一个基质袋口，然后 27G 钝性注气针头自袋口插入角膜基质内并注入无菌空气（有后部基质瘢痕患者可控制注气量，形成小气泡）。若形成 1 型大气泡，继续采用大气泡技术实施手术。若不能形成 1 型大气泡，则采用"湿剥法"钝性分离：用 Rumex 虹膜镊在已经注气变白的环钻切缘处加深切迹，直至出现较透亮的残余角膜基质（说明已经到达或非常接近后弹力层前膜），再用改良虹膜恢复器在此加深的切迹处平行于角膜后表面轻柔地插入角膜基质，并缓慢地

视频 9-1-2 大气泡技术联合湿剥法深板层角膜移植术

水平滑动，钝性分离形成层间腔隙，然后剪除腔隙前壁。之后，浇灭菌注射用水并浸泡5～10s，使残余角膜基质纤维水肿，再用Rumex虹膜镊轻柔地平行勾拨，观察能否钩取角膜基质：若残余植床表面光滑，没有小气泡残留，不能被虹膜镊钩取基质纤维，则已暴露或非常接近后弹力层前膜；若仍能钩取角膜基质纤维，则继续用改良虹膜恢复器钝性分离，尽可能暴露后弹力层前膜。

（3）制作植片、缝合、调整缝线同前。

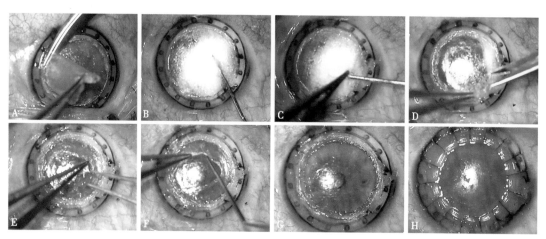

图 9-1-2　大气泡技术湿剥法深板层角膜移植

A. 环钻钻切50%角膜后，钝性分离并剪除前板层角膜，方法同前；B. 用27G钝性注气针头插入角膜基质内注入无菌空气，形成小气泡；C. 改良虹膜恢复器钝性分离形成层间腔隙；D. 剪除钝性分离形成腔隙前壁，暴露残余角膜基质；E. 在植床表面浇灭菌注射用水并浸泡5～10s后，再用Rumex虹膜镊轻柔地平行勾拨，直至出现较透亮的植床；F. 改良虹膜恢复器再次钝性分离；G. 剪除分离出的残余角膜基质，暴露后弹力层前膜；H. 缝合角膜植片

【术后处理原则】[1]

1. 术后1个月内每周复诊，之后1年内每月复诊，同时告知患者如有眼部红、痛、视力下降等不适，应及时复诊。

2. 术后用药

（1）糖皮质激素：除真菌及阿米巴感染外，其余疾病术后常规应用糖皮质激素，全身一般1～2个月，局部4～6个月。

（2）抗生素：手术当天起全身静脉滴注抗生素3～5天，无感染迹象可停用。感染性角膜溃疡，术后根据病情继续局部应用抗生素2～3周。

（3）免疫抑制剂：与糖皮质激素联用可减少激素使用强度及时间，常规在术后半个月加用，药物包括1%环孢素滴眼液和0.1%他克莫司滴眼液。多数点用6～12个月，植床有新生血管者可延长点用时间。

（4）原发病治疗：根据原发病继续抗细菌、真菌或抗病毒治疗，抗生素及抗真菌眼药水一般在术后继续使用2～3周。病毒性角膜炎可口服阿昔洛韦，维持半年以上，可降低复发率。应注意定期复查肝、肾功能。

3. 术后拆线常规

（1）发生感染、松线或有新生血管长入情况必须立即拆线。

（2）术后 6 个月开始，根据角膜曲率和角膜地形图，考虑调整缝线，拆除屈光力大的经线上的缝线。

（3）术后 1 年，原则上可拆除全部缝线。全拆线前，必须检查角膜曲率和验光，远视状态早拆线，近视状态晚拆线。

【并发症及处理】[1]

1. 术中并发症及处理

（1）眶压过高：一般是由于注入眼眶的麻药过多或有眶内出血，临床表现为注入麻醉药后眼球前突，眼周组织饱满张力大。出现后应给予较长时间的眼部间歇加压，使眶内压下降，眼压降低。如仍不能解决，应改期手术。在麻醉药中加入少量透明质酸酶可以促使药物扩散，且持续降低眶压和眼压。

（2）植床出血：当角膜上有新生血管时钻切角膜易出现植床出血，一般会自行停止，较多时可在出血部位对应的角膜植床血管处烧灼止血。

（3）角膜穿孔：若出现小穿孔，可以在前房注入黏弹剂后，继续行深板层角膜移植，置换黏弹剂后前房注射无菌空气预防双前房形成；若出现大穿孔，则需要改穿透性角膜移植。

2. 术后并发症及处理

（1）双前房：小范围的双前房可以自愈；范围较大的双前房可以通过按压植床排出层间液体（图 9-1-3，视频 9-1-3），或行前房注气。

（2）后弹力层皱褶：常见于反复发作角膜基质炎患者，后弹力层可能存在固定皱褶，术中应尽可能去除残留基质及后弹力层前膜，能松解部分皱褶，非视轴区严重皱褶无需处理，部分患者可逐渐消退（图 9-1-4）；此外晚期圆锥角膜患者植床高度前凸，缝合后可能出现后弹力层皱褶，注意缝合时逐渐加压，使皱褶避开瞳孔区。

视频 9-1-3 深板层手术并发症处理——双前房

（3）植片哆开：常见于外伤后，较穿透性角膜移植少见，但也可发生，甚至发生在角膜移植数年后。需要重新缝合。

（4）不规则散光：详见本章第五节。

（5）缝线松动或断裂：详见本章第五节。

（6）继发感染：缝线脓肿、植片感染或眼内炎。及早取样进行实验室检查明确病因，积极抗感染治疗。

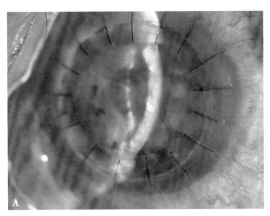
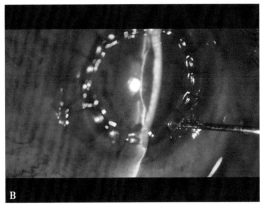

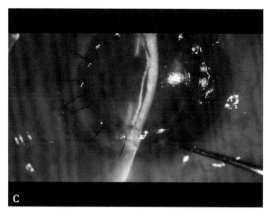
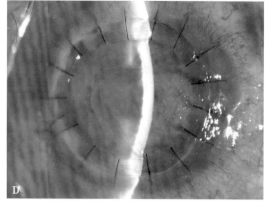

图 9-1-3 深板层角膜移植术后双前房

单纯疱疹病毒性角膜炎患者，深板层角膜移植术后双前房，通过按压植床排出层间液体

A. 深板层角膜移植术后第 1 天，角膜植片水肿，中央可见植片与植床间较大腔隙，为双前房；B. 在裂隙灯下用虹膜恢复器按压一处植床，排出层间液体；C. 虹膜恢复器按压另一处植床，双前房逐渐消失；D. 按压植床排出层间液体后双前房立即消失

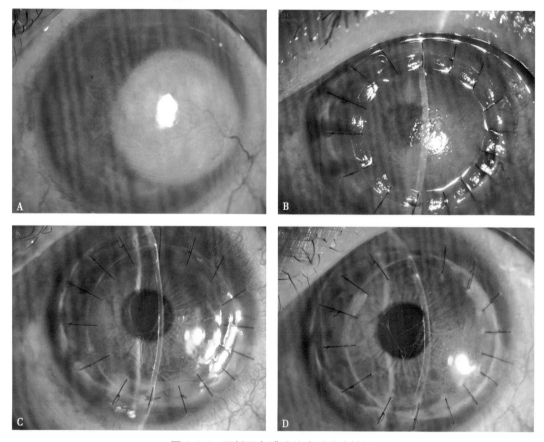

图 9-1-4 深板层角膜移植术后植床皱褶

患者，男，45 岁，左眼反复眼红伴视力下降 1 年，诊断为"左眼单纯疱疹病毒性角膜炎"

A. 左眼角膜中央偏颞侧基质致密混浊，颞侧基质新生血管长入，视力 FC/40cm；B. DALK 术后 3 天，角膜植片轻度水肿，植床轻度灰白混浊水肿，伴后弹力层皱褶；C. 术后 1 个月，角膜植片透明，植床后弹力层皱褶较前平复；D. 术后 7 个月，角膜植片透明，瞳孔区植床较前透明，后弹力层皱褶进一步减轻。矫正视力 0.6

（7）原发病复发。详见本章第五节。

（8）角膜上皮愈合不良和植片溃疡。详见本章第五节。

（9）角膜移植排斥反应。详见本章第五节。

（10）继发性青光眼。详见本章第五节。

（陈　蔚　赵泽林）

参 考 文 献

1. Vishal Jhanji, Namrata Sharma, Rasik B Vajpayee. Deep Anterior Lamellar Keratoplasty: Different Strokes[M]. New Delhi，India: Jaypee Brothers Medical Publishers，2012：12-131.

2. 赵泽林，陈蔚. 大气泡技术联合湿剥法深板层角膜移植术. 中华眼视光学与视觉科学杂志，2017，19（11）：646-649.

3. Zhao Z，Li J，Zheng Q，et al. Wet-Peeling Technique of Deep Anterior Lamellar Keratoplasty With Hypotonic Water and Blunt Dissection for Healed Hydrops. Cornea，2017，36（3）：386-389.

第二节　穿透性角膜移植术

穿透性角膜移植术（penetrating keratoplasty，PKP）是指切除病变的全层受体角膜组织，代之以全层健康供体角膜组织。手术效果与原发疾病有关。按手术目的可分为光学性、治疗性、修复性和美容性等。

【适应证】

1. 各种原因所致的累及全层的角膜白斑。

2. 感染（病毒、细菌、真菌、阿米巴）所致的严重角膜溃疡，病变累及内皮面，药物治疗无效。

3. 圆锥角膜，有位于视轴中央的全层瘢痕。

4. 先天性角膜发育异常，如先天性角膜混浊、巩膜化角膜。

5. 严重的角膜外伤、撕裂伤、化学伤，累及角膜全层。

6. 严重角膜瘘、角膜穿孔。

7. 角膜血染等。

【禁忌证】

1. 青光眼　如术前确诊青光眼，需经药物、激光或抗青光眼手术有效控制眼压后方可手术。

2. 严重干眼　角结膜实质性干燥会导致术后角膜植片愈合不良。

3. 眼内活动性炎症　如葡萄膜炎、化脓性眼内炎。如因角膜穿通伤形成化脓性眼内炎，可行穿透性角膜移植联合玻璃体切除术。

4. 附属器化脓性炎症　如慢性泪囊炎、溃疡性睑缘炎，要待化脓性感染控制后方可行角膜手术。

5. 严重高血压、糖尿病或心脏病　应在内科有效治疗后再行角膜移植手术。

注意点：穿透性角膜移植对眼部影响大，术后排斥反应、植片愈合不良、慢性内皮失代偿等风险远较板层手术高，术前应详细评估并与患者及家属就手术目的达成一致。以下为术前需评估内容：

（1）查视力、红绿色觉、光定位、视网膜视力及 VEP，婴幼儿可通过遮盖患眼及追光反应，判断患眼视功能，评估术后是否有提升视力可能。

（2）检查眼睑、眼压、泪液分泌实验、A 超、B 超等，行泪道冲洗，评估是否存在手术禁忌证。

（3）眼压异常、有外伤史或手术史、前房深度或房角有异常以及窥不清者需查 UBM。

（4）激光共聚焦显微镜、前节 OCT 可帮助了解角膜病变性质、深度以及角膜内皮情况，辅助决定板层或穿透术式选择。因深板层角膜移植具有更好的远期效果，原则上尽可能选择深板层角膜移植[1]。

【手术步骤】

1. 常规穿透性角膜移植（视频 9-2-1，图 9-2-1，图 9-2-2）

（1）麻醉：良好的麻醉会大大提高手术成功率。成人必须进行充分的眼轮匝肌和球周浸润麻醉，严重感染、全角膜移植、配合困难者可给予全身麻醉。小儿应给予基础麻醉加局部麻醉。麻醉要求达到：①手术时眼球固定不动，眼睑不能自主睁闭；②术中眼压、眶压控制良好；③全麻过程中无呕吐、无血压波动和无咳嗽或呼吸抑制。

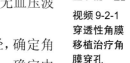

视频 9-2-1
穿透性角膜
移植治疗角
膜穿孔

（2）定角膜中心：常规角膜移植时用规尺测量角膜垂直径及横径，确定角膜中心（图 9-2-1A）。偏中心病灶则根据病灶大小位置确定钻切中心。确定中心后用缝线标记器做缝线位置标定（图 9-2-1B）。

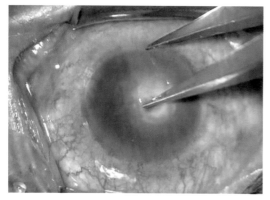

图 9-2-1A　用规尺测量角膜横径及垂直径，确定角膜中心点位置

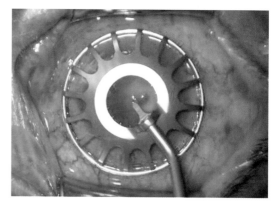

图 9-2-1B　在角膜上标记中心点及缝合位置

（3）眼球固定：上下直肌固定缝线。但对于缺乏经验术者、儿童患者、植片直径在 8.5mm 以上、无晶状体眼、玻璃体切除术后及术中可能行前段玻璃体切除者，建议缝 Flieringa 环以稳定眼球外形（图 9-2-1C）。

（4）制作植床：根据角膜病变范围选择环钻，一般直径在 7～8mm。植片偏小不利于术后增视的效果，植片直径大于 8mm 时，术后免疫排斥率增加。但对于感染性眼病应以彻底清除病变为原则。可用手动环钻（图 9-2-1D）或负压环钻（穿孔或近穿孔者禁用），钻切 1/2～2/3 角膜深度，用尖刀穿刺切开前房，前房注入缩瞳剂及黏弹剂（图 9-2-1E）。然后用左右手角膜剪剪下病变角膜片（图 9-2-1F）。

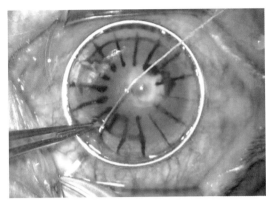

图 9-2-1C　5-0 可吸收线将 Flieringa 环缝合固定于浅层巩膜，以稳定眼球外形

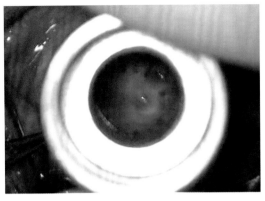

图 9-2-1D　根据角膜病变的情况确定钻切范围，用手动环钻钻切角膜至部分深度

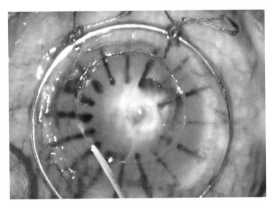

图 9-2-1E　前房注入缩瞳剂及黏弹剂

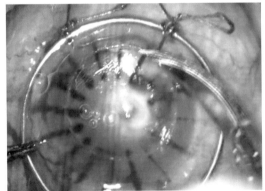

图 9-2-1F　用角膜剪剪下病变角膜片

（5）制作植片：比植床直径大 0.25～0.5mm，通常从内皮面钻切。

（6）缝合：10-0 尼龙线间断或连续缝合角膜植床与植片，共 12～16 针，缝合深度达 95% 植片和植床深度，以达到内皮面伤口对合良好，减少散光，注意不要穿透到前房。缝合完毕后将线结转入植床侧角膜基质内（图 9-2-1G）。

（7）重建前房：应形成正常深度的水密前房。感染性角膜炎及小儿易发生虹膜前粘，严重病例可于粘连位置附近钟点缝线间注入少许黏弹剂。

（8）调整缝线：通过 Placido 盘检查植片上的投影是否为圆形（图 9-2-1H），根据投影形状重新调整缝线。

（9）视病情可以联合白内障摘除 + 人工晶状体植入术、前部玻璃体切割、人工晶状体置换、抗青光眼手术等，后部玻璃体切割一般需结合临时人工角膜。

该术式适用于所有需行角膜全层移植的情况，尤其适用于感染性角膜溃疡、粘连性角膜白斑、需行瞳孔及前后房处理的患眼。

注意点：

1）严重感染、术中见虹膜晶状体表面脓苔、虹膜新生血管，以及儿童感染性角膜炎患者，应行术中虹膜周边切除，切除口应较大，以免术后渗出膜闭锁瞳孔区继发青光眼。

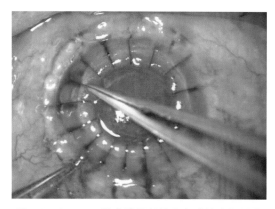

图 9-2-1G　10/0 尼龙线间断缝合角膜植床与植片

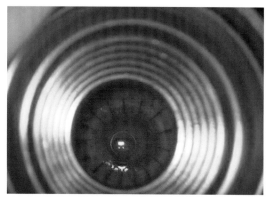

图 9-2-1H　用 Placido 盘检查，角膜植片上的投影为圆形

2）感染患者以及虹膜疏松、虹膜异常患者应在缝合 4 针后前房注入黏弹剂分离虹膜与切口的粘连，缝合完毕后确认无虹膜前粘。虹膜前粘会增加术后继发青光眼及免疫排斥反应风险。

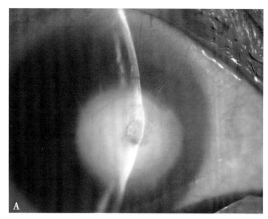
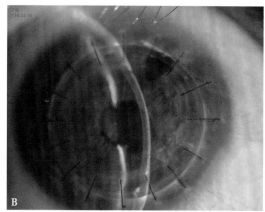

图 9-2-2　粘连性角膜白斑　穿透性角膜移植前后

A. 术前，角膜中央偏鼻侧大范围角膜白斑，中央变薄凹陷，前房局限性变浅，提示虹膜前粘；B. PKP 术后 3 个月，植片透明，前房中深

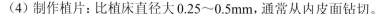

2. 闭合式穿透性角膜移植（视频 9-2-2，图 9-2-3）

（1）麻醉：同常规穿透性角膜移植。

（2）眼球固定：较常规穿透性角膜移植要求低。无晶状体眼、玻璃体切除术后及术中可能行前段玻璃体切除者，建议缝 Flieringa 环，其余可不必缝环。

（3）制作植床：环钻的选择原则同常规穿透性角膜移植。可用手动环钻或负压环钻（图 9-2-3A），钻切 1/2 以上角膜深度，用圆刀片或板层刀剖切去除板层病变角膜（图 9-2-3B），可多次剖切，至少达 2/3 角膜深度。于 3 点、6 点、9 点、12 点位用 15 度刀穿刺切开至前房（图 9-2-3C）。前房注入黏弹剂和缩瞳剂。

（4）制作植片：比植床直径大 0.25～0.5mm，通常从内皮面钻切。

视频 9-2-2
闭合式穿透性角膜移植

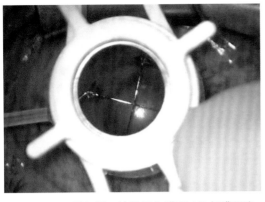

图 9-2-3A　用负压环钻钻切角膜至 1/2 角膜深度

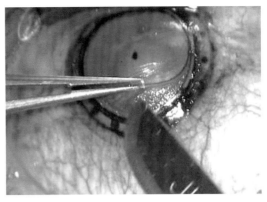

图 9-2-3B　用圆刀片剖切去除板层病变角膜

（5）缝合：板层角膜植床上涂布黏弹剂，将植片覆盖其上，10-0 尼龙线在 3 点、6 点、9 点、12 点位间断缝合角膜植片于周边植床。余下象限缝合前分别用 15 度刀或角膜剪切开，并间断缝合角膜植床与植片，最后一个象限切开时将剩余板层病变角膜沿切口拖出（图 9-2-3D），缝合角膜植片与植床。

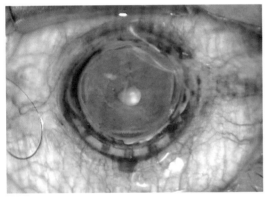

图 9-2-3C　于 3 点、6 点、9 点、12 点位用尖刀穿刺切开至前房。前房注入缩瞳剂及黏弹剂

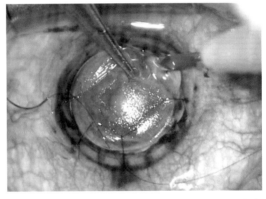

图 9-2-3D　间断缝合角膜植片与植床，最后一个象限部分切开后，将剩余板层病变角膜沿切口拖出

（6）重建前房：置换出前房内的黏弹剂，形成正常深度及正常眼压的水密前房（图 9-2-3E）。

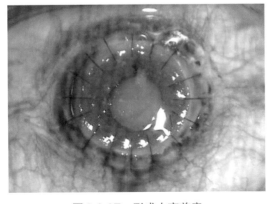

图 9-2-3E　形成水密前房

（7）调整缝线：同常规穿透性角膜移植术。

该术式适用于无晶状体眼、人工晶状体眼、玻璃体切除术后眼，可以很好保持前房稳定性，减少术中眼内容物脱出、出血等风险[2]，但严重虹膜前粘、化脓性感染患者不适用。

注意点：部分患者后弹力层与基质易分离，注意在取出剩余深板层组织时确认后弹力层一并取出。后弹力层残留在前房会导致瞳孔阻滞、机化膜形成等并发症。

3. 全角膜移植

（1）麻醉：全身麻醉。

（2）制作植床：沿角膜缘剪开全周球结膜，止血，缝 Flieringa 环。用圆刀片于角膜缘外 2mm 划界，环形切开全周板层巩膜，向角膜方向剖切，至角膜缘时用穿刺刀切穿角膜进入前房，注入黏弹剂及缩瞳剂，扩大切口，角膜剪沿角膜缘剪下病变角膜组织。去除虹膜、晶状体表面及房角渗出膜或脓苔，原发病为细菌或真菌感染者分别用 0.1% 妥布霉素液或 0.2% 氟康唑液冲洗，于 11 点及 1 点位做周边虹膜切除。

（3）制作植片：取中期保存液保存角膜植片，内皮面用黏弹剂保护，去除周边巩膜组织内层。

（4）缝合：将供体角膜置于植床上，10-0 尼龙线将植片边缘巩膜组织固定于巩膜植床上，一般需缝合 24～32 针，形成水密前房。埋藏缝线线结于巩膜下。结膜组织复位固定于植片角膜缘。

该术式适用于严重感染或热化学伤引起全角膜组织溃疡溶解。手术目的为保存眼球，术后前房积血、继发青光眼、伤口愈合不良、低眼压、免疫排斥反应等并发症发生可能性大。

术中注意点：感染患者往往同时合并严重白内障，但尽可能避免摘除晶状体，以免感染向眼内扩散。

【术后处理原则】

1. 术后 1 个月内每周复诊，之后 1 年内每月复诊，同时告知患者如有眼部红、痛、视力下降等不适应及时复诊。

2. 术后用药

（1）糖皮质激素：除真菌及阿米巴感染外，其余疾病术后常规应用糖皮质激素，全身一般 1～2 个月，局部 4～6 个月，早期为妥布霉素地塞米松滴眼液或 1% 醋酸泼尼松龙滴眼液，每日 4～6 次，2～3 个月后改为 0.1% 氟米龙滴眼液，每日 4 次，浓度及频度逐渐减量至停用。有研究表明长时间（大于 1 年）使用 0.1% 氟米龙眼液，每日 3 次，可减少免疫排斥反应发生概率且未见明显副作用[3]。真菌感染一般在术后 4 周感染无复发征象再加用。

（2）抗生素：手术当天起全身静脉滴注抗生素 3～5 天，无感染迹象可停用。感染性角膜溃疡，术后根据病情继续局部应用抗生素 1～2 周。

（3）免疫抑制剂：与糖皮质激素联用可减少激素使用强度及时间，常规在术后 1 周加用，全角膜移植、血管化植床、大植片、偏中心等高危角膜移植可术后早期应用。药物为 1% 环孢素滴眼液或 0.1% 他克莫司滴眼液，每日 4 次，一般点用 1 年至 1 年半，高危角膜移植建议应用他克莫司滴眼液，并延长点用时间，逐渐减量为每日 1 次至停用。

（4）原发病治疗：根据原发病继续抗细菌、真菌或抗病毒治疗，抗生素及抗真菌滴眼液一般在术后继续使用 2～3 周。病毒性角膜炎可口服阿昔洛韦片，每次 0.4g，每日 2 次，维持半年以上，可降低复发率，应注意每月复查肝、肾功能。

3. 术后拆线常规

（1）发生感染、松线或有新生血管长入情况必须立即拆线。3 个月内视曲率情况考虑重缝。

（2）术后 6～9 个月开始，根据角膜曲率和角膜地形图，考虑调整缝线，拆除屈光力大的经线上的缝线。

（3）术后 1 年，原则上可拆除全部缝线。全拆线前，必须检查角膜曲率和验光，远视状态早拆线，近视状态晚拆线。

注意点：圆锥角膜患者角膜稳定性差，如屈光状态非远视，裸眼视力或矫正视力在 0.5 以上，可延迟拆线甚至不拆线。

【并发症及处理】

1. 术中并发症及处理

（1）眶压过高：一般是由于注入眼眶的麻药过多或有眶内出血，临床表现为注入麻醉药后眼球前突，眼周组织饱满张力大。出现后应给予较长时间的眼部间歇加压，使眶内压下降，眼压降低。如仍不能解决，应改期手术。在麻醉药中加入少量透明质酸酶可以促使药物扩散，且持续降低眶压和眼压。

（2）植床出血：当角膜上有新生血管时钻切角膜易出现植床出血，一般会自行停止，较多时可在出血部位注入黏弹剂，等待 2～3min 可止血（图 9-2-4）。

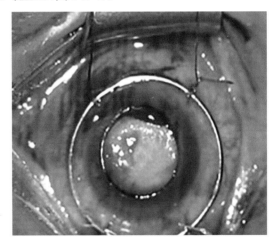

图 9-2-4　植床出血
病毒性角膜溃疡合并角膜穿孔患者，行 PKP 术，术中环钻钻切后植床出血

（3）虹膜损伤：环钻钻切伤及虹膜会在虹膜上留下环形或半环形损伤，导致虹膜萎缩及轻度瞳孔散大；注意控制钻切力度与深度，负压环钻可减少此并发症。剪刀剪除角膜植片时如伤及虹膜会形成破洞，注意采用专用左右手角膜剪，剪前用黏弹剂推开虹膜，较大的破洞可用 10-0 尼龙线缝合。

（4）晶状体损伤：在钻切虹膜或其他操作时误伤晶状体，发生后只能行囊外摘除，二期再行人工晶状体植入。

（5）眼内出血：在角膜穿透后房水溢出，眼压快速降低，个别患者可能会出现脉络膜出血，表现为虹膜紧贴角膜组织，在穿透处虹膜脱出，眼内压明显升高。此时应立即缝合关闭切口，回病房使用降眼压药物和脱水药物，多数经过及时有效处理能保存眼球甚至恢复视力。

2. 术后并发症及处理

（1）原发性供体衰竭：可由于供体质量不佳或术中损伤所致。表现为术后植片持续水肿混浊，内皮面浅灰色或斑块状混浊，后弹力层皱褶明显。如果在术后 2～3 天植片有透明性增加的变化，有望在术后 2～4 周植片恢复透明，否则极可能为原发性供体衰竭。确诊后应更换植片，一般不超过术后 2 个月（图 9-2-5）。

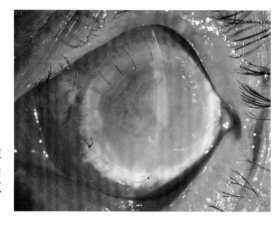

图 9-2-5　原发性供体衰竭

细菌性角膜溃疡患者，行大植片穿透性角膜移植术，术后第 3 天，角膜植片水肿，后弹力层皱褶，内皮面呈斑块状混浊。其后角膜持续水肿，诊断为原发性供体衰竭

（2）浅前房：切口渗漏或脉络膜脱离所致者眼压低，小渗漏可给予包眼、口服碳酸酐酶抑制剂，如不能控制应行切口重缝；脉络膜脱离一般通过全身及局部糖皮质激素治疗联合局部散瞳可以控制；瞳孔阻滞、闭角型青光眼所致者眼压高，应用激光或手术行虹膜周切，严重虹膜前粘应予以手术分离。

（3）白内障：与原发病、术后炎症反应及术后用药尤其是强效糖皮质激素等有关。复诊发现晶状体渐混浊，首先注意糖皮质激素的使用情况，病情许可应停用或换为 0.1% 氟米龙滴眼液。发现白内障成熟，则应考虑手术，术前查角膜内皮。白内障未达过熟期，在术后缝线全部拆除、曲率稳定之后，再行手术治疗（图 9-2-6）。

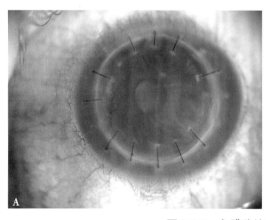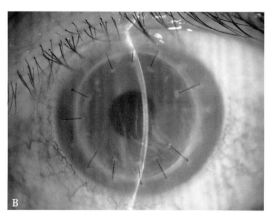

图 9-2-6　角膜移植状态　并发性白内障

患者，男，35 岁，穿透性角膜移植术后 1 年，抗排斥治疗 3 个月，使用 1% 醋酸泼尼松龙滴眼液，视力逐渐下降
A. 角膜植片中下方轻度水肿，后弹力层皱褶，晶状体灰白混浊；B. 同一患者白内障术后 1 周，角膜植片中下方轻度水肿，前房中深，人工晶状体在位

（4）上皮内生：术中上皮经伤口向下生长，表现为伤口内灰白点片状改变，面积小者点用糖皮质激素可控制，药物治疗效果不佳者可手术清理去除。

（5）植片哆开：常见于外伤后，可发生于角膜移植后数年，重者可能合并晶状体脱出。应尽早行植片缝合（图9-2-7，图9-2-8）。

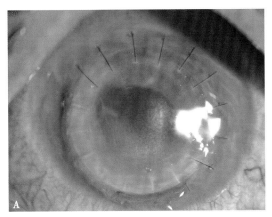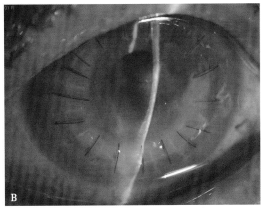

图 9-2-7　PKP 术后植片哆开

角膜白斑患者，PKP 术后半年，缝线未拆

A. 眼部被桌角撞伤1天，植片下方缝线断裂，植片哆开、水肿，虹膜嵌顿，瞳孔变形移位；B. 急诊行角膜裂伤缝合，术后第1天，鼻下方角膜植片水肿，中央尚透明，缝线在位，前房中深，瞳孔圆

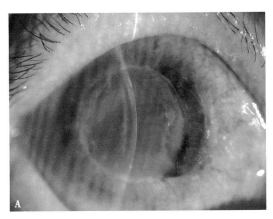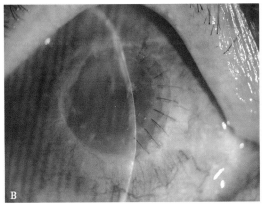

图 9-2-8　PKP 术后植片哆开

HSK 患者，PKP 术后 1.5 年，缝线全拆

A. 眼部外力撞伤3天，植片哆开、水肿，虹膜嵌顿，瞳孔变形移位；B. 行角膜裂伤缝合，术后10天，植片弥漫性水肿，缝线在位，前房中深，瞳孔圆

注意点：植片哆开超过24h者伤口多有角膜上皮长入，应仔细清除伤口处虹膜表面上皮组织，防止日后形成上皮植入性囊肿。术中虹膜应尽可能还纳，避免虹膜与伤口粘连。如有晶状体及玻璃体脱出应行前段玻璃体切除。

（6）继发感染：可表现为缝线脓肿、植片感染或眼内炎（图9-2-9，图9-2-10）。与长期使用糖皮质激素滴眼液、角膜上皮缺损、缝线松动及角膜植片神经营养不良等因素有关。应立即行角膜刮片镜检及激光共聚焦显微镜检查,取分泌物、浸润缝线等行真菌、细菌培养,以及B超检查,明确病原体及感染累及范围,立即给予全身及局部广谱抗感染治疗。

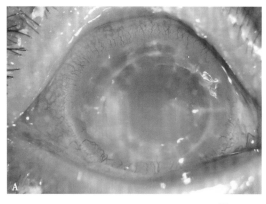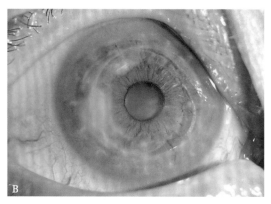

图 9-2-9　植片感染

病毒性角膜炎行 PKP 术后 1 年,眼红痛 3 天

A. 角膜植片 9 点方位灰白致密浸润,周围植片植床混浊水肿,波及瞳孔区,角膜刮片提示革兰氏阳性球菌;
B. 给予 5% 万古霉素配制液和 0.5% 左氧氟沙星滴眼液强化点眼治疗,10 天后结膜充血消退,角膜植片 9 点位混浊变性,未见明显水肿浸润,中央植片透明

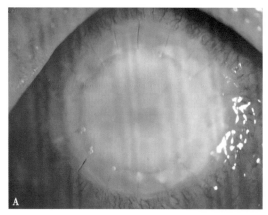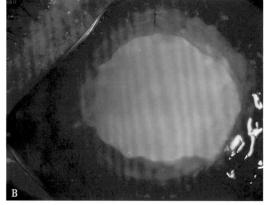

图 9-2-10　植片感染　眼内炎

细菌性角膜炎性 PKP 术后 3 个月,眼红眼痛 1 周,B 超提示眼内炎

A、B. 角膜植片上皮大片缺损,基质灰白浸润,表面分泌物形成,眼内结构不清

注意点:非病毒性角膜炎患者角膜移植术后可出现病毒感染,可能与既往体内有病毒潜伏、植片携带、长期使用糖皮质激素等有关。通过病史、病变形态结合激光共聚焦显微镜检查可诊断,给予全身及局部抗病毒治疗(图 9-2-11)。

(7)晚期非免疫性植片内皮失功:在未出现急性炎症或免疫排斥反应眼中,角膜植片内皮细胞数量逐渐减少,直至出现持续角膜植片水肿。可能与穿透性角膜移植术后内皮细胞凋亡速率大于正常人及供体内皮细胞数量偏少有关,研究表明,术后 6 个月角膜植片内皮细胞密度(endothelial cell density,ECD)与远期植片成功率相关,植片透明组与失功组 ECD 分别为 2 394 个 /mm^2 和 1 752 个 /mm^2[4]。在有前房人工晶状体或青光眼引流装置植入眼中,内皮细胞损失速率也会加快,必要时考虑取出植入物。

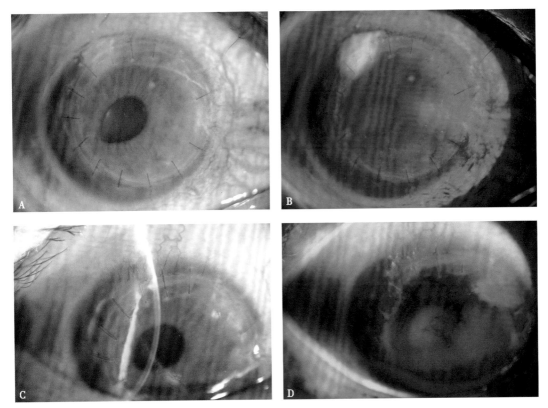

图 9-2-11　角膜移植术后病毒感染

细菌性角膜溃疡穿透性角膜移植术后 2 年,眼红不适 1 周。1 年前有免疫排斥反应,后间断应用 0.1% 氟米龙滴眼液

A、B. 右眼中度混合性充血,11 点植片植床交界处上皮地图状缺损,荧光素染色阳性;C、D. 停用氟米龙滴眼液,点用更昔洛韦眼用凝胶,每日 4 次,5 天后结膜充血减轻,角膜上皮修复

　　(8) 黄斑囊样水肿[5]:多见于人工晶状体眼或无晶状体眼及玻璃体切除术后眼,可点用非甾体抗炎药物如普罗纳克滴眼液,每日 2 次。

　　(9) 视网膜脱离[5]:多见于高度近视、无晶状体眼及玻璃体切除术后眼。术中应缝合 Flieringa 环,术中穿透前房时操作轻柔,缓慢降低眼压,避免眼压大幅度波动。

　　(10) 不规则散光。详见本章第五节。

　　(11) 缝线松动或断裂。详见本章第五节。

　　(12) 原发病复发:不同疾病穿透与板层角膜移植术后复发情况有所不同。病毒性角膜基质炎深板层术后复发可能性大于穿透性移植,术后长期口服阿昔洛韦片可减少复发风险。圆锥角膜深板层角膜移植术后罕见复发,但少数穿透性角膜移植术后有复发表现(图 9-2-12),主要表现为植片植床交界处扩张前突,应注意延迟拆线时间。详见本章第五节。

　　(13) 植片溃疡:原因多样,穿透性角膜移植术后由于植片神经营养不良、排斥后植片水肿等原因更易出现(图 9-2-13),详见本章第五节第三小节。

　　(14) 免疫排斥反应:常见类型为内皮型排斥,详见本章第五节第二小节。但也有不典型者表现为上皮下粗点状浸润(图 9-2-14),应及时识别治疗。

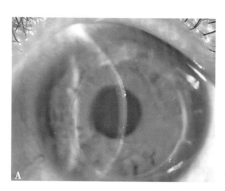

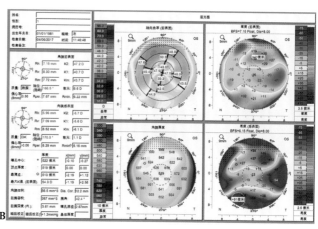

图 9-2-12　圆锥角膜穿透性角膜移植术后复发

圆锥角膜患者,穿透性角膜移植术后 7 年。术后 2 年裸眼视力 0.8,述其后视力逐渐下降

A. 角膜植片透明,上方植片植床交界处扩张前凸。该眼裸眼视力 0.15,矫正视力 PL/-7.50DC×80=0.8;

B. 角膜地形图显示近 270° 中周部曲率增高达 48D,为植片植床交界处

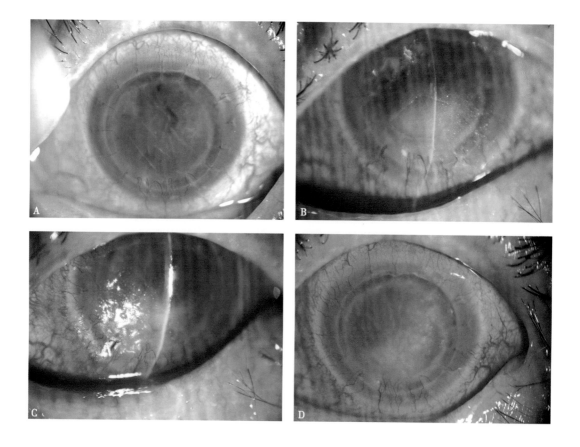

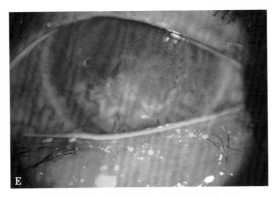

图 9-2-13　植片溃疡　药物治疗前后

A. 角膜基质炎穿透性角膜移植术后内皮型排斥，全角膜植片混浊水肿，给予 1% 醋酸泼尼松龙滴眼液每 1h 1 次点眼，1 周后好转，患者继续用药，未按时复查；B. 1 个月后觉眼红不适复查，可见植片水肿减轻，但中下方可见 4mm×5mm 植片溃疡，基质轻度浸润，下方新生血管长入植片；刮片未见细菌真菌等病原体；C. 停用糖皮质激素滴眼液，改用 1% 环孢素滴眼液、0.3% 氧氟沙星眼膏、0.3% 玻璃酸钠滴眼液，均每日 4 次，治疗 9 天后，溃疡面积明显缩小，周围角膜浸润减轻；D、E. 继续治疗 2 周，植片上皮完全愈合，轻度混浊隆起，荧光素染色阴性

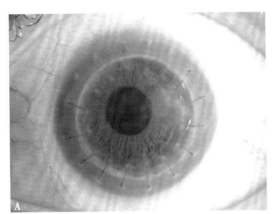

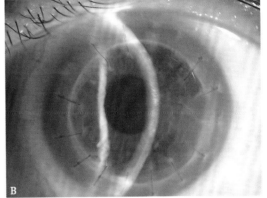

图 9-2-14　角膜移植排斥反应

斑块状角膜营养不良，PKP 术后 1 年，眼红不适 1 周

A. 该眼检查结膜轻度混合性充血，角膜植片中央区多个粗点状混浊，为免疫排斥反应初期，如不及时治疗，可能出现内皮型排斥反应；B. 该眼裂隙显示混浊位于上皮下，为上皮下浸润；C. 给予 0.1% 氟米龙滴眼液，每日 4 次，治疗 1 周，结膜充血减轻，角膜浸润消失，植片透明

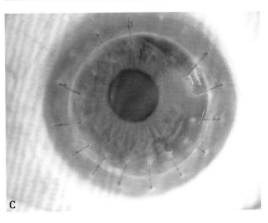

（15）青光眼。详见本章第五节第五小节。

（曾庆延　陈翔熙）

参 考 文 献

1. Shimazaki J, Ishii N, Shinzawa M, et al. How Much Progress Has Been Made in Corneal Transplantation? Cornea, 2015, 34 Suppl 11: S105-S111.

2. Chen W, Ren Y, Zheng Q, et al. Securing the anterior chamber in penetrating keratoplasty: an innovative surgical technique. Cornea, 2013, 32(9): 1291-1295.

3. Shimazaki J, Iseda A, Satake Y, et al. Efficacy and safety of long-term corticosteroid eye drops after penetrating keratoplasty: a prospective, randomized, clinical trial. Ophthalmology, 2012, 119(4): 668-673.

4. Benetz BA, Lass JH, Gal RL, et al. Endothelial morphometric measures to predict endothelial graft failure after penetrating keratoplasty. JAMA Ophthalmol, 2013, 131(5): 601-608.

5. Park Y, Kim MH, Won JY, et al. Vitreoretinal Complications after Penetrating Keratoplasty. Retina, 2016, 36(11): 2110-2115.

第三节　角膜内皮移植术

角膜内皮移植术(endothelial keratoplasty, EK),是一种用于治疗角膜内皮失代偿性疾病的手术方法,是指撕除或不撕除病变的角膜内皮细胞层,代之以健康的供体角膜内皮植片组织。角膜内皮移植术具有手术创伤小、安全、更符合角膜正常解剖结构、术后并发症少、术后视力恢复快、免疫排斥率低等优点。角膜内皮移植术主要包括以下几种手术方式:深板层角膜内皮移植术(deep lamellar endothelial keratoplasty)、后弹力层撕除角膜内皮移植术(descemet stripping endothelial keratoplasty, DSEK)、不撕除后弹力层角膜内皮移植术(non-descemet stripping endothelial keratoplasty)、后弹力层撕除自动角膜刀取材内皮移植术(descemet stripping automated endothelial keratoplasty, DSAEK),以及后弹力层角膜内皮移植术(descemet membrane endothelial keratoplasty, DMEK)。DSAEK 也可以应用飞秒激光制作。

目前临床上应用最广泛的是 DSAEK 和 DMEK, DSAEK 多采用超薄植片,供体植片在 60～120μm 的 DSAEK 手术效果接近 DMEK。但是 DMEK 对一些无晶状体眼、玻璃体切除术后、前房浅、角膜透明度差的手术成功率低,难度大,最好采取 DSAEK。

【适应证】

各种原因所致的角膜内皮失代偿性疾病:

1. Fuchs 角膜内皮营养不良。

2. 大泡性角膜病变。

3. 后部多形性角膜营养不良。

4. 先天性遗传性内皮营养不良。

5. 虹膜角膜内皮综合征(irdocorneal endothelial syndrome, ICE[2])。

6. PKP 术后内皮功能失代偿[3] 等。

【禁忌证】

1. 青光眼　如术前确诊青光眼,需经药物、激光或抗青光眼手术有效控制眼压后方可手术。

2. 严重干眼症、免疫性疾病　该类疾病可导致术后角膜上皮长期愈合不良,术前应积极治疗原发病。

3. 对于角膜全层基质混浊或瘢痕明显的病例。

4. 前房极浅,无足够的手术操作空间者。

5. 角膜基质混浊严重、后囊膜不完整的水眼患者不适合 DMEK。

【手术步骤】

目前角膜内皮移植术比较流行的手术方式为 DSAEK 和 DMEK,尤其是 DMEK,国外有数据显示,近半数的角膜内皮移植术均为 DMEK 术。

1. DSEK 手术步骤

(1)麻醉:良好的麻醉会大大提高手术成功率。成人进行充分的眼轮匝肌和球周浸润麻醉。小儿及年龄大不能配合局麻手术者,应给予全身麻醉加局部麻醉。麻醉效果要求达到:①手术时眼球固定不动,眼睑不能自主睁闭;②术中眼压、眶压控制良好;③全麻过程中无呕吐、无血压波动和无咳嗽或呼吸抑制。

(2)供体角膜内皮植片的制备:主要分为两种供体角膜类型,一种是完整的新鲜眼球,另一种是保存液保存的新鲜角巩膜片。在人工前房的辅助下,其切割方法大致相同,也分为两种类型的供体角膜内皮植片切割制作方法:①从上皮面切割制作前部板层材料(厚度约 440μm),剩下的后部内皮片可以用环钻切下来用于内皮移植;②从内皮面切割制作供体内皮片。切割供体角膜内皮植片的工具主要包括飞秒激光及角膜板层刀等。内皮植片的直径一般在 8.5mm 左右。在制作好的供体角膜内皮植片的基质面标记字母"L",这样方便术中展片过程中辨认内皮植片的方向,如图 9-3-1。

(3)受体植床的准备:目前,国际上关于 EK 术中受体角膜植床处理方法主要有两种类型:①将受体角膜的后弹力膜及内皮细胞层撕除;②保留受体角膜的后弹力膜及内皮细胞层,在其内侧直接贴附供体角膜内皮植片。

(4)受休角膜切口的制作:对于角膜上皮水肿严重的病例,将角膜上皮刮除,于鼻上方或颞上方制作巩膜隧道,其切口大小为 3～4mm,隧道外口离角巩膜缘约为 1mm,隧道内口位于角膜缘内约 1mm。同时在相应的颞上方或鼻上方用 15° 穿刺刀作一透明角膜缘侧切口,前房中注入缩瞳剂,以缩小瞳孔,如图 9-3-2。

(5)供体角膜内皮植片的植入:供体角膜内皮植片内皮面涂上少许的黏弹剂,内皮面朝向内按照 4/6 比例对折,对于受体角膜水肿严重的患者,采用 C 形专用植入镊或者人工晶状体推注器将角膜内皮供体植片自角膜缘主切口植入前房中。同时确保角膜植片内皮面朝向

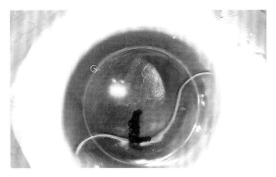

图 9-3-1 飞秒激光制作的供体角膜内皮植片,取下前板层角膜后在角膜内皮植片的基质面做一个字母"L"标记

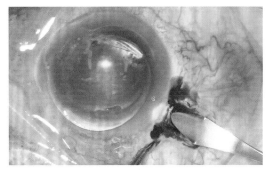

图 9-3-2 隧道刀于鼻上方或颞上方制作巩膜隧道,其切口大小为 3～4mm

虹膜眼底方向，如图9-3-3。也可以用人工晶状体推助器植入，尤其超薄植片更合适。

（6）供体角膜内皮植片的展开：仔细观察内皮植片的展开方向（术中全程录像，假如不能判断角膜内皮植片展开的方向，可以通过回放录像来辅助判断）。从侧切口插入前房灌注维持器加深前房，同时辅助供体角膜内皮植片在前房中展开（对于展开困难的病例使用黏弹剂辅助展开供体角膜内皮植片，然后用BSS缓冲液将黏弹剂全部置换出），并确保角膜植片内皮面朝向虹膜眼底方向，待角膜内皮植片完全展开后，使用眼底玻璃体切除术微型异物镊，轻轻夹持植片边缘，使供体角膜内皮植片居中。

（7）缝合角膜主切口及前房注气：采用10-0尼龙线间断缝合巩膜隧道主切口3针，角膜辅助切口采用同白内障手术方式相似的水密方法。随后，向前房中注入适量无菌气体充满前房，在气体的顶压下，供体角膜内皮植片与受体植床间的液体得以排出，同时调整供体角膜内皮植片位置使其贴附到受体植床中央，如图9-3-4。指测眼压维持在T+1左右。

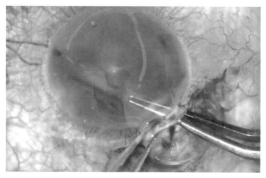

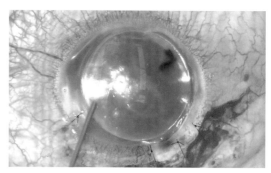

图9-3-3　采用C形专用植入镊将角膜内皮供体植片自角膜缘主切口植入前房中

图9-3-4　植片展开后，前房注满气体，维持眼压T+1

（8）术毕：手术结束时，给予患者角膜表面配戴绷带镜，以减轻眼表刺激症状。患者回到病房后继续保持仰卧位2～4h，并观察眼压。如患者眼压偏高出现气体瞳孔阻滞，可以将前房中的气体放出约1/2，以防止瞳孔阻滞导致的继发性青光眼的发生。术后1周至1个月受体角膜一般可恢复透明（图9-3-5）。

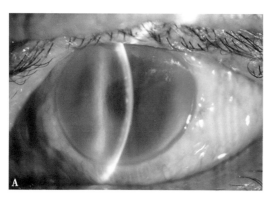

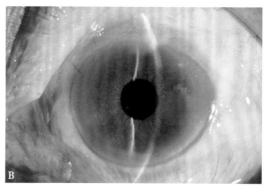

图9-3-5　角膜内皮失代偿　DSAEK前后
患者，女，36岁，白内障术后，视力手动/眼前
A.左眼角膜雾状混浊水肿；B.左眼角膜内皮移植术后1个月，角膜透明，视力0.8

2. DMEK 手术步骤（视频 9-3-1）

视频 9-3-1
DMEK 手术

（1）麻醉：良好的麻醉会大大提高手术成功率。成人进行充分的眼轮匝肌和球周浸润麻醉。小儿及年龄大不能配合局麻手术者，应给予全身麻醉加局部麻醉。麻醉要求同 DSEK 术前麻醉。

（2）受体植床准备：用适当大小直径（一般为 7.75～8.00mm）的环钻在受体术眼角膜表面中央部压印痕，以此作为角膜后弹力膜撕除范围的标记。如图 9-3-6。

（3）受体角膜切口的制作：完全同白内障超声乳化手术，主切口直径根据所用推助器直径决定。用专用角膜内皮植片推注器（STAAR Surgical Company Monrovia，CA，USA），切口一般可以做到 2.4mm。建议做角巩膜缘切口，便于愈合。对于角膜上皮水肿严重的病例，将角膜上皮刮除。在相应的颞上方或鼻上方用 15°穿刺刀作一透明角膜缘侧切口，前房中注入缩瞳剂以缩小瞳孔，如图 9-3-7。

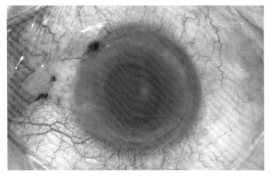

图 9-3-6 环钻在眼球表面刻痕，标记撕除角膜内皮的范围

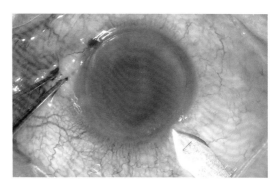

图 9-3-7 制作角巩膜缘切口，大小约 2.4mm

（4）后弹力膜撕除：可以在前房维持器下操作，也可以前房注入黏弹剂后剥除。将角膜内皮剥除钩伸入前房，沿角膜表面标记线环形撕开角膜后弹力层和内皮层，并向中央部剥离，使其与角膜后基质完全游离。如图 9-3-8。

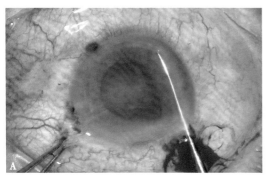
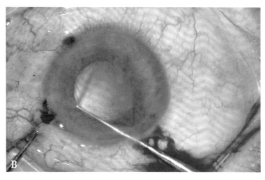

图 9-3-8 环形撕除角膜后弹力层及内皮层

（5）供体后弹力膜角膜内皮植片制作：将中期保存液保存角膜材料内皮面朝上放置于负压角膜切割钻台上，将所需直径的负压环钻用记号笔染色环钻刀刃，在内皮面轻压，切割

深度 1/3 角膜厚度。用角膜内皮镊轻轻捏住钻开的角膜后弹力层一边，向中央部轻轻剥离，直至将整个角膜内皮植片完全撕下来，用台盼蓝溶液滴在角膜内皮面，保留 20～30s 后除去，可见角膜内皮层被染成深紫色。如图 9-3-9、图 9-3-10。

（6）供体角膜内皮植片的植入：通过角巩膜隧道 2.4mm 切口，用专用角膜内皮植片推注器（STAAR Surgical Company Monrovia，CA，USA）将其推注入患者前房，用 10-0 尼龙线缝合切口 1 针，如图 9-3-11。

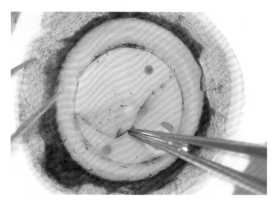

图 9-3-9　后弹力膜角膜内皮植片撕除

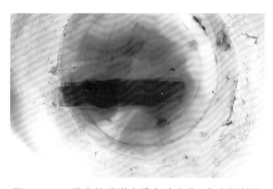

图 9-3-10　游离的后弹力膜自动卷曲，内皮面朝外

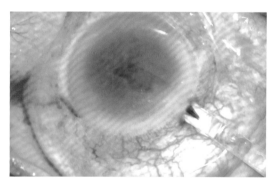

图 9-3-11　推注器植入后弹力膜角膜内皮植片

（7）供体角膜内皮植片的展开与注气：仔细观察角膜内皮植片的卷曲方向，角膜内皮层自然朝外卷曲（术中全程录像，假如不能判断角膜内皮植片展开的方向，可以通过回放录像来辅助判断），并通过角膜缘的透明角膜侧切口放出少量房水致前房深度变浅，同时用前房冲洗针头和内皮剥除钩在角膜表面轻轻拍打，将 DMEK 植片居中、展开，并确保角膜植片内皮面朝向虹膜眼底方向，使供体角膜内皮植片居中（图 9-3-12）。随后，向前房中注入适量无菌气体充满前房，使得角膜内皮植片牢固贴附，指测眼压维持在 T＋1 左右（图 9-3-13）。

（8）术毕：手术结束时，给予患者角膜表面配戴治疗性绷带镜，以减轻眼表刺激症状。患者回到病房后继续保持仰卧位 2～4h，并观察眼压。假如患者眼压偏高出现气体瞳孔阻滞，可以将前房中的气体放出约 1/2，以防止瞳孔阻滞导致的继发性青光眼的发生。术后 1 周至 1 个月受体角膜一般可恢复透明，如图 9-3-14。

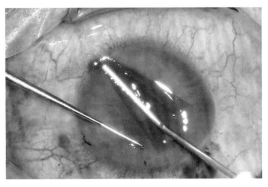

图 9-3-12 角膜内皮植片的展片

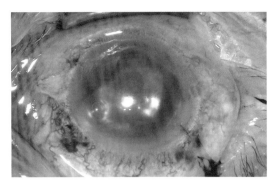

图 9-3-13 角膜内皮植片的打气

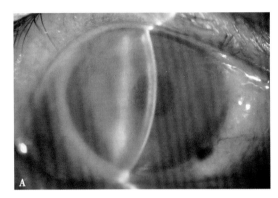

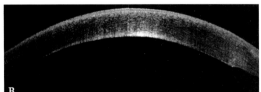

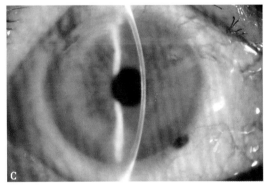

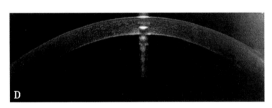

图 9-3-14 角膜内皮失代偿 DMEK 前后

患者女,48 岁,右眼白内障术后角膜内皮失代偿

A. 角膜雾状混浊水肿,视力 0.01;B. 前节 OCT 示 CCT 为 624μm;C. DMEK 术后 3 天,角膜透明,视力 0.6,矫正 1.0;D. 术后前节 OCT 示角膜内皮植片贴附佳,CCT 为 514μm

【术后处理原则】

1. 术后 1 年内每月复诊,同时告知患者如有眼部红、痛、视力下降等不适应及时复诊。

2. 术后用药

(1) 糖皮质激素:术后常规应用糖皮质激素,术后给予患者妥布霉素地塞米松滴眼液每日 4 次,持续点眼 1 周,以后每周依次递减 1 次,直到停药;同时给予患者妥布霉素地塞米松眼膏每晚 1 次,持续 1 个月;口服泼尼松龙每日 40mg,每日 1 次,每 5 天减 5mg,直至停止。

(2) 抗生素:手术当天起全身静脉滴注抗生素 1～3 天,无感染迹象可停用。

（3）免疫抑制剂：用 0.1% 他克莫司滴眼液，每日 2 次或者 1% 环孢素滴眼液，每日 4 次，维持 1 年。

【并发症及处理】

1. 术中并发症及处理

（1）供体内皮植片制作过程中发生切穿或撕裂。需要更换新的供体角膜内皮植片。

（2）供体角膜内皮植片发生反向贴附。假如术中通过查看录像发现，应当重新翻转供体角膜内皮植片，使其正确贴附到角膜内皮面。

（3）前房注气过程中发生玻璃体脱出，甚至玻璃体疝。应该采用虹膜剪刀剪除脱出的玻璃体，或行前段玻切切除脱出的玻璃体。

（4）人工晶状体眼发生人工晶状体坠入玻璃体腔。行玻璃体切割术，取出人工晶状体。

（5）内皮植片植入过程中植片脱出。多因前房浅，后房压力大，或前部灌注水流过大造成，应及时调整。

2. 术后并发症及处理

（1）供体角膜内皮植片脱位：常见于无晶状体眼、玻璃体切割术后水眼的患者。主要由于前房中的气泡不能维持，导致供体角膜内皮植片发生脱位。一般于术后第 2 天经再次注气后可贴附良好并恢复透明，如图 9-3-15。

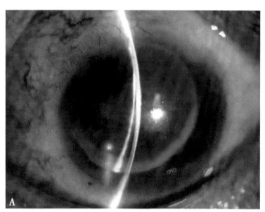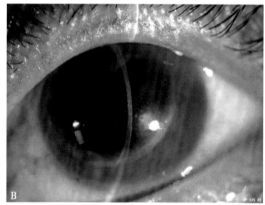

图 9-3-15 供体角膜内皮植片脱位
A. DSEK 术后 1 天，人工晶状体眼，下方内皮植片半脱位；B. 经过前房注气后供体角膜内皮植片贴附良好

（2）原发性供体衰竭：在早期手术经验相对不丰富阶段，使用推注器植入的供体角膜内皮植片贴附方向颠倒。或者由于术中反复调整角膜内皮植片的方向及反复打气等导致供体角膜内皮植片发生早期衰竭。对于术后 1 个月仍然不透明的受体角膜，一旦确诊发生早期原发性供体衰竭，应该及时给予更换供体角膜内皮植片。

（3）排斥反应：各种角膜内皮移植手术的免疫排斥反应率都比穿透性角膜移植术小，其中受体后弹力膜撕除角膜内皮移植术排斥反应在 0~10%[4]，而最先进的后弹力膜角膜内皮移植术排斥率在 1%[5] 左右。一旦出现排斥反应，应及时抗炎、抗排斥治疗，局部频点糖皮质激素滴眼液及全身注射地塞米松注射液，及滴用免疫抑制剂滴眼液，从而防止发生角膜内皮失代偿。

（李绍伟 张 涛）

参 考 文 献

1. Price MO, Price FW, Jr., Trespalacios R. Endothelial keratoplasty technique for aniridic aphakic eyes. J Cataract Refract Surg, 2007, 33(3): 376-379.

2. Price MO, Price FW, Jr. Descemet stripping with endothelial keratoplasty for treatment of iridocorneal endothelial syndrome. Cornea, 2007, 26(4): 493-497.

3. Price FW, Jr, Price MO. Endothelial keratoplasty to restore clarity to a failed penetrating graft. Cornea, 2006, 25(8): 895-899.

4. Lee WB, Jacobs DS, Musch DC, et al. Descemet's stripping endothelial keratoplasty: safety and outcomes: a report by the American Academy of Ophthalmology. Ophthalmology, 2009, 116(9): 1818-1830.

5. Anshu A, Price MO, Price FW, Jr. Risk of corneal transplant rejection significantly reduced with Descemet's membrane endothelial keratoplasty. Ophthalmology, 2012, 119(3): 536-540.

第四节　飞秒激光辅助的角膜移植术

飞秒激光辅助的角膜移植术（femtosecond laser assisted keratoplasty, FLAK）是指在飞秒激光的辅助切割下完成的角膜移植手术，主要包括飞秒激光辅助的穿透性角膜移植术、飞秒激光辅助的板层角膜移植术、飞秒激光辅助的深板层角膜移植术及飞秒激光辅助的角膜内皮移植术等。

【适应证】

1. 穿透性角膜移植术后排斥患者。

2. 角膜斑翳[1]，角膜白斑[2]。

3. 角膜营养不良[3]。

4. 圆锥角膜[4]。

5. 各种角膜基质变薄扩张性疾病[5]。

【禁忌证】

1. 任何影响飞秒激光压平锥压平与吸附的疾病状态：如不规则的眼表结构、隆起的青光眼滤过泡、青光眼引流阀等。

2. 严重狭窄的睑裂，影响飞秒激光压平锥的压平与吸附。

3. 严重的角膜瘢痕及角膜缘的血管化是相对禁忌证。

4. 近期的角膜裂伤及角膜溶解性疾病患者。

【手术步骤及相关处理】

（一）飞秒激光辅助的穿透性角膜移植术（视频 9-4-1）

1. 手术步骤

（1）麻醉：良好的麻醉会大大提高手术成功率。采用局部麻醉，必须进行充分的眼轮匝肌和球周浸润麻醉。眶压过高者必要时可行全身麻醉。

（2）飞秒激光辅助的供体角膜植片的切割制备：

1）当供体为完整眼球时：在手术室无菌条件下，先将供体眼球从湿房中取出，用无菌纱布包裹住，并暴露出角巩膜缘以上的部分，然后放入到眼球夹持器中，旋转眼球夹持器的锁

视频 9-4-1
飞秒激光辅助的穿透性角膜移植术

紧螺丝，使其达到适当的松紧程度。术前用记号笔标记角膜中心作为飞秒激光切割对位的中心点，以防止发生供体角膜植片的钻切偏位。

2）当供体为周边带有巩膜环完整供体角膜植片时：在手术室无菌条件下，将周边带有1.5～2mm巩膜环的角膜植片放置到人工前房，并锁紧螺丝以固定角膜植片。人工前房两端连接2个三通开关，从一端注入黏弹剂，此时将另一端的开关打开，并将人工前房翻转过来，继续注入黏弹剂，并将人工前房中的气体全部排空，然后关闭黏弹剂注射器另一端的三通开关，并继续注入黏弹剂，并用手指轻轻按压角膜顶点，当人工前房内的压力跟正常眼内压相近时，关闭黏弹剂注射器端连接的三通阀开关。术前用记号笔标记角膜中心作为飞秒激光切割对位的中心点，以防止发生供体角膜植片的切割偏位。使用超声角膜测厚仪（Tomey sp-3000，日本）测量角膜厚度6次，取平均值作为飞秒激光切割参数设置时的供体角膜的厚度。然后，选择飞秒激光器电脑软件中的穿透性角膜移植切割模式进行供体角膜植片的制备。设计的切割类型主要包括以下几种，如"蘑菇型"（mush room），"礼帽型"（top hat），"Z字型"（ZigZag），"圣诞树型"等（图9-4-1、图9-4-2）。

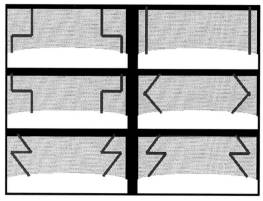

图9-4-1　飞秒激光穿透性角膜移植各种切口示意图
左上："礼帽型"　右上："垂直型"
左中："蘑菇型"　右中："折线型"
左下："Zig-Zag"　右下："圣诞树"

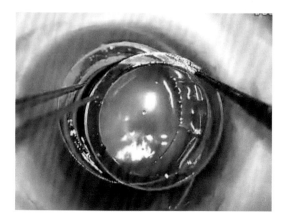

图9-4-2　飞秒激光切割的"礼帽型"供体角膜植片，边缘非常规则

（3）受体病变角膜的切割：嘱患者垂直目视正上方，使用无菌记号笔标记角膜中心作为飞秒激光切割对位的中心点，以防止发生受体角膜的切割偏位。使用接触式的多功能超声角膜测厚仪（Tomey sp-3000）测量角膜厚度6次，算出角膜厚度平均值，并将其作为飞秒激光切割参数设置时受体角膜厚度值。然后，选择飞秒激光器电脑软件中的穿透性角膜移植切割模式进行受体角膜的切割。设置所需切割参数，根据受体病变的需要选择具体的穿透性角膜移植术的切割模式，以FS200为例，如图9-4-3，图9-4-4。注意切割深度，一般设置切割深度会较角膜周边最薄点厚度小5～10μm，以免切割过深造成前房消失或者损伤虹膜。

（4）供体与受体角膜的移植：受体经过飞秒激光切割完毕后，需要包扎患眼，然后转移到内眼手术室，过程中应注意勿按压患眼，避免创伤。再次行术眼术区消毒。首先将供体角膜充分分离备用。患眼分离要小心，并前房先注入缩瞳药、黏弹剂，以保护晶状体和虹膜等眼内组织。根据病变性质和病变大小，供体与受体切割直径相同或略大0.1～0.3mm，将供体角膜植片取下并缝合到受体角膜植床上。10/0 尼龙线间断或连续缝合角膜植床与植片，共 12～16 针，术后供受体角膜植片对合良好，见图 9-4-5。

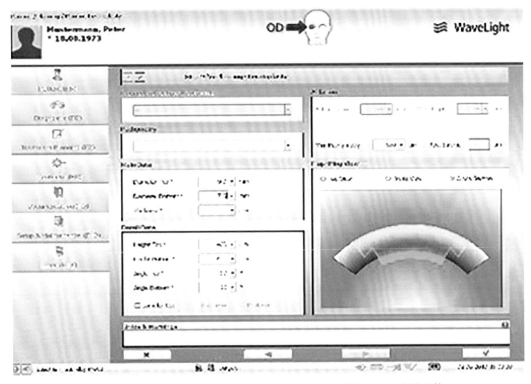

图 9-4-3　FS200 的设计参数界面，可以直视下调整角度、深度及形状

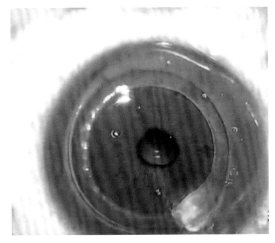

图 9-4-4　飞秒激光切割的受体角膜，边界非常规则

（5）重建前房：应形成正常深度的水密前房。置换前房黏弹剂，前房深度正常，指测眼压 Tn。

（6）调整缝线：缝合完毕后将线结转入植床侧角膜基质内，通过 Placido 盘检查植片上的投影是否为圆形，根据投影形状重新调整缝线。

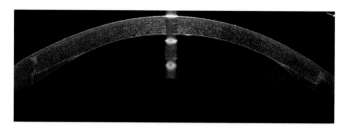

图 9-4-5　术后前节 OCT 检查示周边阶梯状切口痕迹，切口对合良好
（飞秒激光辅助的穿透性角膜移植术后 1 年）

下图为 1 例圆锥角膜，飞秒激光辅助穿透性角膜移植术的术前术后照片（图 9-4-6，图 9-4-7）。

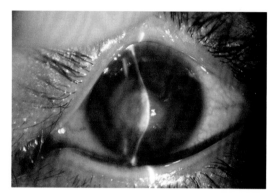

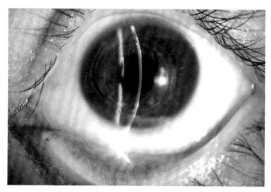

图 9-4-6　圆锥角膜（急性期）患者术前裂隙灯照片 　图 9-4-7　飞秒激光辅助的穿透性角膜移植术后 2 年裂隙灯照片

2. 术后处理原则

（1）术后复查：同常规穿透性角膜移植术。术后 1 个月内每周复诊，1 年内每月复诊，同时告知患者如有眼部红、痛、视力下降等不适，应及时复诊。

（2）术后用药：

1）术后常规应用糖皮质激素，全身一般 1～2 个月，局部 4～6 个月。

2）抗生素手术当天起全身静脉滴注抗生素 3 天，无感染迹象可停用。感染性角膜溃疡，术后根据病情继续局部应用抗生素 1～2 周。

3）免疫抑制剂：局部应用 1% 他克莫司滴眼液，高危角膜移植者根据情况全身服用环孢素 1～2 周。

4）原发病治疗：根据原发病继续治疗。病毒性角膜炎可口服阿昔洛韦片，维持半年以上，可降低复发率。应注意定期复查肝、肾功能。

（3）术后拆线：

1）发生感染、松线或有新生血管长入情况必须立即拆线。

2）术后 6 个月开始，根据角膜曲率和角膜地形图，考虑调整缝线，拆除屈光力大的径线上的缝线。

3）术后 1 年，原则上可拆除全部缝线。全拆线前，必须检查角膜曲率和验光，远视状态早拆线，近视状态晚拆线。

3. 术中并发症及处理

（1）切削偏位：如果不标记受体角膜中心，因为角膜混浊，看不清瞳孔，容易切削偏位。如果偏位发生，可以停止手术，以后再做。或者改用手工环钻，常规方法完成手术。只要不分开切口，对手术影响不大。供体角膜也可以不动，直接环钻钻切即可。

（2）切割不完整：对于角膜水肿或者角膜白斑等角膜相对不透明的情况下，激光能量削减可能发生角膜切割不完整，可以用角膜剪辅助完成操作。

（3）眶压过高：一般是由于注入眼眶周围的麻药过多或有眶内出血，临床表现为注入麻醉药后眼球前突，眼周组织饱满张力大。出现后应给予眼部间歇加压，并持续一段时间，使眶内压及眼内压降低。如仍不能解决，应择期手术。在麻醉药中加入少量透明质酸酶可以促使药物扩散，且持续降低眶压和眼压。

（4）植床出血：当角膜上有新生血管时飞秒激光钻切角膜易出现植床出血，一般会自行停止，较多时可在出血部位注入黏弹剂，等待2~3min可止血。

（5）眼内出血：在角膜穿透后房水溢出，眼压快速降低，个别患者可能会出现脉络膜出血，表现为虹膜紧贴角膜组织，在穿透处虹膜脱出，眼内压明显升高。此时应立即缝合关闭切口，回病房使用降眼压药物和脱水药物，多数经过及时有效处理能保存眼球甚至恢复视力。

4. 术后并发症及处理

（1）供体角膜内皮细胞损伤：可由于供体质量不佳或术中损伤所致。表现为术后即出现植片持续水肿混浊，内皮面浅灰色或斑块状混浊，后弹力层皱褶明显。如果在术后2~3天植片有透明性增加的变化，有望在术后1~2周植片恢复透明，否则极可能为原发性供体衰竭。如确定为原发性供体衰竭，应及早更换植片，最迟不超过术后1个月。

（2）浅前房 [2]：切口渗漏或脉络膜脱离所致者眼压低，小渗漏可给予眼部包扎、口服碳酸酐酶抑制剂，如不能控制应行切口重缝；瞳孔阻滞、闭角型青光眼所致者眼压高，应用激光或手术行虹膜周切，严重虹膜前粘应予以手术分离。

（3）白内障 [3]：与原发病、术后炎症反应及术用药尤其是糖皮质激素等因素有关。复诊发现晶状体渐混浊，首先注意糖皮质激素的使用情况，病情许可则应停用。如发现白内障成熟，则应考虑手术，术前查角膜内皮。如白内障未达过熟期，在术后缝线全部拆除、曲率稳定之后，再行手术治疗。

（4）上皮向下生长和植片后纤维膜。

（5）植片哆开：常见于外伤后，可发生于角膜移植后数年。

（6）角膜缝线松动或断裂。

（7）免疫排斥反应：同传统PKP术。

（8）视网膜脱离。

（9）黄斑囊样水肿。

（10）不规则散光：飞秒PKP术后的散光与传统PKP术相比相对小，术后可行缝线调整或者飞秒激光散光矫正术。散光度数稳定后可配戴RGP矫正。

（11）继发感染：缝线脓肿、植片感染或眼内炎。

（12）原发病复发。

（13）青光眼：术后早期，应及时行前房放液或用降眼压药物治疗。术后1~2个月后多因激素使用引起，应及时调整用药。

（二）飞秒激光辅助的板层角膜移植术

1. 手术步骤

（1）麻醉：良好的麻醉会大大提高手术成功率。采用局部麻醉，必须时进行充分的眼轮匝肌和球周浸润麻醉。

（2）供体角膜植片的制作方法：

1）飞秒激光切割辅助的低温甘油保存的完整供体眼球的切割过程：采用带有30G针头的注射器，从眼球后部视神经部位，向低温甘油保存的完整供体眼球玻璃体腔内注入无菌平衡盐液使其充满眼球并达到一定的眼内压，使眼球恢复原来的形态。将眼球放置于无菌平衡盐液中5～6min，仔细观察眼球形状变化及角膜情况，确保眼球无渗漏且角膜基质无显著水肿。使用无菌纱布将眼球包裹住，安放于专用眼球加持器中固定，将负压吸引环吸附到供体眼球角巩膜缘处，然后行飞秒激光辅助的板层角膜切割。根据术前检查显示的患者病变性质、大小、深浅等设置供体角膜的切割厚度与直径。本研究手术者的经验发现，对于角膜基质水肿明显的供体组织，需额外增加20%切削深度才能达到预计的切割深度。角膜的厚度在400～600μm之间。基本原则是术后角膜总厚度在550μm以上。

2）新鲜供体角膜的飞秒激光板层切割：完整的新鲜供体眼球切割方法大致同低温甘油保存的眼球。新鲜供体角膜基质几乎无水肿现象，因此角膜的设定切割厚度跟真实的切割厚度相差不大。如果供体为带巩膜环的角膜植片，则需在人工前房的辅助下进行飞秒激光的切割（图9-4-8）。

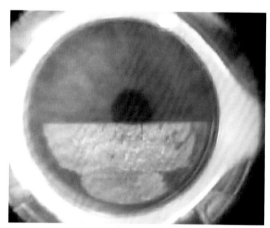

图9-4-8　飞秒激光辅助的供体角膜植片的板层切割

（3）受体角膜植床的切割方法：为了能够使供受体良好对合，受体角膜切割参数需要参考供体角膜切割参数，然后根据经验进行具体情况具体分析。成功局麻后，将负压吸引环固定在角巩膜缘处，以固定眼球进行飞秒激光切割。主要根据病变性质及程度范围决定受体的切割直径，通常原则是供体与受体角膜切割直径相同或比受体大0.25～0.5mm。其中，对于白斑严重的高密度角膜瘢痕，应该相应地提高激光的能量并降低点间距离（图9-4-9、图9-4-10）。

（4）供体与受体角膜的移植：飞秒激光切割完毕后，将患者移至内眼手术室，将飞秒角膜植片嵌合于受体植床上，10-0尼龙线间断缝合或连续缝合。

（5）调整缝线：缝合完毕后将线结转入植床侧角膜基质内，通过Placido盘检查植片上的投影是否为圆形，根据投影形状重新调整缝线。

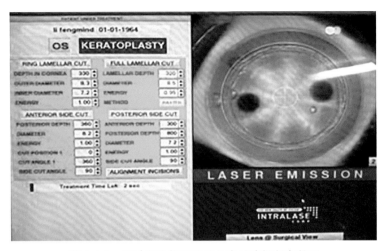

图 9-4-9　飞秒激光板层移植患者植床切割参数图

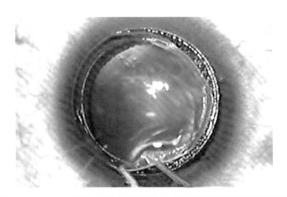

图 9-4-10　飞秒激光辅助的受体角膜基质板层切割后分离

下图为一角膜营养不良患者，飞秒激光辅助的板层角膜移植术的术前术后照片（图 9-4-11、图 9-4-12）。

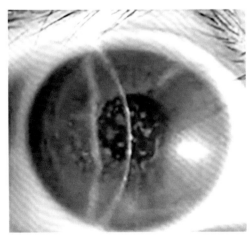

图 9-4-11　双眼颗粒状角膜营养不良患者术前右眼裂隙灯照片

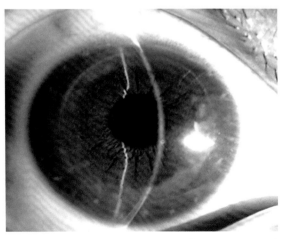

图 9-4-12　飞秒激光辅助的板层角膜移植术后 3 年裂隙灯照片

2. 术后处理原则 同穿透性角膜移植，但糖皮质激素应用时间及强度可减低。拆线可根据患者年龄、病情在术后3～6个月开始。

3. 术中并发症及处理

（1）眶压过高：同穿透性角膜移植。

（2）植床出血：当角膜上有新生血管时飞秒激光环切角膜时容易出现植床出血，一般会自行停止。

（3）植床切穿：可能由于角膜厚度测量不准确，或者飞秒激光切割精确度下降，导致飞秒激光将受体植床切穿。如植床一旦发生被切穿，前房会出现气泡现象。针对此并发症有如下解决策略：①可以停止手术，几个月后再做。②周边钝性分离，接近穿破处用刀手工切割，向浅层剥离。因为飞秒切面并没有完全分开，保留不分离，不会渗漏。③如果没有发现，一旦渗漏，立即停止分离，用刀剥离浅层，留下瓣压住破口，可以继续完成手术。

（4）切割不完全：对于有些瘢痕重的病例，可能分离困难，可以用刀完成分离。

（5）偏位切削：

1）供体切削偏位：只要切不到巩膜上，就可以使用。如果事先准确标记角膜中心，一般不会发生这种情况。

2）受体角膜切割偏位：同样，标记中心后一般不会发生，如果发生偏位较大，可以停止手术，几个月后再手术。

（6）负压丢失：切割过程中负压丢失，就要停止手术。可以改为手工环钻剖切，完成手术。

（7）切割的角膜基质植床不光滑：个别飞秒激光切割后的板层界面呈同心圆状，可能与角膜被压平后切割有关，角膜恢复正常弧度就会有一定程度的不平，但不影响视力，如图9-4-13。

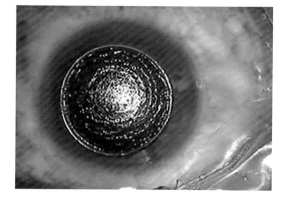

图9-4-13 飞秒激光板层角膜移植，植床面形似同心圆（concentric ring）

4. 术后并发症及处理

（1）术后双前房：术后短期几小时可能存在植片与植床之间有积液。可能是由于角膜缝线过松或者角膜植片过大等原因导致的角膜植片与植床贴附不佳。给予钝针头层间放液处理即可。

（2）角膜基质层间皱褶：主要是因为角膜缝线松紧不合适或者角膜植片与植床大小不匹配。首先给予角膜缝线调整，以调整植床皱褶的大小。如因角膜植片过大或者过小造成的角膜基质层间皱褶，应该更换角膜植片，否则很难消除角膜基质层间皱褶。

（3）角膜缝线松动：可能由于炎症反应等原因，导致角膜缝线松动。一般发生在术后3个月以内的缝线松动，需要重新缝合缝线。对于术后3个月之后的缝线松动，拆除即可。

（4）植片哆开：常见于外伤后，可发生于角膜移植后数年。

（5）不规则散光：处理同飞秒PKP术。

（6）继发感染：缝线脓肿、植片感染或眼内炎。

（7）原发病复发。

（8）植片溃疡感染。

（9）免疫排斥反应。

（三）飞秒激光辅助的深板层角膜移植术

1. 手术步骤

（1）麻醉：同飞秒激光辅助的板层角膜移植术。

（2）供体角膜植片的制作方法：同飞秒激光辅助的板层角膜移植术。

（3）受体角膜植床的切割方法：同飞秒激光辅助的板层角膜移植术。

（4）供体与受体角膜的移植：飞秒激光切割完毕后，将患者移至内眼手术室，若患者角膜深部组织无瘢痕，则剥离患者飞秒板层角膜片后，进一步采用大气泡法剥除患者深基质角膜至完全暴露后弹力层（图9-4-14～图9-4-16），此时再将飞秒角膜植片嵌合于受体植床上，10-0尼龙线间断缝合或连续缝合。

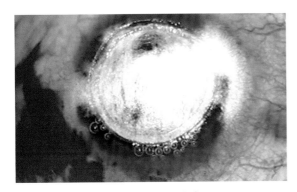

图9-4-14 层间打气

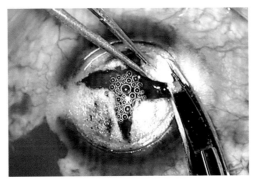

图9-4-15 剪除深基质层

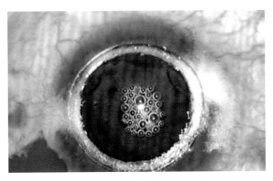

图9-4-16 完整暴露后弹力层

（5）调整缝线：同飞秒激光辅助的板层角膜移植术。

下图为一角膜白斑患者，飞秒激光辅助的深板层角膜移植术的术前术后照片（图9-4-17、图9-4-18）。

2. 术后处理原则 同穿透性角膜移植，但糖皮质激素应用时间及强度可减低。拆线可根据患者年龄、病情在术后3～6个月开始。

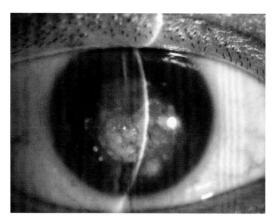

图 9-4-17　角膜白斑患者术前裂隙灯照片

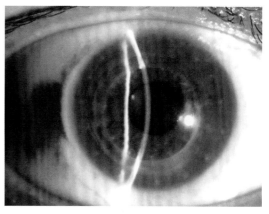

图 9-4-18　飞秒激光辅助的深板层角膜移植术后 3 年裂隙灯照片

3. 术中并发症及处理

（1）眼压过高：同穿透性角膜移植。

（2）植床出血：当角膜上有新生血管时飞秒激光环切角膜时容易出现植床出血，一般会自行停止。

（3）植床切穿：可能由于角膜厚度测量不准确，或者飞秒激光切割精确度下降，导致飞秒激光将受体植床切穿。如植床一旦发生被切穿，前房会出现气泡现象。针对此并发症有如下解决策略：①可以停止手术，几个月后再做。②周边钝性分离，接近穿破处用刀手工切割，向浅层剥离。因为飞秒切面并没有完全分开，保留不分离，不会渗漏。③如果没有发现，一旦渗漏，立即停止分离，用刀剥离浅层，留下瓣压住破口，可以继续完成手术。

（4）切割不完全：对于有些瘢痕重的病例，可能分离困难，可以用刀完成分离。

（5）偏位切削：

1）供体切削偏位：只要切不到巩膜上，就可以使用。如果事先准确标记角膜中心，一般不会发生这种情况。

2）受体角膜切割偏位：同样，标记中心后一般不会发生，如果发生偏位较大，可以停止手术，几个月后再手术。

（6）负压丢失：切割过程中负压丢失，就要停止手术。可以改为手工环钻剖切，完成手术。

（7）切割的角膜基质植床不光滑：个别飞秒激光切割后的板层界面呈同心圆状，可能与角膜被压平后切割有关，角膜恢复正常弧度就会有一定程度的不平，但不影响视力。

（8）后弹力层穿孔或破裂：大气泡法进一步剥除深基质层完全暴露后弹力层的过程中，由于眼内压偏高或大气泡为Ⅱ类大气泡，术中操作不当有致后弹力层破裂的发生。该过程需操作谨慎，前房穿刺放液适当降低眼内压，Ⅰ类大气泡较Ⅱ类大气泡更为安全，微小后弹力层穿孔或破裂植片缝合后行前房注气可不影响预后，较大后弹力层破裂或穿孔则需改行穿透性角膜移植术。

4. 术后并发症及处理　同板层角膜移植术。

（李绍伟　刘　畅）

参 考 文 献

1. Buratto L，Bohm E. The use of the femtosecond laser in penetrating keratoplasty. Am J Ophthalmol，2007，143（5）：737-742.

2. 李海燕，李绍伟. 飞秒激光在角膜移植手术中的应用. 国际眼科纵览，2007，31（6）：385-388.

3. Jabbarvand M，Hashemian H，Khodaparast M，et al. Outcome of complete intrastromal ring implantation using femtosecond laser in pellucid marginal degeneration. Eye（Lond），2015，29（6）：783-790.

4. Shivanna Y，Nagaraja H，Kugar T，et al. Femtosecond laser enabled keratoplasty for advanced keratoconus. Indian J Ophthalmol，2013，61（8）：469-472.

5. 陆燕，杨丽萍，葛轶睿，等. 飞秒激光辅助的深板层角膜移植术治疗圆锥角膜及角膜扩张症. 眼科新进展，2013：942-945.

第五节　角膜移植主要并发症

一、原发病复发

角膜移植术后**原发病复发**（recurrence of primary disease）主要见于感染性角膜炎（真菌、细菌、病毒、阿米巴）、蚕食性角膜溃疡、角膜营养不良[1,2]以及圆锥角膜等。

【病因学】

1. 感染性角膜炎未得到控制，感染病灶残留。

2. 手术范围过小，或术后基质残留较多。

3. 误诊，及术前术后用药不当。

4. 免疫因素持续作用。

5. 某些情况下供体方面也可能有影响，比如在捐赠者生前未发现的或者仅停留在亚临床阶段的角膜扩张，从而导致复发性圆锥角膜；捐献者的供体植片本身携带病毒等。

【临床表现】

1. 术后出现原有疾病的体征，尤其是化脓性感染。细菌一般在术后1~2周复发，真菌一般在术后1个月内复发，阿米巴感染可在术后3~6个月后复发。

2. 病毒性角膜炎可表现为不同类型，如原为坏死性基质型，复发类型可为上皮型。复发时间可在数月至数年后。

3. 圆锥角膜复发较少，表现为植片植床交界处扩张前凸。穿透性角膜移植较深板层角膜移植多见。

4. 角膜营养不良复发表现为角膜植片周边及浅层出现点片状混浊，多见于颗粒状、斑块状角膜营养不良。

5. 蚕食性角膜溃疡可于植片、植床角膜缘部位再次复发，环形潜掘状向周边及中央扩展。

6. 化脓性感染性角膜炎如真菌、细菌、阿米巴，通过实验室检查可判别病原体。

【诊断】

依据病史体征及实验室检查可以确诊。

【治疗】

1. 感染性角膜炎术后感染复发,尽可能用强有力的药物控制感染,包括药物基质及前房注射(参见第一章第五节真菌性角膜炎),必要时可行结膜瓣遮盖术(图9-5-1)。若要行二次角膜移植手术,则需要充分的术前准备,根据病情选择手术方式,切忌盲目过早手术。此外,由于80%以上人群单纯疱疹病毒抗体阳性,供体角膜本身可能携带单纯疱疹病毒,任何一个术后患者都有可能发生单纯疱疹病毒性角膜炎,因此疑似病毒感染时,及早足量抗病毒治疗非常重要[1]。

2. 深板层角膜移植术后原发病复发的解决方法取决于后弹力层是否累及。如果后弹力层没有累及,可根据病变深度选择准分子激光治疗性角膜切削术(PTK)(参见第五章第二节颗粒状角膜营养不良)、羊膜移植术或再次进行板层角膜移植(参见第三章第三节蚕食性角膜溃疡)。在后弹力层累及的病例中,如感染性角膜炎,需行穿透性角膜移植。

3. 圆锥角膜移植术后复发的处理取决于扩张的程度。轻微的角膜扩张可以通过框架眼镜或硬性透氧性接触镜矫正,严重的累及植床植片结合处的角膜扩张可能需要行更大直径的角膜移植术[1,2]。

4. 穿透性角膜移植术后原发病复发的解决方法是扩大角膜植片移植,或更换角膜植片[3]。

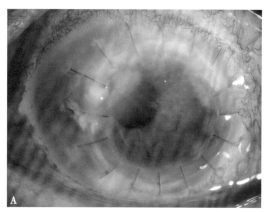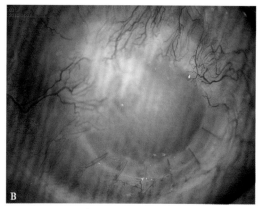

图9-5-1　真菌性角膜炎术后复发

A. 真菌性角膜炎患者,角膜移植术后真菌复发;B. 予以积极抗真菌治疗,并行结膜瓣覆盖术后,感染控制

(陈　蔚　赵泽林)

参 考 文 献

1. 孙莉,陈蔚,马慧香. 深板层角膜移植手术并发症及处理. 中华眼视光学与视觉科学杂志,2012(11):684-687.

2. Vishal Jhanji, Namrata Sharma, Rasik B Vajpayee. Deep Anterior Lamellar Keratoplasty: Different Strokes. New Delhi.India: Jaypee Brothers Medical Publishers,2012:127-129.

3. Rahman I, Carley F, Hillarby C, et al. Penetrating keratoplasty: indications, outcomes, and complications. Eye(Lond),2009,23(6):1288-1294.

二、角膜移植排斥反应

角膜移植术后发生的排斥反应是导致角膜移植术失败的最主要原因。

【危险因素】[1, 2]

1. 与手术相关的因素　二次或多次角膜移植手术；虹膜前粘连，供体抗原暴露；缝线松弛刺激新生血管长入；术前术后高眼压导致角膜植片内皮细胞数量减少，植片水肿，失去正常屏障作用并诱发新生血管。

2. 植床大小、状态　植床直径大于 8.0mm 并接近角膜缘时，异体抗原容易通过角膜缘血管网呈递，诱发排斥反应。植床上较多的新生血管和淋巴管也是排斥反应发生的危险因素。

3. 植片的保存和抗原性　保存 7 天及以上的角膜植片，其存活率大于新鲜角膜植片，保存时间延长可降低排斥反应发生。保存供体角膜时，完整去除虹膜及睫状体色素也是降低植片抗原的方法。

4. 其他因素　既往有葡萄膜炎、青光眼、病毒性角膜炎病史患者，晶状体缺失患者，角膜移植排斥反应发生率较高。有些患者对角膜移植排斥反应缺乏认知，术后随访不及时或不按医嘱用药，可促进排斥反应发生。

【临床表现】

1. 症状　常见为眼红、视力下降和畏光。

2. 体征　检查时可能发现角膜上皮混浊、缺损，基质水肿、内皮 KP 或内皮排斥线及前房炎症反应。

【诊断】

通过病史和临床表现可以诊断。

注意点：注意与病毒感染鉴别，可通过 PCR、免疫组化等检查，排除疱疹病毒、巨细胞病毒[3] 感染。

【治疗】[2, 4]

1. 局部和 / 或全身皮质类固醇类药物治疗（图 9-5-2，图 9-5-3）　在大多数情况下应用皮质类固醇效果较好，内皮型排斥需用 1% 泼尼松龙滴眼液或 0.1% 地塞米松滴眼液，早期可根据病情每 15 分钟到 2 小时 1 次，注意监测眼压；早期轻度上皮下排斥可用 0.1% 氟米龙滴眼液每日 4 次点眼。

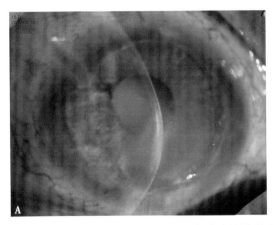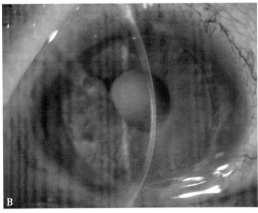

图 9-5-2　角膜移植排斥反应（内皮型）药物治疗前后

A. 角膜内皮移植术后排斥，下方角膜水肿；B. 球旁注射甲强龙，皮质类固醇药物频点后，角膜恢复透明，内皮面可见色素性 KP

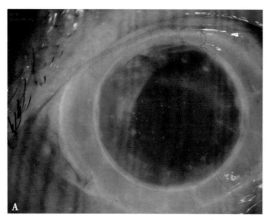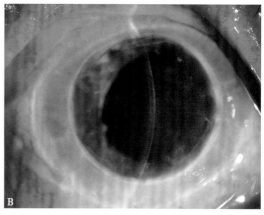

图 9-5-3　角膜移植排斥反应（内皮型）药物治疗前后

A. 穿透性角膜移植术后排斥，角膜轻度水肿伴内皮面灰白 KP；B. 球旁注射甲强龙，皮质类固醇药物频点后，角膜恢复透明

　　2. 免疫抑制药物（1% 环孢素或 0.1% 他克莫司滴眼液）　在严重排斥反应时可联合皮质类固醇使用，或在皮质类固醇类药物继发青光眼必须停用时应用；西罗莫司（雷帕霉素）、吗替麦考酚酯、芬戈莫德等也有报道使用。

　　3. 提高组织相容性抗原　组织配型，主要包括 HLA 配型和 ABO 血型抗原配型。

　　4. 其他　基因治疗、局部或结膜下应用贝伐单抗（抗血管内皮生长因子的单克隆抗体）、改进给药方式等。

（陈　蔚　赵泽林）

参 考 文 献

1. 孙莉，陈蔚，马慧香. 深板层角膜移植手术并发症及处理. 中华眼视光学与视觉科学杂志，2012（11）：684-687.

2. 朱贺飞. 角膜移植排斥反应的高危因素及防治进展. 云南医药，2017，38（3）：291-294.

3. Chan AS，Mehta JS，Al Jajeh I，et al. Histological features of Cytomegalovirus-related corneal graft infections，its associated features and clinical significance. Br J Ophthalmol，2016，100（5）：601-606.

4. 张迪，张红. 角膜移植排斥基因治疗的研究进展. 医学综述，2016，22（2）：216-220.

三、植片溃疡

　　角膜移植术后**植片溃疡**（graft ulcer）常见于化学伤及热烧伤患者，因为大部分患者合并角膜缘干细胞衰竭。偶尔也见于病毒性角膜炎患者，同时可能也有干眼、神经营养不良等因素存在[1]。

【病因学】

　　1. 化学伤、热烧伤等原因致角膜缘干细胞损伤、衰竭。

　　2. 角膜植片感染。

　　3. 药物毒性。

　　4. 干眼。

5. 病毒性角膜炎、听神经瘤术后等原因致眼表神经破坏。

6. 睑裂闭合不全等。

【临床表现】

角膜植片出现上皮缺损,累及基质导致基质缺损。

【诊断】

依据病史体征可以确诊。应结合实验室检查明确有无感染性因素。

【治疗】

1. 治疗原发病 如角膜缘干细胞衰竭需行角膜缘移植术。

2. 药物及物理治疗 如排除感染性因素可配戴绷带镜,点用不含防腐剂人工泪液或20%～50%自体血清,同时点用0.5%左氧氟沙星滴眼液预防感染。

3. 手术治疗 保守治疗不能控制,排除化脓性感染可考虑羊膜移植、结膜瓣遮盖、角膜胶原交联术[2]甚至睑裂缝合。必要时更换角膜植片(图9-5-4)。

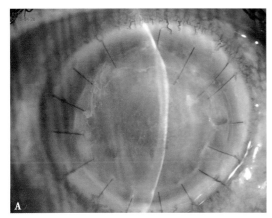
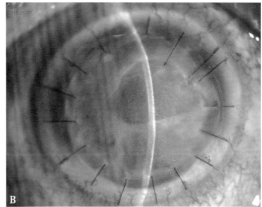
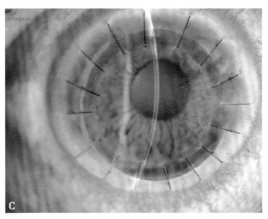

图9-5-4 植片溃疡 治疗前后

A. 深板层角膜移植术后植片细菌感染,角膜刮片找到革兰氏阳性杆菌,细菌培养结果为丙酸棒杆菌;
B. 抗细菌治疗后感染控制,病灶范围缩小,但角膜植片混浊;C. 更换角膜植片,角膜植片透明

（陈 蔚 赵泽林）

参 考 文 献

1. 孙莉，陈蔚，马慧香. 深板层角膜移植手术并发症及处理. 中华眼视光学与视觉科学杂志，2012（11）：684-687.

2. Labiris G，Giarmoukakis A，Larin R，et al. Corneal collagen cross-linking in a late-onset graft infectious ulcer: a case report. J Med Case Rep，2014，8：180.

四、缝线相关问题

角膜移植术后很多并发症和缝线相关，包括缝线松弛或断线，角膜排斥反应，感染性角膜炎，角膜新生血管，创口裂开，创口移位，创口渗漏等。

【病因学】[1, 2]

1. 年龄　年幼患者容易出现早期缝线松弛。

2. 缝合方式　连续缝合较间断缝合出现缝线松弛概率小。

3. 植片植床厚度不匹配，或术中角膜植片较水肿，容易出现早期缝线松弛。

4. 缝合不到位。

5. 缝线拆除时间欠妥（过早容易创口裂开，过晚容易缝线松弛或断线）或未及时调整缝线。

6. 松弛的缝线容易黏附分泌物继发感染，同时容易激发免疫排斥反应。

【临床表现】

表现为缝线松动，缝线处浸润或感染，新生血管沿缝线长入，伤口对合不良等。

【诊断】

依据缝线状态及角膜植片表现可以确诊。

【治疗】[1, 2]

1. 告知患者角膜移植术后需要定期复查，如有不适及时就诊。

2. 发现松线、断线及新生血管长入缝线后要及时拆除（图 9-5-5）；若发现创口裂开、渗漏，对合不齐等问题，需要再次缝合；一般 3 个月内缝线拆除多需要缝合，3 个月以上视情况而定。

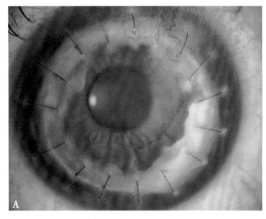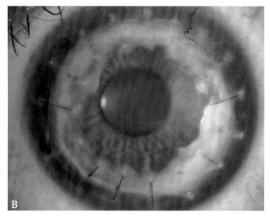

图 9-5-5　缝线松弛

A. 角膜移植术后未及时随访，部分缝线松弛，上方角膜缘新生血管长入；B. 拆除松弛缝线，新生血管稍消退

3．若发现松弛缝线诱发角膜新生血管、感染性角膜炎、角膜排斥反应，需要在立即拆除缝线后行抗炎、抗感染、抗排斥反应治疗。

（陈　蔚　赵泽林）

参 考 文 献

1. Crawford AZ, Meyer JJ, Patel DV, et al. Complications related to sutures following penetrating and deep anterior lamellar keratoplasty. Clin Exp Ophthalmol, 2016, 44 (2): 142-143.

2. 孙莉，陈蔚，马慧香. 深板层角膜移植手术并发症及处理. 中华眼视光学与视觉科学杂志, 2012 (11): 684-687.

五、继发性青光眼

角膜移植术后继发青光眼（secondary glaucoma）是指术后发生的眼内压升高（>21mmHg）并需要治疗，或者术前眼压稳定的青光眼患者术后眼内压升高需要额外的治疗 [1, 2]。

【病因学】

1．术后局部滴用糖皮质激素类眼药水导致激素性青光眼。

2．由于早期供体角膜植片水肿，增厚的植片边缘向前房挤压，周边前房变窄，可导致部分浅前房患者出现继发青光眼。

3．深板层角膜移植术后可出现双前房，若残余的植床脱离过大，贴向虹膜，可引起瞳孔阻滞，继发青光眼。

4．角膜移植术中前房注气，术后气泡可引起瞳孔阻滞，继发青光眼。

5．相对于板层角膜移植术、角膜内皮移植术，穿透性角膜移植术后继发青光眼概率较高。这可能与穿透性角膜移植术对房角及小梁网结构的影响，及术后糖皮质激素类眼药水的长期应用有关 [3]。

【临床表现】

1．症状　患者多有眼红眼胀痛不适表现，部分伴同侧头痛。

2．体征　眼压 >21mmHg，可伴植片水肿。如为瞳孔阻滞性青光眼，会伴前房变浅，虹膜膨隆等体征。

【诊断】

根据眼压、前房、房角情况可确诊。

【治疗】

1．角膜移植术后随访常规进行眼压测量，出现高眼压，可降低糖皮质激素类眼药水的使用频率，或改用免疫抑制剂眼药水抗排斥治疗，可联合降眼压药物治疗。

2．对于浅前房患者，术前可以行激光周边虹膜切除术预防术后继发青光眼，并可以考虑用自动角膜板层刀制作角膜内皮植片后剩余的前板层角膜作为供体进行角膜移植。

3．板层角膜移植术后密切观察植片植床贴附情况，若出现双前房可以通过按压植床，排出植片与植床的层间液体，使植片植床贴附，必要时可联合散瞳预防瞳孔阻滞；若已经引起瞳孔阻滞，做上述处理后还需要做前房穿刺，排出后房房水，降低眼压。

4．若角膜移植术中注气，术后密切观察气泡大小及位置，可采用坐位或头高卧位，并联合散瞳来预防瞳孔阻滞的发生；若发现气泡过大，已经造成高眼压，应及时排出前房气体；

若已经引起瞳孔阻滞，则需要行前房穿刺，降低眼压。

5. 对于角膜移植术后难治性青光眼，可考虑抗青光眼手术治疗[4, 5]。

（陈　蔚　赵泽林）

参 考 文 献

1. 孙莉，陈蔚，马慧香. 深板层角膜移植手术并发症及处理. 中华眼视光学与视觉科学杂志，2012（11）：684-687.

2. Rahman I, Carley F, Hillarby C, et al. Penetrating keratoplasty: indications, outcomes, and complications. Eye（Lond），2009, 23（6）: 1288-1294.

3. Borderie VM, Loriaut P, Bouheraoua N, et al. Incidence of Intraocular Pressure Elevation and Glaucoma after Lamellar versus Full-Thickness Penetrating Keratoplasty. Ophthalmology, 2016, 123（7）: 1428-1434.

4. Yakin M, Eksioglu U, Yalniz-Akkaya Z, et al. Outcomes of Trabeculectomy and Glaucoma Drainage Devices for Elevated Intraocular Pressure After Penetrating Keratoplasty. Cornea, 2018, 37（6）: 705-711.

5. Tabibian D, Wride N, Birch M, et al. Contact Transscleral Cyclodiode Laser Treatment for Refractory Glaucoma After Penetrating Keratoplasty: Retrospective Long-term Outcomes. J Glaucoma, 2019, 28（5）: 440-446.

六、散光

角膜移植术后散光是穿透性角膜移植、深板层角膜移植术后影响视力的主要原因，术后散光大于 5D 的患者占 15%～31%。而且 10%～20% 的角膜移植术后患者由于散光不规则，矫正视力仍欠佳[1]。

【病因学】[2]

1. 植床相关因素　如角膜植床周边存在散光或厚度不规则，以及植片植床各方位愈合程度不同。

2. 植片相关因素　如植片的屈光力、散光及不规则性常被忽略；植片边缘厚度不均。

3. 术中因素　如术中受体角膜因开睑器、巩膜环等原因的变形；环钻切割不整齐；植片植床大小不匹配；植片植床厚度不匹配；缝合技术不到位（缝线深度不到位、缝线分布不均匀、缝线松紧程度不均等）。

4. 术后因素　如术后炎症；角膜移植排斥反应；角膜新生血管；缝线拆除时间欠妥或未及时调整缝线等原因导致植片植床愈合欠佳。

【临床表现】

1. 症状　视物不清，重影，视觉质量不佳。

2. 体征　角膜表面形态欠平整光滑。

3. 特殊检查　角膜地形图检查可帮助了解角膜散光轴向分布及严重程度。

【诊断】

依据术后验光、角膜曲率测量、角膜地形图、波前像差等检查可以确诊。

【治疗】[1-4]

1. 常规处理　术后根据角膜形态及时调整缝线，选择性拆除过紧缝线（角膜陡子午线方向）（图 9-5-6），框架眼镜或角膜接触镜矫正。

2. 角膜散光切开术　角膜缝线全部拆除后，散光仍大于 4D，可考虑用角膜散光切开刀在角膜的陡子午线方向对称弧形切开 45°～90°，深达近角膜后弹力层。切口可在角膜植片上，或植片植床对合处。术中可用手持角膜曲率计观察散光变化，若未达到预期效果，可以在平坦的子午线（陡子午线加 90°）用 10-0 尼龙线予以缝合来增加散光。术后 3～4 周，达到理想散光切开效果后，予以拆线。也可用飞秒激光做角膜散光切开术。

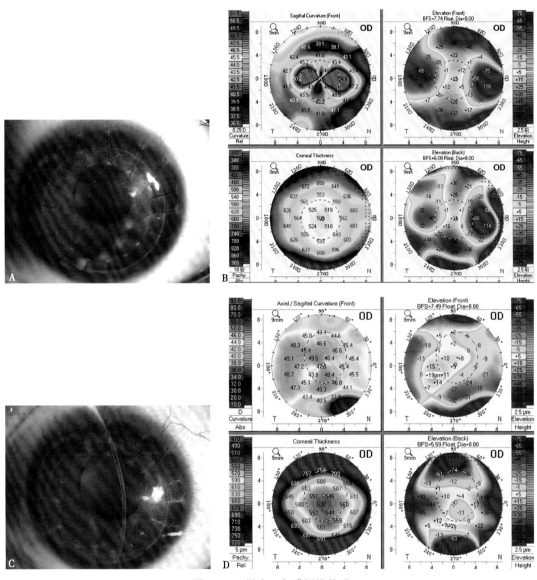

图 9-5-6　散光　角膜拆线前后

A、B. 角膜移植术后高散光，水平子午线方向曲率较大；C、D. 选择性拆除陡子午线方向缝线后，角膜散光减小

　　3. 角膜楔形切除术　弧形切除部分植片或植床平坦子午线方向角膜组织，来矫正高度散光（通常大于 10D）。通常 0.05～0.1mm 的组织切除可以改变 1.0D 散光。切口用 10-0 尼龙线对位缝合，并保持 3～6 个月。缝合需要偏紧，从而导致一定程度的过矫，来平衡拆线造成的切口松解。

4．波前像差引导的准分子激光角膜切削手术。

5．散光人工晶状体植入术。

6．角膜基质环植入术。

7．更换角膜植片。

（陈　蔚　赵泽林）

参 考 文 献

1．Feizi S，Zare M. Current approaches for management of postpenetrating keratoplasty astigmatism. J Ophthalmol，2011，2011：708736.

2．Bayramlar H，Karadag R，Cakici O，et al. Arcuate keratotomy on post-keratoplasty astigmatism is unpredictable and frequently needs repeat procedures to increase its success rate. Br J Ophthalmol，2016，100（6）：757-761.

3．Sorkin N，Kreimei M，Einan-Lifshitz A，et al. Wavefront-Guided Photorefractive Keratectomy in the Treatment of High Astigmatism Following Keratoplasty. Cornea，2019，38（3）：285-289.

4．St Clair RM，Sharma A，Huang D，et al. Development of a nomogram for femtosecond laser astigmatic keratotomy for astigmatism after keratoplasty. J Cataract Refract Surg，2016，42（4）：556-562.

第六节　生物角膜（脱细胞猪角膜基质）移植

在角膜供体来源匮乏的情况下，生物角膜（脱细胞猪角膜基质）的出现及应用对角膜供体缺乏可提供一定的补充。

【适应证】

未累及全层的角膜溃疡及角膜穿孔的临时性覆盖。

【禁忌证】

1．严重感染引起眼内炎未控制者。

2．自身免疫性疾病。

3．青光眼。

4．眼附属器炎症性疾病。

5．对猪源性材料过敏或有信仰冲突者。

视频 9-6-1
生物角膜移植

【手术步骤】（视频 9-6-1）

1．2% 利多卡因和 0.75% 布比卡因 1:1 球后麻醉。

2．用牵引缝合线分别固定在上，下直肌上。

3．以大于溃疡边缘约 1mm 的环钻制作植床。

4．用刀片制作光滑的植床平面，去除所有溃疡组织并取部分组织做微生物培养鉴定。

5．制作直径大于植床 0.25mm 的生物角膜植片。

6．10-0 尼龙缝线缝合植片于植床[1]。

【术后处理原则】

1．所有患者均在 3 天、7 天、1 个月、3 个月、6 个月随访，如有不适，及时复诊。应密切观察术后上皮化情况（图 9-6-1）。

2．继续治疗原发病。

3. 术后用 1% 环孢素或 0.1% 他克莫司滴眼液抗排斥治疗[2]。

4. 术后 3～6 个月拆除缝线。

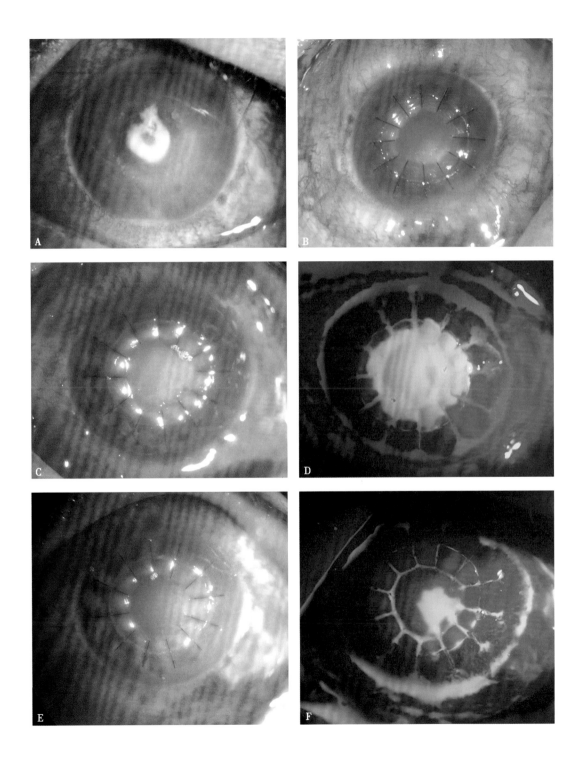

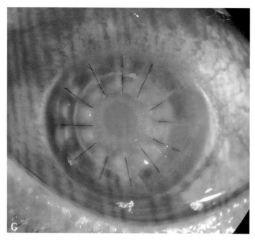
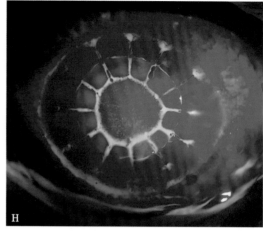

图 9-6-1　生物角膜移植治疗真菌性角膜溃疡

A. 角膜中央溃疡，前房积脓；B. 生物角膜移植术后即刻，角膜植片不透明，瞳孔不可见；C、D. 术后第1天，瞳孔隐约可见；植片大部分着色；E、F. 术后第2天，植片较前透明，瞳孔可见；植片大部分上皮化；G、H. 术后第3天，植片透明度进一步增加，瞳孔清晰可见；植片上皮化完成

【并发症及处理原则】

1. 术中并发症及处理　板层破裂：分离板层时，穿透入前房，可以先缝合破裂的后板层，再继续完成手术，若不能缝合，需改穿透性角膜移植[3]。

2. 术后并发症及处理

（1）原发病复发：如感染复发，根据病原学检查结果用药，趋于穿孔时，考虑二次手术。

（2）角膜愈合不良：以角膜上皮愈合不良和切口愈合不良最为常见。一般术后1～2周，上皮愈合。处理方法包括重新缝合，配戴角膜绷带镜等。

（3）植片溶解：植片溶解与排斥反应或持续上皮不愈合相关，需要抗排斥治疗、拆除松动的缝线，若治疗无效，考虑行羊膜覆盖促进上皮愈合或者行同种异体的人角膜植片替换（图 9-6-2）。

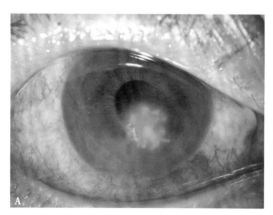
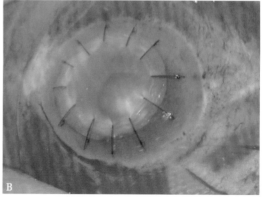

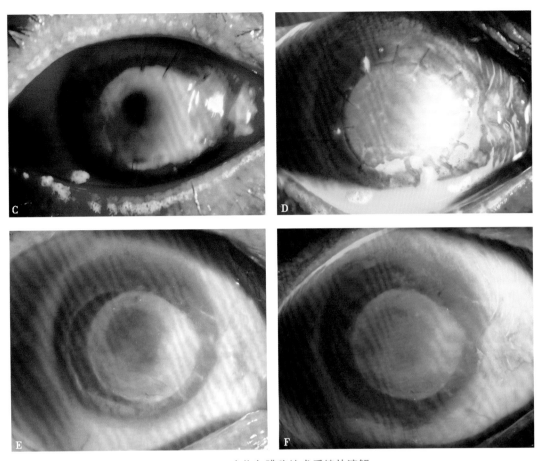

图 9-6-2　生物角膜移植术后植片溶解

A. 真菌性角膜溃疡迁延不愈；B. 生物角膜移植术后即刻；C、D. 术后第 4 个月，缝线松动，未及时拆除，植片周边溶解；荧光素染色显示溶解区域；E、F. 拆除缝线后，行妥布霉素地塞米松抗排斥治疗 3 周，植片溶解部位愈合良好；荧光素染色示眼表稳定

（张明昌　谢华桃）

参 考 文 献

1. Zhang MC，Liu X，Jin Y，et al. Lamellar keratoplasty treatment of fungal corneal ulcers with acellular porcine corneal stroma. Am J Transplant，2015，15（4）：1068-1075.

2. 中华医学会眼科学分会角膜病学组. 我国角膜移植手术用药专家共识. 中华眼科杂志，2016，52（10）：733-737.

3. 中华医学会眼科学分会角膜病学组. 我国角膜移植术专家共识. 中华眼科杂志，2015，51（12）：888-891.

第十章 眼表角膜手术

第一节 角膜浅层切除术

角膜浅层切除术（superficial keratectomy）是通过手术切除病变的角膜上皮层、前弹力层和浅基质层或者浅层病变组织。

【适应证】

1. 感染（细菌、真菌、阿米巴）所致的浅层角膜溃疡，病变累及上皮层或浅基质层，药物治疗无效或效果欠佳。尤其是真菌性角膜溃疡菌丝苔被组织[1]。

2. 角膜表面疾病，如 Salzmann 结节样变性、皮样囊肿等[2]。

3. 大泡性角膜病变[3]。

4. 角膜肿瘤切除。

5. 角膜活体组织检查。

【禁忌证】

角膜组织偏薄或溶解严重，有穿孔风险者。

注意点：

1. 术前应行前节 OCT 检查了解病变深度及角膜厚度，设计切除深度。

2. 考虑感染或肿瘤者应行激光共聚焦显微镜检查，判断病变性质及范围深度。

【手术步骤】（图 10-1-1，图 10-1-2）

1. 麻醉 一般表面麻醉即可，必要时眶周或球后麻醉。

2. 确定病变组织范围。

3. 在病变组织外 0.5mm 处，用圆刀片分离角膜浅层病变组织。注意切除时平行角膜组织剖切。

4. 真菌感染基质浸润明显者术中可联合两性霉素 B（5～10μg/0.1mL）或伏立康唑（50～100μg/0.1mL）基质内注射。不必强求切除全部病灶。一般保留术后角膜厚度在 400μm 以上。

5. 视病情可以联合羊膜移植术、结膜瓣遮盖术等。Salzmann 结节样变性如未明显累及基质术毕戴绷带镜即可（参见第四章第六节 Salzmann 结节样变性）。

【术后处理】

1. 感染性角膜炎者继续术前用药。

2. 联合其他手术者处理同其他手术常规。

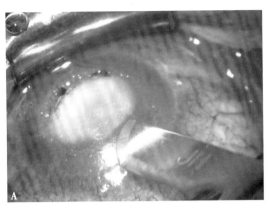
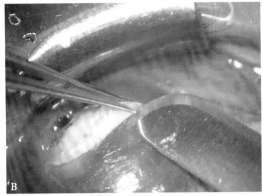
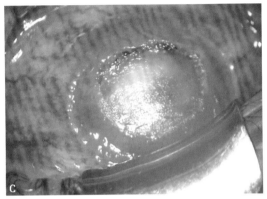

图 10-1-1　角膜浅层切除术　真菌性角膜溃疡

A. 于病变组织外 0.5mm 处划界；B. 用刀片分离角膜浅层病变组织，平行角膜板层剖切；C. 术毕可见致密苔被样组织去除，基质床平整，瞳孔下方深基质可见浸润

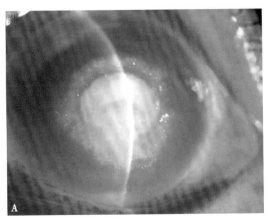
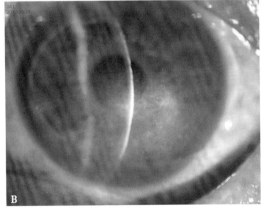

图 10-1-2　镰刀菌性角膜溃疡　角膜浅层切除术前后

A. 术前，左眼可见角膜灰白浸润灶，表面干燥，伴有免疫环、伪足、前房积脓；B. 角膜浅层切除术后 2 周，溃疡基本愈合，角膜浅层混浊，前房积脓消失

【并发症】

1. 角膜瘢痕（图 10-1-3）。病变稳定半年以上可考虑准分子激光治疗性角膜切削术（PTK），去除角膜瘢痕。

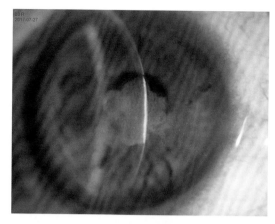

图 10-1-3　角膜瘢痕

真菌性角膜溃疡患者，角膜浅层切除术后 2 个月，角膜瘢痕形成

2．角膜病变残留或复发。

3．不规则散光。

（陈翔熙　曾庆延）

参 考 文 献

1. 曾庆延，蒋华，吴尚操，等. 板层角膜切除术联合那他霉素治疗真菌性角膜溃疡的临床及病理研究. 国际眼科杂志，2012，12（3）：507-509.

2. Maharana P K，Sharma N，Das S，et al. Salzmann's Nodular Degeneration[J]. Ocular Surface，2016，14（1）：20-30.

3. Shalabi N，Karp C L，Aziz H，et al. Superficial epithelial keratectomy，cautery，and amniotic membrane transplant for the treatment of painful bullous keratopathy in eyes with poor visual potential[J]. Cornea，2014，33（7）：755-759.

第二节　角膜穿孔处理

角膜穿孔是角膜严重晚期病变，如不能及时处理，往往导致视力丧失、眼内炎或眼球萎缩。常用治疗方案有保守治疗、生物胶应用、羊膜移植、板层角膜移植、穿透性角膜移植及结膜瓣遮盖等 [1, 2]，应根据角膜穿孔大小、位置、病变性质及眼内情况选择合适单一或联合治疗方案 [1]。微小角膜穿孔可能通过保守治疗修复，大于 1mm 穿孔多数需要手术处理。处理穿孔同时注意去除诱因，控制原发病。

一、保守治疗

【适应证】

1．微小穿孔，伤口自闭性好，伤口内无异物或组织嵌顿，无感染征象。

2．溪流试验阳性但伤口小且清洁者。

3．角膜移植术前准备。

【治疗方法】

1．戴绷带镜（图 10-2-1），同时口服醋甲唑胺 25～50mg，每日 2 次，抑制房水生成，局部点用 0.5% 左氧氟沙星滴眼液，每日 4 次预防感染，多数在 24～48h 可自行愈合（图 10-2-2）。角膜绷带镜相关事项详见第十一章第三节角膜绷带镜。

2．溪流试验阳性者全身应用抗生素预防感染。

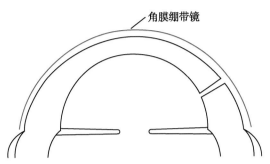

图 10-2-1　戴绷带镜治疗角膜微小穿孔示意图

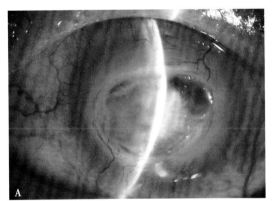

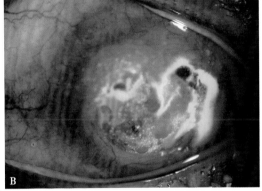

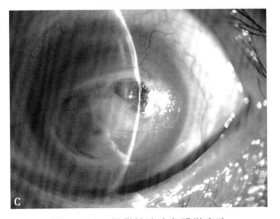

图 10-2-2　绷带镜治疗角膜微穿孔

角膜基质炎患者，双眼反复发作 20 余年，加重半年

A．左眼角膜大范围混浊变性变薄，新生血管长入，颞上方 2mm×3mm 后弹力层膨出，并发微穿孔，前房明显变浅；B．左眼荧光素染色后可见角膜颞上方穿孔，溪流试验阳性；C．左眼戴绷带镜后 1 周，仍见角膜后弹力层膨出，前房稳定形成，较前明显加深，溪流试验阴性

3. 静脉滴注维生素C注射液每日3g，促进角膜修复。

【注意事项】

1. 戴镜前后注意观察有无感染征象，有感染征象者要立即取镜。

2. 如为角膜移植术前准备，每1～3周更换绷带镜。

二、羊膜移植联合纤维蛋白胶修补

【适应证】

1. 穿孔口小于2mm，无感染征象。

2. 角膜基质缺损区域小于3mm或较表浅，周边部病灶尤佳。

【手术方法】（图10-2-3，视频10-2-1）

1. 球周浸润麻醉联合表面麻醉。

2. 刮除穿孔区周围角膜上皮组织，判断病变区基质缺损程度及穿孔大小。

3. 角膜穿孔大或有虹膜嵌顿者可做侧切口注入黏弹剂，分离粘连虹膜，得以形成前房。

4. 将羊膜修剪成合适大小，配制好纤维蛋白胶，将主体胶和催化剂分别点在角膜基质床和羊膜上，将羊膜粘合于基质床。

5. 根据基质缺损深度使用单层或多层羊膜移植，层间均采用纤维蛋白胶粘合，直至补平基质缺损（图10-2-4）。

6. 冲洗置换前房内黏弹剂。穿孔大者可在角膜表面覆以羊膜，上皮面朝下，角膜缘10-0尼龙线连续缝合固定（图10-2-5）。

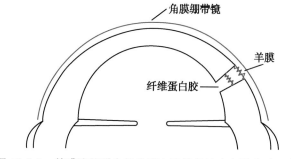

视频10-2-1 羊膜移植联合纤维蛋白胶修补治疗BKC角膜穿孔

图10-2-3 羊膜移植联合纤维蛋白胶修补治疗角膜穿孔示意图

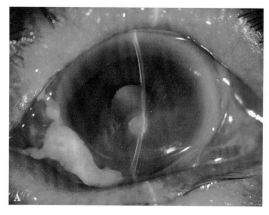

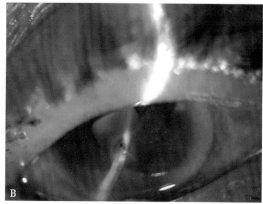

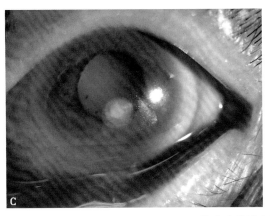
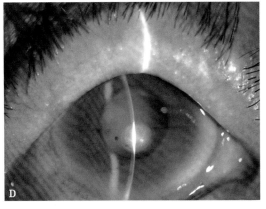

图 10-2-4 羊膜移植联合纤维蛋白胶治疗角膜穿孔

患者,女,65 岁,类风湿相关角膜病变所致角膜穿孔

A. 角膜中央偏下方 1.5mm 溃疡,结膜囊和溃疡表面灰白分泌物附着,前房消失;B. 去除分泌物后可见基质缺损并小穿孔;C. 多层羊膜移植联合纤维蛋白胶应用,术毕戴绷带镜。术后 3 周,羊膜平伏在位,上皮完整;D. 前房形成良好,角膜无水肿,视力 0.2

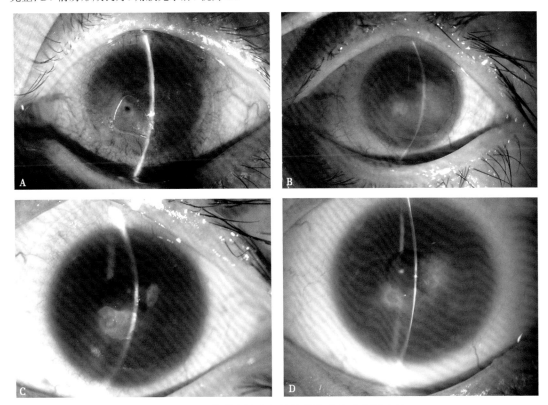

图 10-2-5 羊膜移植联合纤维蛋白胶治疗角膜穿孔

患者,女,19 岁,双眼反复发作 5 年,左眼突发视力下降 1 天,诊断为睑缘炎相关角结膜病变

A. 左眼睑缘欠平整,充血明显,睫状充血(++),角膜中下方混浊浸润,大量新生血管长入,中央偏下方溃疡穿孔,前房消失;B. 溃疡处用两层羊膜移植联合纤维蛋白胶固定,外覆以羊膜角膜缘缝线固定,配戴绷带镜,术后 1 周,可见羊膜平整在位;C. 术后 1 个月,外层羊膜拆除后仍配戴绷带镜,内层羊膜在位,角膜浸润减轻,前房稳定;D. 术后 2 个月,结膜无充血,角膜不均匀混浊变薄,无浸润,前房稳定,裸眼视力 0.3,矫正视力 0.5

7．戴绷带镜。

8．结膜囊涂妥布霉素地塞米松眼膏，包眼。

【注意事项】

1．化脓性感染未控制慎用该治疗。

2．覆盖的表层羊膜可在术后1～2周前房稳定后拆除。

3．角膜绷带镜可配戴1～2个月，每2～3周更换1次，直至眼表稳定。

三、羊膜移植联合板层角膜移植

【适应证】

1．角膜基质大范围缺失或坏死，但一般穿孔直径小于3mm。

2．周边及免疫性角膜病变尤为适用。真菌与阿米巴感染慎用，细菌感染在药物治疗有效后采用。

【手术方法】（图10-2-6～图10-2-8；视频10-2-2，视频10-2-3）

1．球后麻醉联合表面麻醉，注意轻压眼球，避免眼内容进一步脱出。穿孔范围大可行全身麻醉。

2．根据角膜病变范围采用环钻或手工划界，确定角膜移植范围，行板层角膜剥除，尽量达后弹力层，并彻底清除基质床坏死组织，判定穿孔区域大小。

3．将羊膜组织尽量刮薄成透明态，平铺于角膜基质床，周边固定于角膜缘或角膜植床边缘，可在缝合角膜植片时一并固定。

视频10-2-2 羊膜移植联合板层角膜移植治疗BKC角膜穿孔

视频10-2-3 羊膜移植联合板层角膜移植治疗病毒性角膜炎角膜穿孔

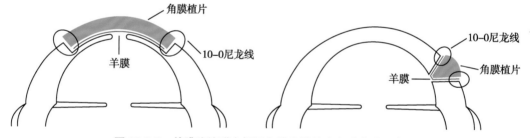

图 10-2-6　羊膜移植联合板层角膜移植治疗角膜穿孔示意图

上图穿孔位于视轴区，下图穿孔位于周边区。羊膜平铺于层间，可在缝合角膜植片时一并固定

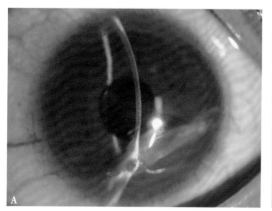
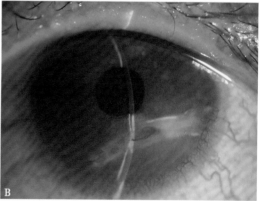

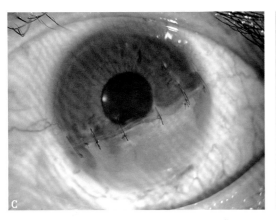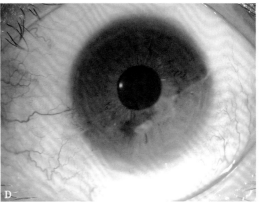

图 10-2-7 羊膜联合板层角膜移植治疗角膜穿孔

患者,男,18 岁,睑缘炎相关角结膜病变

A. 左眼角膜颞下方条形混浊浸润,新生血管长入,瞳孔下方 6 点处角膜穿孔,虹膜嵌顿,下方前房变浅;该眼保守治疗后角膜溃疡修复,未手术;B. 1.5 年后该眼再次出现角膜溃疡穿孔,前房消失;C. 该眼行羊膜联合板层角膜移植术,术后半个月,层间羊膜平整在位,角膜植片透明,前房稳定;D. 术后 2 年,裸眼视力 0.5,角膜植片透明,层间羊膜完全吸收,前房稳定

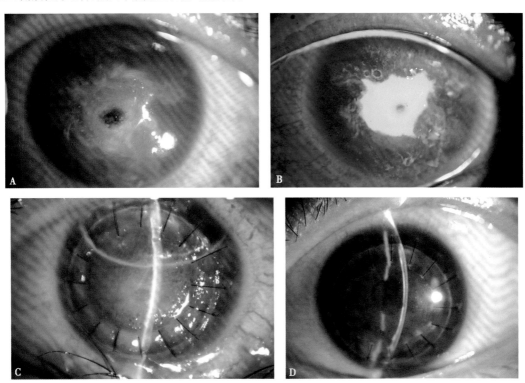

图 10-2-8 羊膜联合板层角膜移植治疗角膜穿孔

患者,女,16 岁,病毒性角膜溃疡

A. 左眼角膜大范围溃疡,基质溶解,中央后弹力层膨出,病灶周边呈树枝样改变;B. 该眼荧光素染色示角膜大范围染色阳性,周边组织水肿;C. 该眼拟行羊膜覆盖术,术中中央后弹力层破裂穿孔,改行羊膜联合板层角膜移植,术后第 2 天,角膜植片水肿,层间羊膜平整在位,植床轻度混浊,瞳孔中央偏下方可见穿孔区,植片植床贴附良好,无双前房;前房上方可见气泡;D. 该眼术后 6 个月,裸眼视力 0.5,角膜植片透明,层间轻混浊,原穿孔区不明显,前房稳定

4．制作相应大小供体角膜植片，去除后弹力层，10-0尼龙线缝合固定于植床。

5．如存在虹膜前粘可做角膜侧切口，注入黏弹剂或无菌空气分离。黏弹剂需在分离粘连后尽可能用平衡盐液置换，形成水密前房。

6．戴绷带镜。

7．结膜囊涂妥布霉素地塞米松眼膏，包眼。

【注意事项】

1．层间羊膜铺垫可辅助更好封闭穿孔，避免术后双前房发生，且大大降低术后排斥反应、植片溶解等风险。注意羊膜处理应尽可能薄且透明，平整铺于植床上。

2．术前术后注意原发病的诊断及治疗，方能促进术后角膜眼表稳定修复。

3．术后处理用药同板层角膜移植术。

四、双板层角膜移植术

【适应证】

1．角膜病变累及范围大，穿孔直径大于3mm。

2．病灶主要位于角膜周边。

3．非化脓性感染性角膜溃疡。

视频10-2-4
双板层角膜
移植术治疗
边缘性角膜
变性穿孔

【手术方法】（图10-2-9，图10-2-10；视频10-2-4）

1．球后麻醉联合表面麻醉，注意轻压眼球，避免眼内容进一步脱出。穿孔范围大可行全身麻醉。

2．根据角膜病变范围采用坏钻或手工划界，确定角膜移植植床范围，行板层角膜剥除，并彻底清除基质床坏死组织，判定穿孔区域大小深度。

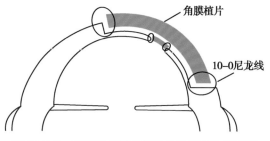

图10-2-9　双板层角膜移植治疗角膜穿孔示意图

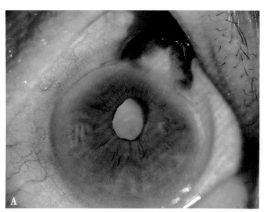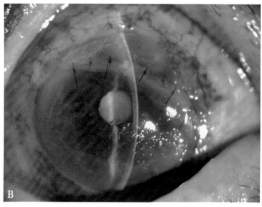

图10-2-10　双板层角膜移植治疗角膜穿孔

患者，男，69岁，边缘性角膜变性穿孔

A．左眼颞上方10～3点角膜周边混浊变薄，12点至1：30点穿孔，虹膜大范围疝出，晶状体灰白混浊；

B．该眼行双板层角膜移植术，术后1周，角膜植片透明在位，前房形成良好，瞳孔恢复圆形

3. 将板层角膜组织薄片修剪成穿孔区大小，10-0 尼龙线缝合固定于角膜穿孔区边缘。

4. 制作植床相应大小供体角膜植片，去除后弹力层，10-0 尼龙线缝合固定于植床。

5. 如存在虹膜前粘可做角膜侧切口，注入黏弹剂或无菌空气分离。黏弹剂需在分离粘连后尽可能用平衡盐液置换，术毕形成水密前房。

6. 戴绷带镜。

7. 结膜囊涂妥布霉素地塞米松眼膏，包眼。

【注意事项】

1. 术前术后注意原发病的诊断及治疗及眼表保护，方能促进术后角膜眼表稳定修复。

2. 术后处理用药同板层角膜移植术。

五、穿透性角膜移植

【适应证】

角膜中央大范围穿孔合并周围组织坏死。尤其是感染性角膜溃疡。

【手术方法】（图 10-2-11）

见第九章第二节穿透性角膜移植术。

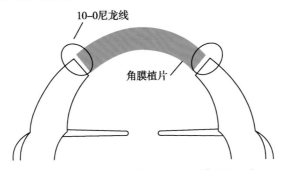

图 10-2-11 穿透性角膜移植治疗角膜穿孔示意图

六、结膜瓣遮盖术

【适应证】

角膜周边溃疡甚至穿孔，尤其是感染性角膜溃疡。

【手术方法】（图 10-2-12，视频 10-2-5）

见第十章第五节结膜瓣遮盖术。

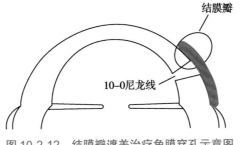

图 10-2-12 结膜瓣遮盖治疗角膜穿孔示意图

视频 10-2-5
角膜穿孔结
膜瓣遮盖

（曾庆延）

参 考 文 献

1. Yokogawa H，Kobayashi A，Yamazaki N，et al. Surgical therapies for corneal perforations：10 years of cases in a tertiary referral hospital[J]. Clinical Ophthalmology，2014，8：2165-2170.

2. Namba H，Narumi M，Nishi K，et al. "Pleats Fold" Technique of Amniotic Membrane Transplantation for Management of Corneal Perforations[J]. Cornea，2014，33（6）：653-657.

第三节　羊膜移植手术

羊膜（amniotic membrane，AM）是人胎盘的内层，由 3 层结构组成：上皮层、基底膜层、基质层。羊膜具有抗炎、抗纤维化、抗新生血管的特性，同时因其结构透明，缺乏免疫原性，并能够为角膜和结膜上皮生长、移行、黏附提供良好的支架作用，因此它越来越多地应用于眼表疾病的重建治疗。根据手术预期的目的和使用羊膜的方式，可将其分为 3 种：羊膜移植（graft/inlay）、羊膜覆盖（overlay/patch）以及两者联合（sandwich）[1]。

【适应证】

1. 治疗眼部烧伤　如眼表碱烧伤、酸烧伤、热烧伤等。

2. 用来移植修补结膜　如翼状胬肉和结膜肿物切除、睑球粘连分离等。

3. 治疗持续性角膜上皮缺损和难治性角膜溃疡　如神经营养障碍性角膜溃疡、单纯疱疹病毒性角膜溃疡等。

4. 非化脓性微小角膜穿孔的修补[2]。

5. 大泡性角膜病变。

【禁忌证】

1. 急性化脓性感染性角膜溃疡需慎重考虑[3]。

2. 附属器化脓性炎症　如慢性泪囊炎、溃疡性睑缘炎，要待化脓性感染治愈后方可行羊膜移植手术。

【手术步骤】

1. 麻醉　成人常规表麻或结膜下浸润麻醉，如炎症期疼痛剧烈者，可进行球后神经阻滞麻醉或球周浸润麻醉。小儿或无法配合手术者可行全麻。

2. 羊膜移植（graft/inlay）　适用于角膜基质缺损或结膜缺损的修复。

（1）对角膜溃疡灶边缘周围上皮进行刮除，仔细清理溃疡灶坏死组织，将羊膜修剪至与上皮或基质缺损区略大，生物胶粘合固定或 10-0 尼龙线间断缝合固定于溃疡灶周边。基质缺损较深者可用多层羊膜，最表层羊膜上皮面向上平铺于缺损区（图 10-3-1，图 10-3-2）。

（2）对结膜缺损的修复，将羊膜修剪至与缺损区略大，上皮面朝上平铺于缺损区，边缘对合整齐，可将羊膜边缘塞于结膜下，生物胶粘合固定或 10-0 尼龙线间断缝合（图 10-3-3）。

3. 羊膜覆盖术（overlay/patch）　适用于角膜上皮缺损伴有或不伴有浅层角膜基质缺损，如化学性烧伤、热烧伤或复发性上皮糜烂等。将羊膜覆盖于角膜及结膜缺损区表面，生物胶粘合固定或 10-0 缝线间断或连续缝合固定于缺损区、角膜缘或角膜缘外浅层巩膜，发挥生物绷带镜的作用，上皮面或基质面朝上均可。

4. 两者联合（sandwich）（图 10-3-4，图 10-3-5）　适用于较深的基质缺损和较大范围的上皮缺损。将上述两种方法联合起来，最上层覆盖的羊膜上皮面需朝下，下层可根据缺损深度采用单层或多层羊膜移植。

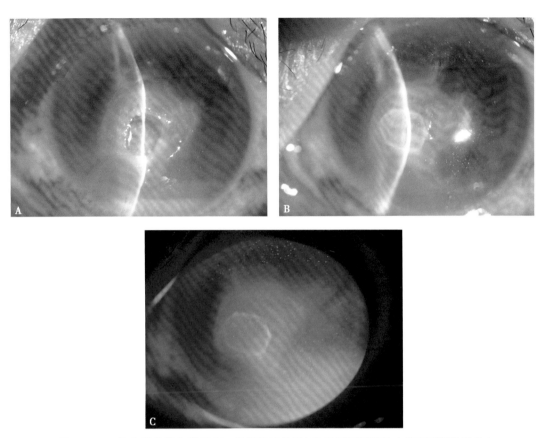

图 10-3-1　神经营养性角膜溃疡　羊膜移植前后（该病例资料照片由曾庆延医生提供）

患者，男，54 岁，右眼红痛加重 1 周，既往有单纯疱疹病毒性角膜炎发作史

A. 角膜中下方 5mm × 5mm 混浊浸润，其中 3mm × 3mm 溃疡，达深基质层，前房中深，下方 2mm 积脓；B. 该眼行多层羊膜移植术，术后 1 周，角膜中下方溃疡处羊膜在位，前房积脓消失；C. 该眼荧光素染色阴性，上皮完整修复

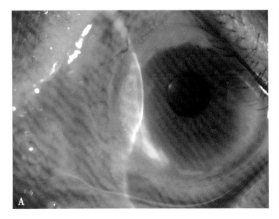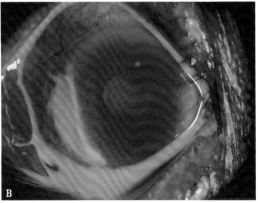

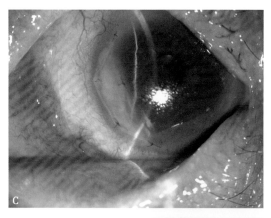
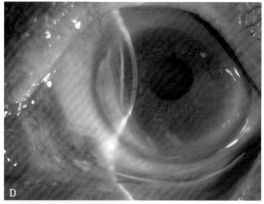
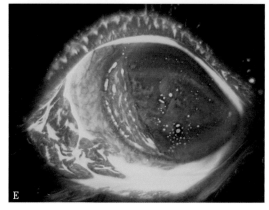

图 10-3-2　边缘性角膜溃疡　羊膜移植前后(该病例资料照片由曾庆延医生提供)

患者，男，65 岁，胬肉术后左眼持续红痛 1 个月

A、B. 左眼结膜轻度混合充血，角膜鼻侧周边 7～10 点条形浸润溃疡，与角膜缘有透明间隔。上方角膜周边灰白变性，下方 6 点处条形混浊。该眼荧光素染色显示 7～10 点条形溃疡；C. 该眼行角膜溃疡清创 + 双层羊膜移植，术中联合应用生物胶，术毕戴绷带镜；D、E. 羊膜移植术后 3 周，结膜无充血，羊膜缝线已拆，部分吸收，部分在位，角膜无水肿浸润。荧光素染色阴性，羊膜覆盖区域上皮完整

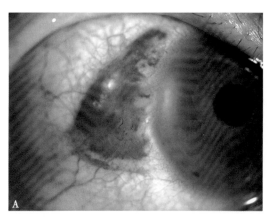
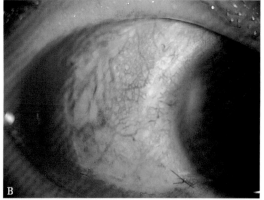

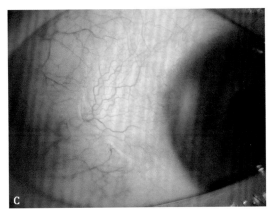

图 10-3-3　结膜色素痣切除 + 羊膜移植术前后(该病例资料照片由曾庆延医生提供)

A. 右眼颞侧 8～10 点结膜上致密浓厚色素沉着,可见囊腔样改变;B. 该眼行结膜色素痣切除后联合单层羊膜移植,采用生物胶联合 4 针缝线间断缝合固定;C. 羊膜移植术后 4 个月,可见结膜平滑,无复发及明显瘢痕

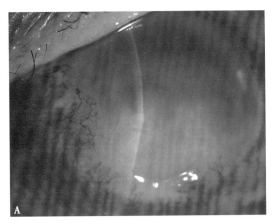

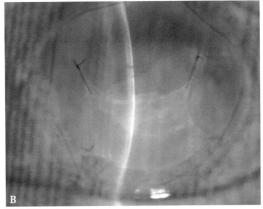

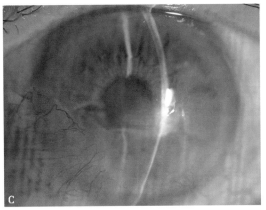

图 10-3-4　单纯疱疹病毒性角膜溃疡　羊膜移植前后

A. 角膜下方可见 4mm × 5mm 溃疡,深度达中基质层,周围可见新生血管增生长入,前房下方可见积脓;B. 该患者羊膜移植术后 1 周,采用 Sandwich 羊膜移植方式,给予彻底清理溃疡面和周围角膜上皮及新生血管膜,下层给予与溃疡面略大羊膜移植,上面再给予一个较大羊膜完整覆盖于角膜表面;C. 该眼羊膜移植术后 2 个月,充血减轻,角膜溃疡修复稳定

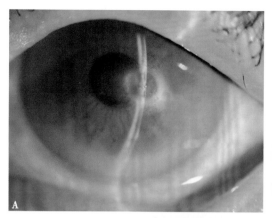 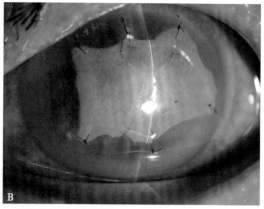

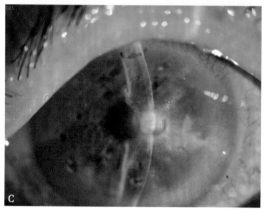

图 10-3-5 角膜铁锈症穿孔 羊膜移植前后

A. 患者左眼被铁质异物击伤后 2 个月，角膜伤口颞侧旁中央区可见约 1.5mm 圆形溃疡并穿孔，前房完全消失，溃疡呈火山口状，内口约 0.8mm；B. 双层羊膜移植术后第 3 天，术中清理溃疡灶坏死组织，并刮除溃疡周围上皮，给予略大于溃疡灶的羊膜上皮面朝上移植，再给予一较大羊膜覆盖于表面，使其紧密贴合于角膜表面；C. 术后 15 天拆线时，可见角膜穿孔处修复内层羊膜仍在，前房形成良好

5. 羊膜嵌顿移植术（图 10-3-6） 适用于大泡性角膜病变，手术目的为减轻患者疼痛症状。彻底去除角膜上皮，用 8～9mm 环钻钻切角膜 1/2 深度，隧道刀向周边分离，形成板层角膜隧道。取 10mm 环钻钻取羊膜组织，上皮面朝上平铺于角膜表面，10-0 尼龙线间断缝合角膜，缝合时将周边羊膜嵌顿于角膜切口及板层隧道内。术毕戴绷带镜。

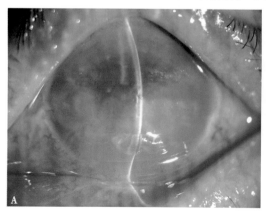 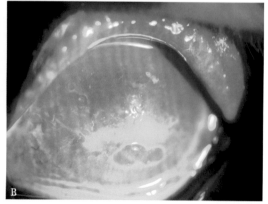

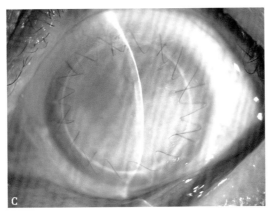

图 10-3-6　大泡性角膜病变　羊膜嵌顿移植术前后（该病例资料照片由曾庆延医生提供）

Fuchs角膜内皮营养不良患者，白内障术后3年，角膜持续水肿，眼底功能不良。要求解决疼痛

A、B. 全角膜混浊水肿，下方见上皮下水疱；荧光素染色见中下方角膜点片状着染；C. 该眼行羊膜嵌顿移植术，术后3个月，结膜充血消退，羊膜平伏在位，角膜水肿减轻。患者自觉无明显疼痛

【术后处理原则】

（1）原发病治疗：根据原发病继续抗细菌、真菌或抗病毒治疗，抗生素及抗真菌滴眼液一般在术后继续用2～3周。病毒性角膜炎可口服阿昔洛韦片，维持半年以上，可降低复发率。应注意定期复查肝、肾功能。

（2）肝素的使用：对于严重的化学伤引起的角膜缘苍白缺血，可早期进行1:1 500肝素钠滴眼液局部点眼。

（3）糖皮质激素及免疫抑制剂：对于免疫性角膜炎及单纯疱疹病毒性角膜炎基质坏死型，羊膜移植后可加用糖皮质激素如0.1%妥布霉素地塞米松滴眼液每日4次，根据上皮修复情况及炎症反应控制程度，使用1～2个月。配合使用免疫抑制剂如1%环孢素滴眼液或0.1%他克莫司滴眼液，每日2～4次，持续3～6个月。

（4）人工泪液及促修复药物。

【并发症及处理】

1. 术中并发症及处理

（1）羊膜反置：术中未区分上皮面和基质面，将上皮面朝下，对于行覆盖术和部分移植术者，影响不大，但对于起修补和填充的移植术者，羊膜移植片不容易和角膜基质紧密贴合，会早期松脱溶解。显微镜下可用无齿镊仔细的夹持，基质面可有似玻璃体的拉丝状结构，而上皮面光滑无拉丝状结构。也可用少许湿棉丝蘸羊膜，基质面可被粘住带起，而上皮面光滑，无法粘住带起。

（2）羊膜下积血：由于缝合损伤角膜或结膜血管，造成羊膜下积血。需及时使用斜视钩或其他钝性器械进行平推，将积血驱赶干净。

2. 术后并发症及处理

（1）羊膜造成的院内感染：主要是羊膜材料取材处理、储存时污染，细菌、真菌感染都可能出现。因此在羊膜处理和储存保管时应严格遵照无菌操作规程处理，并将处理好的羊膜进行细菌和真菌培养，结果合格才能应用于临床。

（2）羊膜过早溶解或脱落：在上皮尚未完全修复的情况下，羊膜发生了部分或全部的脱落或溶解吸收。如果只是小部分脱落，可将脱落的羊膜修剪掉，再配戴绷带镜，使剩余的羊膜贴合继续发挥作用。如大部分羊膜已脱落或溶解，而上皮仍有较大范围的缺损，则需再次进行羊膜移植术。

（3）术后迟发性的羊膜下积血或积液：主要是术中损伤血管或与角膜贴合不紧密，在术后出现的迟发性羊膜下积血或积液，影响上皮修复愈合。可用斜视勾或其他钝性器械进行平推，将积血自羊膜下驱赶干净，再绷带加压包扎，促进羊膜稳定贴附。

（吴尚操）

参 考 文 献

1. Rock T, Bartz-Schmidt KU, Landenberger J, et al. Amniotic Membrane Transplantation in Reconstructive and Regenerative Ophthalmology. Ann Transplant, 2018, 23: 160-165.

2. Malhotra C, Jain AK. Human amniotic membrane transplantation: Different modalities of its use in ophthalmology. World J Transplant, 2014, 4(2): 111-121.

3. 陈家祺，袁进. 羊膜手术的分类和发展趋势. 眼科, 2006, 15(3): 151-153.

第四节　自体/异体角膜缘移植术

因热化学伤、过敏、药物等各种原因损伤角膜缘微环境造成角膜缘干细胞缺乏（limbal stem cell deficiency, LSCD）甚至缺失，临床表现为持续性或复发性角膜上皮缺损、新生血管长入以及角膜表面结膜化（参见第二章第七节）。终末期 LSCD 治疗主要依靠自体或异体角膜缘移植。

一、自体角膜缘移植术

【适应证】
热化学伤、眼表疾病所致单眼角膜缘干细胞缺乏或缺失。

【禁忌证】
1. 严重眼内异常、高眼压未控制。
2. 眼表炎症未稳定。
3. 严重干眼。
4. 眼睑闭合不全。

【手术方法】（图 10-4-1，图 10-4-2；视频 10-4-1）

1. 麻醉　2% 利多卡因 5mL 和 0.75% 布匹卡因 5mL 球后麻醉，按摩眼球 10min，降低眶压及眼压，辅以表面麻醉。

2. 充分松解粘连结膜，去除结膜下异常增生纤维血管组织，直至暴露健康巩膜。对睑球粘连严重者，从角膜上剪开增生结膜组织并尽可能保留，使之回退形成睑结膜和穹窿。

3. 分离去除角膜表面血管膜及混浊变性组织，如分离后角膜基质尚透明，可仅行羊膜覆盖；如其下角膜混浊变性，则联合部分板层角膜移植或穿透性角膜移植术。

视频 10-4-1
深板层角膜移植联合自体角膜缘移植及羊膜移植

4. 取对侧眼上方健康角膜缘结膜组织,约 3mm×6mm。原则上取材范围不超过 1/3 角膜缘。

5. 将角膜缘组织剪成细条状(图 10-4-1)或小块状(图 10-4-2)[1],缝线或纤维蛋白胶固定于患眼角膜缘。

6. 眼表覆以羊膜,上皮面朝上,周围与结膜对合缝合。羊膜较厚者可将中央 6～7mm区剪除,利于视力早期恢复。

7. 戴绷带镜,结膜囊涂妥布霉素地塞米松眼膏。

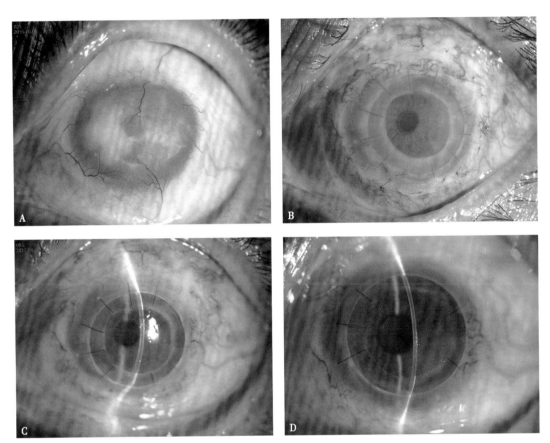

图 10-4-1　自体角膜缘移植联合深板层角膜移植及羊膜移植

左眼化学伤后 5 年,LSCD

A. 角膜混浊变性结膜化,多量新生血管长入;B. 行自体角膜缘移植联合板层角膜移植,取对侧健眼角膜缘组织,修剪为 4 条,缝线固定于患眼角膜缘,表面覆以羊膜;C. 术后 2 个月,结膜充血减轻,角膜缘缝线可见,角膜周边植床仅 3 点位血管长入,植片透明;D. 术后 2 年,角膜周边植床仅 3 点位血管长入,植片透明,裸眼视力 0.6

注意点:尽可能保存还有一定功能的自体角膜缘组织,新生血管未长入光学区、无明显假性胬肉部位结膜不予打开。

【术后处理】

1. 术后绷带加压包扎 3 天,利于角膜缘干细胞在位存活。

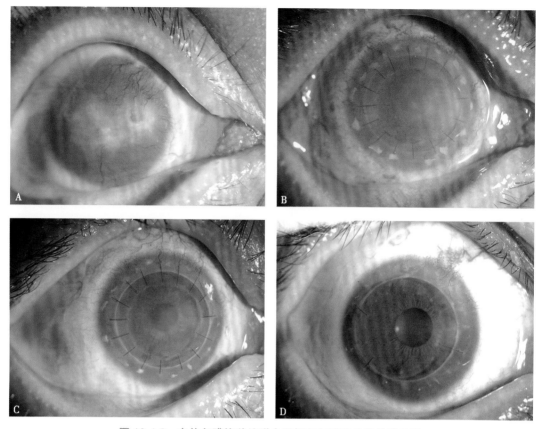

图 10-4-2　自体角膜缘种植联合深板层角膜移植及羊膜移植

右眼酸烧伤 3 年，LSCD

A．角膜混浊变性结膜化，多量新生血管长入，颞上方可见睑球粘连；B．行自体角膜缘种植联合板层角膜移植，取对侧健眼角膜缘组织，修剪为小块，纤维蛋白胶固定于患眼角膜周边，表面覆以羊膜；术后 1 周，角膜种植组织在位，中央角膜植片透明；C．术后 2 个月，结膜充血不明显，角膜缘种植组织较前吸收，周边植床仅上方血管长入，植片透明；D．术后 1 年，角膜周边植床仅上方少量血管长入，植片透明

　　2．术后 1 周内每天、1 个月内每周、之后每月复诊观察视力、眼压、角膜上皮完整情况及角膜基质情况。

　　3．如为眼表热化学伤所致，术后需点用糖皮质激素如 1% 醋酸泼尼松龙滴眼液 3～6 个月，逐渐减少药物强度及频度；0.1% 他克莫司滴眼液有抑制新生血管生成作用，可视情况点用 1 年左右，逐渐减量。

　　【术后并发症及处理】

　　1．角膜上皮缺损　可能与角膜缘干细胞功能不良、移植组织尚未发挥作用有关，同时注意是否存在眼睑闭合不全、干燥等异常，及时做相应处理。一般用妥布霉素地塞米松眼膏每日 4 次加 20%～50% 自体血清每 2h 1 次点眼，戴绷带镜。

　　2．植片脱落　尤其是小片角膜缘组织通过纤维蛋白胶粘合者，术后泪液过多、活动过多可能出现植片脱落情况。注意早期戴绷带镜并加压包扎 3 天。

二、同种异体角膜缘移植术

【适应证】[2]

各种原因所致双眼角膜缘干细胞广泛缺失、失代偿。

【禁忌证】

1. 严重眼内异常、高眼压未控制。

2. 眼表炎症未稳定。

3. 严重干眼。

4. 眼睑闭合不全。

【手术方法】（图 10-4-3）

1. 麻醉 2% 利多卡因 5mL 和 0.75% 布匹卡因 5mL 球后麻醉，按摩眼球 10min，降低眶压及眼压，爱尔卡因表面麻醉。

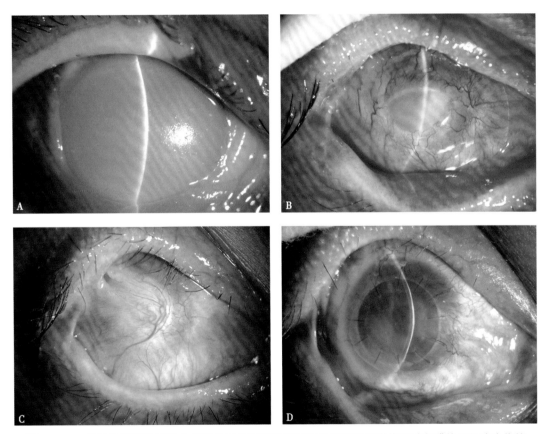

图 10-4-3 异体角膜缘移植联合板层角膜移植及羊膜移植治疗严重化学伤所致角膜缘干细胞失代偿

A. 右眼重度碱烧伤，睑缘灰白变性，结膜灰白水肿缺血坏死，全角膜灰白混浊水肿，前房结构窥不清；B. 该眼伤后 4 个月，3 次羊膜覆盖术后，颞侧可见睑球粘连带，结膜中度充血，瘢痕化，大量新生血管膜长入角膜，仅能从中央角膜窥见前房中深；C. 伤后 1 年，颞上方数条睑球粘连带，假性胬肉长入角膜，角膜实质混浊变性，前房视不清；D. 行异体角膜缘移植联合深板层角膜移植及羊膜移植，因 11～3 点新生血管相对少，无假性胬肉，未予打开。术后 8 个月，异体角膜缘组织位于 4～11 点，良好在位，相应位置角膜植床无明显血管长入，11～4 点新生血管长入植床，中央角膜植片基质透明，植床轻度混浊，视力 0.12

2. 充分松解粘连结膜，去除结膜下异常增生纤维血管组织，直至暴露健康巩膜。对睑球粘连严重者，从角膜上剪开增生结膜组织并尽可能保留，使之回退形成睑结膜和穹窿。

3. 分离去除角膜表面血管膜及混浊变性组织，如分离后角膜基质尚透明，可仅行羊膜覆盖；如其下角膜混浊变性，则联合或分期行部分板层/穿透性角膜移植术。

4. 取新鲜供体材料角膜缘，修剪成2～3mm宽条形，去除4/5厚度深层巩膜及葡萄膜组织。

5. 将角膜缘植片用10-0尼龙线缝合固定于患眼角膜缘。

6. 眼表覆以羊膜，上皮面朝上，周围与结膜对合缝合。

7. 戴绷带镜，结膜囊涂妥布霉素地塞米松眼膏。

注意点：尽可能保存还有一定功能的自体角膜缘组织[3]，新生血管未长入光学区、无明显假性胬肉部位结膜不予打开。

【术后处理】

1. 术后绷带加压包扎3天，利于角膜缘干细胞在位存活。

2. 属高危角膜移植，移植范围超过1/2角膜缘者应长期应用强效免疫抑制药物，全身情况正常者口服环孢素2mg/(kg·d)，疗程6～12个月，每月复查血压、血糖、肝肾功能。

3. 局部糖皮质激素滴眼液如0.1%妥布霉素地塞米松滴眼液或1%醋酸泼尼松龙滴眼液点眼半年以上，0.1%他克莫司滴眼液至少使用1～2年以上，药物需逐渐减量。

4. 局部应用优质人工泪液、小牛血去蛋白提取物滴眼液或20%～50%自体血清，每日4～6次。

5. 术后1周内每天，1个月内每周，1年内每月观察视力、眼压、角膜上皮完整情况及免疫反应发生情况。

【术后并发症及处理】

1. 角膜上皮缺损　与角膜缘干细胞功能不良、移植组织尚未发挥作用有关，并注意是否存在眼睑闭合不全、干燥等异常，及时做相应处理。妥布霉素地塞米松眼膏加自体血清每日4次包眼，戴绷带镜。持续不能愈合者考虑睑裂缝合术。

2. 免疫排斥反应　多在术后2周到半年发生，表现为角膜缘结膜充血，血管怒张。加强全身及局部抗免疫排斥治疗，治疗及时会有所好转。

（曾庆延）

参 考 文 献

1. Sangwan VS, Basu S, MacNeil S, et al. Simple limbal epithelial transplantation（SLET）：a novel surgical technique for the treatment of unilateral limbal stem cell deficiency. Br J Ophthalmol, 2012, 96：931-934.

2. Atallah MR, Palioura S, Perez VL, et al. Limbal stem cell transplantation：current perspectives. Clinical Ophthalmology, 2016, 10：593-602.

3. 谢立信, 史伟云. 角膜病学. 北京：人民卫生出版社, 2007：577-582.

第五节　结膜瓣遮盖术

对于因各种原因不能接受或不适宜进行角膜移植手术的患者，以及药物不能控制的某些角膜病变，可以用结膜瓣遮盖该区域来保护角膜。早期结膜瓣充血不透明，后期随着病变控制结膜瓣会逐渐变薄透明,应向患者说明手术对外观可能有一定影响。

【适应证】

1. 各种角膜病变致使角膜溶解变薄而又不能接受其他治疗者。

2. 角膜溃疡穿孔或角膜穿通伤合并角膜组织缺损,无条件或不能施行角膜移植或缝合者。

3. 无视力或视力恢复可能性小的大泡性角膜病变。

4. 为安装义眼需降低角膜对义眼的敏感性者。

【禁忌证】

1. 有反复发作的葡萄膜炎症,眼内出血,继发性青光眼等活动性病变。

2. 眼球及眼眶恶性肿瘤。

3. 重度眼球萎缩。

【手术步骤】

1. 带蒂结膜瓣遮盖术(图 10-5-1,图 10-5-2;见视频 10-2-5)

适用于各种情况不能接受角膜移植的局部角膜组织病变,尤其适用于角膜周边病变,能避开视轴,保持视功能。

(1) 0.4% 盐酸奥布卡因滴眼液,表面麻醉 3 次。炎症刺激症状明显者辅以结膜下浸润麻醉,注意进针处避开拟作为结膜瓣的区域,保持结膜瓣完整。

(2) 彻底清除待遮盖部位角膜的上皮层及病变区坏死组织。必要时作板层角膜切除。

(3) 根据拟遮盖病灶的部位和大小,选择不同的遮盖方法。

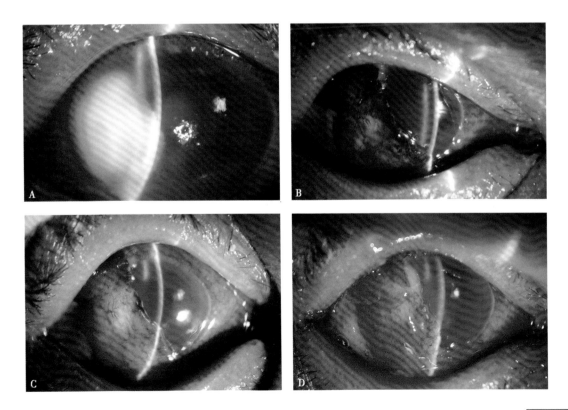

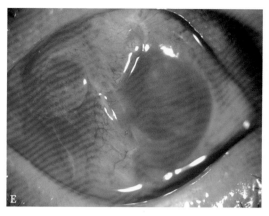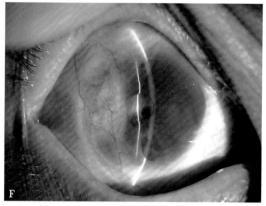

图 10-5-1　细菌性角膜溃疡行结膜瓣遮盖术前后

A. 角膜周边溃疡，基质 4mm×6mm 浸润，部分脓肿状改变达深基质层，靠瞳孔区内皮面可见灰白苔状物附着，前房多量渗出。患者经济条件差，无力负担角膜移植手术；B. 行颞侧桥状结膜瓣遮盖术后 2 天，术中发现角膜已穿孔；C. 术后 1 周，结膜瓣在位良好，血运正常，角膜未遮盖区透明，前房中深，未见明显渗出；D. 术后 2 周，抗细菌药物减量后角膜上方靠结膜瓣边缘处可见基质灰白浸润；E. 加强抗细菌治疗无效，行二次结膜瓣遮盖术后 1 周，术中取上方结膜组织做单蒂结膜瓣遮盖角膜上方浸润处；F. 二次结膜瓣遮盖术后 1 年，鼻侧角膜透明，颞侧结膜瓣变薄，部分透明，前房中深，瞳孔区可见机化膜

1）对位于角膜周边的小穿孔或病灶，可用单蒂结膜瓣遮盖。在病灶附近制作较病变范围大 2mm 的带蒂结膜瓣，用 10-0 尼龙线间断缝合于角膜病灶周围的角膜上。

2）对较大或位于角膜中央区的病变，应采用桥形结膜瓣遮盖。在近病变区沿角膜缘剪开球结膜，根据角膜病灶的大小，于第一切口外侧作与之平行的第二切口，两切口距离较病变区宽 2～3mm。剥离结膜下组织，作成桥状结膜瓣，遮盖病变区，将结膜瓣的两边分别与相应处的巩膜作固定缝合。

（4）涂抗生素眼膏，绷带加压包扎。

注意点：

1）所有结膜瓣要覆盖区域上皮均应去除，否则结膜瓣易滑脱。

2）带蒂结膜瓣的宽度不能太窄，应稍超过需覆盖的角膜病变区域，缝合完毕后张力保持适中，减少因结膜瓣回缩造成角膜病变区域重新暴露或因缺血发生结膜瓣坏死的可能。

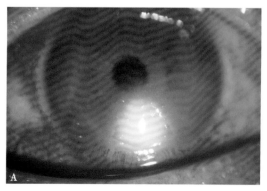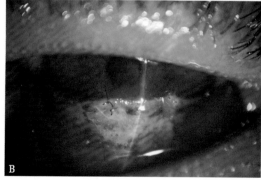

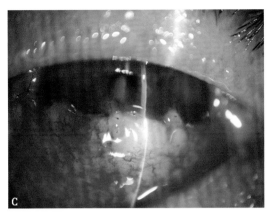
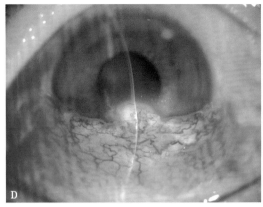
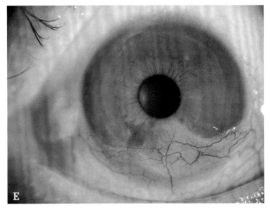

图 10-5-2 真菌性角膜溃疡行结膜瓣遮盖术前后

A. 角膜下方溃疡,激光共聚焦显微镜检查见真菌菌丝,药物治疗无效;B. 行结膜瓣遮盖术后第 1 天,结膜瓣在位,浸润灶处结膜瓣血运良好;C. 术后第 5 天,角膜浸润灶处结膜血运不佳,灰白水肿状态;D. 加强抗真菌治疗 1 周后角膜浸润减轻,该处结膜瓣血运恢复;E. 术后 3 个月,结膜无充血,角膜下方可见变薄透明结膜瓣,明显回退,角膜无浸润,视力 0.6

2. 球结膜瓣全角膜遮盖术(Gundersen 结膜瓣)(图 10-5-3) 主要适用于各种原因(先天发育、外伤、炎症等)导致的眼球萎缩,眼球突出度较对侧眼小 3～6mm,拟安装薄壳义眼片者;以及大泡性角膜病变,视力恢复可能性极小者。

(1)手术均在显微镜下进行,用盐酸奥布卡因滴眼液滴眼 3 次,用 0.75% 布比卡因与 2% 利多卡因等量混合(含 1∶100 000 肾上腺素针),分别行球后及结膜下浸润麻醉。

(2)开睑器开睑,将角膜上皮环钻置于角膜上,在环钻内滴入异丙醇 20ss,然后用吸水海绵吸净异丙醇,再用 BSS 充分冲洗眼表[1]。用角膜上皮刀由周边向中心剥离角膜上皮(图 10-5-3A)。

(3)用显微刀片刮除角膜上皮,分离切除角膜前弹力层(图 10-5-3B)。沿角膜缘环形剪开球结膜,将角膜缘 2～3mm 宽浅层巩膜组织修剪掉[2](图 10-5-3C),并烧灼角膜缘全周(图 10-5-3D),最后用 1% 活力碘烧灼角膜及巩膜创面后用生理盐水彻底冲洗。

(4)沿四条直肌间,潜行分离结膜及筋膜组织至穹窿部,使筋膜结膜松弛,达到在角膜中央无张力对合(图 10-5-3E)。用 6-0 可吸收缝线间断褥式内翻缝合筋膜(图 10-5-3F),三针带角膜或角膜缘浅层组织;再连续缝合球结膜(图 10-5-3G)。

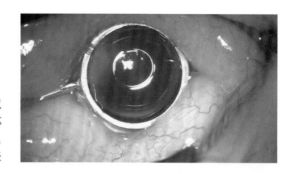

图 10-5-3A　用直径为 7.5mm 角膜上皮环钻置于以瞳孔为中心的角膜上皮面上，并向下轻作压痕，在环钻内滴入体积分数 20% 异丙醇于角膜上皮面 20ss，然后用吸水海绵吸净酒精，再用 BSS 充分冲洗眼表

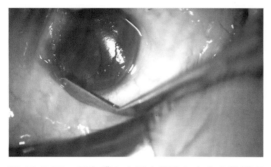

图 10-5-3B　用角膜上皮刀由周边向中心完整剥离角膜上皮，剥离要彻底

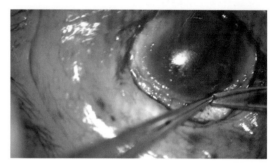

图 10-5-3C　角膜缘 2～3mm 宽浅层巩膜组织修剪掉

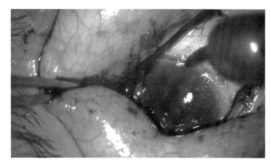

图 10-5-3D　烧灼角膜缘全周，彻底破坏角膜缘干细胞

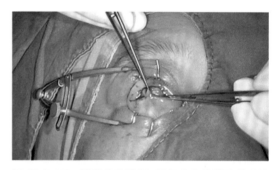

图 10-5-3E　沿四条直肌间，潜行分离结膜及眼球筋膜组织至穹窿部

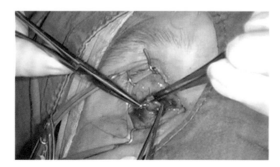

图 10-5-3F　用 6-0 可吸收缝线间断褥式内翻缝合筋膜组织

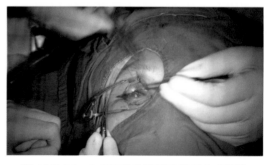

图 10-5-3G　6-0 可吸收缝线连续缝合球结膜

（5）涂妥布霉素地塞米松眼膏后放入透明眼模片以维持结膜囊，加压包扎。

【围术期处理】

1．术前3天点用抗生素滴眼液。如考虑为感染性炎症应作溃疡区激光共聚焦显微镜检查，涂片镜检和培养，以便术中、术后针对性用药，有效控制炎症。

2．术前用含1:1 000妥布霉素的生理盐水冲洗结膜囊。确诊为真菌性角膜炎者，根据培养结果选择合适的抗真菌药物冲洗结膜囊。

3．术后24~48h换药，加压包扎，一般4天后去包扎，10天左右拆除缝线。

4．术后主要观察结膜瓣血运及结膜瓣在位情况，有无回退、结膜瓣苍白、破损等，如有上述情况，可能需再次手术松解或修补。

5．感染者视术后结膜瓣血运情况及其下病变组织情况使用抗感染药物，如结膜瓣下浸润加重提示感染控制不佳可加强抗感染治疗。非感染性病变者可点用广谱抗生素，每日4次，预防感染及生长因子类药物促进修复。

6．结膜瓣全角膜遮盖术后1个月复查眼部无炎症及水肿者，待缝线吸收后，定制并配戴薄壳义眼片。

【手术并发症及处理】

1．结膜回退　结膜瓣向周边退缩，导致角膜覆盖区域部分暴露。一般与周边结膜松解不充分、范围过小有关。注意术中充分松解结膜，使结膜瓣覆盖于角膜区域时无明显张力，再行角膜缘缝合固定。

2．结膜穿孔　结膜瓣出现破孔，导致角膜病变不能完全覆盖，病变尤其是感染不能控制。主要与术中注射麻药时未避开结膜瓣区域，或术中有齿镊抓拉有关。注意操作时避免，如有小穿孔可用10-0尼龙线进行荷包缝合修补。

3．感染不能控制　严重感染尤其是角膜深部感染者，结膜瓣遮盖术后可能存在感染控制不佳，表现结膜瓣覆盖区域或边缘出现角膜浸润加重，结膜瓣可表现为缺血甚至穿孔，可加强抗感染治疗，必要时再次结膜瓣遮盖新感染区（图10-5-1）。

4．结膜裂开　是全角膜遮盖结膜瓣最常见的并发症，主要原因有：①术中角膜上皮以及角膜缘干细胞处理不彻底，筋膜未与角膜基质形成牢固粘连；②结膜筋膜分离不彻底，未达到无张力缝合；③结膜囊狭窄。

若考虑角膜上皮存留或者角膜缘干细胞处理不彻底，角膜上皮再生，需要打开切口，再行处理；若是筋膜对合有张力，需要将结膜筋膜之间以及筋膜与球壁之间分离充分；若因为结膜囊狭窄，筋膜结膜组织欠缺，需要行狭窄矫正术，这点在术前即有预判并做好沟通，选择好手术方案。

5．上皮植入性囊肿　与角膜上皮残留有关，囊肿的存在若不影响外观，可先观察；当囊肿过大或持续生长，可行囊肿摘除术，术中应彻底清除角膜上皮细胞。

（王育红　曾庆延）

参 考 文 献

1. 杨夏玲, 俞益丰, 周建平, 等. 改良PRK与传统酒精去上皮瓣PRK治疗近视的疗效观察. 眼科新进, 2010, 30（9）：848-853.

2. 李洁, 徐哲, 刘蓓. 全结膜瓣遮盖术后佩戴薄壳义眼. 中华眼外伤职业眼病杂志, 2013, 35（10）：767-768.

第六节　胬　肉　手　术

翼状胬肉（pterygium）是指从角结膜边缘区主动性侵入角膜表面的一种三角形或翼状、退行性、纤维血管性的增生组织。翼状胬肉分为原发性翼状胬肉、复发性翼状胬肉和假性翼状胬肉三种（图10-6-1～图10-6-4）。

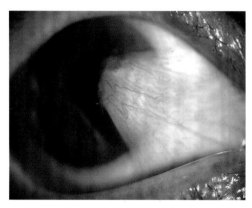

图10-6-1　原发性翼状胬肉
鼻侧纤维血管组织呈三角形，尖端朝向瞳孔，表面光滑，无瘢痕粘连

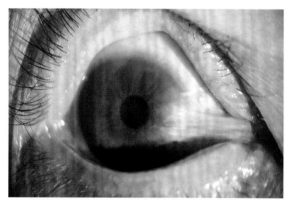

图10-6-2　复发性翼状胬肉
鼻侧可见睑球粘连带，纤维血管组织长入角膜内，头端宽，2～4点角膜缘结膜巩膜可见瘢痕

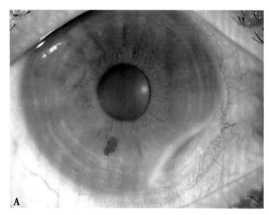

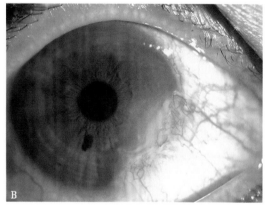

图10-6-3　蚕食性角膜溃疡所致假性翼状胬肉（该病例资料照片由曾庆延医生提供）
A. 右眼鼻侧结膜混合性充血，鼻下方角膜缘弧形溃疡，向瞳孔进展头端呈潜掘状。经药物治疗好转；
B. 患者10个月后复诊，右眼鼻下方3～6点可见结膜长入角膜2～3mm，头端宽，伴角膜基质浸润

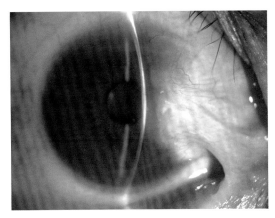

图 10-6-4 外伤所致假性翼状胬肉（该病例资料照片由曾庆延医生提供）

热烫伤后 1 年，角膜 12～5 点纤维血管组织长入角膜，头端宽大，近瞳孔区隐约可见角膜基质变性，鼻侧睑球粘连带形成

一、原发性翼状胬肉手术 [1-4]

【适应证】

1. 侵犯视轴影响视力。

2. 炎症反复发作导致眼部充血、畏光、流泪、异物感等不适。

3. 引起角膜散光，一般来说翼状胬肉侵入角膜缘内 3.5mm 就可以导致 1.0D 或以上的散光。

4. 为内眼手术提供优质光学通道，玻璃体切除手术和白内障手术不仅需要良好的角膜光学界面，而且白内障手术前计算人工晶状体时也需要准确的角膜曲率，这些内眼手术前需行翼状胬肉切除。

5. 美容要求。

6. 胬肉形态改变 胬肉如出现囊肿样改变或有出血、病灶角膜浸润时需要手术，并将切除组织送病理检查以明确诊断。

【禁忌证】

1. 急、慢性泪囊炎。

2. 急性角膜、结膜炎期间。

3. 严重的睑裂闭合不全或眼睑缺损。

4. 急性闭角型青光眼发作期或周边前房 <1/4 CT 未处理者。

5. 治疗中的急、慢性葡萄膜炎或视网膜疾病未稳定时。

6. 未控制好的严重心、脑、血管和血液系统疾病者。

【手术步骤】

1. 麻醉 翼状胬肉手术常常采用表面麻醉联合结膜下浸润麻醉，精神高度紧张无法配合者可选择全身麻醉。如果浅前房已做处理，局部浸润麻醉中可加 1‰ 肾上腺素 1 滴以减少术中出血。浸润麻醉时药液应注射在球结膜下，以达到分离球结膜与筋膜的效果。

2. 眼球相对固定 可用 5-0 尼龙线自 6 点角、巩膜缘做 1/2 深度牵引缝线，将眼球牵引至病灶对侧并固定，以便充分暴露手术区。

3. 切除胬肉　彻底干净切除胬肉是防止复发的关键。距胬肉上、下缘约 1mm 剪开球结膜至直肌止端后 2mm，再平行角膜缘剪开泪阜侧胬肉上方球结膜，钝性分离泪阜球结膜与筋膜。用剪刀沿角膜表面胬肉头部做钝性分离，将头部胬肉分离至角巩膜缘的胬肉颈部，沿巩膜面清除变性筋膜至泪阜区（注意保护内直肌），此时翼状胬肉已经处于三面游离状态。有齿镊水平夹持头部胬肉使其伸展并有一定的张力，显微剪在内直肌上方剪除泪阜区胬肉。两脚规尺测量巩膜裸露区。

4. 制作游离球结膜植片　松开眼球牵引线，嘱咐患者眼球向下（不能配合者将牵引线引向下方）。按规尺测量结果制作上方球结膜瓣，结膜瓣制作要求：①结膜下不留或尽量少留筋膜组织；②结膜瓣大小比巩膜裸露面小 1mm；③沿角膜缘剪切球结膜，不需要切取带干细胞的角膜缘组织；④初学者注意用标记笔做角膜缘侧和上皮面标记。

5. 缝合游离球结膜植片　用无齿显微镊将游离球结膜植片移至巩膜裸露区，将结膜瓣植片展开，用 10-0 尼龙线间断缝合上、下方球结膜，要求带张力将植片角膜缘侧球结膜对位缝合固定于植床角膜缘 2 针，泪阜侧固定 2 针，泪阜区可以连续缝合或间断缝合。

6. 整理上方球结膜　根据上方游离球结膜瓣取材大小，可以用 10-0 尼龙线部分缝合或不缝合创面，角膜创面和上方结膜伤口过大时也可以覆盖羊膜。上方因有上眼睑覆盖，结膜的干细胞位于穹窿部，上方球结膜一般在 3～5 天内修复。

7. 检查　缝合完毕后需检查泪阜区球结膜是否对合整齐，结膜下有无活动性出血，游离球结膜瓣是否放反。

8. 绷带镜覆盖角膜创面　术后角膜裸露创面会有剧烈疼痛，角膜绷带镜可以保护伤口，缓解疼痛。

【术后处理原则】

1. 术后第 1 天复诊，检查绷带镜配适、伤口对合、结膜囊分泌物等情况。1 周取出绷带镜并拆除结膜缝线。以后 1 个月、3 个月、半年及 1 年复诊，无复发及其他并发症即认为手术成功。

2. 术后用药

（1）抗生素：术后常规使用 7～14 天，无感染迹象可停用。

（2）糖皮质激素：术后角膜上皮修复便需要使用，一般 0.1% 氟米龙滴眼液每日 4 次，年轻人、胬肉肥厚充血严重者可用妥布霉素地塞米松滴眼液，每天 4 次，每周递减 1 次，1 个月左右停用。注意高度近视及激素敏感人群的眼压跟踪。

（3）人工泪液：一般使用 1～2 个月。

【并发症及处理】

1. 术中并发症及处理

（1）结膜下出血：局麻药结膜下注射未避开结膜血管。预防和处理：进针时避开血管进针，若见到出血应拔出针头，用消毒棉棒压迫止血，等待出血停止后，更换进针位置。

（2）麻醉药误注玻璃体腔内：是罕见而严重的并发症，多因术者麻醉技巧不熟练，针头太锐利，进针位置太深，巩膜变异等。预防和处理：初学者注意选择 1mL 注射器针头，斜面朝下，轻轻挑起球结膜，看到透明结膜下针头后慢慢注药至球结膜隆起。一旦发现穿透巩膜应停止注药，拔出针头，棉棒压迫进针处。如果发现已经穿透巩膜并注入麻药应立即请眼底病专家会诊及时处理。

（3）巩膜烧灼过度：巩膜面出血多为浅层巩膜血管，大多会自行停止，少数较粗血管可用电凝或烧灼止血，烧灼时应对准出血部位的血管，过度巩膜面烧灼易导致巩膜缺血坏死，术后出现巩膜溶解穿孔等并发症。

（4）损伤内直肌：当内直肌止端靠前、球结膜出血、分离粗糙时极易损伤内直肌。轻者出血不止；重者可能切断内直肌。预防和处理：麻醉充分；视野暴露良好，球结膜止血彻底；熟悉内直肌解剖特点，剪除翼状胬肉时应反复确认内直肌位置。一旦伤及内直肌出现难以控制的出血时应暂时停止手术，彻底止血并游离出内直肌后再行胬肉手术。如果发现内直肌切断应请相关专家上台协助寻找直肌断端并缝回原位，确认对眼位无影响后继续完成手术。

（5）上方结膜瓣过小或碎裂：一些年龄较大的患者可能结膜菲薄，或有沙眼者结膜囊缩窄，制作上方球结膜瓣时容易碎裂。预防和处理：术前要做全面评估，如果上方球结膜薄弱或结膜囊缩窄，可以行羊膜移植或将巩膜裸露面积缩小。制作上方球结膜瓣时应将麻药注入球结膜下，等待麻药扩散球结膜平复，用测量尺测量巩膜裸露面积，可以用无菌标记笔做标记线，按需要面积使用无齿镊制作上方游离球结膜。若无法取到完整的球结膜瓣，巩膜裸露面可以使用多层羊膜覆盖。

2. 术后并发症及处理

（1）球结膜瓣植片反置：术后发现球结膜瓣苍白、表麻后用湿棉签擦拭植片，如果发现筋膜组织、结膜瓣能推动，说明球结膜瓣植片放反，筋膜面无法与巩膜愈合。预防和处理：上皮面用无菌标记笔做标记可防止植片放反。一旦发现植片反置应毫不犹豫地进入手术室，将植片拆开重新缝合。

（2）棉絮残留：切除翼状胬肉后常常会使用小棉球压迫止血，缝合时忘记取出或未取干净，术后数天棉球会从缝合处露出。预防和处理：术中使用棉球应登记数量，关闭切口时查对棉球数量。手术过程中使用电凝刀切割胬肉可以避免活动性出血。一旦发现结膜吻合口有棉球嵌顿应及时取出，并重新对合结膜切口，密闭缝合，以免吻合口长出肉芽组织。

（3）肉芽肿（图10-6-5，图10-6-6）：术中移植球结膜与植床球结膜吻合口不平，结膜下筋膜外露，术后抗炎药使用不足等可以引起局部肉芽肿形成，肉芽肿底部多呈"蒂"状。预防和处理：术中结膜下筋膜切除干净，植片与植床球结膜对位良好，重视术后抗炎用药。发现肉芽肿形成可在表麻下切除肉芽根蒂，电凝或烧灼止血，术后短期使用妥布霉素地塞米松滴眼液，每日4次抗炎。

（4）角膜小凹：结膜移植片过大或水肿使角膜缘的球结膜隆起高于角膜，泪膜涂布不均导致相邻角膜干燥脱水形成小凹。预防和处理：结膜移植片平整贴附巩膜，如果结膜移植片过大应剪除多余的球结膜。术后合理使用抗炎药。发现已经形成角膜小凹应停用目前眼药水，抗生素眼膏包眼，或滴用自体血清1周，经上述处理无效时应及时手术，切除多余的球结膜（参见第六章第八节第三小节）。

（5）巩膜溶解（图10-6-7，图10-6-8）：这是一种罕见但严重的并发症。常见原因有：

1）术中过度烧灼导致巩膜缺血。

2）术中对巩膜骚扰过大，或切除了过多的浅层巩膜。

3）巩膜裸露过宽，上面无结膜瓣或羊膜覆盖。

4）全身患有结缔组织疾病或代谢性疾病。

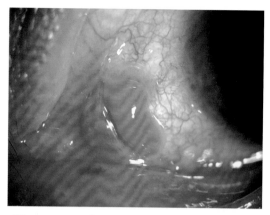

图 10-6-5　结膜肉芽肿　见于植片与泪阜交界处

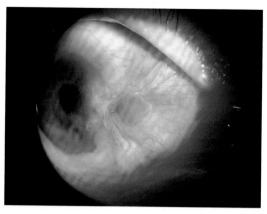

图 10-6-6　结膜肉芽肿　见于复发性翼状胬肉增生组织中（该病例资料照片由曾庆延医生提供）

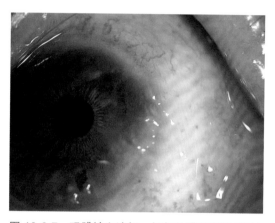

图 10-6-7　巩膜缺血溶解　相邻角膜浅层溃疡（该病例资料照片由曾庆延医生提供）

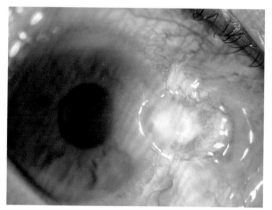

图 10-6-8　角巩膜溶解　明显变薄凹陷（该病例资料照片由曾庆延医生提供）

　　预防和处理：术前仔细询问病史，检查有无指趾关节畸形，必要时做血沉及风湿免疫相关检查以排除全身结缔组织疾病。术中上方结膜囊狭窄时应更改式为羊膜移植，胬肉结膜切除不宜超过 3mm，使用结膜袋式切除结膜下胬肉；巩膜面渗血可不予处理。一旦发现巩膜组织溶解应及时处理。轻者停用当前滴眼液，戴绷带镜，使用自体血清 1h 1 次，抗生素眼膏包眼，大部分病例 1 周可以修复。严重者需及时收入院行巩膜修补加自体结膜瓣覆盖或羊膜覆盖术。

　　（6）复发：导致翼状胬肉手术复发的原因有术前、术中及术后三个环节，见本节第二小节复发性翼状胬肉。

　　（7）术后感染：为翼状胬肉术后灾难性并发症，可导致严重视力下降甚至角膜穿孔。

　　1）细菌感染：常见原因：①慢性泪囊炎；②各种睑缘炎；③严重睑板腺功能障碍；④全身疾病如糖尿病以及全身免疫功能低下；⑤个人卫生条件极差。

　　预防和处理：术前彻底排除并处理好引起感染的眼局部基础病。全面了解全身病的控制情况。认真做好患者宣教。一旦发现角膜感染浸润时应立即行激光共聚焦显微镜检查，并取病灶分泌物做涂片检查、真菌、细菌培养＋药敏。排除真菌感染后即用广谱抗生素冲击，根据药敏结果使用敏感抗生素持续给药直至感染控制。有穿孔迹象或已经穿孔者需行角膜移植手术以挽救眼球。

2）真菌感染：常见原因：①机体免疫功能低下；②激素、抗生素长时间应用；③手术过程污染；④术后植物溅入伤口；⑤个人卫生条件极差。

预防和处理：同细菌感染，保守治疗选择敏感抗真菌药冲击，其他治疗参见真菌性角膜炎章节。

二、复发性翼状胬肉手术 [1-4]

【复发原因】

1. 术前原因　①眼表炎症未控制，术前胬肉充血严重时应控制好炎症再行手术；②睑缘炎及严重的睑板腺功能障碍导致干眼者会增加翼状胬肉术后复发风险；③年轻人及有胬肉家族遗传史的患者复发率较高。

2. 术中原因　①手术粗糙：如非显微镜下手术；②术式选择不当：如单纯切除、胬肉头部转位术；③手术者经验不足，未能彻底切除增生组织。

3. 术后原因　①术后早期未能良好控制炎症；②睡眠不佳，未重视干眼处理；③家族遗传者；④种族差异。

【手术原则】

手术是治疗复发性翼状胬肉的唯一方法，但需遵循以下原则：

1. 充分控制好眼表炎症。

2. 距离原发性翼状胬肉手术至少半年以上。

3. 评估手术难易程度选择合适手术方式。

视频 10-6-1
复发胬肉手术

【手术步骤】

1. 复发性翼状胬肉切除＋自体游离结膜瓣移植（视频 10-6-1）　主要适用于原发性翼状胬肉为单纯切除、眼球运动轻度受限、上方球结膜完整者，多为初次复发（图 10-6-9）。

（1）麻醉和眼球固定与原发性翼状胬肉手术相同。

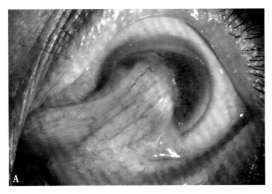
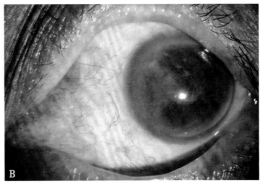

图 10-6-9　复发翼状胬肉手术前后

A. 原发翼状胬肉术后 1 年，头部覆盖瞳孔，泪阜及鼻下方睑结膜与眼球粘连，眼球运动障碍，视力为手动；

B. 复发胬肉术后 2 个月，睑球粘连解除，眼球运动正常，视力恢复至 0.8

（2）切除复发性翼状胬肉：与初发性翼状胬肉不同，复发性翼状胬肉与角膜基质、浅层巩膜、筋膜均有牢固粘连，手术需要耐心、仔细。先将复发性翼状胬肉头部平行于角膜弧面切下，彻底松解巩膜粘连，手术应达正常 Tenons 囊，使眼球和球结膜完全复位。清理角、巩膜面瘢痕组织时注意不要损伤深部基质，周边变性角膜并不影响视力不必处理。

（3）泪阜区球结膜复位：复发性翼状胬肉常常将泪阜区球结膜牵拉至角膜面形成睑球粘连，最终导致眼球运动障碍。泪阜区结膜复位是手术的关键。

（4）其后步骤同原发性翼状胬肉手术。

2. 复发性翼状胬肉切除＋部分板层角膜移植＋自体游离结膜瓣移植　本术式适合多次翼状胬肉术后，严重睑球粘连导致复视、前节 OCT 显示病灶侵入深层角膜基质、上方球结膜不完整、眼球运动障碍严重者。

（1）麻醉：球后麻醉，达到眼球制动。

（2）牵引眼球：用 5-0 可吸收线做上、下直肌牵引，充分暴露病灶区。

（3）松解角膜及角膜缘粘连带：用显微剪自角膜缘平行角、巩膜面完全剪开粘连带，直达泪阜区正常筋膜组织，显微有齿镊夹持病灶处瘢痕组织轻轻转动眼球无限制，泪阜区球结膜完全复位。

（4）角膜及角膜缘瘢痕切除：用显微角膜环钻根据角膜病灶范围做新月形或圆形角膜板层钻切，小圆刀剖切板层角膜，至混浊变性区完全去除。

（5）板层角膜移植：用相同大小角膜环钻钻取供体相同部位角膜，深度与受体切除深度相符，对位缝合。

（6）后续步骤同原发性翼状胬肉手术。

（7）包扎：术毕用弹力绷带做单眼包扎，次日改用绷带镜。

【术后处理原则】

同原发性翼状胬肉，需注意促进角膜上皮尽早修复，如修复困难可加用自体血清。上皮修复后加强抗炎治疗预防再次复发。

三、假性翼状胬肉手术 [1-4]

假性翼状胬肉多因角膜缘干细胞损害引起，需要行眼表重建手术，假性翼状胬肉的原发病决定手术的成败。如果有严重睑球粘连、角膜缘假性翼状胬肉覆盖、新生血管丰富说明此处干细胞破坏严重，常需分次手术。第一次手术作为改善基底的角膜缘干细胞移植手术，手术目的为清除覆盖在角膜及角膜缘的假性翼状胬肉、新生血管膜及解除睑球粘连，手术方式推荐带角膜缘干细胞的眼表重建手术，式有自体角膜缘干细胞移植和同种异体角膜缘干细胞移植。2～3 年后如果角膜缘不再有假性胬肉生长、新生血管退缩、瞳孔区仍有白斑遮挡时可以考虑行部分深板层角膜移植，严重角膜内皮失代偿时才考虑穿透性角膜移植。

【适应证】

1. 热、酸或碱烧伤所致假性翼状胬肉、睑球粘连、角膜白斑，病情稳定、炎症控制 1 年以上。

2. 沙眼所致假性翼状胬肉、睑球粘连、角膜白斑，病程晚期。

【禁忌证】

1．急、慢性泪囊炎。

2．炎症未控制的化学伤和热烧伤，急性期沙眼。

3．严重的睑裂闭合不全或眼睑缺损需要先行相关手术治疗。

4．并发青光眼时需要先处理，眼压正常并稳定后再行手术治疗。

5．治疗中的急、慢性葡萄膜炎或视网膜疾病未稳定时。

6．未控制好的严重心、脑、血管和血液系统疾病者。

【手术步骤】（图10-6-10）

1．麻醉 球后阻滞麻醉或全身麻醉。

2．上开睑器 选择张力好的开睑器撑开眼睑。

3．松解睑球粘连带 彻底解开眼睑与眼球之间的粘连，直到眼球能自由向各个方向转动。

4．止血、牵引固定眼球 充分止血后可以缝Flieringa环固定眼球。

5．制作植床 用直径为11.0mm或11.5mm的环钻钻切角膜。深度为0.5mm，刚好以掀开表层新生血管膜为度，不触碰角膜缘深层瘢痕，有学者认为化学伤或热烧伤患者的角膜缘仍有部分干细胞，可能为眼表重建带来意想不到的效果。

6．清除角膜表面新生血管膜 用小圆刀切除浅层角膜表面新生血管膜和浅层瘢痕组织，较深瘢痕和深层新生血管可以不予清理。

7．制作植片 选择较好的、带有角膜缘干细胞的新鲜材料（显微镜下可见鲜明的角膜缘Vogt栅栏样结构），取材后要尽早手术，一般比植床直径大0.5mm，从内皮面钻切，用显微剪自植片角膜缘环形剪开：1/3厚度为带角膜缘干细胞的前板层，2/3厚度为带内皮的深基质层。环形剪开需越过角膜缘以免损伤角膜缘干细胞，用两把有齿镊，一把夹住深基质层角膜组织，另一把将前板层按在钻台上，可以轻松撕开深基层角膜组织。

8．缝合 10-0尼龙线间断缝合角膜植床与植片16针。

【术后处理原则】

1．抗生素 常规围术期用药。

2．糖皮质激素 选择眼表停留时间长、副作用相对少的激素如0.5%氯替泼诺滴眼液、0.1%氟米龙滴眼液等，局部使用4～6个月。

3．免疫抑制剂 0.1%他克莫司滴眼液，每天3次，持续1年以上。

4．优质人工泪液 如小牛血去蛋白滴眼液、玻璃酸钠等，每天4～6次。

【并发症及处理】

1．术中并发症及处理参见复发性翼状胬肉手术章节。

2．术后常见并发症与板层角膜移植相同，以下3种并发症为该手术后棘手问题：

（1）持续角膜上皮缺损：为重度干眼所致，滴用自体血清有效，我们一般在手术后滴用自体血清至上皮修复后再出院。

（2）新生血管增多：仍然是干细胞缺失所致，可以节段性摘取部分对侧健康眼干细胞种植在新生血管较多处角膜缘，同时滴用0.1%他克莫司滴眼液，能较好控制新生血管生长。

（3）排斥反应：需要较长时间的使用免疫抑制剂以及间断使用糖皮质激素，早期辨认角膜缘干细胞移植后的排斥反应，提前干预能提高移植成功率。

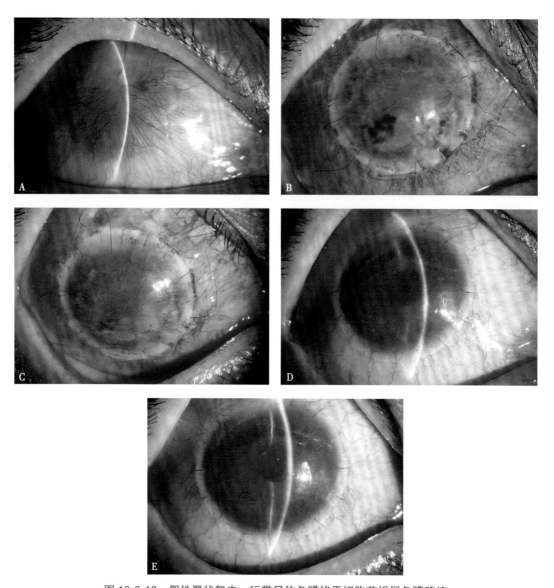

图 10-6-10　假性翼状胬肉　行带异体角膜缘干细胞前板层角膜移植

A. 严重碱烧伤 2 年，术前视力指数，上方睑球粘连，眼球下转困难；B. 术后第 2 天视力 0.02；C. 术后第 8 天上方球结膜愈合，眼球下转正常；D. 术后第 51 天视力 0.25，部分植床新生血管消退上皮修复良好；E. 术后第 83 天视力 0.5，大部分植床新生血管消退

（王丛香）

参 考 文 献

1. Foster CS 等，主编. 角膜理论基础与临床实践. 李莹，译. 谢立信，审. 天津：天津科技翻译出版社，2007.

2. 刘祖国. 眼表疾病学. 北京：人民卫生出版社，2003.

3. 李风鸣，谢立信. 第 3 版. 中华眼科学. 北京：人民卫生出版社，2014.

4. 曾庆延. 临床角结膜病图谱. 武汉：湖北科技出版社，2011.

第七节　准分子激光治疗性角膜切削术

准分子激光治疗性角膜切削术（phototherapeutic keratectomy，PTK）于 1995 年由美国 FDA 批准用于临床。它是采用 193nm 的氩 - 氟准分子激光，对病变角膜进行切削。目前已有相应技术软件——Trans-PTK 模式在临床应用。

【适应证】

1. 复发性角膜上皮糜烂（recurrent corneal erosion，RCE）。

2. 角膜营养不良

（1）角膜上皮基底膜营养不良（epithelial basement membrane dystrophy）。

（2）角膜基质营养不良（stromal dystrophy）。

3. 角膜变性

（1）球形变性（spheroidal degeneration）。

（2）Salzmann 结节状变性（Salzmann nodular degeneration）。

（3）带状变性（band keratopathy）。

4. 角膜瘢痕（corneal scars）。

5. 翼状胬肉（pterygium）。

【禁忌证】[1, 2]

1. 疑似圆锥角膜、已确诊的圆锥角膜或其他类型角膜扩张。

2. 眼部活动性炎症反应和感染。

3. 角膜厚度无法满足设定的切削深度：预期切削后剩余角膜中央基质厚度<350μm 或预期术后剩余角膜中央基质厚度小于术前角膜厚度 50%。

4. 重度干眼。

5. 严重的眼附属器病变　如眼睑缺损、变形等。

6. 尚未控制的青光眼。

7. 影响视力的白内障。

8. 未控制的全身结缔组织疾病及自身免疫性疾病，如系统性红斑狼疮、类风湿关节炎、多发性硬化。

9. 焦虑、抑郁等精神症状。

【术前准备】

1. 术前评估

（1）眼外观、眼附属器、眼球运动、眼位检查。

（2）裂隙灯：观察病变的数量、大小、形状、密度及深度等。同时检查其他眼前节情况。

（3）眼视光检查：屈光状态、调节集合功能、有无斜视。

（4）眼压、角膜地形图、A 超角膜测厚及泪液检查：特殊病例需要角膜地形图引导矫正术前屈光不正或减少不规则散光。

（5）散瞳检查：晶状体、玻璃体、视网膜。

（6）眼前节光学相干断层扫描（ocular coherence tomography，OCT）：对 PTK 手术具有指导性意义，有助于确定激光切削深度及切削范围的确认。

（7）激光共聚焦显微镜：了解病变深度和性质。

（8）其他辅助检查：如血、尿等常规检查及全身疾病等的筛查，排除糖尿病、结缔组织病、免疫缺陷等系统性疾病。

2. 术前用药

（1）广谱抗生素如 0.5% 左氧氟沙星滴眼液点眼 3 天，每天 4 次；或者点眼 2 天，每天 6次；或者频繁点眼 1 天。

（2）若有干眼症状或角膜有点状上皮缺损，可使用人工泪液或角膜上皮修复药物等。

（3）可酌情点用非甾体抗炎药，建议术前 30min、15min 及 5min 各点眼 1 次，以减轻术后疼痛反应。

【手术步骤】（图 10-7-1～图 10-7-4）

1. 手术准备间

（1）清洗面部。

（2）冲洗结膜囊，表面麻醉（如 0.5% 丙美卡因眼液）：滴表面麻醉眼液 1 次，然后用常规洗眼液（妥布霉素 40mg + 500mL 复方氯化钠）反复冲洗结膜囊。

（3）消毒：75% 酒精或碘附消毒包括眼睑皮肤和眼眶周围皮肤在内的手术区。

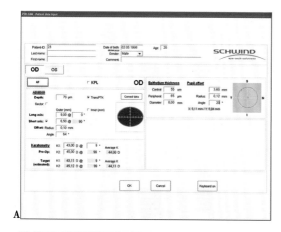
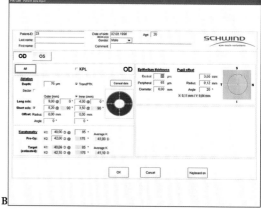
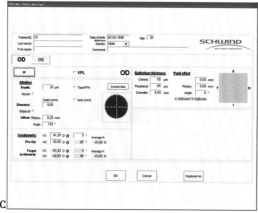
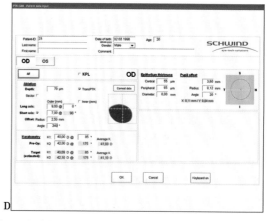

图 10-7-1　设计不同切削形状
A. 椭圆形；B. 指环形；C. 圆形；D. 扇形

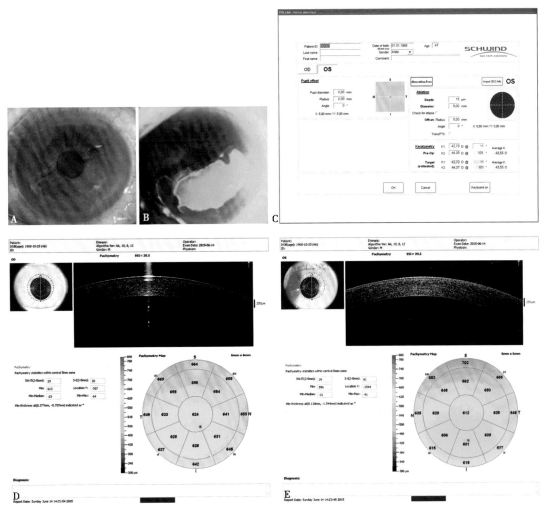

图 10-7-2　复发性角膜上皮糜烂患者 PTK 治疗前后

患者男，40 岁，左眼反复发作 18 次，PTK 治疗后 4 年无复发

A、B. 左眼术前角膜上皮大片松脱，荧光素染色阳性；C. 该眼术中去除松脱上皮，暴露基底膜及前弹力层。设计切削形状圆形，直径 9mm，深度 15μm；D. 右眼前节 OCT，中央角膜厚度 624μm；E. 左眼 PTK 术后半年前节 OCT，角膜中央厚度 612μm，双眼相差 12μm，与设计切削深度 15μm 非常接近

2. 手术室

（1）上机人员开启准分子仪器，进行能量等测试，使设备处于正常可运行状态。

（2）患者仰卧于手术台上。

（3）核对：手术医生与患者、上机人员、助手进行安全核对。

（4）设计：根据术前检查的病灶范围与深度、不同切削模式设计手术参数。术前带上皮厚度的前节 OCT 检查是重要的参考指标，注意定中心。可设计圆形，椭圆形、指环形、扇形。若为 Trans-PTK，注意要增加上皮切削深度 55μm。

（5）铺无菌眼科专用手术孔巾，再次点表面麻醉滴眼液，开睑器开睑。

（6）中心定位：调整激光发射中心与预计角膜切削中心一致。

（7）常规PTK：常用机械法刮除角膜上皮或应用20%酒精松解上皮后再去除角膜上皮，然后采用准分子激光机进行准分子切削治疗。采用Trans-PTK模式进行切削治疗则无需人工去除角膜上皮，如：德国阿玛仕准分子激光机SCHWIND CAM软件Trans-PTK模块进行治疗性切削。

（8）冲洗创面：冲洗液（妥布霉素40mg＋地塞米松10mg＋500mL复方氯化钠）50mL冲洗角膜面及结膜囊。可将冲洗液在0℃冰箱放置30min后使用，以减轻术后反应。

（9）上绷带镜，移除开睑器。

（10）滴妥布霉素地塞米松滴眼液5min 1次，共5次。戴眼罩。

（11）术毕，送出手术室。

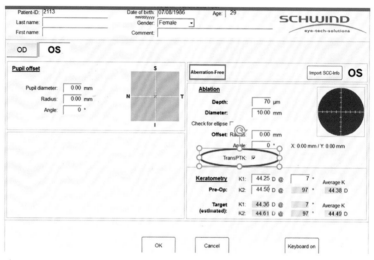

图10-7-3　复发性角膜上皮糜烂安静期的Trans-PTK设计
预计角膜中央上皮厚度55μm，前弹力层厚度15μm，故设计切削深度70μm

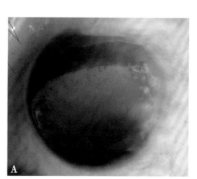

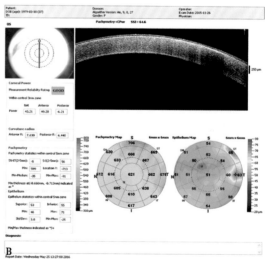

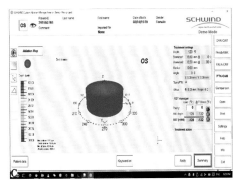
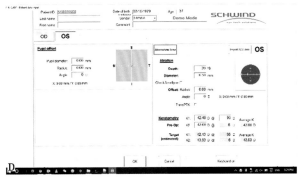
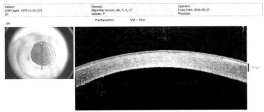
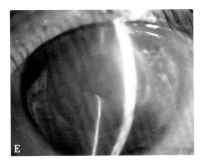
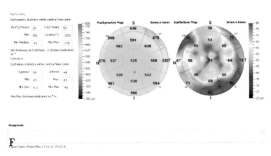

图 10-7-4　带状角膜变性 PTK 手术前后

患者，女，36 岁，自诉左眼进"异物"后"黑眼仁"逐渐变白 30 余年。视力：手动 / 眼前 10cm
A．左眼术前，角膜中央区条带状混浊 10mm×6mm，达基质层；B．该眼术前前节 OCT，角膜中央厚度
621μm，浅层混浊；C．该眼设计切削第 1 步：Trans-PTK：直径 6.5mm，深度 120μm；D．切削后见角膜透明
度仍然不佳，因此增加了一个第 2 步：PTK：直径 6.5mm，深度 20μm；E、F．术后半年角膜中央区透明性提
升，视力 0.1；前节 OCT 示角膜中央厚度 525μm，中央区无混浊

【术后处理原则】

1．术后配戴绷带镜数日（3～5 天），直至角膜上皮完整修复。

2．可加用重组表皮生长因子滴眼液帮助角膜上皮愈合。

3．手术当晚止痛片备用。

4．抗生素滴眼液每日 4 次，连续点眼 7 天。

5．术后即刻开始点用妥布霉素地塞米松滴眼液，次日起每天点眼 4 次，持续 7～10 天。
根据患者的切削深度和角膜下雾状混浊（haze）等情况，持续点用 0.1% 氟米龙滴眼液 1～3
个月，按每月递减原则酌情递减。

6．监测眼压　在使用糖皮质激素期间应密切监测眼压。如眼压测量值高于术前眼压，
或随访过程中眼压升高超过 5mmHg，应做相应处理。眼压升高或容易失访患者也可选择新
型非甾体抗炎药如普罗纳克滴眼液，每日 2 次。

7. 人工泪液点眼 3～6 个月。

8. 外出配戴太阳镜防止紫外线损伤。

9. 常规复查时间：术后第 4 天，1 周，2 周，1 个月，2 个月，3 个月，4 个月，6 个月，1 年。

10. 告知患者如遇术眼异常情况及时就诊。

【并发症及处理】

1. 术中并发症及处理

（1）偏中心：对比较中央的病灶，术中切削尽量兼顾病灶中心与视轴中心，否则可能引起术后屈光异常。对近角膜缘周边的病灶可通过减小治疗面积，来减少对中央区角膜形态的影响。

（2）丝裂霉素的应用：可阻断过度增生，防止角膜糜烂复发，且能降低 haze 的发生率。但丝裂霉素具有较强的细胞毒性，若使用丝裂霉素则需注意丝裂霉素调配的浓度及应用时间，常用浓度为 2mg/mL（0.02%）浸润 6～8mm^2 棉片后覆盖在切削区 60ss 后用 BBS 冲洗干净。

2. 术后并发症及处理　　术后早期最常见的并发症为以疼痛为主的眼部刺激症状（畏光、流泪等），可以通过药物或者绷带镜进行缓解。其他可能出现的并发症有：

（1）角膜上皮延迟愈合：眼表环境差、抗炎及类固醇滴眼液的使用、角膜感觉减退、感染等局部因素，全身营养不良、糖尿病等全身疾病均可导致角膜愈合延迟，角膜愈合延迟可大大提升 haze、严重感染的概率。一般术后应用促进角膜修复类滴眼液、绷带镜等促进角膜上皮的修复。

（2）远视漂移：PTK 术后的远视漂移现象随着新的切削模式 Trans-PTK 的出现已经逐渐减少。PTK 手术在角膜中心切削的厚度越大，术后远视漂移也就越多，一般切削 85～100μm 即会出现明显的远视现象。有术前屈光不正的患者在条件许可情况下可联合 PRK 手术治疗，可有效改善屈光不正并避免远视漂移现象。

（3）角膜 haze：角膜上皮下雾状混浊（haze）是激光消融了部分角膜组织，角膜修复时再生胶原纤维无序排列引起。haze 的产生与切削深度及上皮愈合延迟密切相关。切削深度越深或上皮愈合越慢，发生 haze 的风险则越高。可采用糖皮质激素滴眼液来预防和控制 haze 的形成。

（4）角膜扩张：PTK 术后剩余角膜基质过薄可能导致角膜生物力学的改变从而发生角膜扩张。随着 OCT、角膜地形图的普及，PTK 的切削越来越精确，PTK 术后角膜扩张的风险也越来越低。

（5）感染：术前术后抗生素眼液的正确使用，软性角膜接触镜的配戴时间不宜过长，术后按时复查，对控制感染的发生非常重要。如果出现感染，应对病灶角膜进行涂片、培养及药敏试验，根据可能的感染类型积极抗感染治疗，其后再根据药敏及患者治疗反应调整用药。

（周奇志）

参 考 文 献

1. 准分子激光角膜屈光手术质量控制中华人民共和国卫生行业标准. 中华眼科杂志，2012，48（5）：462-465.

2. 中华医学会眼科学分会角膜病学组. 激光角膜屈光手术临床诊疗专家共识（2015 年）. 中华眼科杂志，2015，51（4）：249-254.

第八节 角膜胶原交联术

角膜胶原交联（corneal collagen crosslinking，CXL）是通过光化学反应增加角膜胶原纤维之间和内部的共价键，增加胶原对酶破坏作用的抵抗力，从而增加角膜的机械强度，阻止角膜扩张或溶解等疾病进展的一种技术。目前临床广泛应用的是核黄素紫外线交联。

经典角膜胶原交联技术（Dresden 法）是去除角膜上皮、点用 0.1% 核黄素 30min 后用能量 3mW/cm²、365nm 波长紫外线照射 30min。10 年的随访研究证实其可有效控制圆锥角膜的发展[1]，但存在治疗时间较长，少数患者有角膜浸润、基质混浊瘢痕甚至感染等并发症。为提升患者依从性、治疗安全性及效果，交联技术参数在不断探索优化，主要包括保留角膜上皮的经上皮交联，提高照射强度、缩短照射时间的强紫外线快速交联等，以及在控制圆锥角膜病变同时提升视觉质量的屈光性表层切削联合角膜胶原交联。另外，角膜交联在屈光手术中的联合应用也展示了良好的前景。

一、去上皮角膜胶原交联术

【适应证】

1. 扩张性角膜病变　进展期圆锥角膜，18 岁以下的圆锥角膜，术后角膜扩张、边缘性角膜变性、角膜透明边缘变性等。

2. 难治性感染性角膜炎[2]　细菌性角膜炎，真菌性角膜炎，阿米巴性角膜炎，注意排除病毒性感染。

3. 无菌性角膜溃疡[3]。

4. 大泡性角膜病变。

以上适应证需保证术中去除上皮后，角膜厚度 >400μm。

【禁忌证】

1. 绝对禁忌证

（1）眼内活动性炎症　如葡萄膜炎等。

（2）病毒性角结膜炎活动期。

（3）附属器化脓性炎症　如慢性泪囊炎、溃疡性睑缘炎，要待化脓性感染治愈后方可行角膜手术。

（4）严重心脑血管等全身性疾病，精神类疾病等。

（5）获得性免疫缺陷病（AIDS）。

（6）妊娠妇女。

（7）对手术疗效不理解的患者等。

2. 相对禁忌证

（1）角膜最大曲率 >65D。

（2）有病毒性角结膜炎病史。

（3）有角膜上皮愈合不良病史。

（4）合并自身免疫性疾病。

【手术步骤】（图 10-8-1）

1. 术前准备　1% 毛果芸香碱滴眼液点眼，5min 1 次，共 3 次，缩瞳以减少紫外线对晶状体及视网膜的影响。

2. 麻醉　表面麻醉。各种原因无法配合的患者，可行神经安定镇痛联合表面麻醉。

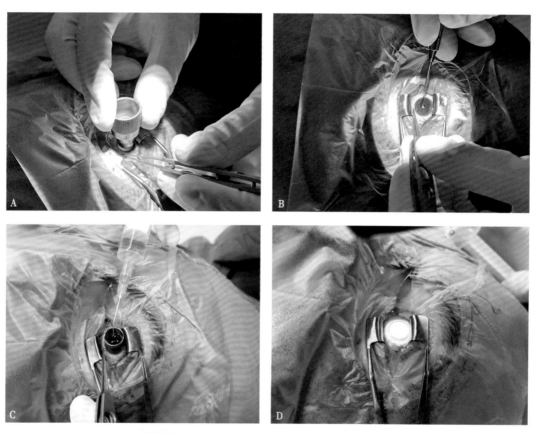

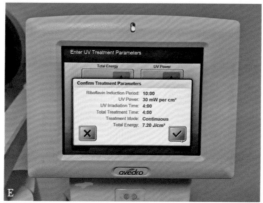

图 10-8-1　KXL 系统去上皮角膜交联手术步骤

A. 9mm 角膜环钻圈定刮除角膜上皮范围；B. 上皮刀机械性刮除中央 9mm 范围角膜上皮组织；C. 角膜表面点 0.1% 核黄素（可使用罩杯，减少核黄素流失）；D. 直径 9mm 紫外线光照射角膜；E. KXL 系统快速去上皮角膜交联参数设置

3. 去除角膜上皮

(1) 机械刀去上皮：角膜上皮刀去除角膜中央 9mm 区域上皮组织。尽量使边缘光滑，有利于术后上皮愈合。溃疡患者将溃疡表面分泌物及坏死组织清除。

(2) 准分子激光去上皮：因圆锥角膜上皮厚度不均一，呈中央薄周边厚的"面包圈"形。激光进行均一的切削有助于一定程度上改善前表面形态，提升术后视觉质量。一般采用 TransPTK 模式，设定切削深度为 50～55μm，切削区直径 9mm。

4. 核黄素导入 0.1% 核黄素点眼，3min 1 次，点 10 次共 30min；或加速扩散型核黄素点眼，每 90s 1 次，共 10min。ViberX Rapid 为不含右旋糖酐的 0.1% 核黄素，扩散率为标准核黄素的 2 倍。

5. 紫外线照射 波长为 365nm 紫外线，强度 3～30mW/cm²，连续或脉冲式照射，照射时间依总能量和能量强度而定，总照射能量一般为 5.4J/cm²，光斑直径一般 9mm。Avedro 公司推荐其 KXL 系统总照射能量为 7.2J/cm²。

6. 术毕，非感染性疾病患者常规使用绷带镜。点复方妥布霉素地塞米松滴眼液或眼膏包眼。

【术后处理原则】

1. 术后观察角膜上皮修复及炎症情况，一般术后 3～4 天上皮应完全修复。

2. 上皮愈合后开始使用糖皮质激素 0.1% 氟米龙滴眼液，每日 4 次，每周减 1 次，使用不超过 1 个月，监测眼压变化。感染性角膜溃疡患者禁用。

3. 手术当天开始局部应用抗生素滴眼液，每日 4 次，共 2 周。

4. 使用不含防腐剂的人工泪液 3 个月以上。

5. 术前存在过敏性疾病者酌情点用抗过敏药物。

6. 非扩张性角膜病变，治疗方案同术前。

7. 术后 1 周，1 个月，3 个月，6 个月定期复诊，半年后每 6 个月复诊 1 次，终身随诊。

8. 嘱患者术后 3 个月内，避免强紫外线照射。一般 3 个月后视力恢复稳定再配戴 RGP。

【并发症及处理】

1. 术后疼痛 较为严重，手术当晚可常规使用非甾体抗炎药口服或栓剂止痛。

2. 非感染性角膜基质浸润（图 10-8-2） 可能与去除上皮、基质对核黄素或紫外线过敏反应有关。增加糖皮质激素的浓度或频率，重者使用 1% 醋酸泼尼松龙滴眼液或 0.1% 妥布霉素地塞米松滴眼液，同时联合抗细菌治疗。

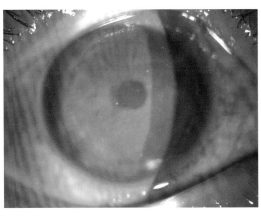

图 10-8-2 去上皮交联术后角膜基质浸润
去上皮 CXL 术后第 3 天，5 点周边角膜基质灰白浸润，荧光素染色阴性。加强局部糖皮质激素治疗后变淡消失

3. 角膜基质混浊　术后早期暂时性基质雾状混浊可能与治疗后角膜成纤维细胞再生有关，一般在术后 1 个月发生，多不影响视力。术后 3 个月内注意防晒，密切随访，出现混浊时加强使用糖皮质激素，观察混浊变化逐渐减量。CXL 术后永久性基质雾状混浊可能与治疗时年龄较小、薄角膜、高曲率有关（图 10-8-3）。

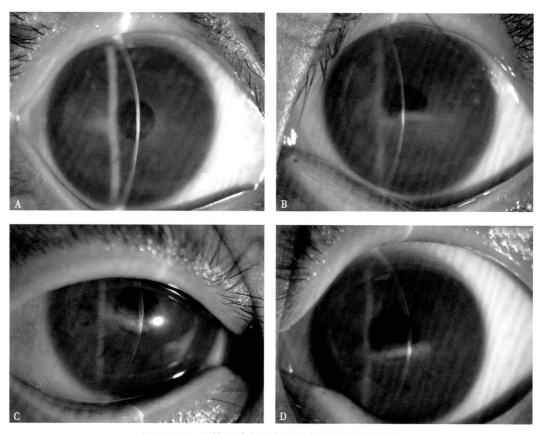

图 10-8-3　圆锥角膜去上皮交联术后角膜基质混浊

患者，男，11 岁，双眼视力下降半年。有过敏性结膜炎病史。视力右眼裸眼视力 0.1，矫正视力 -1.50DS/-5.25DC×50＝0.8，左眼裸眼视力 0.12，矫正视力 -1.50DS/-7.00DC×110＝0.6^{+2}。行双眼 KXL 系统快速去上皮 CXL 治疗，紫外线照射强度 30mW/cm^2，连续照射 4min

A. 右眼术后第 48 天，中央角膜横形基质灰白混浊，以中深基质层为著；共聚焦显微镜检查内皮细胞形态计数正常；加用 0.1% 氟米龙滴眼液，每日 4 次；B. 左眼术后第 41 天，角膜中央瞳孔下方横形条状基质灰白混浊，位于中深基质层；共聚焦显微镜检查内皮细胞形态计数正常；加用 0.1% 氟米龙滴眼液，每日 4 次，嘱半月复诊，患者未复诊；C. 右眼术后 7 个月，角膜中央瞳孔下方横形条状基质灰白混浊，位于中深基质层；裸眼视力 0.15，矫正视力 +0.50DS/-5.00DC×60＝0.3^{+2}；D. 左眼术后 7 个月，角膜中央瞳孔下方条状基质灰白混浊，位于中深基质层；裸眼视力 0.15，矫正视力 -2.00DS/-5.00DC×100＝0.5^{+2}

4. 角膜感染　尽可能明确并去除病因，绷带镜相关感染，取绷带镜，广谱抗生素频点眼。睑缘炎所致感染，清洁睑缘，联合广谱抗生素点眼。

5. 角膜内皮损伤　避免术中角膜过薄。早期角膜水肿、后弹力层皱褶可加强糖皮质激素点眼治疗。如内皮失代偿导致大泡性角膜病变，建议角膜内皮移植术或穿透性角膜移植术。

6. 圆锥角膜进展　Kmax 值 1 年增加 1D, 定义为圆锥角膜进展。建议缩短随访时间, 结合角膜厚度及视力情况, 严密观察, 并嘱患者避免过度近距离用眼。不少病例虽 Kmax 进展, 但角膜厚度及视力稳定, 可密切观察; 部分病例可呈现 Kmax 波动, 如 1 年观察为进展, 两年趋于稳定甚至下降。如随访期间角膜曲率持续增高, 角膜厚度变薄, 前后表面高度升高, 可考虑再次行角膜胶原交联手术或角膜移植手术治疗。疾病进展多见于术前曲率 >65D, 年龄较小 (如 <15 岁)[4] 的患者。

【预后】

1. 多数角膜扩张性疾病患者都能长期稳定控制病情发展, 部分患者角膜曲率降低, 形态规则性好转, 屈光度降低, 视力改善[1, 4]。与强紫外线快速交联相比经典去上皮交联效果更强, PTK 去上皮交联效果优于机械刀去上皮 (图 10-8-4～图 10-8-6)。

2. 感染性角膜溃疡患者在药物治疗同时加用 CXL 有助于控制病情 (图 10-8-7), 浅中基质感染效果较好, 病变较深者效果欠佳。

3. 交联可引起治疗后早期角膜前中基质层细胞减少甚至消失, 上皮下神经纤维消失, 多数会持续半年以上, 去上皮交联甚至会持续到 2～3 年 (图 10-8-4), 这些改变的临床意义尚有待更长期及大样本研究。

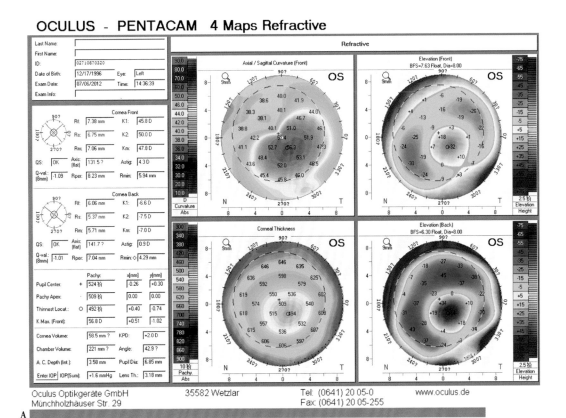

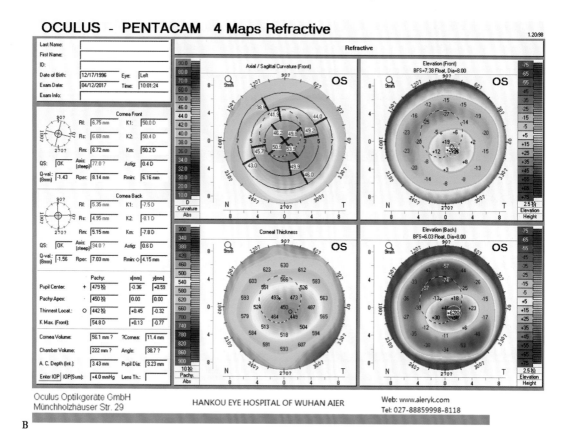

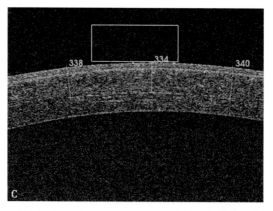

图 10-8-4（1）　Dresden 法经典角膜胶原交联治疗圆锥角膜前后

患者，男，16 岁，机械去除上皮，0.1% 核黄素点眼 30min，紫外线强度 3mW/cm²，照射时长 30min
A. 术前 Pentacam 屈光四图，最大曲率 56.8D，裸眼视力 0.1，矫正视力 −10.00DS/−2.00DC×180＝0.5；B. 交联术后 4 年 Pentacam 屈光四图，最大曲率 54.8D，裸眼视力 0.12，矫正视力 −9.25DS/−1.00DC×100＝0.9；C. 交联术后 2.5 年，前节 OCT 检查仍可见角膜前部基质信号增强，前后基质间可见分界线，深度为 334～340μm

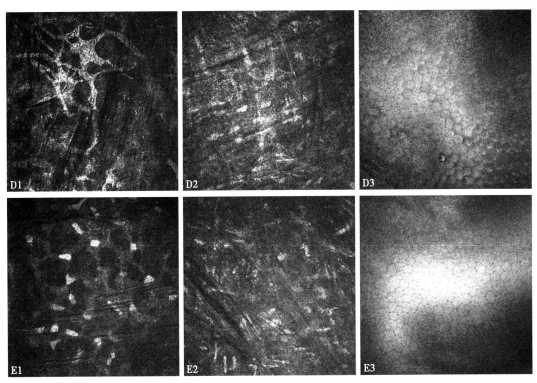

图 10-8-4（2） Dresden 法经典角膜胶原交联治疗前后 图 10-8-4（1）同一患者

D. 交联术后 3 个月,激光共聚焦显微镜检查见角膜前部中部基质细胞消失,胶原纤维结构紊乱,直径变粗并可见网状增生,深度 346μm 层面方可见少量基质细胞,内皮细胞形态正常;E. 交联术后 2.5 年,激光共聚焦显微镜检查角膜前部基质细胞较早期恢复,形态正常,胶原纤维排列整齐,220～337μm 层面之间基质细胞形态仍欠清,胶原排列紊乱,内皮细胞形态正常

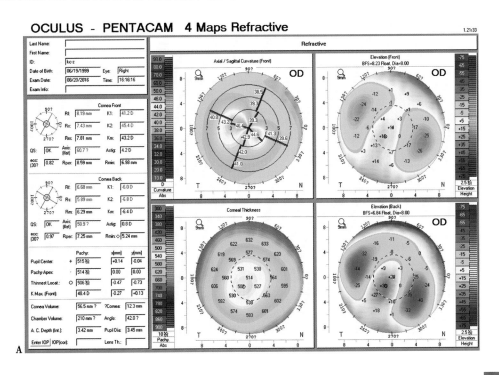

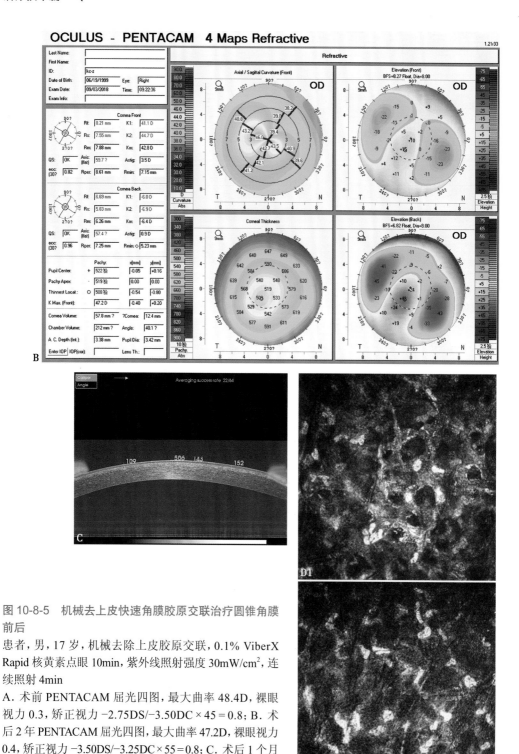

图 10-8-5　机械去上皮快速角膜胶原交联治疗圆锥角膜前后

患者，男，17 岁，机械去除上皮胶原交联，0.1% ViberX Rapid 核黄素点眼 10min，紫外线照射强度 30mW/cm²，连续照射 4min

A. 术前 PENTACAM 屈光四图，最大曲率 48.4D，裸眼视力 0.3，矫正视力 -2.75DS/-3.50DC×45 = 0.8；B. 术后 2 年 PENTACAM 屈光四图，最大曲率 47.2D，裸眼视力 0.4，矫正视力 -3.50DS/-3.25DC×55 = 0.8；C. 术后 1 个月角膜浅基质层密度增高，深度为 109～152μm；D. 术后 1 个月，激光共聚焦显微镜检查角膜浅层（50～180μm）纤维呈蜂窝状，可见少量基质细胞，201μm 处可见基质细胞形态大致正常，胶原纤维结构未见明显网状连接

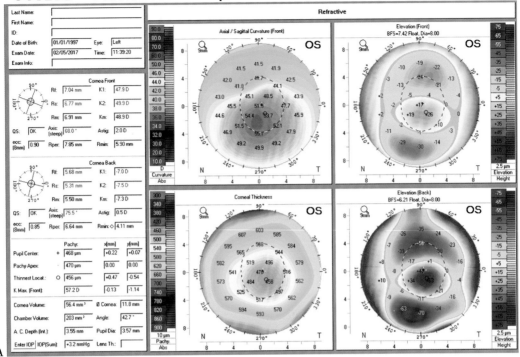

A

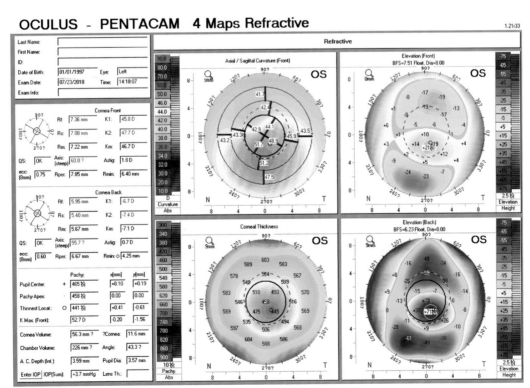

B

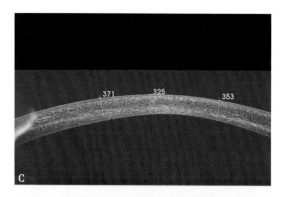

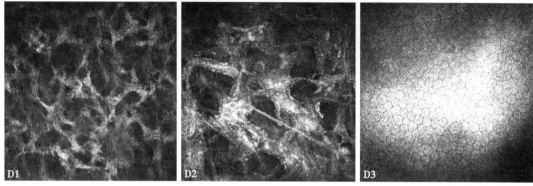

图 10-8-6　PTK 去上皮角膜胶原交联治疗圆锥角膜前后

患者，女，20 岁，PTK 去上皮胶原交联，0.1% ViberX Rapid 核黄素点眼 10min，紫外线照射强度 30mW/cm²，连续照射 4min

A．术前 Pentacam 屈光四图，最大曲率 57.2D，裸眼视力 0.5，矫正视力 −1.00DS/−3.50DC×105−0.8⁻²；B．交联术后 1.5 年，最大曲率 52.7D，较术前下降 4.5D，裸眼视力 1.0，矫正视力 −1.00DS/−1.00DC×150=1.0；C．术后 1 个月 OCT 显示分界线深度在 325～370μm；D．术后 1 个月激光共聚焦显微镜检查前中层纤维呈蜂窝状至 380μm 左右，内皮细胞形态正常

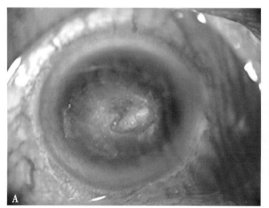

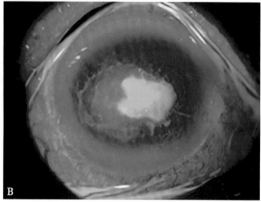

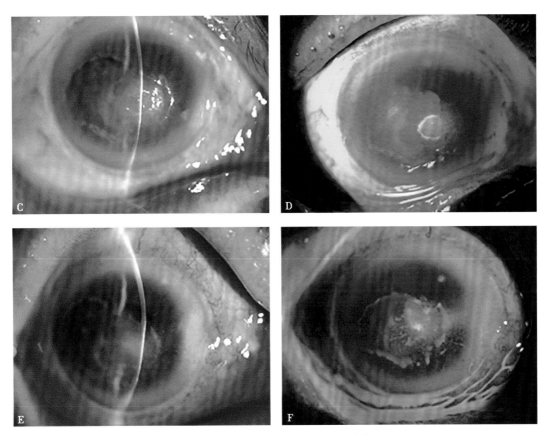

图 10-8-7 真菌性角膜溃疡 CXL 治疗前后

A、B. 真菌性角膜炎药物治疗 1 个月，溃疡修复缓慢。见角膜中央 6mm 区域混浊，其间 3mm×3mm 溃疡，荧光素染色阳性；C、D. 该眼角膜胶原交联术后第 5 天，角膜溃疡表面分泌物明显减少，浸润减轻，溃疡面明显缩小；E、F. 该眼角膜胶原交联术后第 7 天，角膜溃疡基本愈合

（曾庆延　谌　丹）

参 考 文 献

1. Raiskup F，Theuring A，Pillunat LE，et al. Corneal collagen crosslinking with riboflavin and ultraviolet-A light in progressive keratoconus：ten-year results. J Cataract Refract Surg, 2015, 41（1）：41-46.

2. Tabibian D，Mazzotta C，Hafezi F. PACK-CXL：Corneal cross-linking in infectious keratitis. Eye Vis（Lond），2016，3：11.

3. Kasparova EA，Sobkova OI，Yang B. Corneal collagen cross-linking in the treatment of infectious keratitis and corneal ulcers. Vestn Oftalmol, 2017, 133（6）：113-119.

4. Mazzotta C，Traversi C，Baiocchi S，et al. Corneal Collagen Cross-Linking With Riboflavin and Ultraviolet A Light for Pediatric Keratoconus：Ten-Year Results. Cornea, 2018, 37（5）：560-566.

二、经上皮角膜胶原交联术

去上皮交联存在较重的术后疼痛、视力恢复较慢、有角膜感染风险等缺点，同时部分偏薄的角膜去除上皮后达不到 400μm，不能进行治疗。为解决这些问题，保留角膜上皮的经上皮角膜胶原交联（epithelium-on CXL 或 transepithelial CXL，TE-CXL）技术应运而生。经上皮交联可以大大减少术后疼痛及感染等风险，对角膜厚度要求放宽，但缺点是完整的角膜上皮对核黄素及紫外线都有一定屏障作用，会降低交联反应强度。为提升 TE-CXL 治疗效应，目前临床采用较多的技术有增加上皮通透性的离子电渗法和促渗药物法，以及提升紫外线能量以补偿上皮吸收的方法。

【适应证】

1. 角膜厚度偏薄的圆锥角膜，术后角膜扩张。

2. 边缘性角膜变性、角膜透明边缘变性等。

3. 要求角膜最薄点厚度≥400μm。

【禁忌证】

同去上皮交联。另外有心脏疾病或安装起搏器患者慎用。

【手术步骤】

1. 离子导入经上皮角膜胶原交联术（图 10-8-8） 离子电渗是通过电场效应形成电位梯度，增加药物渗透的物理技术。应用在角膜交联中称为离子电渗介导的跨上皮 CXL（transepithelial corneal collagen cross-linking with iontophoresis，I-CXL），研究证实其交联效应优于其他跨上皮交联技术，最为接近去上皮 CXL 效果[1, 2]。

（1）术前准备：缩瞳，减少紫外线对晶状体及视网膜的影响。

（2）麻醉：表面麻醉，而各种原因无法配合的患者，神经安定镇痛联合表面麻醉。麻醉后充分生理盐水冲洗结膜囊。

（3）核黄素导入：额部酒精消毒后贴电极片，海绵吸干角膜表面及结膜囊水分，固定负压吸引金属罩杯于角膜边缘，接连电流发生器，使导线、电流发生器、罩杯形成环路。罩杯内注入 0.1% 带有负电荷的核黄素，没过金属网格，选择 1mA 电流挡，离子导入操作时间持续 5min，自动结束后，可选择再次导入，共 10min。

（4）紫外线照射：波长为 365nm 紫外线，强度 10mW/cm²，连续照射 9min。总照射能量为 5.4J/cm²。照射过程中平衡盐液 1min 1 次点眼，保持角膜湿润。

（5）术毕涂妥布霉素地塞米松眼膏包眼。

2. 促渗剂经上皮角膜胶原交联术 在核黄素中加用苯扎氯胺（BAC）、依地酸二钠（EDTA）等渗透增强剂，使上皮细胞连接疏松，增强核黄素在基质中的渗透与浓度。

（1）术前准备：缩瞳，减少紫外线对晶状体及视网膜的影响。

（2）麻醉：表面麻醉。

（3）点用含促渗剂（BAC、EDTA）浓度为 0.25% 的透上皮型核黄素，每 90s 1 次，共 4min；随后用含 0.25% 核黄素（VibeX Xtra，Avedro，US）冲洗角膜并完全覆盖角膜，每 90s 1 次，共 6min。点药总时间为 10min。

（4）紫外线照射：波长为 365nm 紫外线，KXL 系统推荐照射强度 45mW/cm²，一般采用脉冲式照射模式，增加交联过程中角膜对氧气的吸收利用，总照射能量 7.2J/cm²（图 10-8-9）。照射过程中平衡盐液 1min 1 次点眼，保持角膜湿润。

（5）术毕涂妥布霉素地塞米松眼膏包眼。

【术后处理原则】

1. 术后观察角膜上皮及炎症情况。早期可有上皮部分缺失或变性，一般 1～2 天修复。

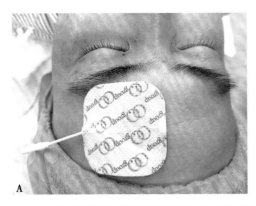
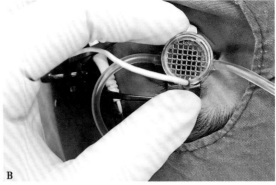
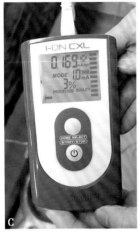
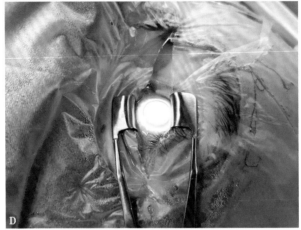

图 10-8-8　离子电渗介导的跨上皮交联手术步骤

A. 额部消毒后贴电极片；B. 负压吸引金属罩杯于角膜缘，连接电流发生器，罩杯内注入 0.1% 核黄素（RECOLIN＋）；C. 选择 1mA 电流挡，连续导入 5min 或者 10min；D. 紫外线照射中央 9mm 范围角膜

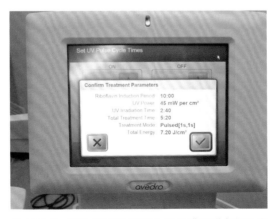

图 10-8-9　KXL 系统快速经上皮角膜交联参数设置

2. 局部应用抗生素滴眼液 2 周。

3. 常规无需局部使用糖皮质激素，有无菌性角膜浸润者酌情使用。

4. 使用不含防腐剂的人工泪液 3 个月以上。

5. 术前存在过敏性疾病患者酌情点用抗过敏药物。

6. 术后 1 周,1 个月,3 个月,6 个月定期复诊,半年后每 6 个月复诊 1 次,终身随诊。

7. 嘱患者术后 3 个月内,避免强紫外线照射。术后 1～3 个月视力恢复稳定后可配戴 RGP。

【并发症及处理】

1. 离子导入术中部分患者放置负压吸引罩杯时可能配合不良,或在离子导入过程中罩杯脱落,可能与患者睑裂偏小、挤眼等有关,如重复仍不能放置可改行其他交联术式。

2. 术后并发症同去上皮交联,但发生较少。处理同去上皮角膜胶原交联术。

3. 部分患者有术后早期上皮缺损,一般面积较小,1～2 天可修复。

4. 个别患者有术后角膜基质混浊(图 10-8-10),可能与角膜基质成纤维细胞增生、角膜薄等有关。应教育患者 3 个月内避免强紫外线照射,定期随访。出现后可给予糖皮质激素点眼,根据混浊变化调整药量。

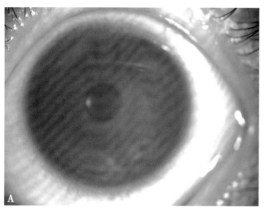
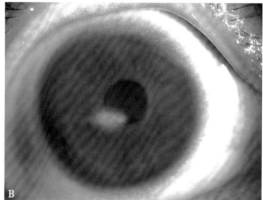
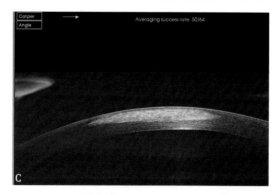

图 10-8-10　圆锥角膜经上皮 CXL 术后角膜基质混浊

患者,男,15 岁,双眼视力下降 3 年。行右眼经上皮 CXL(紫外线照射强度 45mW/cm^2,脉冲式照射 5min 20s),左眼去上皮 CXL

A. 右眼术后 1 周,角膜基质轻度水肿,上皮完整,未见混浊及瘢痕。其后无自觉不适,未按医嘱复查;B. 术后 5 个月复诊,检查见右眼瞳孔区偏下方基质瘢痕形成。该眼术前裸眼视力 0.12,矫正视力 −5.00DS/−6.50DC× 80＝0.5,术后 5 个月裸眼视力 0.2,矫正视力 −4.50DS/−3.75DC×90＝0.5;给予 0.1% 氟米龙滴眼液点眼治疗 1 个月无变化;C. 右眼术后 5 个月,眼前节 OCT 显示,角膜前中基质致密混浊,深度 39～309μm,边界清晰;该患者左眼未出现基质混浊

【预后】

1. 离子导入交联效应仍弱于经典去上皮 CXL，但绝大多数病例能有效稳定角膜形态，控制病情进展（图 10-8-11）。

2. KXL 经上皮方案临床应用研究报道相对少且时间较短。1～2 年观察显示能有效控制病情进展 [3, 4]（图 10-8-12）。

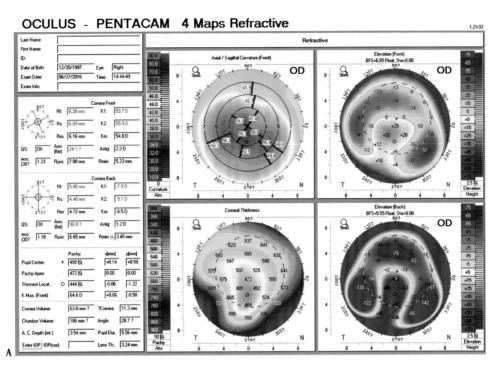

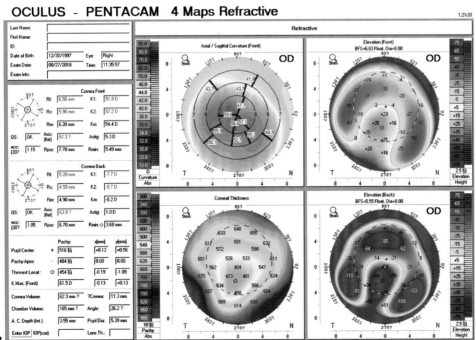

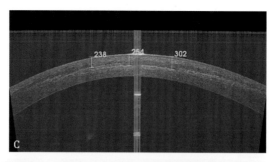

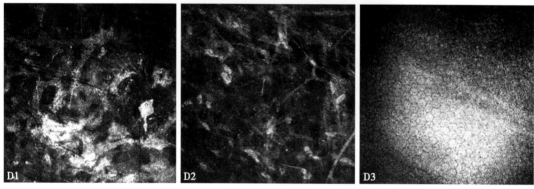

图 10-8-11　离子导入角膜胶原交联治疗圆锥角膜前后

患者，男，19 岁，0.1% RECOLIN ＋核黄素离子导入 10min，紫外线照射强度 10mW/cm²，连续照射 9min
A. 术前 PENTACAM 屈光四图，Kmax 64.6D，裸眼视力 0.08，矫正视力 −11.50DS/−5.75DC×50＝0.5；B. 术后 2 年 PENTACAM 屈光四图，Kmax 61.5D，裸眼视力 0.1，矫正视力 −11.50DS/−5.00DC×55＝0.6¯；C. 术后 1 个月交联线深度为 238～302μm；D. 术后 1 个月激光共聚焦显微镜检查浅层纤维呈蜂窝状，角膜基质 300μm 之前可见基质纤维增粗，交织呈网状，内皮细胞形态正常

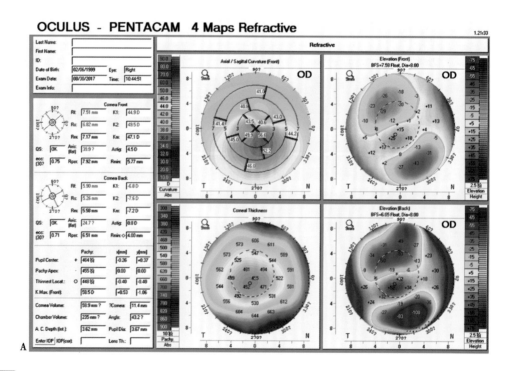

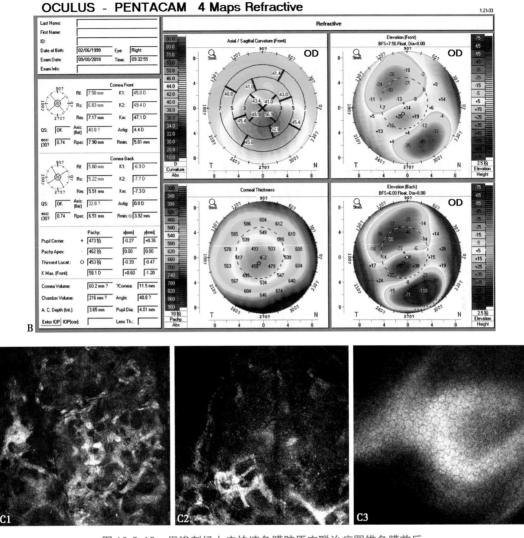

图 10-8-12　促渗剂经上皮快速角膜胶原交联治疗圆锥角膜前后

患者男，18岁，点用 0.25% 核黄素（Paracel＋VibeXXtra）10min，紫外线照射强度 45mW/cm²，脉冲式照射 5min20s
A. 术前 PENTACAM 屈光四图，Kmax 58.5D，裸眼视力 0.4，矫正视力 −3.250DS/−4.75DC×50＝0.8^{-1}；B. 术后 1 年 PENTACAM 屈光四图，Kmax 58.1D，裸眼视力 0.5，矫正视力 −3.75DS/−4.25DC×40＝0.9^{-2}。病情稳定；C. 术后 1 个月激光共聚焦显微镜下角膜浅层纤维呈蜂窝状，深度至 170μm 左右，内皮细胞形态正常

（谌　丹　曾庆延）

参 考 文 献

1. Spadea L，Di Genova L，Tonti E. Corneal stromal demarcation line after 4 protocols of corneal crosslinking in keratoconus determined with anterior segment optical coherence tomography. J Cataract Refract Surg，2018，44（5）：596-602.

2. Lombardo M，Giannini D，Lombardo G，et al. Randomized Controlled Trial Comparing Transepithelial Corneal Cross-linking Using Iontophoresis with the Dresden Protocol in Progressive Keratoconus. Ophthalmology，2017，124（6）：804-812.

3. Akbar B, Intisar-Ul-Haq R, Ishaq M, et al. Transepithelial corneal crosslinking in treatment of progressive keratoconus: 12 months' clinical results. Pak J Med Sci, 2017, 33（3）: 570-575.

4. Kir MB, Turkyilmaz K, Oner V. Transepithelial High-Intensity Cross-Linking for the Treatment of Progressive Keratoconus: 2-year Outcomes. Curr Eye Res, 2017, 42（1）: 28-31.

三、准分子激光联合角膜胶原交联术治疗圆锥角膜

圆锥角膜的治疗包括两方面：角膜的生物力学稳定和功能性视力的提高。前者通过角膜胶原交联来实现，后者通常可以通过准分子激光来实现。

最早的激光治疗是治疗性角膜切削术（phototherapeutic keratectomy，PTK）联合角膜胶原交联，利用上皮的平滑作用，切削小部分锥尖基质，从而降低不规则散光，同时也提升矫正视力和 RGP 验配的成功率（参见本节第一小节去上皮角膜胶原交联，图10-8-6），但总体而言屈光矫正效果较弱。

准分子激光屈光性角膜切削术（photorefractive keratectomy，PRK）通过直接消融角膜基质组织可矫正部分屈光不正，但会导致角膜生物力学稳定性的降低，所以 PRK 通常被用在 CXL 稳定圆锥角膜之后的二次治疗，分两步操作来实现功能性视力的提高。然而分步治疗也有一些弊端，如：

1. CXL 术后的稳定期的等待一般长达 6 个月以上，且 PRK 对交联后的角膜组织切削可能存在屈光误差。

2. 分步的 PRK 术又去掉了部分行 CXL 作用后相对质硬的前部角膜基质组织，增加了角膜扩张的风险。

3. Haze 发生率增加。

近年来，很多学者尝试着使用联合治疗，在角膜胶原交联术的同时行常规或个性化准分子激光表层切削术，获得了较好的疗效[1-3]。个性化的 PRK，包括角膜地形图引导的准分子激光屈光性角膜切削术（topography-guided photorefractive keratectomy，TG-PRK）和角膜像差引导的准分子激光屈光性角膜切削术（wavefront-guided photorefractive keratectomy，WG-PRK）。对于高度不规则的角膜，角膜像差的检查难免会受到一定限制，所以相对于 WG-TPRK 联合 CXL，TG-TPRK 联合 CXL 应用更多。

【适应证】

1. 早期圆锥角膜。

2. 最薄点角膜厚度大于 500μm。

【禁忌证】

1. 严重干眼。

2. 病毒性角膜炎病史。

3. 既往有角膜屈光手术史。

4. 妊娠或哺乳期。

5. 任何眼前后段的活动性炎症。

6. 自身免疫性疾病。

【手术设计原则】

1. 基质总切削量一般不大于 50μm，目的不同于屈光手术，不要试图过多矫正屈光度。角膜厚度足够前提下，一般矫正 70% 近视及散光。

2．切削光学区 5.0～5.5mm 即可，目的是减少角膜中央的不规则散光，并且尽量减少切削角膜深度。

3．联合手术先行个性化角膜表层激光切削术，再行角膜胶原交联术。

【手术步骤】

1．术前准备　同常规的表层准分子激光手术。

2．常规或个性化准分子激光表层切削（TG-TPRK/WG-TPRK）

（1）TG-TPRK：多采用 WaveLight 手术系统，首先使用 WaveLight 平台的 Topolyzer 来获取患者的角膜地形图，通常综合分析术前 8 幅角膜地形图的数据来设计切削方案。根据每位患者角膜厚度、屈光状态、角膜地形图测得的结果为其设计个性化 TG-TPRK（建议切削光学区为 5.0～5.5mm，设计时根据角膜切削深度与角膜厚度情况略作调整），在保证术中剩余角膜厚度 >400μm 的前提下，完成最小量的角膜消融量。激光切削完成后用上皮刀刮除周边角膜上皮至 9mm 直径。

（2）WG-TPRK：多采用 AMARIS 手术系统，根据每位患者角膜厚度、屈光状态和 Keratron-Scout 地形图测得的像差为其设计个性化（默认光学区为 6.0mm，设计时根据角膜切削深度与角膜厚度情况略作调整），在保证术中剩余角膜厚度 >400μm 的前提下去除球镜与柱镜度数和相应高阶像差（包括球差、彗差、三叶草像差等），一般基质切削深度不超过 50μm；设计完毕后在 AMARIS 激光机的 ORK-CAM 软件中输入参数。激光一次性切削角膜上皮和角膜基质；切削完成后用上皮刀刮除周边角膜上皮至 9mm 直径。

3．角膜胶原交联治疗　以 VibeX Rapid 为例，在激光消融治疗结束后，使用 VibeX Rapid（0.1% 核黄素、羟丙基甲基纤维素）完全覆盖裸露角膜基质，每 2min 1 次，共 10min；Avedro 交联机设置波长为 365nm 紫外线，强度 30mW/cm²，连续照射模式，总能量 7.2J/cm²，光斑直径 9mm。照射结束后戴绷带镜，点妥布霉素地塞米松滴眼液，眼罩遮眼。

【术后处理原则】

1．术后角膜上皮修复后点 0.1% 氟米龙滴眼液每日 4 次，每周减 1 次，一般使用时间 1～2 个月。

2．抗生素眼液 2 周，不含防腐剂人工泪眼 3 个月以上。

3．术后 1 周内每天观察角膜上皮修复情况及角膜炎症情况。术后常规 1 周、2 周、1 个月、3 个月、6 个月复查，以后每半年复查。长期随诊中应重点观察 haze 及圆锥是否进展等。

4．术后 3 个月内避免强紫外线照射。

【并发症及处理】

1．疼痛　可口服或使用非甾体止痛药物栓剂，一般 1～2 天后逐步缓解。

2．上皮愈合不良　术后上皮多数在 3～4 天修复，延迟者可能与术前存在过敏、干眼等眼表问题以及术中操作时间过长有关。注意术前先期诊断处理相关疾病，严重者可以更换绷带镜，加用抗过敏、优质人工泪液甚至自体血清等相应药物。

3．无菌性角膜浸润　增加激素用量，多数可良好控制。注意可疑感染者应行激光共聚焦显微镜或角膜刮片培养检查，激素使用时密切观察眼压。

4．Haze　联合手术较单纯 PRK 术后 haze 发生率为低。注意密切随访，增加激素用量，进行控制，同时密切观察眼压。

5．激素性青光眼　长期使用激素的潜在风险之一，预防为主。密切观察眼压，一旦升高，及时停用激素。

6. 角膜分界线 术后早期交联线表现为基质中一条明显分界线,会随着时间延长逐渐变浅变淡,PRK 联合 CXL 术后分界线常较单纯 CXL 深,不影响视力,无需处理。

（七）预后 [1-3]

已有多量研究报道 PRK 联合 CXL 可有效降低术眼球镜柱镜,改善屈光状态,提升视力。笔者完成 8 例 13 眼 WG-PRK 联合 CXL 治疗早期圆锥角膜,随访 1 年以上,亦证实效果稳定(图 10-8-13)。

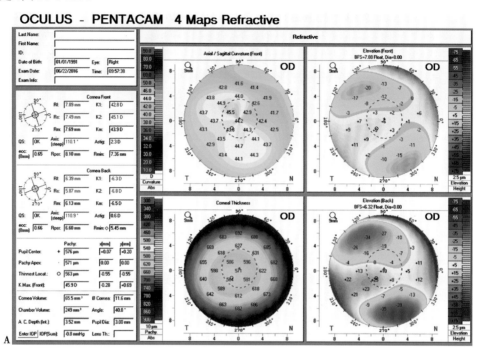

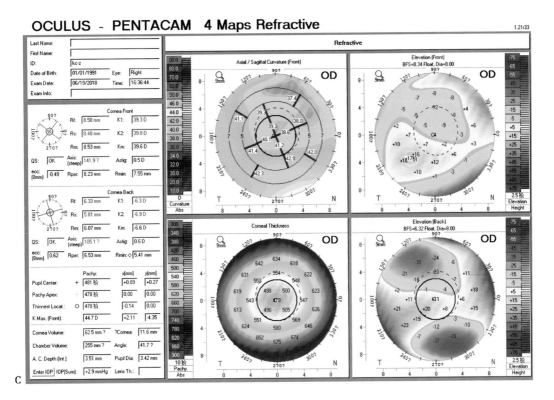

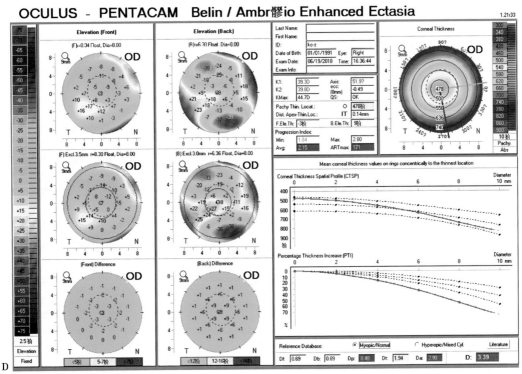

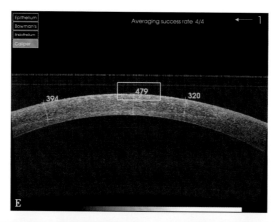

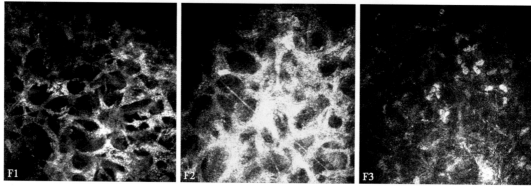

图 10-8-13　WG-PRK 联合 CXL 治疗圆锥角膜前后

患者，男，25 岁，视力进行性下降 2 年

A. 右眼术前 Pentacam 屈光四图，K1/K2 为 42.8D/45.1D，Kmax 45.9D，右眼裸眼视力 0.12，矫正视力 −2.75DS/ −2.50DC×25＝1.0；B. 右眼术前 Belin 图，前表面高度 6μm，后表面高度 19μm；C. WG-PRK 切削设计切削 屈光度 −2.00DS/−1.50DC×25，切削最大深度 105μm（含上皮）。右眼术后 2 年 Pentacam 屈光四图，K1/K2 为 39.3D/39.8D，Kmax 44.7D，裸眼视力 0.8，矫正视力 +0.75DS/−1.50DC×40＝1.0；D. 右眼术后 2 年 Belin 图，前表面高度 −3μm，后表面高度 9μm；E. 右眼术后 1 周前节 OCT，角膜基质中可见 DL 线，最深处达 394μm；F. 右眼术后半年激光共聚焦显微镜检查见，浅中基质中大量增粗纤维，呈网状连接，深度至 350μm， 260μm 之后部分区域可见基质细胞再生

（曾庆延　陈　茜）

参 考 文 献

1. Grentzelos MA，Kounis GA，Diakonis VF，et al. Combined transepithelial phototherapeutic keratectomy and conventional photorefractive keratectomy followed simultaneously by corneal crosslinking for keratoconus: Cretan protocol plus. J Cataract Refract Surg，2017，43（10）：1257-1262.

2. Gore DM，Leucci MT，Anand V，et al. Combined wavefront-guided transepithelial photorefractive kerate-ctomy and corneal crosslinking for visual rehabilitation in moderate keratoconus. J Cataract Refract Surg，2018，44（5）：571-580.

3. Sakla H，Altroudi W，Munoz G，et al. Simultaneous Topography-Guided Photorefractive Keratectomy and Accelerated Corneal Collagen Cross-Linking for Keratoconus. Cornea，2016，35（7）：941-945.

四、角膜胶原交联在角膜屈光手术中的应用

角膜屈光手术以切削中央角膜厚度、降低中央角膜曲率而达到矫正近视散光等屈光不正的作用，目前较为主流的有飞秒制瓣的 LASIK 手术（femtosecond laser assisted laser-assisted in situ keratomileusis，FS-LASIK）、飞秒激光小切口角膜微透镜取出术（small incision lenticule extraction，SMILE）和经角膜上皮的全准分子激光角膜切削术（trans-epithelial photorefractive keratectomy，Trans-PRK 或 TPRK），TPRK 也称表层屈光手术。但无论是哪种角膜屈光手术，都会去除一定的角膜组织，降低角膜生物力学强度，可能增加角膜扩张病发生的风险。

角膜胶原交联术（corneal collagen cross linking，CXL）是利用 365nm 波长的紫外线 A 照射核黄素产生的光敏反应来诱导角膜胶原纤维间的交联，以此提高角膜硬度，增强角膜生物力学稳定性。已证实 CXL 对角膜屈光术后的角膜扩张有较好的疗效，可降低已有的屈光度数和角膜散光指数。

研究表明，快速角膜胶原交联联合的角膜屈光手术，在切削角膜的同时，增加角膜的强度与韧性，进一步保证屈光手术的安全性，避免术后圆锥角膜的发生，同时还可减少高度近视术后屈光回退[1, 2]。常用术式有 FS-LASIK、SMILE 及 TPRK 联合 CXL。

（一）飞秒制瓣 LASIK 术联合快速角膜胶原交联（FS-LASIK Xtra）

FS-LASIK Xtra 是用飞秒激光制作角膜瓣，准分子激光进行屈光度的切削，之后再进行快速角膜胶原交联的屈光手术。

【适应证】

1. 年龄 18 周岁以上 30 岁以下。

2. 患者本人要求摘除眼镜。

3. 近视度数稳定 2 年，每年变化不大于 0.5D。

4. 近视度数大于 −6.00D，散光大于 −1.0D。

5. 停戴接触镜，软镜需 1 周，硬镜需 2 周。

6. 无活动性眼病。

7. 角膜厚度大于 450μm。

【禁忌证】

1. 眼部活动性炎症。

2. 眼周化脓性炎症。

3. 严重的外眼疾病　如眼睑缺损、畸形、慢性泪囊炎等。

4. 已确诊的圆锥角膜。

5. 角膜中央厚度 <450μm，或预计角膜剩余基质床厚度 <280μm。

6. 未受控制的青光眼。

7. 未受控制的全身结缔组织病及严重自身免疫性疾病。

8. 未受控制的糖尿病。

9. 全身感染性疾病。

10. 角膜基质或内皮营养不良。

【手术步骤】

1. 用飞秒激光系统制作角膜瓣

（1）参数设置：定制角膜瓣直径为（7.9～8.8mm），角膜瓣厚度为（90～120μm），角膜瓣边缘切割角度为90°，瓣蒂位置以12点位置为宜。

（2）定中心，在患者保持注视时，升高术床，使负压锥镜准确压到角膜上，启动负压。

（3）负压到位，在提示音后，启动飞秒激光进行扫描制瓣。

2. 准分子激光切削屈光度　角膜制瓣完成后转至准分子激光仪下，常规无菌操作，掀开角膜瓣，发射准分子激光，切削屈光度。

3. 联合快速角膜胶原交联（图10-8-14）

（1）把瓣置于"Taco"位置。

（2）0.25% 核黄素（VibeX Xtra）注射在角膜基质床上。

（3）应用 VibeX Xtra 浸泡 90s。

（4）冲洗角膜基质床，冲掉 VibeX Xtra。

（5）角膜瓣归位。

（6）连续 UVA 照射（30mW/cm² 照射 90s），传输总能量为 2.7J/cm²。

【术后用药】

1. 抗生素滴眼液（如：0.5% 左氧氟沙星滴眼液），连续点眼 10 天，每日 4 次。

2. 激素滴眼液（如：0.1% 氟米龙滴眼液），连续点眼 10 天，每日 4 次。

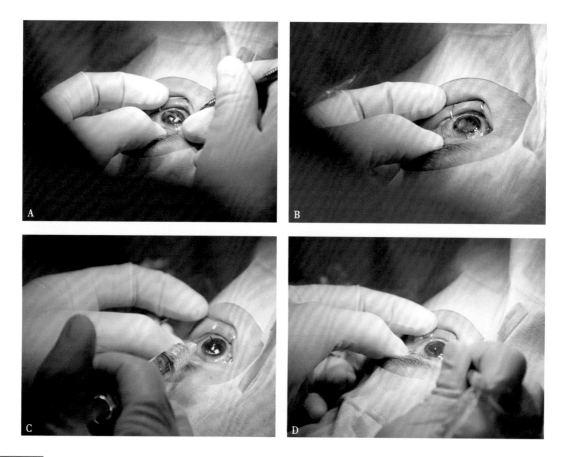

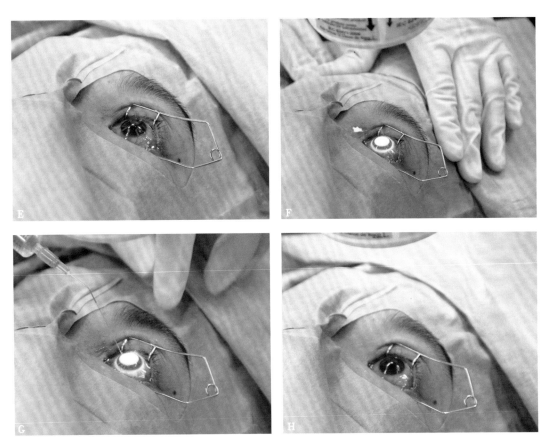

图 10-8-14 FS-LASIK Xtra 步骤图

A. 掀起飞秒制作的角膜瓣；B. 暴露角膜基质床，角膜瓣置于上方；C. 0.25% 核黄素注射在角膜基质床上，浸泡 90s；D. 角膜基质冲洗，清除多余核黄素；E. 中心定位；F. 紫外线照射，UVA（365nm）30mW/cm^2 连续照射 90s；G. 照射过程中点水湿润角膜；H. 紫外线照射结束

3. 人工泪液（如：0.1% 玻璃酸钠滴眼液），每日 4 次，连续点眼 2～3 个月。

【并发症及处理】

1. 负压吸引移位或脱环　轻微移位影响不大，可以继续手术；明显移位甚至脱环，则需重新吸附，重新扫描。

2. 结膜下出血　对术后视力无影响，可自行吸收。

3. 前房气泡　较大的前房气泡可能干扰眼球跟踪与定位。

4. 上皮下气泡　非常少见，多与角膜瓣过薄有关。

5. 角膜瓣掀开困难　与层间飞秒激光脉冲，点间距和行间距过大有关。调整点间距，层间距重新扫描。

6. 角膜内不透明气泡　影响眼球跟踪定位，待气泡吸收后再行准分子激光切削。

7. 瓣皱褶，需冲洗复位。

8. 短暂光敏感综合征　较少见。

9. 弥漫性层间角膜炎　多与层间非细菌性炎症有关，激素治疗有效。

10. 术后干眼　角膜屈光术后常见并发症，可使用人工泪液治疗。

11. 术后角膜分界线　与交联反应有关，一般在浅中基质层，不影响视力。

（二）小切口角膜微透镜取出术联合快速角膜胶原交联（SMILE Xtra）

小切口角膜微透镜取出术联合快速角膜胶原交联，是在 SMILE 术后进行快速角膜胶原交联，从而进一步增加屈光手术的安全性。

【适应证】

同 FS-LASIK Xtra。

【禁忌证】

同 FS-LASIK Xtra。

【手术步骤】

1. SMILE 手术　应用 VisuMax 飞秒激光系统作角膜帽和基质透镜，参数设置为角膜帽厚度 120μm，角膜帽直径 7.3mm，微透镜直径 6.5mm，基底加厚 15μm，激光发射速度 500kHz，脉冲能量 0.115μJ，在角膜上方做一宽度为 3～4mm 的切口。激光扫描结束后，利用显微分离器掀开分离角膜帽边缘，进一步分离内部透镜上表面及下表面，然后用显微镊取出透镜。

2. 联合快速角膜胶原交联（图 10-8-15）　从 SMILE 微小切口处注入 0.25% 核黄素（VibeX Xtra），浸泡 90s 后冲洗角膜基质囊袋内 VibeX Xtra。连续 UVA（365nm）30mW/cm² 照射 90s，传输总能量为 2.7J/cm²。

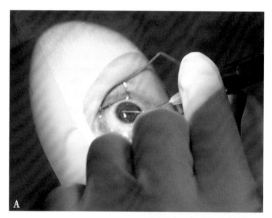
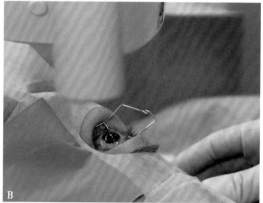
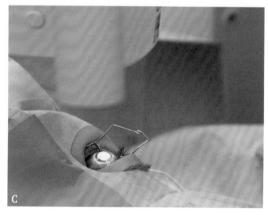

图 10-8-15　SMILE Xtra 手术步骤

A. 0.25% 核黄素注入 SMILE 囊袋内，浸泡 90s；B. 中心定位；C. 连续 UVA（365nm）30mW/cm² 照射 90s

【术后用药】

同 FS-LASIK Xtra。

【并发症及处理】

1. 负压吸引环脱环

(1) 扫描 1s 内脱环，可以重新吸附，重新扫描。

(2) 成功扫描透镜后表面及边切，而在扫描透镜前表面时脱环。可以重新吸附，并根据设备提示，继续扫描。

(3) 在扫描 1s 后，并且没有完全扫描完透镜后表面时脱环，则需放弃 SMILE 手术。

2. 暗区，多与角膜表面异物有关

(1) 轻微暗区，不影响透镜分离。

(2) 明显暗区，可能影响透镜分离，需放弃 SMILE 手术。

3. 结膜下出血。与 FS-LAISK 相比较为少见。

4. 透镜分离困难。多与能量设置过低有关。较大暗区也会影响透镜分离。

5. 透镜取出不全，可能严重影响视力。

6. 短暂光敏感综合征　较少见。

7. 术后干眼。较 LASIK-Xtra 少。

8. 术后角膜交联线（图 10-8-16），与交联反应有关，一般不影响视力。激光共聚焦显微镜下可见基质胶原纤维网状增生（图 10-8-17）。

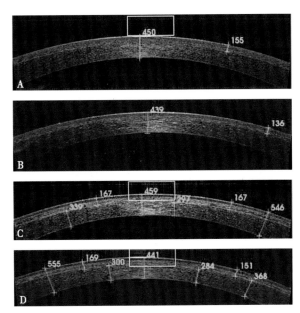

图 10-8-16　SMILE Xtra 术后不同时期 OCT 检查

A～D. 分别为术后 1 天、1 周、1 个月和 3 个月，交联线在术后 1 个月最为显著

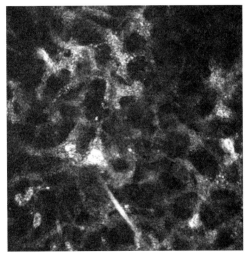

图 10-8-17　SMILE Xtra 术后 6 个月激光共聚焦显微镜检查

可见角膜浅中基质胶原纤维结构网状增生

（三）表层屈光手术联合快速角膜胶原交联

表层屈光手术联合快速角膜胶原交联，是在准分子激光角膜切削术后进行快速角膜胶原交联，从而进一步增加手术的安全性。

【适应证】

同 FS-LASIK Xtra。

【禁忌证】

同 FS-LASIK Xtra。

【手术步骤】

1. 应用阿玛仕准分子激光仪切削或酒精法或机械法,去除角膜上皮组织。

2. 准分子激光切削屈光度。

3. 联合快速角膜胶原交联(图 10-8-18)

(1) 0.1% 核黄素注射在角膜基质床上。

(2) 应用 0.1% 核黄素浸泡 90s。

(3) 冲洗角膜基质床。

(4) 连续 UVA(365nm)30mW/cm^2 照射 75s,总能量为 2.2J/cm^2。

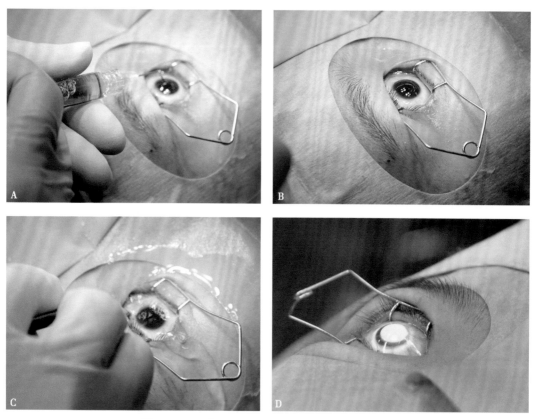

图 10-8-18　表层屈光手术联合快速角膜胶原交联

A. 0.1% 核黄素注射在角膜基质床上;B. 应用 0.1% 核黄素浸泡 90s;C. 冲洗角膜基质床;D. 连续 UVA(365nm)30mW/cm^2 照射 75s

【术后用药】

1. 抗生素滴眼液(如:0.5% 左氧氟沙星滴眼液)　连续点眼 10 天,每日 4 次。

2. 激素滴眼液　术后早期使用中强效激素滴眼液(如:0.3% 氯替泼诺滴眼液),连续点眼 10 天,每日 4 次;之后改用弱效激素滴眼液(0.1% 氟米龙滴眼液),从每日 4 次,逐步递减至每日 1 次，连续点眼 2～3 个月。

3．人工泪液（如：0.1% 玻璃酸钠滴眼液） 每日 4 次，连续点眼 2～3 个月。

【并发症及处理】

1．疼痛、畏光、流泪等刺激症状。表层屈光手术刺激症状较为明显，1～2 天后逐步缓解。

2．术后上皮愈合不良。严重者可以更换绷带镜，配戴至角膜上皮修复。

3．术后 haze 与屈光回退。增加激素用量，进行控制，同时密切观察眼压。

4．激素性青光眼。长期使用激素的潜在风险之一，预防为主。密切观察眼压，一旦升高，及时停用激素。

5．术后角膜混浊，术后交联线，与交联反应有关。

（雷晓华）

参 考 文 献

1. Low JR，Lim L，Koh JCW，et al. Simultaneous Accelerated Corneal Crosslinking and Laser In situ Keratomileusis for the Treatment of High Myopia in Asian Eyes. Open Ophthalmol J，2018，12：143-153.

2. Ng AL，Chan TC，Cheng GP，et al. Comparison of the Early Clinical Outcomes between Combined Small-Incision Lenticule Extraction and Collagen Cross-Linking versus SMILE for Myopia. J Ophthalmol，2016，2016：2672980.

第九节　角膜染色术

对于丧失视力的角膜白斑和白斑偏离瞳孔且视力尚可，不能够或不适宜通过单纯的角膜移植达到增视或美容目的者，为了改善其外观，可采取角膜染色术。国外还有报道应用角膜染色术治疗虹膜缺损的病例。该术式操作简单，手术风险小，外观满意。

【适应证】

1．无视力且恢复无望的角膜白斑患者。

2．白斑偏离瞳孔，视力尚可，不能够或不适宜通过角膜移植达到增视或美容目的者。

3．虹膜缺损，虹膜周切术后眩光[1]。

4．白瞳症[1]。

【禁忌证】

1．眼内活动性炎症　如葡萄膜炎、化脓性眼内炎等。

2．眼表活动性炎症　如结膜炎、角膜炎等。

3．附属器化脓性炎症　如慢性泪囊炎、溃疡性睑缘炎，要待化脓性感染治愈后方可行染色术。

视频 10-9-1
角膜白斑染色

4．角膜白斑区角膜厚度过薄，无法完成角膜层间隧道者。

【手术步骤】（图 10-9-1～图 10-9-3，视频 10-9-1）

1．麻醉　2% 利多卡因 5mL 和 0.75% 布比卡因 5mL 球后麻醉，按摩眼球 10min，降低眶压及眼压，联合表面麻醉。

2．采用黑色文眉液，经高压蒸气灭菌　①用无菌注射器抽取染色剂 3～4mL 推入清洁玻璃瓶内，瓶口用 3M 透明输液贴封好，用针头将贴膜上戳若干小孔洞以做排气；②用快速消毒锅〈2000型〉消毒，消毒结束后不予烘干，直接出锅上台备用。

3. 术区皮肤消毒，铺无菌孔巾，开睑器开睑。妥布霉素生理盐水混合液（1：40）冲洗结膜囊。

4. 根据角膜白斑的位置选择最接近白斑的角膜缘做板层切口，隧道刀做相应区域的角膜板层隧道，深度以角膜厚度的1/5～1/4为佳，尽量表浅，以便遮盖大部分白斑。以染色剂填充于板层隧道层间。如有带状变性，需先刮除或撕除。

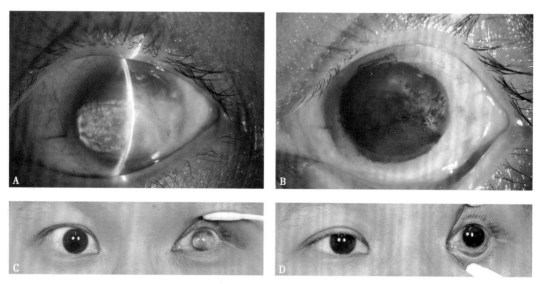

图10-9-1 角膜白斑染色前后

A. 全角膜白色混浊，角膜变性；B. 角膜层间染色术后1周，角膜着色可，上皮稍粗糙；C. 患者角膜染色术前外观像；D. 同一患者，角膜染色术后3年复查，角膜外观颜色保持较好，双眼外观无明显差别

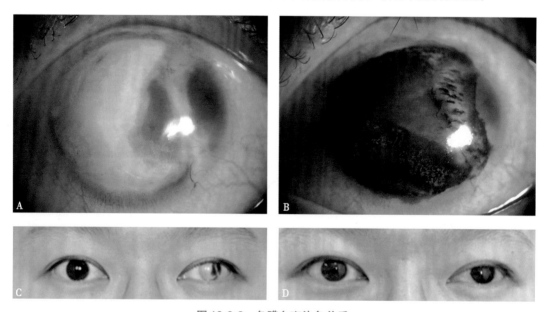

图10-9-2 角膜白斑染色前后

A. 术前裂隙灯照相；B. 上述患者角膜白斑染色术后3个月裂隙灯照相；C. 患者术前外观像；D. 上述患者术后3个月外观像

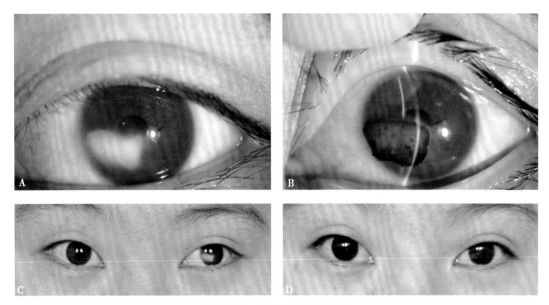

图 10-9-3 角膜白斑染色前后

A. 角膜鼻下方大小约 3mm×6mm 白色混浊；B. 予角膜层间染色 + 角膜针刺术后 1 周，角膜着色佳，上皮光滑，视力同术前；C. 患者术前外观像；D. 同一患者，角膜染色术后 1 年半复查，左眼角膜着色可，双眼外观无明显差别

5. 用 2mL 注射器针头做角膜表面针刺，局部滴用染色剂维持 30s。

6. 妥布霉素生理盐水混合液将角膜及结膜表面染色剂冲洗干净。

7. 戴绷带镜。

注意点：对白斑偏离瞳孔而视力尚可的病例，染色范围不要超过白斑，减少对正常角膜的影响，以避免或尽量减少对视力的影响；角膜白斑累及全角膜时，为尽量改善外观，可行全角膜层间染色，同时行角膜针刺术确保染色均匀（图 10-9-1～图 10-9-3）。

国外还有报道 [2] 应用飞秒激光辅助的角膜瓣下染色术，使其染色范围及深度更为整齐可控，术后炎症反应及不适症状更轻。

【术后处理原则】

1. 术后 1 个月内每周复诊，1 年内术后 3 个月、半年及 1 年时复诊，同时告知患者如有眼部红、痛、视力下降等不适应及时复诊。

2. 术后用药 术后加替沙星眼膏涂眼，待角膜上皮愈合后使用复方妥布霉素地塞米松滴眼液每日 4 次点眼 1 周。

【并发症及处理】

1. 术中并发症及处理

（1）术中角膜穿孔：小部分患者由于角膜瘢痕不规则、钙化，角膜变薄，不能制作理想的板层隧道，术中分离层间隧道时可能出现角膜穿孔，可及时应用 10-0 缝线于裂开处间断缝合即可。

（2）角膜白斑致密，层间染色后外观颜色较淡，可行角膜表层针刺着色以加深外观颜色。

（3）角膜切口闭合不良：白斑范围较大，角膜缘切口过宽者，可应用 10-0 缝线于切口处间断缝合密闭切口。

2．术后并发症及处理

（1）褪色：可再行角膜染色术及相应问题处理（图10-9-4）。

（2）角膜上皮延迟愈合：局部应用抗炎及促进角膜上皮修复药物，必要时可配戴角膜绷带镜或行羊膜覆盖手术治疗。

（3）感染：抗感染对症积极治疗。

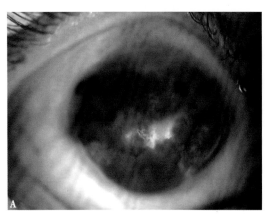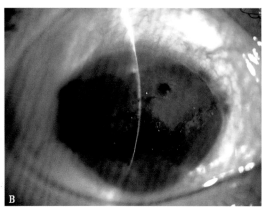

图10-9-4　角膜白斑染色后褪色处理（该病例资料照片由曾庆延医生提供）

A．右眼10年前行角膜白斑染色，近5年自觉角膜逐渐发白。检查为角膜睑裂区近角膜缘处带状变性，中央区浅中基质灰白变性；B．该眼行鼻颞侧带状变性撕除，中央区针刺联合基质注射染色剂，术后1周，外观较前明显改善

（李绍伟　刘　畅）

参 考 文 献

1. Islam N，Franks WA. Therapeutic corneal tattoo following peripheral iridotomy complication. Eye，2006，20：389-390.

2. Kymionis GD，Ide T，Galor A，et al. Femtosecond-assisted anterior lamellar corneal staining-tattooing in a blind eye with leukocoria. Cornea，2009，28（2）：211-213.

第十节　睑裂缝合术

睑裂缝合术（tarsorrhaphy）是用于眼睑闭合不全发生暴露性角膜炎、角膜溃疡时保护角膜的一种手术方法，它可以促进角膜上皮及溃疡的修复，待病情稳定后再打开，恢复原来的睑裂，不破坏眼睑结构[1，2]。

【适应证】

1．外伤、面瘫、上睑下垂术后及甲状腺相关眼病等导致的眼睑闭合不全，造成角膜溃疡、暴露性角膜炎，保守治疗无效者。

2．神经营养性角膜炎，上皮持续不愈合者。

3．可能形成持续性眼睑闭合不全的患者（如外伤或术后面神经损伤），可预防性闭合眼睑防止出现暴露性角膜炎。

【禁忌证】

1. 严重感染性角膜炎,角膜变薄近穿孔。

2. 同时合并青光眼眼压高的患者。

3. 附属器化脓 如慢性泪囊炎,溃疡性睑缘炎等。

【手术步骤】

1. 临时性睑裂缝合术(图 10-10-1) 上睑下垂术后暴露性角膜炎、角膜溃疡,甲状腺相关眼病急性期的患者,暂时将上下睑缘缝合在一起,病情缓解后可拆除缝线,恢复外观。可分为部分缝合和完全缝合。

(1)标记要缝合的上下睑的长度。上下穹窿结膜下和上下睑皮下 2% 利多卡因 5mL+0.75% 布比卡因 5mL + 5 滴 1/1 000 肾上腺素作浸润麻醉。

(2)先在下睑外 1/3 和中 1/3 交界处,中 1/3 和内 1/3 交界处 3-0 丝线平行褥式缝合,从睑缘外 2mm 皮肤面进针,灰线处出针,再从对应处灰线进针,距睑缘外 2mm 皮肤面出针,做两对水平褥式缝合,垫棉垫结扎。上睑下垂术后患者结扎时打活结。

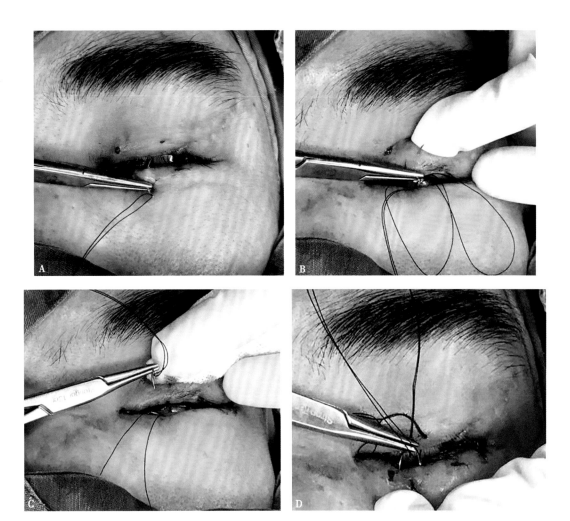

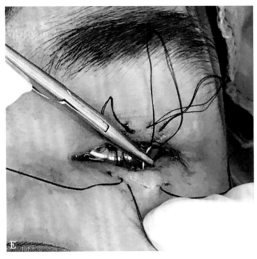
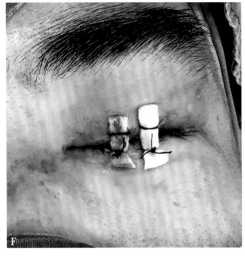

图 10-10-1　暂时性睑缘缝合术

A. 下睑皮肤进针，灰线出针；B. 上睑灰线进针，皮肤面 2mm 处出针；C. 上睑皮肤面进针，灰线出针；
D. 下睑灰线进针，皮肤面出针；E. 同法行另一对褥式缝合；F. 垫棉垫结扎，术毕

（3）可视眼睑闭合及角膜情况缝一对或两对褥式缝线，两对褥式缝线间需留一个小的睑裂缝隙便于观察角膜情况。

（4）涂抗生素眼膏包眼，病情恢复后拆线，一般上睑下垂术后暴露性角膜炎 3 天拆线，其余 7 天左右拆线。

2. 永久性睑裂缝合（图 10-10-2）　对眼睑闭合功能恢复不佳、眼表需要长期保护的患者，可行永久性睑裂缝合。病情缓解后，再沿睑裂切开，恢复原来的睑裂[1]。

（1）标记要缝合的上下睑的长度。上下穹窿结膜下和上下睑皮下 2% 利多卡因 5mL＋0.75% 布比卡因 5mL＋5 滴 1/1 000 肾上腺素作浸润麻醉。

（2）根据睑裂闭合不全部位选择缝合部位，多数是在中外 1/3 交界和中内 1/3 交界做两处缝合，也可仅做一处。

（3）在拟缝合处下睑做 5mm 长、0.5mm 深的睑缘切除，形成创面。再在上睑相对应处同样做睑缘切除，形成创面。

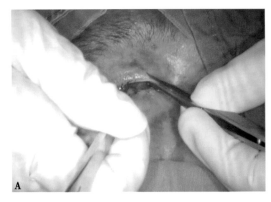
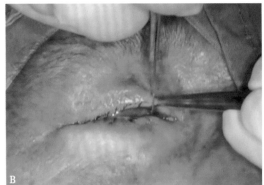

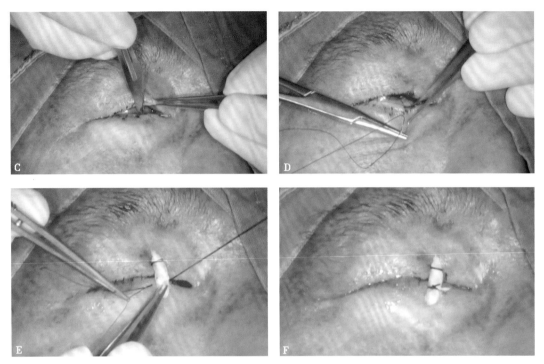

图 10-10-2 永久性睑裂缝合

A. 上睑预定位置垂直切开 0.5mm；B. 距 5mm 处同样垂直切开 0.5mm；C. 切除睑缘，形成创面；D. 下睑对应位置切除后水平褥式缝合；E. 垫棉垫结扎；F. 术毕眼睑闭合全

（4）3-0 丝线平行褥式缝合，从睑缘外 2mm 处进针，灰线处出针，再从对应处灰线进针，距睑缘外 2mm 出针，做两对水平褥式缝合，垫棉垫结扎。

（5）7～14 天拆除缝线和棉垫，上下睑缘即粘连一起。

（6）若要达到更好的粘连效果，可将下睑灰线劈开，切除前层皮肤肌肉层，睑板结膜层上皮刮除，形成一个"槽"，上睑灰线劈开，切除后层的睑板结膜层，形成一个"舌"状皮瓣。将两者重叠缝合，可形成永久的粘连。

注意点：

1. 行临时性睑缘缝合时注意保护灰线及睑缘，避免切开后形成睑缘畸形。

2. 缝合时一定从灰线处进出针，并且距睑缘至少 2mm，避免缝线裂开或缝线刺激角膜。

3. 缝线位置注意不要损伤上下泪小点。

【术后处理原则】

1. 针对暴露性角膜炎患者睑缘缝线为活结，2 天后观察角膜，若上皮修复，则拆除缝线；若未修复，则继续结扎缝线直至上皮修复为止。

2. 其余临时性睑裂缝合一般 1 周拆线，永久性睑裂缝合待病情好转稳定后再将睑缘剪开。剪开时注意保护眼球。必须告知患者有睑缘不对称及需再次睑缘缝合的可能。

【并发症及处理】

1. 术中并发症及处理

（1）术中出血，一般压迫止血即可。

（2）术中出针未在灰线处，若穿透睑板可导致异物感，严重的擦伤角膜；或靠近皮肤面，可能导致皮肤撕脱，一旦发现，拆除缝线重新缝合。

2．术后并发症及处理

（1）甲状腺相关眼病眼球突出厉害，导致睑缘缝线脱落，积极治疗原发病的同时可再次缝合。

（2）若缝线刺激角膜，则早期拆除。

（3）局部皮肤发炎或肉芽肿产生，则尽快拆除缝线。

（涂惠芳）

参 考 文 献

1. Kasparova EA，Sobkova OI，Kasparova EA，et al. Surgery treatment of purulent corneal ulcers associated with neuroparalytic keratitis. Zh Vopr Neirokhir Im N N Burdenko，2018，82（1）：72-77.

2. Luo QL，Tang L，He WM. Clinical investigation of tarsorrhaphy suture for treatment thyroid-associated ophthalmopathy. Zhonghua Yan Ke Za Zhi，2005，41（9）：777-780.

3. 喻长泰，涂惠芳. 临床眼整形与重建手术学. 武汉：湖北科学技术出版社，2007：221.

4. 范先群. 眼整形外科学. 北京：北京科学技术出版社，2009：600-601.

第十一节　角膜裂伤缝合术

角膜是眼球的最前沿，它直接与外界环境相接触，因而是最易遭受外力损伤的眼部组织。角膜裂伤术后伤口的瘢痕愈合是影响视力恢复的主要原因，而及时正确的伤口处理是决定手术效果的关键因素，其中 I 期角膜缝合的质量对患者术后视力恢复至关重要[1]。

【适应证】

1．角膜伤口较大（一般大于 3mm），创缘对合欠佳，前房不能形成。

2．整齐而较小的伤口经保守治疗后 1～2 天荧光素染色仍有"溪流征"。

3．有眼内组织嵌顿于角膜伤口。

4．角膜板层裂伤，伤口深，范围大，呈游离瓣状，对合不佳[2]。

5．伤口中有异物存留或感染征象。

【手术治疗原则】

1．合并全身伤情且脏器外伤严重时应优先治疗全身伤情。

2．彻底探查，清理异物，避免嵌顿。

3．密闭缝合，松紧适度，深浅合适（90%～95% 角膜深度），跨度合适，间距合适。

4．尽量减少内容物脱出，尽可能保留眼内组织。

5．手术最后要求眼球形态完整，眼压达到合适状态。

【手术步骤】

1．缝针及缝线选择　角膜缝合用 10-0 带铲针尼龙缝线，如巩膜同时存在裂伤可用 6-0 或 8-0 可吸收缝线。

2．术前准备及麻醉　仔细询问外伤史并做好针对性影像学检查，如 CT、B 超等，以准备好相关手术器械及手术方案，检查时严禁挤压眼球。成人以表面麻醉和球后麻醉为主，局部麻醉必须适量,避免眶压增高带来的眼内容物脱出。破裂严重、儿童及不配合者应全身麻醉。

3.开睑 一般以开睑器开睑,碰到角膜伤口过大,眼球相对凹陷者可作眼轮匝肌浸润麻醉后缝线开睑。

4.冲洗及检查 1∶1 000 庆大霉素或妥布霉素液冲洗结膜囊和伤口,仔细清理伤口处的细小异物、色素、渗出物等。植物性外伤应警惕真菌感染,伤口有浸润或前房合并积脓者术中应取材涂片并行细菌真菌培养,有真菌感染可能者用 0.2% 氟康唑液冲洗伤口。

5.缝合 缝合方式包括间断缝合、连续缝合、8 字缝合、荷包缝合,还有一种间断的 X 字缝合,针对不同形状伤口选择不同的缝合方式。

(1)间断缝合(图 10-11-1)最为常见,适用于各种创口的缝合,其缝合要点是垂直于创口缘。

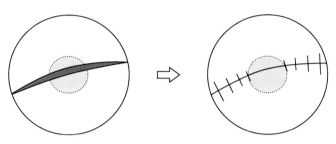

图 10-11-1 间断缝合

横向跨瞳孔角膜全层裂伤间断缝合效果示意图,缝线尽可能避开视轴,近视轴缝线跨度偏小,远离视轴缝线跨度偏大

(2)荷包缝合(图 10-11-2)适用于 T 形、星形或者不规则瓣状的伤道[3];X 字缝合(图 10-11-3)可以作为星形及瓣状伤道的头端对称性缝合,或者作为荷包缝合的补充。

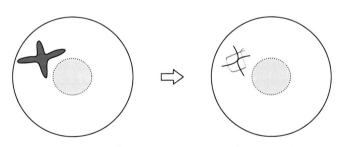

图 10-11-2 角膜星状全层裂伤及荷包缝合效果示意图

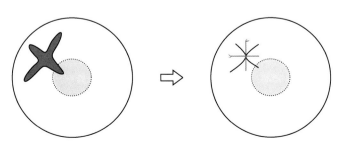

图 10-11-3 角膜星状全层裂伤及 X 字缝合效果示意图

（3）连续缝合较为少见，一般作为间断缝合后局部尚未达到水密状态的补充。

（4）8字缝合对于张力性较强的伤道比较适用，但不适合在瞳孔中央区缝合。

（5）另外有一种圆形的角膜穿孔伤，因常合并角膜组织缺失，强行缝合至伤口密闭会导致角膜皱缩，处理方式则参考第十章第二节角膜穿孔修补术。

注意点：

1）缝合厚度为缝合区域厚度的90%～95%，避免穿透角膜全层，以免细菌经缝线进入前房引起眼内感染（图10-11-4）。

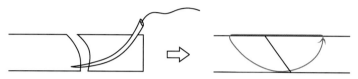

图10-11-4　角膜缝合深度剖面示意图

缝合深度达90%～95%基质层，线结埋藏于基质内

2）缝合跨度视伤口张力而定，一般原则上角膜中央区缝线跨度小、近角膜缘跨度偏大。

3）缝合间距视伤口长度、形状及位置而定，瞳孔区在保证水密状态下可略稀疏，有弯曲部位可略紧密。相邻针脚间距应略小于缝合长度。

4）缝合顺序：根据角膜伤口的长度、形态制订缝合顺序，如伤口为S形（图10-11-5），可先缝合两个转折部位分成三个小段伤道，再分别缝合小段伤道；如角膜伤道延伸至巩膜，先缝合角巩膜缘，然后缝合角膜，再缝合巩膜组织（图10-11-6）。

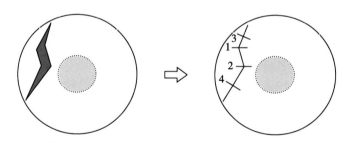

图10-11-5　不规则S形角膜裂伤及缝合顺序示意图

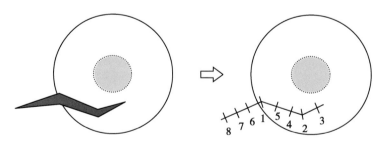

图10-11-6　合并巩膜裂伤的角膜裂伤及缝合顺序示意图

5）缝合打结松紧适宜，不能出现角膜皱褶状态，一般打三个结，第一扣不宜紧但不能滑脱，第二扣应牢固防止松脱，第三扣为巩固结扎，线头须埋于角膜基质内且一般位于远离视轴一侧。

6. 前房处理 合理使用黏弹剂稳固前房,还纳虹膜或者压迫欲脱出的虹膜组织等,且防止缝合时将虹膜组织带入角膜伤口处形成嵌顿,如角膜伤口裂开明显或前房消失而晶状体尚未混浊,则黏弹剂的保护作用十分显著,一般选择合适的钟点位做角膜侧切口,从该处注入黏弹剂至需填充处,术毕注水冲洗黏弹剂及封闭侧切口,必要时可保留少量黏弹剂维持前房深度。

7. 术毕配戴绷带镜,尤其适用于细小伤口"溪流征"阳性状态,也可用于较为复杂的缝合后仍有轻微漏水状态,属于角膜穿孔术后的一种补充手段。

8. 涂抗生素眼膏,包眼。

【术后处理原则】

1. 术后全身滴注广谱抗生素 1 周,局部 0.3% 氧氟沙星眼膏包眼,上皮愈合后 0.5% 左氧氟沙星或 0.3% 妥布霉素滴眼液每日 4~6 次,2~3 周。视病情酌情调整。

2. 非植物性外伤或排除真菌感染者给予糖皮质激素如妥布霉素地塞米松滴眼液每日 4~6 次,根据病情逐渐减量。合并脉络膜脱离、低眼压者静脉滴注氢化可的松每日 100mg,共 3~5 天,其后视病情可口服泼尼松。

3. 伤后 24hh 内肌内注射破伤风抗毒素。

4. 术后密切观察伤口及眼内情况,如有感染加重征象者应再行 B 超、激光共聚焦显微镜等检查,结合之前细菌真菌培养结果及时调整治疗方案。

5. 开放性眼外伤一般多为复杂性伤情,合并白内障、玻璃体积血、视网膜脉络膜脱离、球内异物者多在 I 期手术后根据相关病情制订 II 期甚至 III 期治疗方案,选择最佳手术时机及手术方案尤为重要[3]。

【并发症及处理】

1. 术后浅前房或前房木形成,应行荧光素染色了解有无"溪流征",轻微渗漏者可戴绷带镜加压包扎,口服醋甲唑胺减少房水生成,观察 1~2 天,如无效则需再次行伤口修补。

2. 继发性青光眼 早期高眼压可能与黏弹剂残留、炎症反应有关,可通过前房穿刺放液、药物来降眼压;后期出现的眼压升高可能与外伤导致的房角后退等因素有关,应在伤口稳定后行前节 OCT、UBM 及房角镜检查。

3. 眼内炎 出现伤口感染、前房渗出加重、前房积脓、B 超显示玻璃体混浊明显、患者自觉疼痛加重、血象升高等高度警惕眼内炎,积极行进一步检查,按眼内炎治疗原则进行处理(图 10-11-7)。

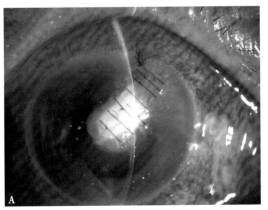
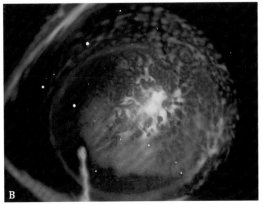

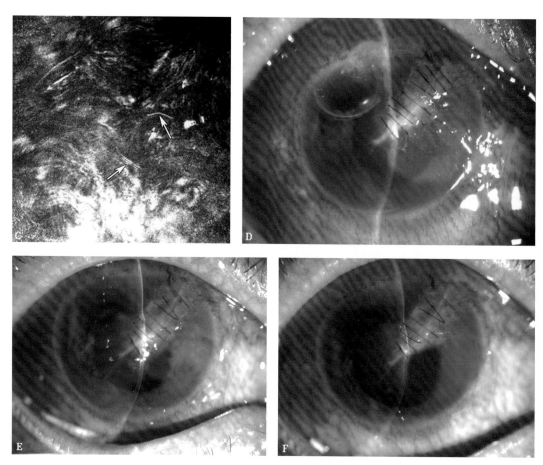

图 10-11-7 角膜裂伤缝合术后内皮脓肿

患者 2 个月前右眼被树枝打伤，曾与当地医院行 2 次角膜裂伤缝合，反复眼红痛不适

A、B. 右眼角膜伤口对合可，伤口基质内灰白浸润，内皮面可见灰白脓肿突出到前房，荧光素染色阳性，可见小片上皮缺损；C、D. 激光共聚焦显微镜检查基质内多量长短不一树枝状结构，高亮反光，考虑真菌菌丝可能（白色箭头所示）；E. 行角膜伤口清创重缝及内皮脓肿切除，前房内注射两性霉素 B 10μg/0.1mL，术后全身局部抗真菌细菌治疗；F. 术后第 10 天，瞳孔区角膜伤口基质内仍见部分灰白浸润，内皮面平整无脓肿；G. 术后第 14 天，伤口基质浸润减轻，新生血管长入，缝线部分松动

（程建宏 曾庆延）

参 考 文 献

1. Ahmed Y，Schimel AM，Pathengay A，et al. Endophthalmitis following open-globe injuries. Eye（Lond），2012，26（2）：212-217.

2. 管怀进. 眼科手术操作技术. 第 2 版. 北京：科学出版社，2012：476.

3. 张凌，刘勇，陈少军，等. 开放性眼外伤不同时机玻璃体手术的对比观察. 中华眼科杂志，2014，50（2）：121-125.

第十一章 非手术治疗

角膜病药物治疗可查阅二维码 11-0-1。

二维码 11-0-1
角膜病药物治疗

第一节 物 理 治 疗

一、热敷

【机制】

热敷(hot compress)时,温热可促使局部血管扩张,改善血液循环,增强机体免疫力,促进炎性渗出和水肿的吸收[1]。

1. 在发生眼部闭合性外伤的 48h 后或出现眼部急性炎症、无菌性炎症时,热敷可起到改善局部的血液循环、促进炎症吸收、减轻疼痛的作用。

2. 热敷可以使眼睑局部血管扩张,血流加速,减轻炎症反应,使睑板腺分泌加强,睑脂融化,按摩后可帮助其顺畅排出。

3. 热敷可以使泪腺血供充足,促使水液分泌增加,也可以起到缓解眼干的作用[2]。

【适应证】

1. 眼外伤,眼睑、泪囊及眼球前部急性炎症和非新鲜前房积血。

2. 干眼症,睑板腺功能障碍。

【禁忌证】

1. 眼部伤口流血、破溃、感染时禁止热敷。

2. 眼部损伤 48h 以内不宜热敷。

【操作】

1. 用热的湿毛巾(或用湿毛巾裹住装有热水的瓶子)敷在患处。推荐使用专业的热敷眼罩(图 11-1-1)或加热雾化装置(图 11-1-2)。热敷温度:(43±2)℃。患者若需使用滴眼剂,可在热敷后再用药,这样可增强药效。

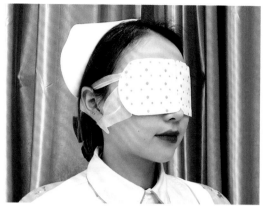

图 11-1-1　加热眼罩治疗（该照片由曾庆延医生提供）

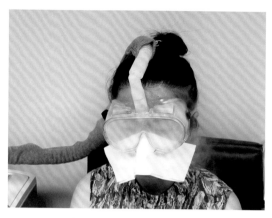

图 11-1-2　加热雾化治疗

2. 每次敷 10～15min，每天 3～4 次。

注意点：热敷仅起到辅助治疗的效果，对不同人群的疗效也有差异，在治疗时应该注意。热敷时还需使用适当的温度，避免烫伤。

（林　琳　晋秀明）

二、冷敷

【机制】

1. 冷敷（cold compress）时，低温能降低局部组织的新陈代谢，减少炎性渗出，降低受损组织感觉冲动的传入。同时，局部受冷，血管收缩，血流量减少，能达到减少渗血、淤血及血肿形成的目的。

2. 在内眼术后冷敷可减少脉络膜血流，减少血房水屏障的破坏，降低眼内压，可增加舒适感，并可减轻炎症反应[3]。

【适应证】

1. 眼睑或其他组织因外伤、出血或急性炎症引起眼痛剧烈者，眼眶及眼成形术后早期。

2. 眼表炎症导致的眼表温度升高，例如过敏性结膜炎。

3. 内眼手术术后。

【禁忌证】

低温环境下不宜冷敷，避免冻伤。

【操作】

1. 伤口包扎止血后，冰袋压迫冷敷或者使用专业冷敷眼罩（图 11-1-3）。

2. 冷敷时，温度应该低于体温并高于皮肤冻结温度（-5℃）。

3. 每次可敷 20～30min，每 3～4h 1 次。

注意点：冷敷时注意观察敷眼周围局部情况，仔细询问患者的感受，避免冻伤。若用冰块冷敷，要防止冰水渗漏，污染伤口。

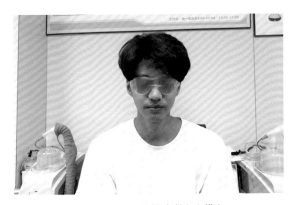

图 11-1-3 眼部冷敷（冰袋）

（林 琳 晋秀明）

参 考 文 献

1. 王光霞. 热敷法在麦粒肿治疗中的应用观察 [J]. 中国现代医生，2009，47（24）：203.

2. Moda，Oguchiy，Goto E，et al. Efficacy and safety of infrared warming of the eyelids[J]. Cornea，1999，18：188-193.

3. 贾俊卿，梁静，齐月梅，等. 内眼术后冷敷的实验和临床应用研究. 护理学杂志，2000，15（1）：3.

三、睑板腺按摩

睑板腺按摩（mcibomian gland expression，MGX）是用手指、棉签、玻璃棒或是睑板镊夹持内外睑缘，向睑板腺开口方向挤压睑板腺使堵塞物排出的一种手法。通过挤压睑板腺，可使睑板腺内异常分泌物有效排出，解除睑板腺堵塞情况，并促进睑板腺脂质的正常分泌与排出，从而改善泪膜脂质层缺乏，缓解局部症状，恢复睑板腺功能。作为一种治疗手段，睑板腺按摩已投入临床至少 80 年，且近 30 年开始用于各种类型睑板腺功能障碍（meibomian gland dysfunction，MGD）的治疗 [1, 2]。睑板腺按摩通过改善 MGD，可间接预防角膜损伤的发生。

【适应证】
睑板腺功能障碍引起的干眼患者。
【禁忌证】
1. 诊断为眼部真菌、细菌及病毒感染者。
2. 眼外伤、眼部近期手术史。
3. 青光眼、眼内压升高的患者。
4. 精神疾病患者。
【操作】
1. **手法按摩** 轻度 MGD 患者可在家中自行进行按摩，具体操作如下：用热敷眼罩或 40～45℃热毛巾热敷上下眼睑 20min，清洁双手，轻闭双眼，将示指置于外眦部，向外侧轻拉，使上眼睑皮肤稍有紧绷感，再用另一手示指沿睑板腺走行方向，由上至下，由内至外，轻轻按摩眼睑皮肤。同样的方法拉紧下眼睑，沿睑板腺走行方向，由下至上，由内至外进行按摩（图11-1-4）。

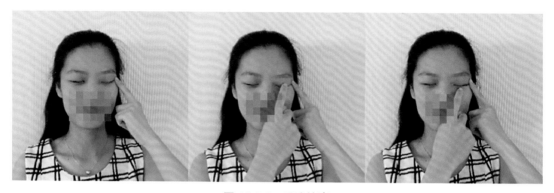

图11-1-4　手法按摩

较重的患者可采用另一种按摩方式（图11-1-5）：完成热敷后，清洁双手，轻闭双眼，将拇指和示指分别放在内眦和外眦角处，向中间用力，使睑板呈弓形，同时施加一个向下的力，同样的方法按摩下眼睑，挤压时施加向上的力，挤出的分泌物用棉签清除，并用棉棒蘸少许抗生素眼药水擦洗两侧上下睑缘。

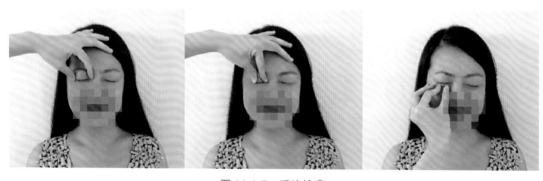

图11-1-5　手法按摩

2. 器械辅助按摩　在医院医务人员可用器械辅助进行按摩，如按摩镊、玻璃棒、棉签等，以提升效果。以按摩镊为例，具体操作如下（图11-1-6）：治疗前眼部热敷15～20min，结束后患者仰卧于诊疗床，清洁眼部皮肤，用5%丙美卡因在患者结膜囊内行表面麻醉，待3～5min麻醉剂起效后，用睑板镊沿睑板腺方向睑缘处进行挤压按摩。按摩上睑时，嘱咐患者双眼尽可能向下注视，将睑板镊放置于其上眼睑内，轻轻提起，注意不要对眼球产生压迫，下睑及对侧眼行相同操作。按摩结束后，用棉棒蘸少许抗生素眼药水擦洗两侧上下睑缘，然后睑缘涂红霉素眼膏。

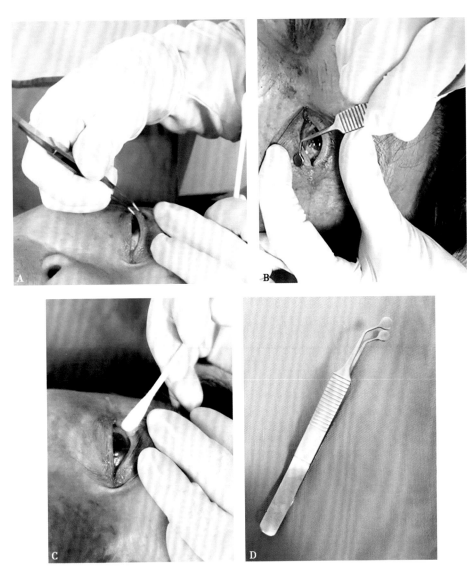

图 11-1-6　器械辅助按摩

A、B. 睑板腺按摩镊按摩上下眼睑；C. 按摩完毕睑缘涂眼膏；D. 睑板腺按摩镊

【并发症】

1. 结膜下出血。

2. 分泌物增多，炎症甚至感染。预防为主，注意无菌操作，按摩结束后睑缘用眼部清洁湿巾清洁，睑缘涂抗生素眼膏，结膜囊点 1～2 滴抗生素眼液，并嘱患者 24h 内避免揉眼，注意眼部卫生。

3. 睑板腺按摩过程中患者不适感强。研究表明，仅 7% 的人能忍受挤压出下睑睑板腺全部内容物的力道。当施以患者普遍能承受的最大压强 15PSI（pounds per square inch）时，仍不足以使睑板腺内分泌物有效排出 [3]。由此可见，睑板腺按摩在临床应用中有一定的局限性。

注意事项：

1. 操作前和患者进行有效沟通，告知可能风险。

2. 医务人员行睑板腺按摩时，注意不要压迫患者眼球。

3. 患者诉疼痛难以忍受时，应停止治疗。

4. 在患者无法接受治疗的情况下，可考虑换用其他较温和的物理治疗手段，例如睑缘清洁，局部热敷，眼睑按摩，强脉冲光，LipiFlow 热脉冲系统等。

（林　琳　晋秀明）

参 考 文 献

1. 李宏，陈铁红. 睑板腺按摩治疗睑板腺功能障碍型干眼的疗效观察 [J]. 航空航天医学杂志，2017，（1）：89-91.

2. LEE H，KIM M，PARK S Y，et al. Mechanical meibomian gland squeezing combined with eyelid scrubs and warm compresses for the treatment of meibomian gland dysfunction[J]. Clin Exp Optom，2017，100（6）：598-602.doi：10.1111/cxo.12532

3. KORB D R，BLACKIE C A. Meibomian gland therapeutic expression：quantifying the applied pressure and the limitation of resulting pain[J]. Eye Contact Lens，2011，37（5）：298-301.doi：10.1097/ICL.0b013e31821bc7c5

四、睑缘清洁

眼表结构中最容易残存细菌的部位为结膜囊、睑缘、泪道。健康人部分结膜、睑缘暴露于外界环境中，存在少量条件致病菌[1]。规范的眼睑及睑缘清洁（cleaning of the eyelid margins）可以有效去除眼睑、睑缘及睫毛上多余的油脂、皮屑、粉尘及其他污染物，亦可以清洁眼表环境，抑制葡萄球菌、库克菌、微球菌等眼睑、结膜囊条件致病菌的菌株，改善睑缘及结膜囊的卫生，并对术后眼内炎的预防提供帮助[2]。也有研究证实蠕形螨可能在睑板腺功能障碍（meibomian gland dysfunction，MGD）的起病过程中起一定作用，清洁睑缘可以通过改善局部微环境间接达到减少蠕形螨的目的，提升 MGD 治疗效果[3]。

【适应证】

1. 睑缘炎（细菌感染、油脂分泌过剩）。

2. 睑缘炎相关性角结膜病变。

3. MGD。

4. 蠕形螨感染。

5. 常规眼睑护理。

【禁忌证】

眼外伤、眼部近期手术史。

【操作】

1. 深度睑缘清洁（图 11-1-7，图 11-1-8）　睑缘分泌物、油脂较多者建议在医院由医务人员用眼睑清洁器进行睑缘深度清洁。具体操作如下：

（1）操作者做好解释说明并洗手、戴口罩。

（2）患者取仰卧位，点表面麻醉剂。

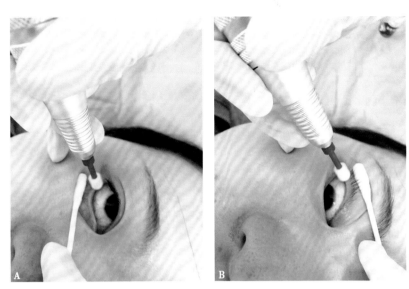

图 11-1-7　睑缘深度清洁
A. 眼睑清洁器清洁下睑缘；B. 眼睑清洁器清洁上睑缘

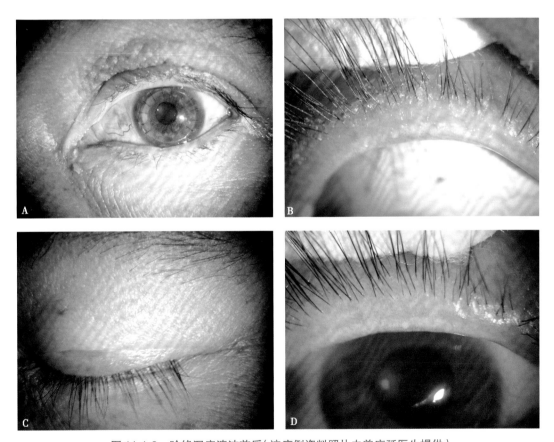

图 11-1-8　睑缘深度清洁前后（该病例资料照片由曾庆延医生提供）

A、B. 患者为左眼角膜移植术后 3 个月，复查发现双眼上睑分泌物呈痂皮样附着，睑缘睫毛根部大量分泌物，睑板腺开口脂栓形成；C、D. 双眼睑缘深度清洁后右眼眼睑皮肤洁净，睫毛根部清洁无分泌物，睑板腺开口无阻塞

（3）检查眼睑清洁器设备的完好性，连接眼睑球形刷头及电源，检查刷头是否固定，将刷头放入清洁液至少浸泡 15s。

（4）打开清洁器开关，持执笔式握住手柄前端，用刷头顶端碰触睑缘，从眼睑鼻侧至颞侧匀速移动，重复清洁 2～4 次，每次持续 15～20s。先清洁下眼睑，再清洁上眼睑，每只眼各使用一个球形刷头。

注意点：操作时动作轻柔，观察患者反应，球形刷头勿触及患者角膜。

（5）清洁完毕后使用生理盐水清洗眼部皮肤，并为患者点抗生素眼药水或睑缘涂抹抗生素眼膏。

2. 日常睑缘清洁（图 11-1-9） 深度清洁后指导患者在家中自行进行日常睑缘清洁，每日 1～2 次，持续 1～2 个月。具体操作如下：患者洗净双手，使用专业眼部清洁棉片上半部分由内向外擦拭眉弓以下的上眼睑和上睑缘 5～10 次，再使用清洁棉片的下半部分由内向外擦拭面颊以上的下眼睑和下睑缘部位 5～10 次。擦拭范围应包括睑缘区域和近睑缘区的眼睑皮肤[2]。清洁后一般无需再冲洗眼部。

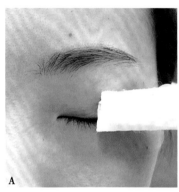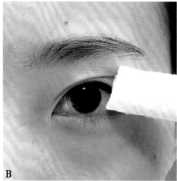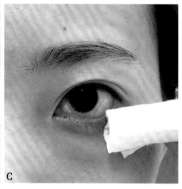

图 11-1-9 日常睑缘清洁

A. 轻闭眼睑，用清洁棉片擦拭上眼睑皮肤；B. 睁眼用棉片擦拭上睑缘；C. 同法用棉片擦拭下睑皮肤和睑缘

（夏 莹 柯丽莎）

参 考 文 献

1. Afsharkhamseh N，Movahedan A，Motahari H，et al. Cataract surgery in patients with ocular surface disease：an update in clinical diagnosis and treatment[J]. Saudi J Ophthalmol，2014，28（3）：164-167.

2. 蔡宏媛，陈晓勇，洪晶. 睑缘清洁对白内障患者术前眼表菌群抑制作用的临床研究 [J]. 中华眼科杂志，2018，54（6）：445-451.

3. 陈迪，李蕊，刘小伟，等. 睑板腺功能障碍患者睫毛蠕形螨感染治疗的相关研究 [J]. 中华眼科杂志，2017，53（3）：193-197.

五、强脉冲光

强脉冲光（intense pulsed light，IPL）是由高输出功率氙灯产生和发射的一种高强度、宽波长、连续性、非相干性的强复合光，波长为 500～1 200nm，可作用于皮肤组织，产生光热和光化学作用。自 1994 年第一代强脉冲光技术推出后，IPL 技术发展迅速，广泛应用于皮肤科多个领域。2002 年 Toyos 发现在对面部红斑痤疮患者进行 IPL 治疗时，患者的睑板腺功能障碍及干眼症状得到了明显改善，于是提出用 IPL 治疗 MGD 及其相关性干眼，并于 2015 年首次报道将 IPL 应用于 MGD 治疗 [1]。近年来，众多临床研究证实 IPL 治疗可通过改善睑板腺功能、稳定泪膜等，缓解 MGD 及其相关性干眼。国际泪膜和眼表协会（TFOS）发布 2017 年新版干眼诊疗指南对干眼的治疗和管理方法进行了拓展，并将 IPL 治疗作为 MGD 推荐治疗方式之一。

【机制】

IPL 治疗的理论基础为选择性光热原理。皮肤中血红蛋白、黑色素和水为主要的靶组织。通过诱发热效应，IPL 可导致血红蛋白受热变性、凝固，最终导致血管闭塞，相应地减轻了毛细血管对炎症因子的释放；黑色素吸收热能后被破坏击碎；毛囊吸收热能被破坏后则导致永久性脱毛。所以，根据患者肤色选择适宜的能量参数，治疗时做到正确眼部的防护，可以在最大限度上避免 IPL 选择光热效应带来的并发症。

【适应证】

蒸发过强型干眼及睑板腺功能障碍的患者。

【禁忌证】

1. 面部皮肤

（1）急性感染或未愈合的创面、溃疡。

（2）治疗前 1 个月内面部曾暴晒或过度暴露于人工日光下。

（3）治疗前 1 个月内皮肤存在过敏或皮疹。

（4）色素性损伤。

（5）神经麻痹或带状疱疹病史。

（6）治疗区域曾有皮肤癌病史或患有癌前病变的患者。

（7）Fitzpatrick 肤色评分 >4 级的患者（表 11-1-1）。

表 11-1-1 皮肤分型表

Fitzpatrick-Pathak 日光反应性皮肤类型

皮肤类型	日晒红斑	日晒黑化	未曝光区肤色
I	极易发生	从不发生	白色
II	容易发生	轻微晒黑	白色
III	有时发生	有些晒黑	白色
IV	很少发生	中度晒黑	白色
V	罕见发生	呈深棕色	棕色
VI	从不发生	呈黑色	黑色

2. 其他

（1）妊娠期，哺乳期，月经期。

（2）瘢痕体质。

（3）1个月内曾服用过可能引发光敏的药物或食物（例如异维A酸、四环素等）。

（4）头颈部已经进行或计划进行放化疗。

（5）500～1 200nm光波长可能激发的疾病（单纯复发性疱疹、红斑狼疮、紫质症）。

（6）1个月内行内眼手术或角膜屈光手术，3个月内行面部眼部整形手术及美容注射治疗。

（7）眼睑闭合不全者。

（8）瞳孔散大未恢复至正常者。

（9）免疫抑制类疾病患者。

（10）严重全身疾病如糖尿病、心功能不全、凝血功能障碍等慎行。

【操作】

在获得患者的知情同意并签署知情同意书的前提下，进行以下操作。

1．对患者进行Fitzpatrick肤色评分以及设备建议，选择适宜的能量参数。

2．放置角膜保护装置，涂抹医用超声偶联剂于治疗区域。

3．以较低的能量在耳前区进行试验性治疗，并观察皮肤的即刻反应，根据患者的忍受能力和舒适度调整相关参数（微红为治疗能量合适）。

4．分别在面部两侧下睑皮肤下方和侧面进行治疗，共重复2次（图11-1-10）。

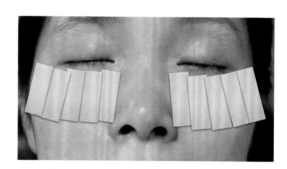

图11-1-10　强脉冲光治疗头治疗部位

5．擦除医用超声偶联剂。

6．点用表面麻醉药物后进行睑板腺按摩。

7．治疗后嘱患者注意防晒（≥2周），使用防晒指数（SPF）≥30的防晒霜，以避免色素沉着。

8．每次治疗间隔2～4周，4次治疗后每4～12个月进行1次维持治疗。

注意点：

1．限制操作区域人员进出。开始疗程前需张贴光线警告。

2．所有人员及患者皆应配戴护目镜或眼镜。即使已经配戴合适的护目镜，也请勿直视自治疗头射出的脉冲光。

3．叮嘱患者治疗时勿配戴角膜接触镜。

4．勿将治疗头指向空中释放光束。确认实际治疗过程中治疗头均指向治疗部位。

【疗效】

自2015年后，越来越多的临床试验证实IPL主要通过改善睑板腺分泌能力和分泌物性状、延长泪膜破裂时间和减轻眼表炎症,从而提高泪膜稳定性和睑板腺功能,达到减轻 MGD 及相关干眼的症状和体征的目的。

【安全性】

1. 在正确的眼部防护下,IPL 治疗是安全可靠的。但可能由于皮肤敏感性的差异及仪器能量参数设置的偏差,部分患者在治疗后会出现暂时性的水疱、脸红、结膜水肿、飞蚊症、眉毛或前额毛发脱落、光敏感等不良反应,大多在 1 周内自行缓解[1]。可用抗生素软膏、烫伤膏药或表皮生长因子治疗皮肤损伤。

2. 眼部缺乏合适的保护措施,可能会出现相关并发症。Lee 等[2] 报道了因缺乏有效的眼部保护,导致患者术后出现前葡萄膜炎并导致虹膜后粘连和瞳孔变形。Hong 等[3] 报道了 1 例术中配戴美瞳导致角膜色素沉积的病例。

注意点:

1. 针对个体进行个性化参数调节,治疗前先行测试。

2. 治疗时严格遮盖眼部,避开毛发区域。

3. 治疗后 2 天嘱患者避免接触高温,避免用热水洗脸。治疗期间做好面部防晒。

(林　琳　晋秀明)

参 考 文 献

1. Toyos R,Mcgill W,Briscoe D. Intense pulsed light treatment for dry eye disease due to meibomian gland dysfunction:a 3-year retrospective study[J]. Photomed Laser Surg,2015,33(1):41-46.doi: 10.1089/pho. 2014.3819

2. Lee W W,Murdock J,Albini T A,et al. Ocular damage secondary to intense pulse light therapy to the face[J]. Ophthalmic Plast Reconstr Surg,2011,27(4):263-265.doi: 10.1097/IOP.0b013e31820c6e23

3. Hong S,Lee J R,Lim T. Pigment deposition of cosmetic contact lenses on the cornea after intense pulsed-light treatment[J]. Korean J Ophthalmol,2010,24(6):367-370.doi: 10.3341/kjo.2010.24.6.367

第二节　绷　带　镜

绷带镜(bandage contact lens,BCL),又称治疗用绷带镜,是用于保护眼表、辅助治疗角膜眼表疾病的软性角膜接触镜,材质一般是硅水凝胶,具有高透氧性、抗沉淀性能良好等特点。

【作用机制】

1. 缓解疼痛。

2. 促进角膜上皮修复。

3. 机械性支持和保护。

4. 维持眼表湿润。

5. 药物缓释。

6. 光学作用。

【适应证】[1]

1. 大泡性角膜病变。

2．非感染性角膜上皮病变，如：丝状角膜炎、复发性角膜糜烂、持续性上皮缺损等（参见第二章相关章节）。

3．神经营养性角膜炎。

4．迁延性角膜溃疡，排除真菌、细菌、阿米巴等化脓性感染。

5．伴有角膜病变的中重度干眼（图 11-2-1）。

6．各种原因导致的眼睑闭合不全。

7．各类眼表手术后，如角膜屈光手术、翼状胬肉手术、角膜移植手术、羊膜移植手术等（图 11-2-1）。

8．其他眼科手术后，如白内障术后切口密闭性差、青光眼术后早期滤过泡渗漏[2]等。

9．角膜外伤，如角膜化学伤、角膜上皮损伤、角膜小穿孔或裂伤等，应排除感染可能性（图 11-2-2）。

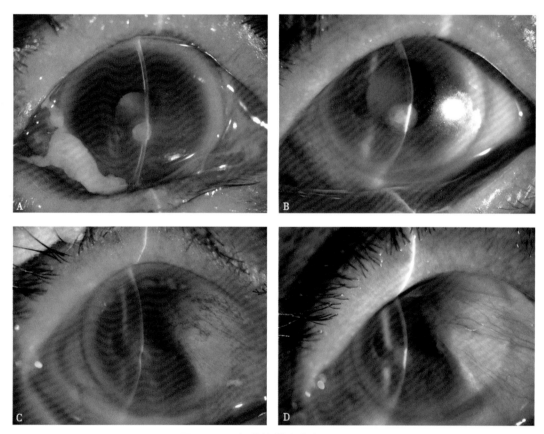

图 11-2-1　绷带镜辅助治疗严重干眼

患者，女，65 岁，干燥综合征病史。双眼视力下降 1 周，左眼为重

A. 左眼结膜充血水肿，结膜囊多量分泌物，角膜中下方 1mm×1mm 灰白溃疡，已穿孔，前房消失；B. 左眼行生物胶联合多层羊膜移植，术后 3 周，术后一直配戴绷带镜，羊膜在位，角膜无水肿，前房中深；C. 该患者就诊时右眼角膜中下方溃疡，达深基质层；D. 右眼戴绷带镜联合药物治疗 3 周，角膜溃疡修复，基质灰白混浊，稍变薄

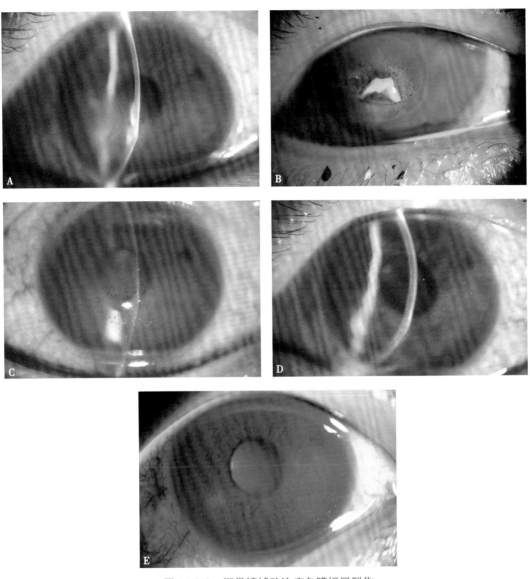

图 11-2-2　绷带镜辅助治疗角膜板层裂伤

患者被铁片打伤 1 天

A、B. 角膜中下方不规则板层裂伤，基质水肿，荧光素染色检查显示角膜上皮缺损，下方基质隆起；C. 该眼戴绷带镜 1 天，角膜中下方水肿明显减轻，前表面平滑；D、E. 该眼戴绷带镜 2 天，角膜中央水肿基本消退，下方轻度水肿，荧光素染色阴性，显示角膜上皮修复

【禁忌证】

应用治疗性绷带镜的患者眼部均有不同程度的损害或缺陷，配戴治疗镜片后，眼部感染的风险比普通戴接触镜者要大很多，因此，临床使用更要慎重，以下情况应作为禁忌：

1. 急性细菌、真菌、阿米巴等感染性角膜炎或角膜溃疡。

2. 急性结膜炎。

3. 慢性泪囊炎及泪小管炎。

4. 无追踪复查条件，或不愿意遵医嘱者。

5．灰尘大的环境下配戴。

【配戴方法】

1．由医务人员完成，无需表面麻醉。如存在明显眼表异常，可在表面麻醉下，去除角膜丝状物、糜烂或剥脱的角膜上皮后配戴。

2．嘱患者眼球下转，用棉签将上眼睑抬起，无齿颞夹取绷带镜置于角膜上方，轻轻松开上睑，嘱患者闭眼状态下眼球上下左右转动，使镜片贴合角膜。

3．裂隙灯显微镜下观察镜片贴合是否良好，如镜片反置（观察镜片周边数字 5 是否反向）应立即进行调整。

注意点：

1．必须按医嘱定期复诊，第一次戴镜患者应在 3 天内复查。如感觉眼红不适或原有症状加重，应立即就诊。

2．一般戴镜时间 3～7 天，角膜上皮修复后可取镜，最多连续配戴 21 天，应根据病情需要调整配戴时间。点用血清类药物者需每周更换。

3．配戴期间可视病情需要应用不含防腐剂人工泪液，并常规点用抗生素滴眼液如 0.5%左氧氟沙星每日 1～4 次预防感染。

【并发症及处理】

1．镜片脱落　有眼表形态不规则、曲率高、严重干燥等情况的患者易发生。注意戴镜前后评估适配情况，加用优质人工泪液点眼，嘱患者避免揉眼或挤眼。

2．非特异性炎症　可能与对镜片护理液过敏或缺氧等有关，表现为角膜周边境界清楚的浸润。应立即停戴绷带镜，加用 0.02%或 0.1%氟米龙滴眼液及 0.5%左氧氟沙星滴眼液，每日 4 次，一般可痊愈。如效果不佳，应注意排除感染可能。

3．感染　为戴绷带镜后严重并发症，可发生细菌及真菌感染，真菌感染以念珠菌为多（图 11-2-3）。与患者自身眼表异常及戴镜后缺氧、菌群失调等因素有关。常规在戴镜后应点用抗生素滴眼液如 0.5%左氧氟沙星滴眼液，每日 1～4 次预防感染，上皮缺损范围大者可用加替沙星眼用凝胶每日 3 次。教育患者戴镜后一旦有眼红应立即就诊。一旦考虑感染应立即停戴绷带镜，行激光共聚焦显微镜、角膜刮片、培养等检查，尽早针对性治疗。

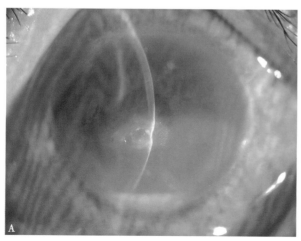
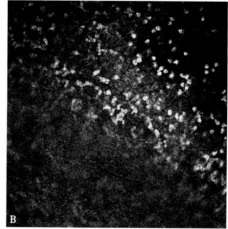

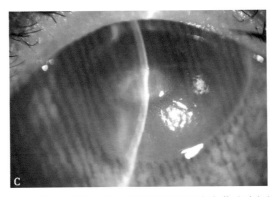

图 11-2-3（1）　神经营养性角膜病变　戴绷带镜后继发真菌感染（为图 2-2-1 患者）

A. 患者戴绷带镜 1 个月，无眼痛不适，复查时发现角膜中央约 1mm 溃疡，尚清洁，前房 2mm 积脓；B. 角膜激光共聚焦显微镜检查发现内皮面大量炎症细胞及纵横交错树枝状结构，考虑继发真菌感染，念珠菌可能性大，刮片及真菌细菌培养结果阴性；C. 0.25% 两性霉素 B 脂质体配制液点眼，每小时 1 次，治疗 3 天后溃疡区上皮缺损面积稍扩大，基底部灰白浸润，前房积脓消失；

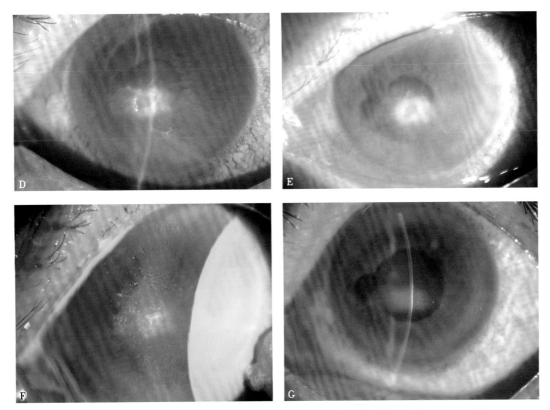

图 11-2-3（2）　神经营养性角膜病变　戴绷带镜后继发真菌感染（为图 2-2-1 患者）

D. 减少抗真菌药物用量，治疗 12 天后溃疡面积缩小，复查共焦显微镜未见内皮面菌丝样结构；E. 治疗 28 天后仍见中央区小片溃疡不能修复，此时抗真菌药物已停用；F. 住院期间配戴绷带镜 3 天，角膜上皮基本修复，其后每周更换绷带镜；G. 戴镜 3 周后角膜溃疡完全修复，基质混浊明显减轻

注意点：神经营养性角膜炎患者存在角膜知觉减退，发生感染后可能缺乏眼痛刺激症状，应教育患者及家属发现眼红、视力变化时应及时复诊，常规应每周复诊更换镜片。

（曾庆延　牛晓光）

参 考 文 献

1. 中国健康管理协会接触镜安全监控与视觉健康专业委员会. 中国治疗用绷带镜临床应用专家共识（2019 年）. 中华眼科杂志, 2019, 55（6）：405-412.
2. Gollakota S1, Garudadri CS, Mohamed A, et al. Intermediate Term Outcomes of Early Posttrabeculectomy Bleb Leaks Managed by Large Diameter Soft Bandage Contact Lens. J Glaucoma, 2017, 26（9）：816-821.

第三节　泪　道　栓

泪道栓（lacrimal duct plug）治疗的原理主要是通过特制的栓子阻塞泪道，延长眼表自身泪液的停留时间，同时降低泪液渗透压，恢复和维持眼表健康环境，以减少人工泪液的使用频率。

泪道栓的种类：根据存留时间不同，可分为临时性自溶性泪道栓子和永久性不溶性泪道栓子；根据制作材料的不同，可分为胶原、硅胶、丙烯酸聚合物、热变疏水性丙烯酸多聚体等材料的栓子；根据栓塞部位的不同，可分为泪小点栓塞和泪小管栓塞。

【适应证】

1. 干眼　是泪道栓治疗的最主要、最常见适应证，中、重度水液缺乏型干眼是行泪道栓塞治疗的最佳适应证。

2. 作为干眼的诊断性治疗和先期疗效评估而应用。

3. 其他眼表疾病　如较严重的边缘性角膜结膜炎、药物毒性角膜上皮病变、复发性角膜溃疡、神经营养性角膜炎等。

【禁忌证】

1. 对制成泪道栓的任何材料过敏者。

2. 泪道感染者，如泪道炎和泪囊炎患者。

3. 泪小点外翻或先天性泪道闭塞。

4. 炎症性干眼患者。

【操作步骤】

不同的泪道栓子植入的方法有所不同，常用永久性丙烯酸聚合物泪道栓（SmartPlug）的植入方法如下：

1. 术前行泪道冲洗和泪小点扩张，确认泪道通畅。

2. 因栓子遇高温则膨胀变形，所以需低温保存（特别是夏季），直至开包装使用；同理，植入镊消毒后使用，使用前应注意保持低温。

3. 植入方法　栓子植入时需患者眼位配合，勿用力瞬目，抗生素滴眼液 1 滴点于栓子上，镊子夹持栓子 1/4～1/3 交界处，沿泪管走行方向植入栓子约 2/3，外置 1/3 将自行缩进泪管，如遇外置部分提前膨胀时需迅速植入。若栓子变形、折断则需更换（图 11-3-1）。

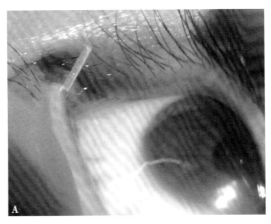

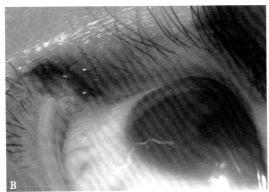 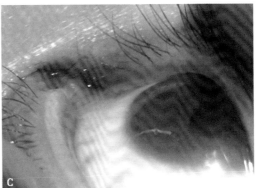

图 11-3-1　SmartPlug 泪道栓植入泪道

A. SmartPlug 植入泪道约 2/3；B. 泪道栓膨胀缩入泪道；C. 泪道栓完全进入泪道

【术后处理原则】

1. 叮嘱患者栓子植入后不能行泪道冲洗，以防栓子冲走。

2. 若存在眼表的炎症反应，应控制炎症反应后再行泪道栓植入。

3. 安放栓子后可继续应用人工泪液。

【并发症及处理】

视频 11-3-1
泪道栓取出

泪道栓塞是一种安全有效的治疗干眼的方法，其并发症不多。国内外文献[1-3] 报道中的各种并发症及其发生率包括：

1. 溢泪　相对稍多，发生率约为 11%。可选择非完全阻塞的栓子；可先试上泪道栓塞；严重者行泪道栓取出术（图 11-3-2，视频 11-3-1）。

2. 异物感、结膜糜烂　发生率约为 1%。换合适类型栓子；严重者取出栓子。

3. 局部炎症反应与感染　泪小点炎和泪小管炎、化脓性肉芽肿、急或慢性泪囊炎，发生率分别为 13.0%、0.3%、0.7%[3]，与慢性刺激造成泪道黏膜损伤有关。可局部和全身应用广谱抗生素，必要时行泪道栓取出术。

4. 栓子移位、脱出　发生率分别是 10% 和 20%，最高可达 50.7%，主要见于硅胶型栓子，可能与泪小点栓子选择合适与否密切相关，且第 2 次安放栓子的脱离概率更高。可选择稍大于泪小点直径的栓子。

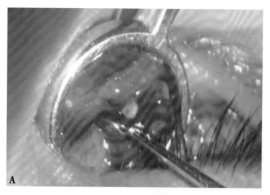
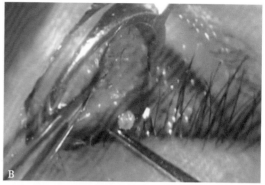
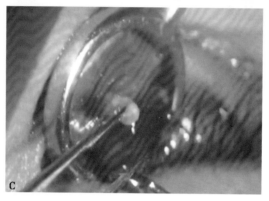

图 11-3-2　泪道栓取出术

A. 霰粒肿夹夹住内侧眼睑包括泪小点及泪小管水平部,将眼睑外翻,自泪小管远处向泪点推动以促进泪道栓脱出;B. 当泪道栓露出以后,挤压泪点附近;C. 泪道栓取出

5. 泪小点痛性结节　如发生,应取出栓子。

（张明昌　谢华桃）

参 考 文 献

1. 刘祖国. 眼表疾病学. 北京:人民卫生出版社,2003.

2. 刘祖国,王华. 干眼的泪道栓塞治疗. 中华眼科杂志,2011(5):478-480.

3. Zhang MC, Zhang XZ. New method for removing thermosensitive acrylic punctal plugs from lacrimal puncta. Cornea,2015,34(12):1557.

索　引

52检